全国高等教育医药经管类规划教材

医药管理统计学

主　编　邱家学　席晓宇

编　者（按姓氏笔画排序）

田　磊　朱　玄　李伟霞

李树祥　邱家学　武兴连

茅宁莹　席晓宇　褚淑贞

中国医药科技出版社

内容提要

本书是编者在多年医药管理学、统计学教学实践和研究成果的基础上，所编写的与医药产业紧密结合的管理统计学基础教程。内容包括医药数据处理、医药统计方法、数理统计原理等知识及常用统计方法等，并在每章最后部分对 Excel 软件对应统计功能的操作应用，辅之适当的课后习题。同时每章开始部分精选综合性典型案例进行分析，并配有学习目标、要求以及内容总结，使本教材能兼顾本科基础课教学和更高的学习要求（如考研）。全书针对医药经管类本科学生的基础和培养要求，适当选取教材的深度和广度，内容系统全面，例题案例结合医药产业实际，典型实用，编写力求简明易懂，深入浅出，富有启发性，适用性强。

本书主要用作医药类各专业概率统计、数理统计、应用统计等基础课教材或参考书，也可作为各类非理工科专业同类课程的参考书，还可以作为其他教学，如考研复习辅导及数学建模等的参考书。同时也是医药卫生工作者颇为实用的统计应用参考书。

图书在版编目（CIP）数据

医药管理统计学/邱家学，席晓宇主编．—北京：中国医药科技出版社，2015.2

全国高等教育医药经管类规划教材

ISBN 978-7-5067-7272-3

Ⅰ.①医… Ⅱ.①邱… ②席… Ⅲ.①医学统计-统计学-高等学校-教材

Ⅳ.①R195.1

中国版本图书馆 CIP 数据核字（2015）第 014103 号

美术编辑 陈君杞

版式设计 郭小平

出版 中国医药科技出版社

地址 北京市海淀区文慧园北路甲 22 号

邮编 100082

电话 发行：010-62227427 邮购：010-62236938

网址 www.cmstp.com

规格 787×1092mm 1/16

印张 26 1/4

字数 473 千字

版次 2015 年 2 月第 1 版

印次 2021 年 3 月第 3 次印刷

印刷 三河市国英印务有限公司

经销 全国各地新华书店

书号 ISBN 978-7-5067-7272-3

定价 55.00 元

本社图书如存在印装质量问题请与本社联系调换

前 言

近几年来，我国医药高等教育不断深入改革和发展，高校对医药人才的培养模式和要求有了极大的变化，同时也对我国医药经管类相关专业的统计及应用课程的教学提出了更高更新的要求。为此，我们通过对国内外管理统计及应用课程的教材和内容等进行深入的分析研究，同时结合学科发展动态，医药领域管理统计应用的特点要求和多年教改和实践经验，对课程结构、内容、教学模式和教材等各方面进行了有益的改革探索，取得的成果显著。在此基础上，我们编写了具有医药行业特色的《医药管理统计学》。

统计学是研究随机现象统计规律性的学科。本教材的编写既考虑到统计学知识结构的科学性和系统性，又结合医药管理领域对统计应用的具体要求和特点，同时针对医药本科生的基础和培养要求，对教材的内容的深度和广度选取适当，并结合时代发展的特点，内容系统而全面，案例典型实用，编写简明易懂，深入浅出。其主要特点是:

作为医药类相关专业基础课教材，在尽量保持统计学的科学性和系统性的基础上，不片面追求理论的推导和证明，而强调理论与实际的结合，体现了学以致用的目的，并充分考虑更高层次（硕士研究生教育）的学习要求。

所选内容涵盖统计基础、医药应用领域数据处理和统计分析的基本原理、基本知识和常用统计方法，在系统、简明介绍统计学知识的基础上，以统计数据的处理和分析为核心，注重统计方法思想和实际医药应用的说明，结合数据和医药专业应用实例说明统计方法的特点，形成以概率论基础、统计原理、统计方法及统计软件应用为主体并面向医药领域实际应用的内容体系。

强化以计算机应用为基础的统计技能的培养。现代医药领域数据处理和统计分析离不开计算机统计软件的应用，满足医药院校本科学生所用的软件普及、实用的要求，本教材选用了最为常用的 Microsoft Office 系统的 Excel 软件统计模块来进行教学，操作指导具体详实，便于自学，从而真正提高读者运用软件分析和解决实际问题的操作能力，达到学以致用的目的。

本书内容系统全面，阐述深入浅出，用例经典实用，概括高度精炼，并兼顾本科基础课程教学和更高学习要求不同层次的需求，使之不仅适用于医药类各相关专业统计、数理统计等基础课程教材或参考书，而且还可用于农林经管类非理工科专业同类课程的参考书，并可作为其他教学，如考研辅导及数学建模等的参考书。书中极具实用性的医药统计的 Excel 软件操作应用，是从事医药研究和工作的相关人员不可多得的统计应用参考书。

本教材共分 14 章。具体写作分工如下：第 1 ~ 6 章由邱家学教授编写；第 7 ~ 14 章由席晓宇编写；另外褚淑贞教授、茅宁莹副教授、李树祥老师、田磊老师以及研究生朱玄、李伟霞也参与了部分章节的编写，武兴连负责全书核对。

在本教材的编写过程中得到了有关专家学者的关心和帮助，并参考了大量的教材和文献，在此表示衷心的感谢。由于时间和水平有限，书中疏漏和不妥之处在所难免，恳请各位读者批评指正。

编者
2014 年 9 月

目 录

第一章 总　论

统计的思维方法，就像读和写的能力一样，有一天会成为效率公民的必备能力。

——英·威尔斯

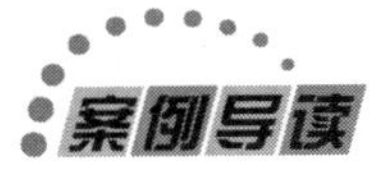

医药管理统计学应用：6σ 在上海卡乐康的实施

医药管理统计学在医药众多领域都有应用，生产过程中医药产品的质量控制是这些领域之一。在统计学中，σ 代表标准差，反映了数据之间的差异程度，在符合正态分布的数据中，6σ 是指偏离正态分布的中心 6 个标准差。在药品生产线上，6σ 则意味着生产 100 万件药品，出现不合格药品的数量平均不超过 3.4 件。当今，6σ 是企业管理的一种重要手段，其本质是指通过设计、监管每一道生产工序和业务流程，以最少的投入和损耗赢得最高的客户满意度，从而提高企业的利润。

上海卡乐康包衣技术有限公司是美国著名的卡乐康公司在中国投资的一家专业生产药片薄膜包衣的公司。在进入中国市场后，它给中国制药企业带来了美国的高科技产品和专业服务。2003 年 4 月，上海卡乐康公司聘用了美国著名的 6σ 管理专家 Ben，并将 6σ 管理理念引入到了公司的战略层面。随后，将公司内所有的部门经理和骨干员工分为 6 个小组，在 Ben 的指导下，运用统计学知识并结合日常工作实践，对公司的流程进行分析，并从各项活动中挑选出 7 个较有价值的项目进行研究。2003 年 9 月，他们向公司管理层所做的项目汇报的结果显示这 7 个项目都取得了良好的成果，起到了以项目带动学习的作用，并获得了一定的经济效益，同时为公司自行开展 6σ 管理活动奠定了良好的基础。2004 年，在王学东总经理的大力推行下，卡乐康公司继续开展 6σ 活动。并成立了 6σ 小组，由小组负责组织和推动公司的 6σ 管理活动。同时，公司还进行了平衡积分卡管理，在确定战略目标后，他们采用 6σ

的方法来解决平衡积分卡中的KPI。2005年，上海卡乐康在6σ小组的基础上，扩大了6σ活动的规模，将公司质量、生产、技术、客服等大多数部门的员工都组织起来参加6σ知识培训，并要求各部门经理、主管必须通过6σ知识培训，从而在公司内部掀起了一股“学6σ、做6σ”的热潮。并且在每月的管理会议上，总经理要亲自主持6σ的汇报。此外，公司还定期组织全体学员进行交流，分享学习6σ的技巧，启发员工的新观念及创意。通过引进6σ管理理念并将其融入到企业文化中，上海卡乐康公司明显提高了员工的工作积极性、提高了生产效率，并极大地提高了卡乐康在客户心中的满意度。

【学习目标】 本章主要介绍医药管理统计学的含义、研究对象、应用领域及数据分类等内容。通过本章的学习使读者从总体上对统计学有基本的认识，了解医药管理统计学的学科性质、研究对象和国家统计的职能、统计研究的基本方法，重点掌握统计学中的几个基本概念。

【学习要求】

1. 重点掌握：统计总体、个体、统计样本、统计标志、统计指标、统计指标体系、参数、变量的概念；
2. 掌握：统计学中的数据分类；
3. 熟悉：医药管理统计学的应用领域及Excel的基本操作；
4. 了解：医药管理统计学的含义、研究对象。

第一节　医药管理统计学及其应用

在医药管理领域内，管理者和医药研究者常常会接触到“统计”这一术语，在电视、网页等有关媒体中也常常会看见一些新闻报道会使用各种统计数据、图表等，而在各类学术期刊杂志和会议报道中，各种统计学方法的运用和各类统计图表的使用更是不胜枚举。本节将介绍医药管理统计学的含义、研究对象以及运用领域等。

一、医药管理统计学的含义

医药管理统计学是统计学在医药管理领域的应用而衍生出的一门应用型学科，即运用统计学的原理和方法研究医药管理领域内的各种问题，以揭示医药行业发展的内在数量规律。其主要任务在于收集、分析、表达和解释医药管理相关领域内关于医药企业、医药产品、医药市场等医药管理数据，从而为该领域的研究拓展研究方法，提供科学的定量佐证。

与统计学的分类相似，医药管理统计学按其不同用途也可以分为描述统计学（descriptive statistics）和推断统计学（inferential statistics）。对给定的一组数据，统计学可以找出其关键信息并且描述这组数据，这种方法称为描述统计学；而研究者以数据的形态建立出一个用以解释其随机性和不确定性的数学模型，从而推断出研究的母体和制定研究步骤，这种方法则称为推断统计学。这两种方法在医药管理领域都具有重要的应用价值，前者适用于实证调研后的数理统计和分析，而当研究者提出新的理论和假说时，则往往需要依赖推断统计学来进行模型的构建和验证。

从以上的含义中，我们可以看出医药管理统计学的应用与医药管理领域的研究遵循着这样一个规律：第一，提出研究问题；第二，收集相关数据；第三，运用描述统计学对这些数据进行数理统计和分析；第四，提出理论假说和构建模型；最后，验证假设，并说明结果（图1－1）。

二、医药管理统计学的研究对象

医药管理统计学的研究对象，狭义地说，是指研究者所搜集的各类有关医药的数据，例如某年度医药工业主要经济指标数据、一家上市医药公司年度报告中的所有财务数据、某家药品生产车间生产数据等。本书认为医药管理统计学的研究对象更为广泛，即广义地说，不仅包括所采集的医药管理领域内的所有数据，还包括研究者所构建或验证的理论模型，甚至包括研究者进行系统综述时所涉及到的所有文献。

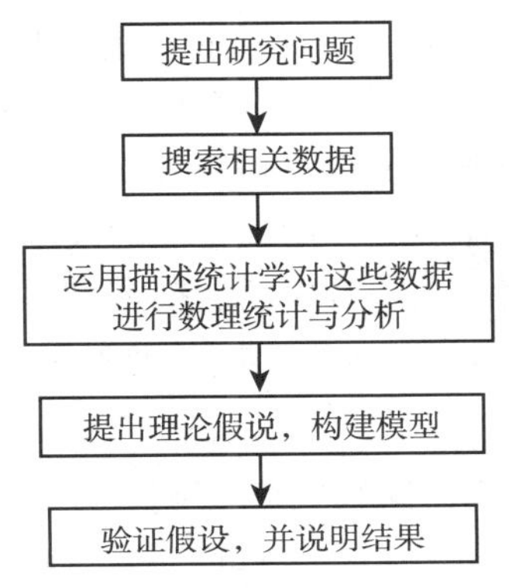

图1－1 医药管理统计学运用规律

三、医药管理统计学的应用领域

医药管理统计学的理论方法已广泛应用到医药管理研究与实践的各个方面，如医药企业的技术创新业绩的评估，企业管理与发展，调查问卷的评估与分析，医药管理领域内相关研究理论的实证检验以及对医药产业的发展预测等。此外，对于医药企业管理者而言，医药管理统计更是他们制定企业发展战略、构建产品营销策略以及建立员工业绩考核评估制度的必备工具。下面将对医药管理统计学在医药企业管理中的一些应用进行讲述。

（一）新药研发风险评估

医药管理统计学在新药研发的风险评估中具有非常重要的应用价值。医药产品的研发具有高风险、高投入、高回报、长周期和低效率的特点，而新药研发是制药企业取得竞争优势的核心力量。因此，对新药研发的前期、研发过程以及研发后期的风险评估是制药企业降低投资风险、提高研发效率以及增加新产品收益的重要保障工作。在新药研发的前期，制药企业需要做新药研发项目决策的风险评估，即对该药物的研发技术难度、市场环境、新药审评机制等新药研发的内部条件和外部环境进行分析，在充分考虑各方面因素之后，制定出与企业发展战略相一致且可行的新药研发项目决策，并启动该项目。在新药研发过程中，需要对研发的预算、资源配置、融资渠道等方面进行风险评估，以降低研发资金来源单一或不足的风险。最后，新药研发的后期，即新药上市期间，同样需要进行风险评估。一方面，医药市场竞争激烈，制药企业需要对新药上市的时间、新药上市后的仿制药市场等方面进行风险评估，并采取应对措施减轻可能的负面影响；另一方面，新药上市后，制药企业还需要进一步收集新药的安全性数据，以便制药企业对新药的安全性进行监控，从而为制定新药的营销战略提供依据。

（二）药品质量管理

药品作为人们用以防病治病、康复保健的特殊商品，其质量好坏直接关系人们的生命健康。药品安全问题是重大的民生和公共安全问题，事关全社会的和谐稳定。因此，对于药品生产企业而言，保证药品的有效性、安全性和质量可控是其立足于医药市场的根本。一般来说，生产符合国家标准的药品仅仅是药品企业生存的底线，提高药品质量、增强企业的技术创新能力才是药品生产企业持续发展的关键，亦是企业树立品牌效应的关键所在。为了提高药品质量、加强药品质量管理，越来越多的药品生产企业采用6σ准则实行药品质量的监控，从而保证药品质量的均一性和稳定性。

（三）医药市场预测

任何一家医药企业，无论是药品生产企业还是药品流通企业，要想在激烈的竞争中获取一席之地，首先必须了解医药市场。因此需要进行广泛的市场调查，搜集相关数据，并对这些信息进行科学的分析，以便作为药品研发、生产和经营的依据。无论是数据的搜集，还是对数据的分析与预测都需要医药管理统计学的支持。举例来说，仿制药厂商想要仿制即将过期的专利药，首先需要搜集这些即将过期的专利药的信息，了解市场需求以及企业自身与竞争对手的研发能力等基本情况，然后利用医药管理统计学中的相关方法对信息进行处理和分析，从而预测仿制药的预期收益，从而做出最终决策。

（四）医药企业人力资源管理

人力资源作为企业的一种无形资源，不仅是保证企业运转的源动力，也是推动企业成长的助动力。因此，人力资源战略越来越受到医药企业的重视，而在实际操作中关于如何制定人力资源战略，并非是一个简单的问题。这就需要利用统计学方法对职工的年龄、性别、受教育程度、工资、业绩等进行分析，从而为医药企业制定员工绩效考核标准、奖惩制度提供依据，以不断优化资源配置，加强人力资源的管理。

（五）医药企业发展战略制定

发展战略关乎一个企业的长远发展方向，是企业体现其发展愿景和文化理念的重要途径。制定医药企业的发展战略除了需要了解和把握整个宏观经济的发展状况、医药行业的发展趋势，还需要分析企业自身的优势、劣势，以及面临的发展机遇和潜在威胁，从而明确企业在市场中的定位。所有这些资料的分析都离不开医药管理统计，需要在获得可靠数据的基础上，运用统计学方法对所有与企业运营相关的数据进行分析与预测。

当然，医药管理统计学并不是万能的，不能解决医药管理领域内的所有问题。医药管理统计学不可能为企业的管理者提供所有的管理技巧和方法，而只能为管理者做出决策提供依据，同时，管理者也并非完全凭借统计结果来处理所有日常事务，最重要的是从这些数据和统计结果中获取影响其决策的有用信息。对于社会科学的工作研究者而言，统计只是搜集、处理和分析数据的工具，而对统计结论的进一步解释则需要研究者的专业知识。总之，医药管理统计学是医药管理领域最为基础、应用最为广泛的工具，为人们探寻医药经济与管理现象的本质和经济发展的规律提供一定的帮助。

第二节　医药统计数据的类型

在医药管理领域中，研究者常常需要对观察单位（个体）的某项或某些特征（指标）进行观测，这些特征（指标）在统计学中被称为变量（variable），其值则被称为变量值（variable value）或观察值（observation）。统计学中所指的变量通常是指随机变量（random variable），它是指取值不能事先确定的观察结果。在医药管理统计学中，随机变量一般用大写的拉丁字母表示。例如，2010 年某省的所有药品生产企业的经营业绩情况，可记为 Y，其中某一家药品生产企业 2010 年的营业总收入记为 Y_i。通常一家企业的经营业绩受到该企业的规模、管理水平、创新能力以及外部政策等多方面因素的影响，从而使得企业之间存在个体差异。在医药管理实践中，有些变量能够直接获取具体数值，而有些变量却只能进行定性判断。对于这些不可直接获取数值的变量，在统计学中一般以虚拟变量替代。

总的来说，统计数据是对现象进行测量的结果，由于使用的测量尺度或收集方式等的不同，统计数据可分为不同的类型。常见的分类方法有以下三种：

一、按计量尺度分类

根据所采用的计量尺度，可以将统计数据分为分类数据、顺序数据和数值型数据。

（一）分类数据

分类数据（categorical data）是指那些只能归于某一类别的非数值型数据，一般以文字表述。分类数据依据不同的分类尺度会形成不同的组别，从而产生不同的结果。例如，对我国市场上所售的所有药品进行分类，以是否为处方药可以分为处方药和非处方药两种；而按照药品的结构属性可分为化学药品、中成药和生物制品；按照药品的来源不同又可分为国产药品和进口药品等。虽然分类结果不同，但我们得到的这些数据均为分类数据。为便于统计处理，一般用数字代码来表示分类数据，比如，用1表示“处方药”，0表示“非处方药”；用1代表“化学药品”，2表示“中成药”，3表示“生物制品”等。

（二）顺序数据

顺序数据（rank data）是指只能归于某一有序类别的非数值型数据，即这些类别是有顺序的。依照顺序尺度计量形成的数据在一定程度上具有逻辑性，有利于数据的收录和整理，在对事物分级以及问卷调查中应用非常广泛。比如，我国将化学新药分为5类，即Ⅰ类化学新药、Ⅱ类化学新药、Ⅲ类化学新药、Ⅳ类化学新药和Ⅴ类化学新药；一家医药企业内所有员工的受教育程度可以分为大专以下、大专、本科、硕士和博士；李克特量表[①]中常会出现这样的选项，“非常不同意”、“不同意”、“不一定”、“同意”、“非常同意”，这是依照人们的态度层次来计量的。类似地，对顺序数据也可以用数字代码来表示，比如，1表示“非常不同意”，2表示“不同意”，3表示“不一定”，4表示“同意”以及5表示“非常同意”。值得注意的一点是分类数据中的所有的数字代码仅是代号，不能说明这些非数值型数据之间存在偏序关系；而在顺序数据中，数字代码所代表的类别之间往往存在一定的逻辑关系。

（三）数值型数据

数值型数据（metric data）是指那些能够依照数值尺度测量的观测值，并以具体的数值呈现。数值型数据是按照特定的度量衡单位对事物进行测量的结果，因此，这些数值往往具有单位量纲。比如，某家药店的年销售额，其单位一般为元或万元；此外，药品的一些理化性质如片剂的溶出度、重量、有效成分含量等都是数值型数据。实际上，数值型数据是我们生活中使用最为广泛的数据类型。

综合比较上述3种数据类型，可以看出分类数据和顺序数据适用于描述事物的品质特征，有助于统计者进行归类和整理，因而又可称为定性数据或品质数据；数值型数据描述的是现象的数量特征，有助于统计者进行计算和数学处理，因而也可称为定量数据或数量数据。

二、按收集方法分类

依照统计数据的收集方法，数据又可以分为观测数据和试验数据。

（一）观测数据

观测数据（observational data）是指通过调查或观测而收集到的数据。观测数据

① 该量表由一组陈述组成，每一陈述有“非常同意”、“同意”、“不一定”、“不同意”、“非常不同意”五种回答，分别记为1，2，3，4，5，每个被调查者的态度总分就是他对各道题的回答所得分数的加总，这一总分可说明他的态度强弱或她在这一量表上的不同状态。

往往是在没有人为控制或干预的情况下获取的数据，如《中国卫生统计年鉴》、《中国统计年鉴》等统计年鉴中收录的宏观统计数据都是这种类型的数据，是客观存在的数据。

（二）试验数据

试验数据（experimental data）是指在试验中控制试验对象而收集到的数据。这类数据的获取往往与科研工作者所设计的试验方案有关。因此，试验数据在一定程度上会受到个体的主观影响。如在新药研发的过程中，依据药品不同的治疗目的，研究者所设计的研究方案就会有所差异，最终将会获得差异较大的试验数据和截然不同的试验结果，美国辉瑞公司对药品“万艾可”的发现就是最为典型的例子。

三、按时间特征分类

按照被描述对象与时间的关系，可以将统计数据分为截面数据、时间序列数据和面板数据。

（一）截面数据

截面数据（cross－sectional data）是指在相同或近似相同的时间点上收集的数据，因此获得数据往往来自同一时间点的不同空间上的数据。如2010年我国各省市医药制造业的总产值就是截面数据。在对我国各地区医药产业的综合竞争力所进行的比较中，研究者通常采用的数据就是截面数据。

（二）时间序列数据

时间序列数据（time series data）是指在不同时间点或者时间段上收集的数据，主要用于描述某一事物随时间而变化的情况。如2005～2010年5年内我国每年新药注册申请的数量就是一组时间序列数据。

（三）面板数据

面板数据（panel data）是截面数据与时间序列数据综合起来的一种数据类型。这类数据是依照时间序列和截面两个维度排列的，因而最终排在一个平面上，使得整个数据结构像是一个面板。如2005～2010年5年间我国各省市医药产业产值就是一组面板数据。面板数据能够更好地发现和测量纯粹横截面数据或纯粹时间序列数据不能观测到的效应。此外，面板数据还增加了样本容量，有利于减少计量偏差。

第三节　医药管理统计学中的基本概念

医药管理统计学的概念众多，其中有些概念在日常管理工作中是经常用到的，比如：样本、总体、个体、指标等。还有一些概念如参数、变量等则经常出现在各类研究文章与报告中。这些概念在本书中将频繁出现，本节将着重介绍医药管理统计中的一些基本概念。

一、统计总体和个体

统计总体（population）是指包含一项研究中全部数据的集合。如由多个药品生产企业构成的集合、多种药品构成的集合、多个实验构成的集合等等。其中，构成总体的每一个元素称为个体（individual），在由多个药品生产企业构成的总体中，每一家企业就是一个个体；在多种药品构成的集合中，每一种规格的药品就是一个个体；在多个实验构成的集合中，每一次实验就是一个个体。

一般来说，确定一个统计总体的范围较为容易。例如，要检验一批药品的有效成分含量，这批药品构成的集合就是统计总体，而这批药品中的每一片药就是一个个体。但也有一些统计总体的范围却难以确定。例如经济学家在描述和分析影响医药企业长期发展的因素时，就必须找出所有的影响因素，然而社会环境、组织结构的复杂性使得经济学家很难确定这个统计总体的范围。因此，经济学家们根据所研究的视角和目的不同，定义的统计范围也就有所不同。

统计总体根据其所包含的单位数目是否可数，可分为有限总体和无限总体。

（一）有限总体

顾名思义，有限总体（finite population）是指总体的范围能够明确确定，且个体的数目是有限可数的。举例来说，我国所有的医药企业所构成的总体就是一个有限总体；一批待检药品所构成的总体也是一个有限总体。

（二）无限总体

与有限总体相对地，无限总体（infinite population）就是指总体中所包括的个体是无限的、不可数的。举例来说，在新药的Ⅳ期临床试验中，一次试验就是总体中的一个个体，而药品生产企业在新药上市后，为了监测新药的不良反应和控制新药的安全性，会在较长的时间内持续进行Ⅳ期临床试验，因此由这些Ⅳ期临床试验构成的统计总体就是一个无限总体。

人们在对有限总体和无限总体进行抽样时，产生的结果是不一样的。对于有限总体，每一次从中抽取一个个体，都会减少有限总体的个体数目，因此，前一次的抽样结果往往会影响下一次的抽样结果。也就是说，有限总体的每次抽样是不独立。而对于无限总体来说，每一次抽样则可以看作是独立的，因为前一次的抽样不会影响到下一次的抽样结果。

二、统计样本

统计样本（statistical sample）是指从总体中抽取的一部分个体的集合。其中，构成样本的个体数目，称为样本容量（sample size）。样本存在的目的在于帮助研究者根据样本提供的有关信息来推断研究总体的特征。比如，从一批感冒胶囊中随机抽取100粒，这100粒胶囊就构成了一个样本，然后再根据这100粒胶囊的有效成分含量来推断这一批胶囊的平均有效成分含量。

三、统计标志

统计标志（statistical characteristics）是指统计总体中所有元素都具有的共同特征的名称。根据研究者的需要，可以从不同的角度考察这些个体的特征。例如，每家医院的日住院人次、床位使用率、年收入等。这些特征的具体表现，如一家综合医院平均每日住院人次为 9 人，床位使用率为 89.2%，年收入为 1.5 亿元，称为标志表现。

（一）不变标志和变异标志

当一项标志在统计总体内所有个体的具体表现都相同时，这个标志就是不变标志；反之，如果一项标志在所有个体的具体表现都不同，则这个标志就称为变异标志。我国《药品管理法》对新药的定义为："新药是未曾在中国境内上市销售的药品。"从这个定义上看，未在国内上市就是一个不变标志，而药品的种类、规格、来源等则是变异标志。不变标志是构成统计总体的基础，因为必须至少存在一个不变标志才能将离散的个体统一联系起来，从而依赖其"同质性"而构成一个统计总体；变异标志则是统计研究的主要内容，显然如果所有个体的所有标志表现都一致的话，就失去了进行统计分析的必要性。

（二）品质标志和数量标志

品质标志用于指示事物的特性，是不能用数值表示的，例如药品的种类、来源等；而数量标志则显示事物量的特性，可以用具体数值来表示，如药品的剂量、规格、价格等。一般来说，品质标志能够将不同性质的个体分开，适用于分组，便于计算各组的个体数目，计算结构和比例指标；数量标志则既可以用于分组，也可以用于计算各种数量指标。

四、统计指标

（一）统计指标及其构成要素

在医药管理统计学中，对统计指标有两种解释。

1. 统计理论和统计设计所使用的解释认为，统计指标是指反映总体现象数量特征的概念，包括指标名称、计量单位和计算方法三个要素。

2. 实际的统计工作中，更常用的另一种解释为统计指标是反映总体现象数量特征的概念和具体数值。因此，统计指标应当具有指标名称、计量单位、计算方法、时间限制、空间限制和指标数值六个要素。

这两种解释在统计研究的全过程都有所体现。举例来说，在未调查之前，研究者只能设计统计指标的名称、内容、计量单位和计算方法，而没有具体的数值；而在经过数据的搜集、整理、计算和分析之后便能得到统计指标的具体数值，从而反映总体现象的实际数量状况及其发展变化的情况。

（二）统计指标的特点

1. 数量性 所有的统计指标都可以用数值来表示，即便是分类数据和顺序数据也能够转换为数值，这是统计指标最基本的特点。统计指标的数量性为描述事物的数量特征奠定了基础，正是因为统计指标能够以数值形式存在，才使得统计研究运用数学方法和现代计算机技术成为可能。

2. 综合性 统计指标的形成必须经历从个体到总体的过程，通过大量个体差异的抽象化来体现总体数量的综合性，因而单个个体的现象是无法形成统计指标的。例如，对于一个地区而言，一家药品生产企业的营业收入不能叫做统计指标；而一个地区的所有药品生产企业的年均收入才能叫做统计指标。

3. 具体性 统计指标的具体性表现在两个方面：一方面，统计指标不是抽象的概念或数字，而是对具体的社会经济现象的量的反映，是在质的基础上的量的集合；另一方面，统计指标说明的是客观存在的、已经发生的事实，它反映了社会经济现象在具体地点、时间和条件下的数量变化。

（三）统计指标的种类

1. 统计指标按其说明内容的不同分为数量指标和质量指标

（1）数量指标（quantity indicators），即用于说明总体外延规模的统计指标。例如，医药企业数量、专利申请数量、企业总资产、药品销售额等等。数量指标所反映的是总体的绝对数量，具有实物的或货币的计量单位，其数值的大小，随着总体范围的变化而变化，它是认识总体现象的基础指标。

（2）质量指标（quality indicators），即用于说明总体内部数量关系和个体水平的统计指标。例如，医药企业中的科技人员比例、研发费用占销售收入的比例、某一种仿制药的社会平均成本等。一般而言，质量指标的表现形式为相对数或平均数，其数值大小与范围变化之间没有直接关系。

2. 统计指标按其作用和表现形式的不同可分为总量指标和相对指标

（1）总量指标（aggregate indicators），是用于反映社会经济现象在一定条件下的总规模、总水平或工作总量的统计指标。例如，2010 年江苏省医药工业总产值 1668. 41 亿元，主营业务收入 1632. 29 亿元，利税 259. 20 亿元，利润 162. 33 亿元。总量指标用绝对数表示，来反映特定现象在一定时间上的总量状况，它是一种最基本的统计指标。

（2）相对指标（relative indicators），是用两个有联系的指标对比的比值来反映社会经济现象数量特征和数量关系的综合指标。相对指标也称作相对数，其数值有两种表现形式：无名数和复名数。无名数是一种抽象化的数值，多以系数、倍数、成数、百分数或千分数表示。例如，2010 年江苏省医药工业总产值同比增长 31. 13%；主营业务同比增长 29. 24%；利税同比增长 34. 03%；利润同比增长 32. 03%。复名数主要用来表示强度的相对指标，以表明事物的密度、强度和普遍程度等。例如，人均药品费用用“元/人”表示，而人口密度用“人/平方公里”表示等。

3. 统计指标按管理功能作用的不同可分为描述指标和评价指标

（1）描述指标（descriptive indicators），主要反映社会经济运行的状况、过程和结果，提供对社会经济总体现象的基本认识，是统计信息的主体。例如，反映医药企业规模的厂房面积指标、供应商议价能力指标、总资产指标、职工总数指标、年产量指标等。

（2）评价指标（evaluation indicators），主要用于比较、评估和考核社会经济运行的结果，评价指标还可以与其他定额指标联合使用，如国民经济评价指标和企业经济活动评价指标等。

（四）标志与指标的联系与区别

1. 标志与指标主要联系表现在

（1）统计指标的数值一般是由总体单位的数量标志值综合汇总而来的。例如药店的销售额是所售药品的销售额之和，医药工业总产值是各个医药企业的工业产值之和。由于指标与标志的这种综合汇总关系，有些统计指标的名称与标志是一样的，如上例中的医药工业总产值。

（2）标志与指标之间存在着转换关系。如果由于研究目的的变化，原来的统计总体变成个体了，则相对应的统计指标也就变成了数量标志。反过来，如果原来的个体变成统计总体了，则相对应的数量标志也就变成了统计指标。

2. 标志与指标的主要区别表现在

（1）标志是说明个体特征的，而指标是说明总体特征的。例如，一家零售药店的年营业额就是标志，而一百家药品零售店的平均年营业额就是指标。

（2）标志有用文字表示的品质标志和用数值表示的数量标志，指标则都是用数值表示的，没有不能用数值表示的指标。

将以上内容可归纳为表1－1。

表1－1　标志与指标的联系与区别

	联系	区别
标志	1. 数量标志值是统计指标数值的来源 2. 二者存在转换关系	1. 说明个体特征 2. 文字、数值均可以表示
指标		1. 说明总体特征 2. 只能用数值表示

五、统计指标体系

由于医药管理领域内各种现象之间相互联系的复杂性和多样性，只用个别统计指标来反映这些现象是不够的，需要采用指标体系来进行描述。统计指标体系（statistical indicator system）是各种相互联系的统计指标所构成的一个有机整体，用来说明所研究现象各个方面相互依存和相互制约的关系。根据现象本身联系的多样性和统计研究的不同目的，可建立不同类别的统计指标体系。

（1）根据所研究问题的范围大小，可以建立宏观统计指标体系或微观统计指标体系。宏观统计指标体系是反映整个现象大范围的统计指标体系，如反映全国医药产业发展水平的统计指标体系。微观统计指标体系则是反映较小范围现象的统计指标体系，如反映药品生产企业或流通企业的统计指标体系。介于这两者之间的可以称为中观统计指标体系，如反映各地区医药产业发展水平的统计指标体系。

（2）根据所反映现象的内容不同，统计指标体系可以分为综合性统计指标体系和专题性统计指标体系。综合性统计指标体系是较全面地反映总系统及其各个子系统的综合情况的统计指标体系，如反映医药产业发展水平的统计指标体系。专题性统计指标体系则是反映某一个或某一方面问题的统计指标体系，如反映医药产业技术创新水平的指标体系。

（3）统计指标体系也可以指若干个统计指标之间的联系，表现为函数关系。例如药品销售额＝药品销售量×药品销售价格等。

统计指标体系对统计分析和研究医药管理领域内相关问题具有重要的意义。通过一个设计科学的统计指标体系，可以描述现象的全貌和发展的全过程，可以分析和研究现象总体存在的矛盾以及各种因素对总体现象的影响方向和程度，以对未来的发展趋势进行预测。

六、参数和变量

（一）参数

参数（parameter）是指用于描述总体特征的概括性数字度量，有助于研究者了解统计总体的某些特征值。通常所讲的参数有总体平均数、总体标准差、总体比例等。在医药管理统计中，总体参数用希腊字母表示。比如，总体平均数用 μ 表示，总体标准差用 σ 表示，总体比例用 π 表示等。一般而言，参数是一个未知的常数。比如，一个地区内药品的平均价格，一批新药的不良反应率，某一地区的人均治疗费用等。因此，需要进行抽样，并根据抽样结果计算得出的值去估计总体参数。

（二）变量

变量（variable）是用于说明现象某种特征的概念，其最突出的特点是一次观察与下一次观察会有差别或变化。如“药品的销售额”、“药品的质量等级”、“一家医院的日均住院人次”等都是变量。变量的具体取值称为变量值，如一种药品的年销售额为100万、200万、300万、400万……，这些数值都是变量值，统计数据即为统计变量的取值。变量可以分为以下几种类型：

1. 分类变量 分类变量（categorical variable），是指用于说明事物类别的一个名称，其值为分类数据。如“医药产业子行业”就是一个分类变量，变量值为“化学制造业”、“中成药制造业”、“生物制品制造业”等。

2. 顺序变量 顺序变量（rank variable），是指用于说明事物有序类别的一个名称，其值是顺序数据。如“药品等级”就是一个顺序变量，变量值为“Ⅰ类新药”、“Ⅱ类新药”、“Ⅲ类新药”、“Ⅳ类新药”、“Ⅴ类新药”和“仿制药”等；“职工的学历”也是一个顺序变量，变量值为“博士”、“硕士”、“本科”、“大专”等。

3. 数值型变量 数值型变量（metric variable），是指用于说明事物数字特征的一个名称，其值是数值型数据。如“药品年销售额”、“药品价格”、“有效成分含量”等都是数值型变量，这些变量可以取不同的数值。根据数值型变量的取值类型，又可将其分为离散型变量和连续型变量。

（1）离散型变量（discrete variable）。离散型变量，是指只能取可数数值的变量，即变量的取值是有限的，且必须以整位数断开，可以一一列举。举例来说，“药品生产企业的数量”、“医药机构的床位数”等。

（2）连续型变量（continuous variable）。连续型变量，是指变量的取值是连续不断的，不能一一列举，如“药品的重量”和“药品的溶出度”等。在医药管理统计学中，当离散型变量的取值较多时，也可以将其当作连续型变量来处理。

第四节 EXCEL 简介及基本操作

Microsoft Excel 是美国微软公司开发的 Windows 环境下的电子表格系统，它是目前应用最为广泛的办公室表格处理软件之一。Excel 自诞生以来历经了 Excel 5.0、Excel 97、Excel 2000、Excel 2003、Excel 2007 及 Excel 2010 等不同版本。随着版本的不断提高，Excel 软件强大的数据处理功能和操作的简易性逐渐走入了一个新的境界，整个系统的智能化程度也不断提高，它甚至可以在一定程度上判断用户的下一步操作，使用户操作大为简化。这些特性，已使 Excel 成为现代办公软件最重要的组成部分之一。

统计学是一门关于用科学的方法收集、整理、汇总、描述和分析数据资料，并在此基础上进行推断和决策的科学。从统计的定义可以看出，统计的关键在于对数据的分析与加工，而 Excel 强大的数据分析功能则可以与统计所要处理的问题相适应。因此，Excel 产生之初便被广泛地应用于统计中，而专为统计分析所开发的各种宏更是使得 Excel 成为统计中一种非常实用且高效的工具。

一、Excel 2010 的用途

Excel 2010 是功能强大、技术先进、使用方便且灵活的电子表格软件，可以用来制作电子表格，完成复杂的数据运算，进行数据分析和预测，并且具有强大的图表制作功能、打印设置功能等。

1. 创建统计表格 Excel 2010 的制表功能就是将数据输入到 Excel 2010 中以形成表格，若要把部门费用统计表输入到 Excel 2010 中。在 Excel 2010 中实现数据的输入时，首先要创建一个工作簿，然后在所创建的工作簿的工作表中输入数据（图 1－2）。

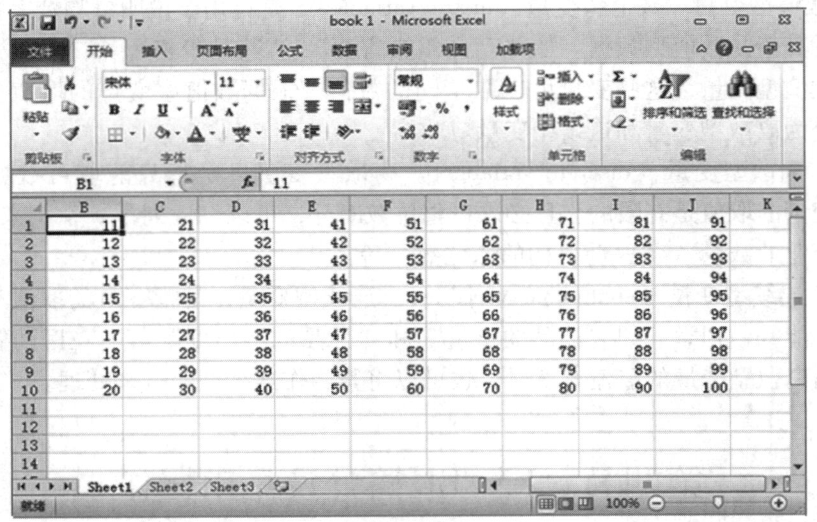

	B	C	D	E	F	G	H	I	J	K
1	11	21	31	41	51	61	71	81	91	
2	12	22	32	42	52	62	72	82	92	
3	13	23	33	43	53	63	73	83	93	
4	14	24	34	44	54	64	74	84	94	
5	15	25	35	45	55	65	75	85	95	
6	16	26	36	46	56	66	76	86	96	
7	17	27	37	47	57	67	77	87	97	
8	18	28	38	48	58	68	78	88	98	
9	19	29	39	49	59	69	79	89	99	
10	20	30	40	50	60	70	80	90	100	

图 1－2　创建统计表

2. 进行数据处理　在 Excel 2010 的工作表中完成数据输入后，还可以对用户输入的数据进行处理。如求和、计算平均值、最大值及最小值等。此外，Excel 2010 还具有强大的公式运算与函数处理功能，可以对数据进行复杂的计算工作。通过 Excel 来进行数据计算，可以节省大量的时间，并降低出错的概率，甚至在某些情况下只要输入数据，Excel 就能自动完成计算过程。

3. 绘制统计图表　在 Excel 2010 中，可以根据输入的数据来绘制统计图表，以便更加直观地显示数据的特征，使用户明白数据的变动、关系以及发展趋势等（图 1－3）。

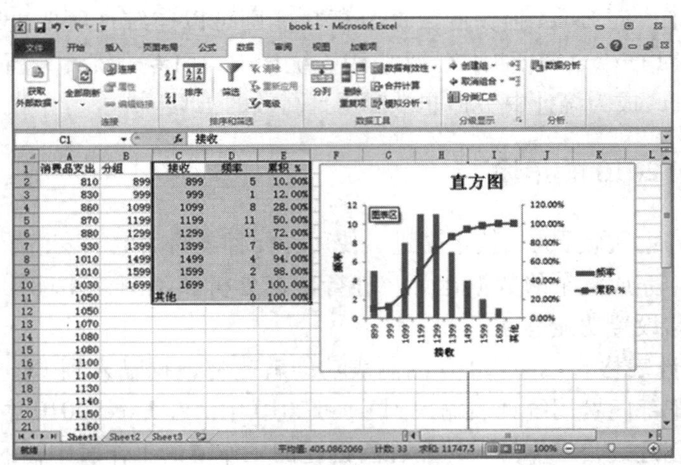

图 1－3　多样化统计图表

4. 分析与筛选数据 当用户对数据进行计算后，就要对数据进行统计分析。如可以对它进行排序、筛选，还可以运用数据透视表、单变量求解、模拟运算表和方案管理统计分析等操作。

5. 打印数据 当使用 Excel 电子表格完成数据处理之后，为了能够让其他人更方便地看到处理结果或进行材料存档，通常都需要进行打印操作。进行打印操作前需先进行页面设置，然后进行打印预览，查看打印效果确认无误后进行打印。

6. Excel 2010 的新界面 与之前的版本相比，Excel 2010 的工作界面颜色更加柔和清新，更贴近于 Windows 7 的操作系统。Excel 2010 的工作界面主要由“文件”菜单、标题栏、快速访问工具栏、功能区、编辑栏、工作表格区、滚动条和状态栏等元素组成（图 1－4）。

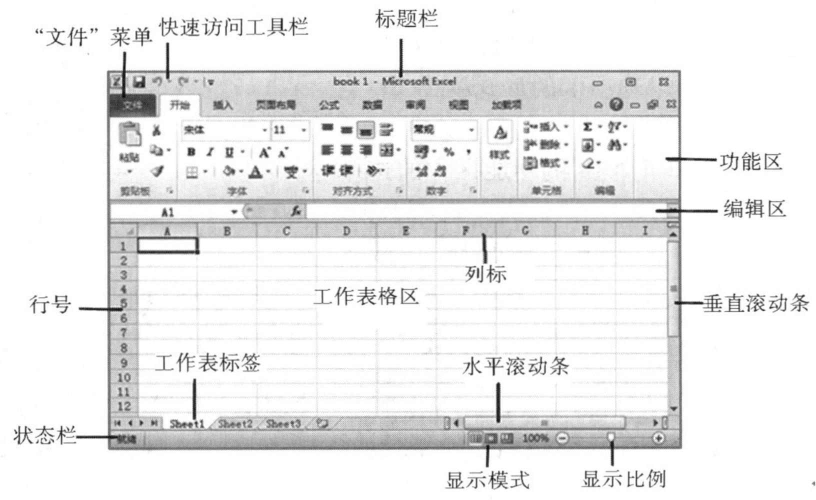

图 1－4 Excel 2010 界面

7. “文件”菜单 单击 Excel 2010 工作界面左上角的 Office 按钮，可以打开“文件”菜单。在该菜单中，用户可以利用其中的命令保存、打开、新建、打印、保存并发送工作簿（如图 1－5）。

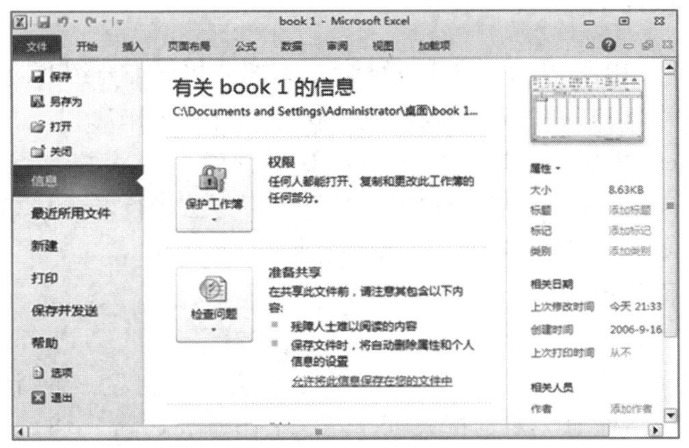

图 1－5 “文件”菜单

8. 快速访问工具栏 Excel 2010 的快速访问工具栏中包含最常用的快捷按钮，方便用户使用。单击快速访问工具栏中的按钮，可以执行相应的功能（图 1－6）。

9. 标题栏 标题栏位于窗口最上方，用于显示当前正在运行的程序名及文件名等信息。对于刚打开的新工作簿文件，用户所见到的文件名是 Book 1－Excel 2010 默认建立的文件名。单击标题栏右端的按钮可以最小化、最大化或关闭窗口。

10. 功能区 功能区在 Excel 2007 的基础上进行了改进，主要是将旧版本中的菜单栏与工具栏结合在一起，以选项卡的形式列出 Excel 2010 中的操作命令。

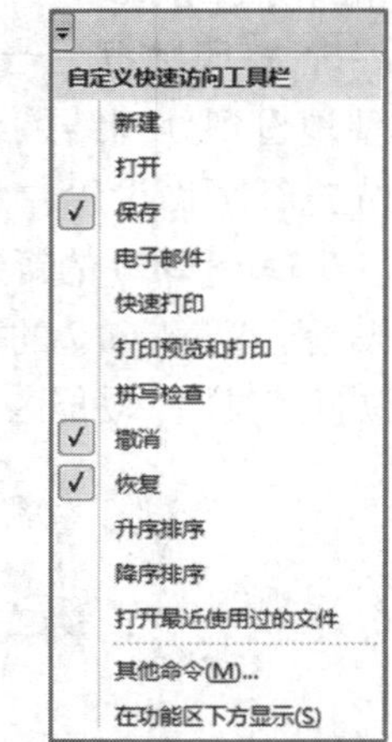

图 1－6 快速访问工具栏

默认情况下，Excel 2010 的功能区中的选项卡包括：“开始”选项卡、“插入”选项卡、“页面布局”选项卡、“公式”选项卡、“数据”选项卡、“审阅”选项卡、“视图”选项卡以及“加载项”选项卡（图 1－7）。

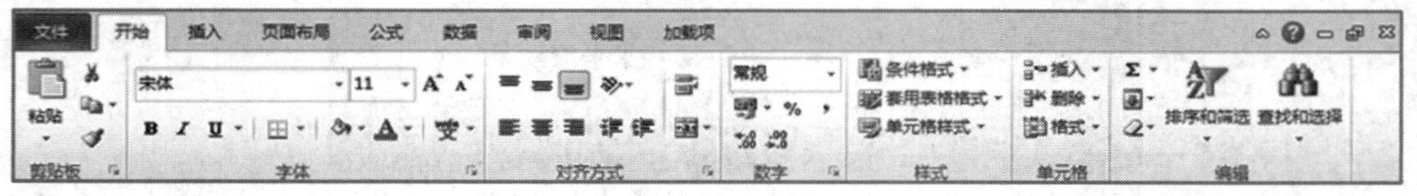

图 1－7 功能区

11. 状态栏与显示模式 状态栏位于窗口底部，用于显示当前工作区的状态。Excel 2010 支持 3 种显示模式，分别为“普通”模式、“页面布局”模式与“分页预览”模式，单击 Excel 2010 窗口左下角的按钮可以切换显示模式。

二、Excel 基本操作

在了解 Excel 2010 的界面与基本功能后，本部分将详细介绍 Excel 2010 的基本操作，包括运行与关闭 Excel 2010 以及创建、保存与打开工作簿。

1. 运行 Excel 2010 要想利用 Excel 2010 创建电子表格，首先需运行 Excel 2010。在 Windows 操作系统中，用户可以通过以下方法运行 Excel 2010。

（1）从“开始”菜单中找到程序启动命令；

（2）使用桌面快捷图标；

（3）双击 Excel 格式文件。

2. 创建 Excel 工作簿 运行 Excel 2010 后，会自动创建一个新的工作簿，用户还可以通过“新建工作簿”对话框来创建新的工作簿（如图 1－8）。

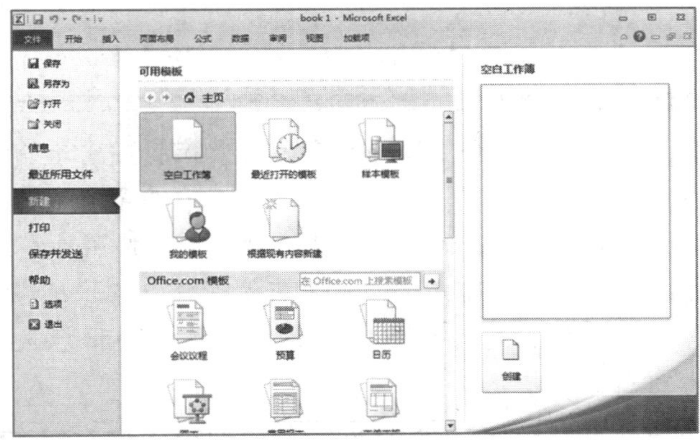

图 1－8 新建工作簿

3. 保存 Excel 工作簿 在对工作表进行操作时，应记得经常保存 Excel 工作簿，以免由于一些突发状况而丢失数据。在 Excel 2010 中，常用的保存工作簿方法有以下 3 种：

（1）在“文件”菜单中选择“保存”命令；

（2）在快速访问工具栏中单击“保存”按钮；

（3）使用 Ctrl + S 快捷键。

4. 打开 Excel 工作簿 当工作簿被保存后，即可在 Excel 2010 中再次打开工作簿。打开工作簿的常用方法如下：

（1）在“文件”菜单中选择“打开”命令；

（2）使用 Ctrl + O 快捷键。

5. 关闭工作簿与退出 Excel 2010 在“文件”菜单中选择“关闭”命令，可以关闭当前工作簿，但并不退出 Excel 2010。若要完全退出 Excel 2010，则可以单击标题栏右部的“关闭”按钮（如图 1－9）。

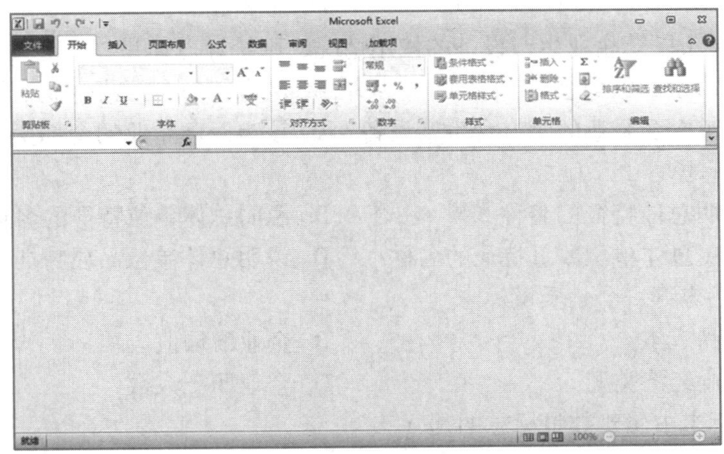

图 1－9 关闭工作簿

本章小结

本章通过上海卡乐康公司在企业管理及产品质量控制实施6σ制度的案例，引出了医药管理统计学在实际中的应用。在此基础上，本章主要介绍了医药管理统计学的含义、研究对象以及运用领域；继而对医药统计的数据按照计量尺度、收集方法、时间特征3种分类方式进行了详细分析；对医药管理统计学中的基本概念做了重点介绍，包括统计总体和个体、统计样本、统计标志、统计指标及体系等；最后对EXCEL的基本操作进行了简单介绍。

课后习题

一、名词解释

1. 医药管理统计学　2. 分类数据、顺序数据、数值型数据　3. 观测数据、试验数据　4. 截面数据、时间序列数据、面板数据　5. 统计总体、有限总体、无限总体　6. 统计样本　7. 样本容量　8. 统计标志、不变标志、变异标志、品质标志、数量标志　9. 统计指标　10. 参数　11. 变量、分类变量、顺序变量、数值型变量

二、选择题

1. 医药管理统计学是一门（　）

A. 实质性社会科学　　B. 实质性自然科学

C. 应用性社会科学　　D. 应用性自然科学

2. 医药管理统计工作的根本准则和生命线是（　）

A. 真实性　　B. 及时性

C. 全面性　　D. 总体性

3. 研究某市医药企业生产设备的使用情况，则统计总体是（　）

A. 该市全部医药企业　　B. 该市每一个医药企业

C. 该市医药企业的每一台生产设备　　D. 该市医药企业的全部生产设备

4. 统计标志是（　）

A. 说明总体特征的名称　　B. 说明总体单位特征的名称

C. 说明总体单位数量特征的名称　　D. 说明总体单位品质特征的名称

5. 下列标志哪一个是质量标志（　）

A. 产品成本　　B. 企业增加值

C. 企业经济类型　　D. 企业职工人数

6. 下列标志中属于数量标志的是（　）

A. 人的性别　　B. 人的年龄

C. 人的民族　　D. 人的文化程度

7. 统计指标的特点是（　）

A. 数量性、总体性、具体性
B. 数量性、综合性、具体性
C. 数量性、总体性、大量性
D. 数量性、同质性、大量性

8. 一个统计总体（　）

A. 只能有一个指标
B. 只能有一个标志
C. 可以有多个指标
D. 可以有多个标志

9. 以某地区全部医药企业为统计总体，每个医药企业为总体单位，则该地区全部工业总产值是（　）

A. 数量标志
B. 品质标志
C. 数量指标
D. 质量指标

10. 下列变量中属于连续变量的是（　）

A. 职工人数
B. 设备台数量
C. 学生体重
D. 工业企业数

三、判断题

1. 医药管理统计学是一门社会科学。
2. 离散变量的取值既可以是整数，也可以是小数。
3. 统计指标体系是由一系列统计指标构成的整体。
4. 统计指标和统计标志是两个根本不同的概念，两者没有任何联系。
5. 变量的各种取值称为变量值或标志值。
6. 随机变量的取值是不能确定的，因而无法进行研究。
7. 统计总体和总体单位、统计指标和统计标志的划分是相对的和可变的。
8. 统计指标都是能够用数值表示的，而统计标志则不能用数值表示。
9. 数量标志值是由许多统计指标的数值汇总而来的。
10. 质量指标都是用相对数或平均数表示的。

四、问答题

1. 简述医药管理统计学在医药企业管理中的应用。
2. 医药统计数据的类型有哪些？
3. 统计指标的特点有哪些？
4. 简述统计指标的主要分类。
5. 举例说明统计标志与统计指标有何区别和联系。

第二章 医药管理数据统计调查

统计工作不是把数字随便填到几个格格里去，而应当是用数字来说明所研究的现象在实际生活中已经充分呈现出来或正在呈现出来的各种社会类型。

——俄·列宁

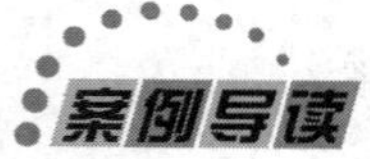

医药管理统计学应用：高血脂药品的市场调研方案

背景：随着我国老龄化趋势和城镇化趋势的演变，我国疾病谱亦随之发生改变，高血压、高血脂等慢性疾病愈来愈受到重视。同时患者越来越年轻化，患病率、治愈率和控制率较低。因此，抗高血脂类药品成为医药企业研发和仿制的“宠儿”。近年来，辉瑞、拜尔、默克等跨国药企的重磅研发产品均为治疗心脑血管类疾病的药品。

目的：为研究高血脂药品的市场需求情况，定位其主要消费群体，为营销策划提供充分的依据，某市场调查公司应某医药公司“高血脂类保健品市场调研需求书”的要求，开展了此项调查活动。

调查计划：

1. 调查前准备（包括城市确定、文案调查、大纲设计、调查准备等）共需要花费 17 个工作日；
2. 调查执行（即开展具体的调查工作）需要 20 个工作日；
3. 撰写报告需要 10 个工作日；
4. 提交最终报告。

调查内容：

1. 市场现状：高血脂发病率，高血脂发病过程，国内高血脂患者数量及分布情况，治疗高血脂的主要方法和用药情况；

2. 竞争态势：主要竞争品市场占有率，主要竞争品牌产品的种类、剂型，竞争品的满意度和忠诚度，消费者的使用情况，竞争品牌的形象定位及诉求重点，竞争品的广告形式及被接受程度；

3. 消费者对药品的认知：对高血脂病理的认识，对高血脂产品的了解，对药品的需求特点，对各产品的评价；

4. 对新产品的评价：对产品品牌的信任度，对产品包装的喜好度，对产品质量的感受，对产品价格的接受度，对产品广告的评价；

5. 消费者的药品消费习惯：购买药品考虑的因素，购买药品的主要途径，药品信息的获知渠道及受广告的影响程度，药品购买的决策过程；

6. 消费者背景信息：消费者个人背景资料，对广告促销媒体的喜好程度，喜爱的广告形式及案例。

【学习目标】 本章主要介绍医药管理数据搜集统计的内容，包括原始数据、二手数据的搜集统计方法，调查问卷的设计以及医药产品市场调研等。通过本章内容的学习希望读者了解数据的调查形式、搜集方法；以及为获得统计数据而设计调查问卷的原则、程序、注意事项等知识。重点掌握设计调查问卷的内容。

【学习要求】

1. 重点掌握：调查问卷的设计原则、程序；问题的种类以及设计技巧等；
2. 掌握：全面普查、抽样调查等的概念，数据搜集的方法；
3. 熟悉：二手数据的来源、特点及 Excel 的“帮助”；
4. 了解：原始数据的组织形式、医药市场调研的概念等。

第一节　原始医药管理数据的搜集

在对医药管理领域相关问题进行研究时，往往需要利用统计数据。从使用者的角度看，统计数据主要来源于两种渠道：一是直接的调查或科学实验；二是文献或者他人调查、试验的数据。我们习惯上称第一种为原始数据，第二种为二手数据。无论是原始数据还是二手数据，其最初来源都将归于直接调查或者试验。因此，对于统计研究者而言，掌握数据的组织形式和搜集方法技术十分必要。

一、医药管理数据调查的组织形式

调查是取得医药管理数据的重要手段，如行业主管部门进行的医药行业主要指标统计调查、卫生部门进行的卫生统计调查，还有某公司进行的某种药品市场容量调查等。试验是获取自然科学数据（如新药研发数据）的主要手段。本节主要探讨医药管理数据的获取形式。

（一）全面普查

全面普查（census），是指为了某个特定目的而专门组织的一次性的针对全样本的调查，一般用于搜集重要国情、国力和资源等状况的全面信息。全面普查可为政府制定规划、方针和政策提供实证依据。如新医改方案强调“降低药品价格”，正是基于人均用药费用和药品费用的可负担性等多个方面数据而制定的政策目标。

1. 全面普查的特征 全面普查的工作量大、涉及领域较多，具有以下几个特征。

（1）周期性 由于全面普查涉及面广、调查个体多、环节繁琐，需要消耗大量的人力、物力和财力，因此需要较长的时间，一般间隔几年进行一次普查。如人口普查一般10年进行一次、经济普查每5年进行一次。

（2）统一性 由于全面普查需要调动大量的人力，因此需要规定统一的调查开始时间、统一的普查时限以及统一的指标和调查项目，只有这样才能保证所有调查者搜集的数据具有一致性和时效性，减少误差。

（3）规范性 全面普查往往是由国家统计部门进行的调查，其结果具有较强的规范性、科学性以及权威性，可为相关医药管理研究者的抽样调查和研究工作提供基本依据。

（4）局限性 全面普查是一项大工程，既需要较强的统计学专业基础，还需要进行广泛的群众工作。因此，很多调查内容只能局限于一定的层面，而不能进行更深入的细致调查，具有一定的局限性。

2. 全面普查的手段 全面普查的常用手段有两种。

（1）建立专门的普查机构，配备大量的专业普查人员，按时对被调查者进行访问和记录，如人口普查。

（2）利用被调查者的原始记录和核算资料等，发布调查问卷，由被调查者自行填报，如药品储备量调查。这种方法适用于在较小范围的对象中进行快速普查。

3. 全面普查的形式 常见的全面普查包括人口普查、经济普查和农业普查三种形式。

（1）人口普查 人口普查（census）是指在国家统一规定的时间内，按照统一的方法、统一的项目、统一的调查表和统一的标准时点，对全国人口普遍地、逐户逐人地进行的一次性调查登记。人口普查工作包括对人口普查资料的搜集、数据汇总、资料评价、分析研究、编辑出版等全部过程，它是当今世界各国广泛采用的搜集人口资料的一种最基本的科学方法，是提供全国基本人口数据的主要来源。从1949年至今，我国分别于1953年、1964年、1982年、1990年、2000年与2010年进行过6次全国人口普查。

人口普查具有普遍性。作为全国人口普查来说，这个地域范围指的是一个国家的范围。例如，国务院发布的《第五次全国人口普查办法》中规定的地域范围是指“中华人民共和国境内”，一般在这个地域范围内常住的人，每个人都应被调查到。其次，人口普查还具有时限性。由于出生、死亡、迁移等原因，人口数是在随时变化的，所以人口普查必须以一个特定时点为标准，全国同时进行调查。不论普查员实际入户登记时间为哪一天，都应该以标准时间为准记录人口。此外，人口普查组织还具有一些其他特点，如具有高度集中性，人口普查必须由国家统一组织进行；具有严格统一性，全国有统一的普查方案，统一的工作步骤和进度等；具有定期性，当今世界上许多国家已规定，每隔五年或十年举行一次人口普查。

（2）经济普查　经济普查（economic census）是国家为掌握国民经济第二产业、第三产业的发展规模、结构、效益等信息，按照统一的方法、统一标准、统一时间、统一组织对工业、建筑业、第三产业的所有单位和个体经营户进行的一次性全面调查。我国经济普查的内容包括基本属性、财务状况、生产经营情况、生产能力、原材料和能量消耗、科技活动、从业人员等方面，调查表式有 42 种，调查指标 1000 多个。可以说，将第三产业普查与工业普查、基本单位普查以及建筑业普查合在一起就是经济普查。全国经济普查的普查对象是在我国境内从事第二产业和第三产业的全部法人单位、产业活动单位和个体经营户，我国分别于 2004 年、2008 年进行过两次全国经济普查。

经济普查的目的，是全面掌握中国第二产业、第三产业的发展规模、结构和效益等情况，建立健全基本单位名录库及其数据库系统，为研究制定国民经济和社会发展规划，提高决策和管理水平奠定基础。改革开放以来，我国第二、三产业发展很快，在国民经济中所占的比重越来越高。但目前我们对第二、三产业，特别是一些新兴服务业发展状况的把握还不够全面，了解还不够深入。开展经济普查可以全面了解其发展规模、结构和效益等情况，摸清新形势下的新情况、新问题。

（3）农业普查　农业普查是指按照国家规定的统一方法、统一时间、统一表式和统一内容，主要采取普查人员直接到户、到单位访问登记的办法，全面收集农村、农业和农民有关情况，为研究制定农村经济社会发展规划和新农村建设政策提供依据，为农业生产经营者和社会公众提供统计信息服务。农业普查的主要内容包括以下六个方面：一是从事第一产业活动单位和农户的生产经营情况；二是乡（镇）、村委会及社区环境情况；三是农业土地利用情况；四是农业和农村固定资产投资情况；五是农村劳动力就业及流动情况；六是农民生活质量情况。世界大多数国家都以十年或五年为一个周期开展农业普查。农业普查在我国每十年进行一次。我国已经于 1997 年、2007 年进行过两次全国农业普查。

农业是国民经济的基础，解决好“三农”问题是全部工作的重中之重。农业普查作为重大的国情国力调查，主要是为了查清农业、农村和农民的发展变化情况，掌握我国农业生产、农田水利和农村基础设施建设、农村劳动力转移等方面的基本信息，为研究确定国民经济发展战略和规划，制定各项经济社会政策提供依据。搞好农业普查，有利于进一步摸清农业资源状况，制定科学的粮食生产政策，确保国家粮食安全；有利于推动农业结构调整，加快农业科技创新和技术推广，提高农业综合生产能力，实现农业可持续发展；有利于落实科学发展观，统筹城乡发展，加速实现全面小康社会的宏伟目标。

（二）抽样调查

抽样调查（sample survey）是指抽取一部分单位作为样本进行调查，并根据样本调查结果来推断总体特征的数据收集方式，有非随机抽样和随机抽样两种调查形式。其中，非随机抽样（non－random sampling）指由调查者根据自己的认识和判断，选取若干个有代表性的单位，根据对这些单位进行观察得出的结果来推断总体，如基本药物的可负担性调查等；随机抽样（random sampling）则是指根据大数定律的要求，在抽取调查单位时，保证总体中各个单位都有同样的被抽中机会。一般来说，严格意义上的抽样调查是指随机抽样，而在医药管理领域，研究者根据不同的研究目的可能需要特殊样本。因此，非随机抽样调查亦是收集医药管理数据的重要手段。

1. 抽样调查的方法 抽样调查是医药管理领域研究者应用最广泛的一种调查方法，具有以下几个特征。

（1）经济性 在现实工作中，研究者的精力、财力是有限的，难以做到全面普查。而进行抽样调查，研究者只需要对抽取的小样本进行统计分析，以推断出所研究总体的特征，从而节省人力、物力、财力和时间，大幅度降低了调查成本，提高了调查效率。如在对一家药品生产企业的药品进行质量检测时，一般只要从每个批次中随机抽取少量样本进行检测即可，而无须对每颗药丸、每粒胶囊或每瓶药品进行检测。一方面，随机抽查的结果具有代表性，能够代表该企业的药品生产质量，也节约了调查成本；另一方面，药品一旦用于检测，便无法再投入市场，就此而言，全面普查亦是不现实的。

（2）时效性 抽样调查的速度比全面普查更快，使研究者能够及时获取所需要的信息。由于工作量较小，调查的准备时间、调查时间、数据处理时间等都可以大幅度缩减，从而提高了调查的时效性。此外，抽样调查可以随时、多次进行，因此能够及时掌握医药管理领域的发展情况。如一家即将上市的制药公司，在对医药市场和已有上市企业进行调查时，除了收集官方年度报告之外，还可以进行当前季度、月份的市场调查，这些调查数据往往是通过抽样调查获取的。

（3）适应性 抽样调查适用于医药管理领域内各种问题的调查，可获取非常广泛的信息。抽样调查比全面普查具有更为广泛的研究问题和适用对象：一方面，凡是能够进行全面普查的研究对象均可以进行抽样调查；另一方面，抽样调查还能够调查全面普查所不能调查的特殊事物，如前面所述的药品质量检测问题。此外，抽样调查比全面普查具有更深入的内容和更详细的指标。总之，抽样调查的调查范围更广，适用性更强。

（4）准确性 抽样调查的数据质量有时比全面普查的更高，因为全面普查的工作量大、环节多，误差往往较大，而抽样调查的工作量要小得多，环节更少，因此工作可更细致，误差往往较小。需要说明的是，用抽样调查的结果去推断总体特征时，难免会出现推断误差。一般来说，这些误差是可以通过扩大样本量等手段进行控制，从而使得推断的结果更可靠、更贴近现实。

2. 抽样调查的抽样方法 抽样调查有不同的抽样方法，一般可分为概率抽样和非概率抽样。

（1）概率抽样　概率抽样（probability sampling）是指根据一个已知的概率抽取调查对象，无需调查人员进行选择，避免了主观判断的影响。从理论上讲，概率抽样是最理想、最科学的抽样方法，它能保证样本的代表性和数据的客观性，有利于统计工作者将抽样误差控制在一定范围之内。其方式主要有以下几种：

①随机抽样法（random sampling），这是最基本的抽样形式，能做到完全随机抽取样本，不过该方法要求有一个完整的抽样框，或知道所有个体的详细名单。比如，一家医药公司想要了解基层员工对工作环境的满意度，可以在所有员工的名单中随机抽取几名员工进行访问。

②分层抽样法（reduced sampling），该方法一般分两步进行：第一步，将总体分成不同的“层”；第二步，对每一层依次进行抽样。这样做的目的在于保证样本构成与总体构成的一致性。以上面的例子为例，如果该企业是家大型跨国公司，那么员工人数多，层级多，构成复杂，不同阶层的员工对公司的意见可能有所不同。为了保证每一个阶层员工的意见都能得到反馈，公司可以通过分层抽样法进行调查，即按照职位高低将员工分几个层级，并对每一个阶层的员工名单依次进行抽样，获取调查对象。

③整群抽样法（cluster sampling），该方法亦有两步：第一步，将统计总体分为若干部分，每一个部分为一个群；第二步，以群为抽样单位对抽中的群进行普查。继续以上面的例子为例，由于国家或地区之间文化背景的差异性，不同地区的员工对公司制度、工作环境的适应性不同，满意度也就不同，因此，可以按照整群抽样法进行抽样调查。首先根据地区将员工分为若干个群体，然后随机抽取几个群体，并对抽中的所有员工进行调查，从而了解员工对工作环境的满意度。

④等距抽样法，又称系统抽样法（systematic sampling），是在样本框中每隔一定距离抽选一个样本。该方法通常与整群抽样法和分层抽样法结合使用。继续以上面的例子为例，把所有的员工名单作为一个样本框，每间隔十名员工选取一名员工（抽样间距依据职工总数而定），然后，将这些员工作为访谈的对象。此外，还可以先进行分层抽样，再进行系统抽样：先依据职位高低将所有员工分为若干个层次，一个层次的员工名单就是一个样本框，然后，在所有样本框中每间隔十名员工选取一名员工，并对这些抽取出来的员工进行访谈。

（2）非概率抽样　非概率抽样是指不完全按照随机原则抽样，一般有以下两种方式。

①非随机抽样法（non - probability sampling），是指由调查人员根据需要，自由选择研究对象。如对医院内一百名医生和护士进行访问，而这一百名中每一位具体的被访问者都是由调查人员随机挑选的，一定程度上受到调查人员的主观意志的影响。

②判断抽样法（judgmental sampling），是指研究者设定一些条件对研究总体进行过滤而获取样本的方法。例如，在研究大型医疗机构的床位使用情况时，就可以将

医院的等级作为过滤条件来选择样本，从而节省调查成本。

（三）统计报表

统计报表（statistical report forms）是指按照国家有关规定，自上而下地统一布置、逐级提供基本统计数据的调查方式，如上市公司报表。统计报表的设计目的在于方便经常或定期地获取国民经济和社会发展的基本情况，从而有助于各级政府和国家快速、及时制定政策、方针和规划，还可用于检查政策、方针和规划的执行情况。

1. 统计报表的特点 统计报表具有以下几个特点。

（1）规范性和统一性 统计报表是由国家法定机构设计的科学严谨的统计系统，包含日常业务的原始记录、财务账目等一系列可以登记的项目和指标，具有较强的规范性和统一性，便于全国范围内的汇总。

（2）强制性和稳定性 统计报表是依靠行政手段执行的报表制度，具有严格的上报程序和时限规定，回收率较高。此外，填报的项目和指标是稳定不变的，因此可对报表的数据进行累计计算，从而形成时间序列资料。统计报表还有利于医药管理者进行医药行业发展历史及其规律的系统分析。

2. 分类 根据统计报表的性质和要求，可对其进行分类。

（1）根据填报单位，可分为基层统计报表和综合统计报表。

（2）根据报送周期，可分为日报、旬报、季报、半年报和年报。

（3）根据实施范围，可分为国家统计报表、部门统计报表和地方统计报表。

归纳以上所提及的调查方式，如图 2-1 所示。

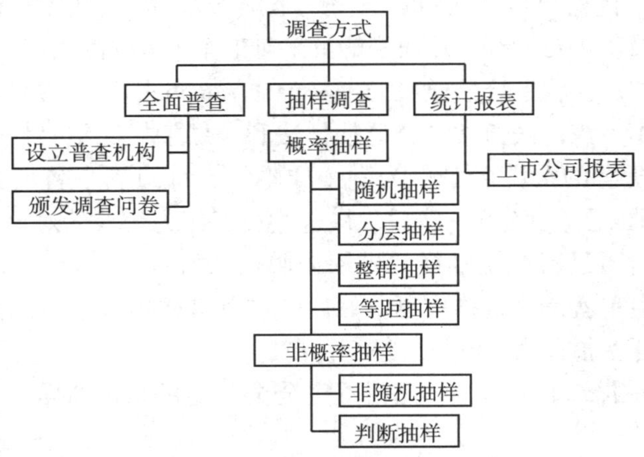

图 2-1 医药管理数据调查的主要组织形式

二、数据搜集的方法

无论采用何种调查方式搜集数据，都需要用到特定的搜集方法。本部分将着重介绍访问调查、邮寄调查、电话调查、网络调查以及座谈会五种数据收集方法。

（一）访问调查

访问调查（interview survey）是指调查人员与被调查者通过面对面交谈而得到所需资料的调查方式。访问调查有标准式访问和非标准式访问两种。标准式访问又称结构式访问，是指按照调查人员事先设计好的、有固定格式的标准化问卷，有顺序地依次提问，并由被调查者作出回答。其优点在于调查人员能够对调查过程加以控制，从而获得比较全面和可靠的调查结果。非标准式访问又称非结构式访问，事先不制作统一的问卷或表格，没有统一的提问顺序，调查人员只是给一个题目或提纲，由调查人员和被调查者自由交谈，以获得所需的资料。其不足之处在于对调查人员的逻辑思维、访谈技巧、应变能力要求较高。此外，被访问者在暴露身份的情况下可能不会做出真实回答。

（二）座谈会

座谈会（group interview）也称为集体访谈法，它是将一组被调查者集中在调查现场，让其对调查的主题（如如何降低药品价格、是否加大新药研发力度等）发表各自意见，并获取相关数据的一种方法。参加座谈会的被调查者往往与调查主题有一定的关系，因此，调查人员能够通过座谈会获取他们的相关关系以及对研究主题的影响作用。座谈会的参与人数不宜太多，通常为 6 至 10 人，并且应当是与研究主题相关的专家或有经验者。讨论方式有很多，如通过小组讨论的方式，能够获取正反双方的意见，并且，通过彼此之间的交流，各个被调查者之间相互影响、启发与补充，能在座谈过程中不断修正自己的观点，从而有利于研究者取得较为广泛、深入的想法和意见。不过，由于座谈会需要召集与研究主题有关的专家，还要准备会谈地点，安排主持人等事项，因此这种调查方法的缺点在于筹办时间较长，成本较高。

（三）邮寄调查

邮寄调查（mail survey）是指通过邮寄或宣传媒体等方式将调查问卷送至被调查者，由被调查者填写，然后将问卷寄回或投放到指定收集点的一种调查方法。邮寄调查的问卷发放方式有邮寄、宣传媒介传送、专门场所分发 3 种。邮寄调查是一种标准化调查，而由于调查过程中，调查人员和被调查者没有直接的语言交流，信息的传递完全依赖于问卷，因此得到的回答较为客观。不过，邮寄调查的回收率往往不高。此外，不愿意参与调查的被调查者不会回寄调查问卷，使得这部分被调查者的信息在统计过程中被忽略，研究者亦无法获取真实的结果。

（四）电话调查

电话调查（telephone survey）是指调查人员利用电话与被调查者进行语言交流，从而获得信息的一种调查方式。电话调查具有速度快、费用低等特点。随着电话的普及，电话调查的应用也越来越广泛。电话调查可以按照事先设计好的问卷进行，也可以针对某一专门问题进行电话采访。其缺点在于多数人们不愿意花费过多时间在电话上接受访问，因此，用于电话调查的问题要明确，且问题的数量不宜过多。

（五）网络调查

网络调查（internet survey）是指运用互联网技术进行问卷设计、问卷调查以及数据处理的一种调查方式。相比传统的调查技术，网络调查具有更快、成本更低、更灵活以及不受空间、时间限制等优点。不过，网络调查也有一定的缺陷。比如，参与网络调查的人员一般应具有较高的文化水平，了解计算机和互联网的相关知识及其使用方法。此外，网络调查的安全性受到质疑，常出现私人信息泄露的事故，如账号、身份信息等的泄漏。

第二节　医药管理数据调查问卷

调查问卷（questionnaire）又称调查表，是指研究者根据调查的目的和要求，设计出的由一系列问题、备选答案及调查背景说明等内容组成的，向被调查者收集与记录信息以备分析的工具。而问卷调查法（questionnaire survey）就是指研究者运用统一设计的问卷向被选取的调查对象了解情况或征询意见的调查方法。其中最为关键的环节在于调查问卷的设计，因为只有设计科学的调查问卷才能得到研究者所需的信息。此外，问卷应该能够将问题很好地传达给被调查者，并且使被调查者乐于回答。这就要求问卷设计应遵循一定的原则和程序，并运用一定的技巧。

一、医药管理问卷设计的原则

（一）客观性原则

设计的问题必须符合客观实际。问题的排列应具有一定的逻辑性，符合被调查者的思维程序，一般先易后难，先简后繁，先具体后抽象。

（二）必要性原则

必须围绕所要研究的问题和理论假设设计最必要的问题，无关问题不要放在问卷中，避免问卷冗长。

（三）可能性原则

应符合被调查者的回答能力。凡是超越被调查者理解能力、记忆能力、计算能力或者回答能力的问题都不应提出，或者是提供相关信息辅助被调查者对问题的理解，以便回答问题。

（四）自愿性原则

即必须考虑被调查者是否自愿真实回答问题。凡被调查者不可能自愿真实回答的问题，都不应正面提出。

（五）效率原则

在保证获得同样信息的前提下，应选择使用最简捷的询问方式，使问卷的长度最小和题量最少。冗长的问卷往往会使被调查者感到厌恶，导致被调查者为了尽快填完而敷衍了事，这将降低调查结果的准确性，不利于研究者的分析。

（六）可维护性原则

问卷的设计不是一次性完成的，好的问卷需要经过若干次试访问以进行检验，待错误全部修正后，再正式开展大规模的调查。

二、问卷设计的程序

（一）确定主题和范围

首先，研究者需要确定问卷调查目的和期望获得的效果；然后，确定调查内容、所需收集的资料及资料来源、调查范围等；再者，酝酿整个问卷的构思，将研究所需要的资料一一列出，依次找出主要资料、次要资料和不需要资料，确定其中哪些资料是需要通过问卷获得，并需要向何人调查；最后确定调查时间、地点以及问卷分发和回收的途径。

（二）分析样本特征

分析了解各类被调查者所处的社会阶层、社会环境及其行为规范、观念习俗等社会特征，需求动机、潜在欲望等心理特征，理解能力、文化程序、知识水平等学识特征，以便针对这些特征拟题。

（三）拟定并编排问题

研究者应当针对所要获取的资料进行问题的编排，尽量详尽地列出问题，然后对问题进行检查、筛选，查看有无多余、遗漏或表达不适当的问题等，以便进行删减、增添或者更换。

（四）进行试问试答

一方面，站在调查者的立场上试行提问，检查问题是否清楚明白，是否便于资料的记录、整理；另一方面，要站在被调查者的角度试行回答，考虑是否能回答和愿意回答所有的问题，问题的顺序是否符合逻辑思维，并估计回答时间是否合理。一般调查问卷在初次设计完成后，需要进行小范围的预调查。

（五）修改和正式调查

根据预调查情况，对问卷进行修改、再试答、再修改，如此反复，直到问卷完全合格后才能实施正式调查。合格的判断标准有两个：其一，问卷调查的结果应通过信度和效度检验；其二，问卷不宜过长，并且既要保证研究者能够收集到所需要的信息，也要保证有较高的回收率。

三、医药管理问卷的结构

问卷是用于收集数据的一种工具，是调查者根据调查目的和要求所设计的，由一系列问题、备选答案、说明以及码表组成的一种调查形式。一般来说，调查问卷具有固定的格式，包括开头部分、甄别部分、主体部分和背景部分。

（一）开头部分

问卷开头部分非常重要，是吸引被调查者、引起被调查者兴趣的关键，因此必须慎重对待。一般来说，开头部分包括问候语、填表说明和问卷编号等内容。

1. 问候语 好的问候语可以引起被调查者对调查的兴趣，消除其顾虑，激发其的参与热情，以争取他们的积极合作。问候语要语气亲切，诚恳礼貌，文字要简洁准确，结尾处还要表示感谢。

例 2.1：下面是一份“医院药学服务调查情况”问卷中的问候语：

> 尊敬的白衣天使：
>
> 您好！我们是中国XX 大学的学生，首先十分感谢您能抽出宝贵的时间帮助我们完成此份问卷。
>
> 国际药学专业组织协会将药学服务的概念定义为由专业参与者行使，用来满足来自患者的、与药品相关的服务需求的一类实践活动。并已将其写入执业药师使命章程。为了对目前国内医院药学服务的发展状况进行了解与分析，并尽可能地完成药学服务标准化的具体操作规程，促进药学服务有效开展，提高医疗服务整体水平，我课题组特开展此次调研活动。此次调查采用无记名方式，调研数据仅用于统计分析，您所填写的一切信息将严格保密。
>
> 真诚地希望您能如实填写这份调查问卷！谢谢！

2. 填写说明 该部分的目的在于告诉被调查者如何填写问卷，如何将问卷返回至调查者手中。填写说明有两种呈现形式，第一种是将其集中放在问卷开始部分；第二种是将其分散到各有关问题中。

例 2.2：下面是是一份“医院药学服务调查情况”问卷中的集中填写说明：

> 填写说明：（1）以下的问题如没有特殊说明，均为单项选择，请在对应项后的在□内或“横线上打√”，需要用文字阐述的题目，请尽量详细表达，并将答案填写于问题后的横线处；（2）若有不清楚之处，请询问相关调查人员；（3）所有问题请您根据自身情况作答，并无正确与否。

3. 问卷的编号 主要用于识别问卷、调查者、被调查者姓名和地址等信息，以便于校对检查、更正错误。

（二）甄别部分

甄别部分即是对被调查者进行过滤、筛选的环节，从而锁定特定的被调查者。甄别的目的主要有两个：一是过滤掉与调查事项有直接关系的人，以达到避嫌的目的；二是过滤到无关人员，锁定研究所需要的被调查者。举例来说，如果调查对象为医药领域工作者，那么在甄别部分可以如此设定：

例 2.3：下面是一份“医院药学服务调查情况”问卷中的甄别部分：

请问您的工作领域与医药领域的相关度是：
A从事医药领域相关工作　　继续
B与医药领域密切相关　　继续
C与医药领域相关，关系不大　　继续
D不相关　　终止访问

（三）主体部分

主体部分是调查问卷的核心内容，它包括所要调查的全部问题，主要由问题和答案组成。该部分内容将在本节的下一部分进行详细介绍。

例 2.4：下面几个问题摘自一份“医生对基本药物制度的认知情况”问卷的主体部分：

7. 我国国家基本药物制度是何时开始实施的：
A.1992年□　B.1997年□　C.1999年□　D.不知道□

8. 我国第一版国家基本药物目录是何时公布的：
A. 2002年□　B. C.2004年□　D.2009年□　E.不知道□

9. 我国国家基本药物目录几年修订一次：
A.1年□　B. 2年□　C.3年□　D.4年□　E.不知道□

10. 您认为我国基本药物的特征是：
10.1　A.价格昂贵□　B.价格合理□　C.价格低廉□
10.2　A.疗效显著□　B.疗效不显著□
10.3　A.临床必需□　B.非临床必需□
10.4　A.安全可靠□　B. 安全性无保障□

（四）背景部分

背景部分通常放在问卷的最后，主要是有关被调查者的一些背景资料。该部分所包含的各项问题，可使研究者根据背景资料对被调查者进行分类比较分析。

例 2.5：下面是一份“执业药师就业情况”调查问卷的背景部分：

1. 您的年龄：__________

2. 您的性别：
A.男□　　B.女□

3. 您所处城市：A.直辖市□　B.省会城市□　C.地级市□
D.县及县级市□　E.乡镇□　F.农村□
G.其他：__________

四、医药管理调查问题的种类

医药管理数据问题是针对所要搜集的资料而提出的，根据所需资料的性质不同，医药管理数据问题有多种类型，本文将着重介绍以下几种。

（一）开放性问题

开放性问题是指对问题的回答未提供任何具体供选择的答案，由被调查者根据实际情况自由作答。

例2.6：您认为导致药品价格虚高的原因可能是哪些？
____

例2.7：您如何看待“以药养医”这个问题？
____

显然，被调查者可以自由回答以上的问题，因此被调查者能够自由充分地表达自己的想法和观点，并且还有可能获得意想不到的回答。不过，开放性问题也存在两个缺陷：首先，由于回答此类问题需要较多的时间进行思考，多数被调查者不愿意回答或者填写；此外，此类问题的答案多种多样，不利于后期的统计、整理和分析。因此，一般情况下，在调查问卷中应较少使用开放性问题。

（二）封闭性问题

封闭性问题是指对问题事先设计了各种可能的回答，由被调查者从中选择。与开放性问题相反，封闭性问题配备了一组备选答案，具有固定的回答格式。封闭性问题一般有以下几种形式。

1. 两项选择题 此类问题的答案只有两个选择，要求被调查者从中选择一项。其优点在于比较容易回答，后期的数据处理也较为方便。其缺点是：得到的信息量太少，如果被调查者对两个答案都不满意时，则很难做出回答。

例2.8：贵公司是否属于上市医药企业？
A 是　　　　B 否

2. 多项选择题 此类问题的答案一般在 3 个或者 3 个以上，被调查者可以从中选择一项或者多项均可，主要依据研究者设定的条件和需求而定。

例2.9：贵公司是什么性质的企业？
A 药品生产企业 B 药品流通企业 C医疗机构 D其他

3. 顺序选择题 此类问题的答案一般也有多个，要求被调查者把答案按照重要程度进行排序。

例2.10：您购买一种感冒药时，主要考虑那些因素？
A 价格 B品牌 C外观和包装 D服用方式 E疗效
请按照重要程度排序：
______>______>______>______>______

4. 尺度评定题 此类问题中的答案是由不同等级的形容词组成的，并按照一定的程度排序，由被调查者依次选择。

例 2.11：您赞成技术创新能力是医药企业的核心竞争力吗？
A 非常赞成 B 赞成 C 一般 D不赞成 E非常不赞成

5. 双向关联题 这类问题由两类不同的问题综合到一起，一般以表格形式呈现。表格的横向和纵向各自为一类问题，这种问题结构可以反映两个方面因素的综合作用，提供单一类型问题无法提供的信息。

例2.12：以下问题涉及表中三种药物的性质，如果您认为药物具有某种或多种性质，请在相应的空格内打“√”

	止咳糖浆	快速伤风胶囊	维C银翘片
1. 安全性高			
2. 见效快			
3. 价格便宜			
4. 服用方便			
5. 属于中药			
6. 非处方药			

相比开放性问题，封闭性问题的答案更加标准，便于统计者整理和分析，被调查者也容易做出回答，提高答题效率。值得注意的是，事先设计的答案还有助于被调查者理解题意，因此，不会出现拒绝回答的情况。不过，封闭性问题在设计过程中，答案选项可能不全面，容易出现遗漏，不利于搜集准确信息。

（三）半开放半封闭性问题

半开放半封闭性问题是一种结合开放性问题和封闭性问题双重特点的一种问题形式。一般由被调查者在多项选择中选择一项，而后填写选择的理由。

例2.13：您觉得以下哪个是影响药品安全的关键因素？并请说出理由。
A 药品注册标准 B 药品生产和流通监管
C 药品不良反应监测制度 D药品收回制度
理由______________________________

半开放半封闭性问题在封闭性问题的基础上，增加一个开放性问题，弥补封闭性问题信息不足的弊端，给予被调查者更多自由发挥的余地。

五、医药管理问卷设计技巧及应注意的问题

问卷设计的关键在于问题的设计，一个合理的问题不仅能够很好地传达研究者所要表达的意思，也利于被调查者理解和回答，不会产生歧义，更不会让被调查者难堪或者尴尬。本部分将就如何科学合理地设计问题，提出一些实用的技巧。

（一）措词

关于措词，需要注意两个方面的问题。一是问卷的问候语部分，前面已经有所说明，措词应精心琢磨，以做到言简意明、亲切诚恳，从而激发被调查者参与的积极性，以保证问卷的回收率和完成质量。另一个方面就是用词。不同的词汇将对被调查者产生不同的影响，因此同一个问题，会往往因表达的不同，被调查者做出不同的反应。

问卷设计时应当注意用字简单、定义清晰，立意客观，不能带有倾向性。此外，当问题较为敏感，如涉及被调查者隐私时，用词必须精心筛选，避免被调查者的尴尬。一般来说，在设计问题时应注意以下几个原则。

1. 避免一般性问题 调查问卷中问题的设置目的是在于求取某种特定资料，因此，如果问题过于一般化，缺乏针对性而不能通过此类问题获取调查所需要的信息，那么被访者所做出的回答就没有意义了。例如，某药店想要调查患者对药店服务是否满意。设置的问题是“请问您对本店是否满意?”这样的问题不够具体，无法得知患者对药店不满意或者满意的具体地方。应该这样问“请问您对本店的药品价格是否满意?”或者“请问您对店员的服务态度是否满意?”。

2. 避免出现误导性词语 “如果”、“或”、“和”、“与”这样的字眼，否则容易误导被调查者。例如“本药店的服务态度和药品质量是否令您满意?”如果被调查者认为该店的服务态度良好，药品质量却很差，就无法做出回答了。据此，应当使一个问题只在一个维度上得到一个答案。

3. 问卷的语言应当口语化 符合人们交谈的习惯，避免书面化和文人腔调，尤其避免长句、难句的出现。

（二）问题顺序的设计

为了提高调查问卷的效度，设计问卷时，应站在被调查者的角度，顺应被调查者的思维习惯，合理安排问题的顺序，使问题易于回答。因此，在调查问卷设计的过程中，安排好问题的顺序非常重要。具体来说，应当注意以下几点。

1. 使用对后续问题影响最小的方式排序 如果某些问题对其他问题的回答会产生影响，在安排问题时，应注意将被影响的问题放在前面，避免被调查者由于“先入为主”而无法做出客观的回答。

2. 把容易引起被调查者兴趣的题目放在前面 这样可以引导被调查者完成整个问卷。相反地，如果一开始就碰到较为敏感或难度较大的问题，被调查者就容易反

感而拒绝回答。

3. 问题的安排应具有逻辑性 设计问卷时，问题的安排应具有逻辑性，符合被调查者的思维习惯。否则，会影响被调查者的思绪，不利于对问题的有效回答。

4. 邮寄问卷时须将最重要问题放在最前面 邮寄调查问卷时，调查者与被调查者一般不进行直接接触，因此，难以保证被调查者认真填写问卷。为了将被调查者不认真填写带来的影响降到最低，最好的方式就是把重要问题放在最前面，以保证最重要信息的获取。

（三）答案顺序的设计

答案顺序的设计需要遵循以下几个原则：

1. 相关性原则 即设计的答案与询问的问题具有相关关系。不相关的答案不仅会误导被调查者，还会影响后期的数据处理和分析，对研究者而言则是无意义。

2. 同层性原则 即设计的答案必须处于同一个层次。如果选项中有一个答案包含了其他选项，或者隶属于其他选项，答案分布在不同的层次，被调查者往往会在不同层次的选择中任意选择一项。最终，研究者无法从回答中获取被调查者的真实信息。

3. 完整性原则 即设计的答案应当穷尽一切可能的，起码囊括所有主要的答案。一般来说，研究者如果不能想到所有的可能答案时，可以加一个“其他”选项，或者设置一个半开放半封闭性问题，在其他选项后面留出一定空间，由被调查者自行填写。

4. 互斥性原则 即答案必须是互斥的。答案之间既不能互相包含，也不能意思雷同，否则被调查者将难以做出选择。

5. 可能性原则 即答案必须是被调查者能够回答，且愿意回答的。当问题涉及专业知识时，答案应当尽可能设计得简单易懂，以便被调查者理解题意，从而做出回答。相反地，如果答案超出被调查者的理解范围，得到的结果往往就是拒绝回答，所设计的问题也就无意义了。

第三节　二手医药管理数据的搜集

所谓二手数据（secondary data），是指已经存在可以直接获取的数据。与原始数据相比，二手数据的收集更为容易，所需的费用和时间也相对节约得多。

一、二手数据的来源

二手数据主要有两个来源，即内部来源和外部来源。

（一）内部来源

内部二手数据是指从被调查者内部直接获取的与调查目的有关的医药管理数据资料，如研发投入、医药产品营业收入、资产负债表、现金流量表、各种统计报表等等。此外，随着信息技术的发展，一些大型的医药企业已经或正在着手建立现有的和潜在的消费者数据库以及内部生产、销售管理的医药管理数据库，有利于研究医药行业的发展现状、预测其发展趋势等。

（二）外部来源

外部来源包括两种途径，即依赖政府机关、行业协会、商业性出版物等传统的二手数据来源，以及依赖在线信息技术的新型二手数据来源。

1. 传统的二手数据来源 传统的二手数据来源主要是指依赖政府机关的统计资料，其中包含了较为全面的宏观、微观医药管理数据。在医药管理统计学中，常用到的资料有《中国药学年鉴》、《中国医药统计年报》、《中国统计年鉴》、《中国物价统计年鉴》、《世界经济年鉴》、《中国高技术产业统计年鉴》和《卫生统计年鉴》等。

随着信息技术的飞速发展，获取资料的渠道越来越多，资料内容也越来越丰富。不过，任何已有的资料都是为了某种目的而收集并通过一定的方法整理汇编而成的，有时难以满足某些特定研究的需要，特别是在所搜集到的二手数据资料不配套、不完整、不符合要求时，仍然需要进行调整和估算。

2. 新型的二手数据来源 新型的二手数据来源是指将等传统统计出版物而获取二手数据的形式，改变为利用计算机设备和在线数据库搜集所需的二手数据的形式。因此，比起传统的二手数据来源，新型的二手数据来源具有更加快捷、便利、费用更低、数据更新等优点。

二、二手数据资料的特点

（一）二手数据的优点

二手数据可以弥补收集原始数据成本高、时间长和不方便的缺点，因此二手数据适用的范围更广，对研究者而言具有较高的参考价值。

（1）二手数据可以为研究者挖掘与研究领域相关问题提供必要的背景信息，如药品上市后，受消费者欢迎的程度、技术门槛的高低以及药品安全检测情况等，这些信息能够为提高我国医药行业药品质量安全的相关研究提供必要的背景信息。

（2）二手数据可以为研究者搜集原始数据提供方法和参考依据。在医药管理统计中，利用已有的医药管理数据及其整理方法，能够帮助研究者更好、更快地确定需要搜集的指标、项目内容、调查的范围以及数据处理运用的统计方法等。

（3）二手数据可以警示调查人员注意潜在的问题和困难。二手数据可以帮助调查人员辨明在调查过程中可能遇到的问题，如医药管理数据收集的方法问题、样本确定问题或被调查者的敌意等。

（二）二手数据的缺陷

虽然二手数据具有显著的优点，但也存在一定的缺陷，比如说难以获得、相关性差和不准确等。

1. 局限性 二手数据不一定能够为研究者提供所需要的全部医药管理数据。例如调查消费者对某种新药的欢迎程度，就不可能存在已有数据，因此，必须对原始医药管理数据进行搜集。

2. 相关性差 二手数据不是针对当前所要研究的问题而收集的，而往往是出于其他目的，因此在实际运用时，研究者常常因为抽样单元或测量方法不符，而无法使用二手数据。此外，多数统计年鉴的发表往往在时间上要滞后一至两年，难以为研究者提供最新的医药管理数据。

3. 不准确 研究者在使用二手数据时，应当质疑二手数据的准确性，确保该数据的来源科学、可靠和权威。

在分析二手医药管理数据时，需审视以下几个问题：

（1）从何而来？医药管理数据的来源是关系到医药管理数据准确程度的关键因素。国家统计局、卫生部、药监局等政府部门以及大型调查机构等权威性较高的非政府部门较为值得信赖。

（2）研究目的是什么？弄清研究的动机，有助于判断医药管理数据的质量。为了某一团体的利益而收集的医药管理数据是令人怀疑的。例如，某家药品生产企业为了上市而自行进行的企业创新能力评估数据，其数据的真实有效性可能需要研究者的进一步核实。

（3）包含哪些内容？研究者应当甄别二手数据，在保障二手数据质量的前提下，筛选有使用价值的信息。

（4）何时收集？在收集二手数据时，除了需要注意其发表的时间，还要注意其实施调查时间，因为调查结果发表和医药管理数据收集的时间间隔往往较长。一般过时的数据缺乏使用价值，因此需注意二手数据的收集和发表时间，以保证数据的时效性。

第四节 医药产品市场调研方法学

一、医药市场调研的概念

医药市场调研是指为了提高医药产品的营销决策质量，以发现医药产品营销中的机会、解决医药药品营销中的问题为目的而系统地、客观地识别、收集、分析和传播医药营销信息的工作。

（一）医药市场调研的特点

医药市场调研与一般的消费品调研不同，专业性更高，针对性更强。

1. 专业性高 问卷设计、现场访谈、统计处理、分析研究等过程中往往涉及许多医学、药学、临床治疗等方面的专业知识，因此要求调查者不但要有扎实的统计学和营销管理学基础，而且具有良好的医学、药学背景。

2. 政策性很强 医药产品关乎人的生命健康，所以在一定程度上，医药产业是带有福利性质的公共事业。各级政府对医药产品的法律法规、政策限制等约束性文件较多，涉及价格、渠道、广告、宣传促销等。

3. 消费者的行为特别 一般来说，患者为了能够尽快治愈，容易形成非理性消费行为，因此对医药市场进行调研时，需要注意到患者的消费行为。

（二）医药市场调研的分类

1. 与药品有关的调研包括 新产品市场测试、包装测试、药品定价调研等。

2. 与医药企业营销有关的调研包括 促销活动调研、医药市场份额调研、医药细分市场调研、品牌形象调研、医药营销趋势调研、分销渠道调研等。

3. 与市场主体有关的调研包括 患者就医行为分析、医生处方行为分析、竞争对手调查分析等。

二、医药市场调研的形式

医药企业进行医药市场调研的方式有两种，一种是企业自行组织调查小组，通过调查问卷或者访谈等形式搜集数据，并进行统计处理和分析的过程，具体内容在前面的小节中已有介绍，在此不再赘述；另一种方式就是与市场调查公司合作，委托调查，本部分则主要介绍如何选择适宜的市场调查公司，以及如何与其合作等。

（一）市场调查公司的遴选

选择一个值得信任的市场调查公司是保证调查结果可靠的关键，因此，委托调查的第一步在于如何遴选合适的市场调查公司。在我国，遴选市场调查公司主要分两步进行。

1. 遴选若干合适的市场调查公司 首先，获取尽可能多的市场调查公司名录。我国尚未有一份完备的市场调查公司名录，所以需要医药企业通过各种手段去收集尽可能多的名录，以为遴选提供尽可能多的选择。这些手段包括：电话查询、网络查询、广告查询等。企业还可以发布通告，以期调查公司主动上门合作；或者，通过查询各种调查结果的发布者也是一条查找市场调查公司的渠道。此外，朋友或同行推荐也是一种常用的方法。

其次，在所搜集的市场调查公司名录中，根据调查的目的和内容，设定标准，逐一排除不符合条件的公司。具体的标准可以参照以下几条：

（1）市场调查公司的声誉 虽然每个人对声誉的评判标准不一样，但是声誉对调查结果的权威性和可靠性具有较大程度的影响。一般来说，一家声誉良好的市场调查公司对客户委托的工作比较负责，调查活动的程序也比较标准。且至少能够做到以下几点：第一，按时完成调查项目；第二，较高质量完成调查项目；第三，具有良好的职业道德操守，不泄露客户的商业机密。

（2）市场调查公司的规模　公司的规模可以细分为公司的职工数量、办公室面积和档次、专业设施、分支机构等多个方面。公司的规模在一定程度上影响着公司的工作质量和专业化程度。因此，在选择调查公司时，应当仔细审核该公司的专业化程度、人数，公司的设施、面积，其分支机构的数量和质量等多个指标，以便考察该公司的规模大小。

（3）人员素质　人员素质主要是指调查公司内员工的总体素质，包括受教育程度、责任心、职业道德操守、执行能力等多项指标。由于医药市场的调查往往需要调查者对医药管理领域具有一定的了解，或者能够快速掌握一些基本信息，而员工的受教育程度越高，学习和掌握新信息的能力也就越强。此外，员工的责任心是保障员工保质保量完成调查任务的关键要素，职业道德操守则是确保调查结果不泄露的保障。总之，调查公司员工的素质关乎到调查结果的准确性、完整性以及权威性。

（4）经验　“经验”一方面指一个市场调查公司的成长时间的长短，另一方面包括该公司主要人员的从业经验，市场调查成立的时间越长，对该行业的发展状况就愈了解，对业内种种管理与运作模式的优缺点就看得越清楚。成立时间越长的公司，其管理制度就越趋于成熟，各种规范愈完善，这一点在各个行业的情况都是相同的。

（5）专业性　医药行业是一个专业性很强的行业，医药管理领域内相关问题的研究和医药管理数据的调查要求调查公司以及调查人员具有一定的医药背景，因此，一些专注于调查医药行业市场调研的公司相对于综合性的调查公司专业经验更加丰富，能更快更全更深入的了解需求，能更高效地完成调查。然而，专业调查公司亦有其局限性，如对国家宏观经济的了解不够全面，受限于专业知识领域而难以胜任不同行业之间的调查工作。因此，在选择调查公司时，研究者应当根据研究目的和所需数据，考虑是选择专业调查公司还是综合性的调查公司。

除此之外，市场调查公司的遴选标准还涉及报价、文本制作水平等。

不过，并非所有的企业都需要搜集这样的信息，一些经常做市场调查的企业，如宝洁公司，可能拥有固定的委托调查的公司，在与这些公司长期合作之后，形成较好的默契，快速抓住需求。

2. 确定最终合作伙伴　一般情况下，医药企业与市场调查公司接触的方式有两种：第一种是通过电话、传真等方式与市场调查公司联系，第二种是登门拜访。如果企业经常做市场调查，对于这些市场调查公司的背景和实力都比较熟悉，市场调查公司对于这些医药企业也比较熟悉，那么采用第一种方法更为合适；而若企业不经常做市场调查，或是经常做市场调查的医药企业希望换一家调查公司，那么登门拜访便是更佳选择。通过登门拜访可以了解市场调查公司的规模（包括人员多少、办公室面积和档次、办公设施等），与公司职员的面谈可以了解他们的专业素质、在市场调查行业的经验、在统计方面的知识，以及一些细微的信息。

第二步的接触非常重要，直接关系到调查项目能否进行、能够进行到何种程度等。因此，除了了解公司的概况之外，还要了解公司是否有能力执行企业所需要的调查项目，各自能够完成到何种程度。此时，医药企业在与市场调查公司接触时，可以给调查公司一份书面的“调查纲要”或者提出具体的调查要求、所需数据及其用途，让调查公司能够清楚地知道自己的需求，从而制定相应的“调查计划书”。企业可以对比几家不同调查公司所提交的“调查计划书”从而选择最适合的公司，最后与之再进行会晤，签订委托合同。

（二）调查委托合同的订立

医药企业和市场调查公司双方的关系实质上是一种商业买卖关系。双方据以合作的条件须在合同或协议书上加以明确规定。在正式委托或承接某项具体的市场调查工作之前，由双方协助订立一份完整而又详细的市场调查委托合同，尽量避免浪费时间，日后可能产生的误解或争议。一般来说，市场调查委托合同包括以下基本内容：

1. 调查的范围与方法 将需要进行调查的问题作为委托调查项目的调查范围在合同上加以明确规定。至于调查方法，可以将经过双方协商并一致同意的方法作为一项条款列出在合同上。

2. 付款条件 一般来说，签约时先按双方确认的付款金额预付50%，其余部分在调查项目全部结束后付清。合同中还应当详细规定费用的开支明细、结算和偿付的方式、付款的货币单位等。

3. 预算 整个调查项目所需费用开支的预算总额应是多少，须在双方开始接洽时加以明确限定，纵使预计有可能发生某些意外情况而需要增加预算开支，增加的幅度应当要设置最高限额。

4. 人员配备 市场调查公司指派负责完成这一调查项目的全体工作人员名单及其担负的职务均应在合同中详细列明。作为有关调查项目的委托人则有权，也应坚持与全体项目人员经常保持直接的联系和接触。

5. 期限 完成全部调查工作的期限以及工作进程的期限，应在合同中分别加以明文规定，务求整个调查项目的工作能按计划如期圆满完成。

6. 报告的书写要求 当整个调查项目的工作结束后，承接这项工作的市场调查代理公司会向委托人提交一份总结性的市场调查报告。有些市场调查公司在所提交的总结性报告当中，只是单纯报告调查的结果；另一些市场调查公司不但报告调查结果，而且还从中引出结论，提出相关的可行性建议。如果委托人对此尚有类似特定要求，经过双方协商一致同意后，可在合同中相应加列条款，以示明确。

（三）与市场调查公司的协同合作

与市场调查公司签订委托调查合同之后，医药企业（委托人）就应当与调查公司进行良好的协作从而顺利完成调查任务。首先，双方应该相互信赖和配合；其次，双方应该共同规定有关调查项目的具体工作方案，从而使委托人清楚地明白其在调查过程中所需要提供的帮助。一方面，委托人应当指导、协助和监督市场调查公司的调查过程；另一方面，委托人还应当通过多种渠道与调查项目小组或者主要负责人进行沟通，以及时了解调查活动的进展情况。此外，有些医药企业可以直接派遣专人参与实地调查，这也是一种保持互相接触的重要方式，因为随着调查工作的深入，调查项目和内容可能需要适当修改，而这种直接参与的方式有利于调查的及时修正，提高调查的效率。

通过良好的互动与协作，医药企业能够与市场调查公司建立友好的合作关系，从而有利于调查项目的开展以及长期合作关系的建立。

第五节　怎样使用 Excel 的“帮助”

在使用 Excel 的过程中，若遇到了不了解的操作，可以求助与 Excel 的“帮助”功能。

首先，打开“文件”菜单，在其列表中选择“帮助”项，然后选择“Microsoft Office 帮助”选项（图 2－2）。点击“Microsoft Office 帮助”项后将显示“Excel 帮助”对话框（图 2－3）。

文件
开始
插入
页面布局
公式
数据
审阅
视图
加载项
保存
另存为
打开
关闭
信息
最近所用文件
新建
打印
保存并发送
帮助
选项
退出
支持
Microsoft Office 帮助
获取关于使用 Microsoft Office 的帮助。
开始使用
查看新增内容并查找资源，以帮助您快速了解基本功能。
与我们联系
如果您需要帮助或者了解如何让 Office 变得更好，请告诉我们。
设置 Office 的工具
选项
自定义语言、显示和其他程序设置。
检查更新
获取 Microsoft Office 的最新可用更新。

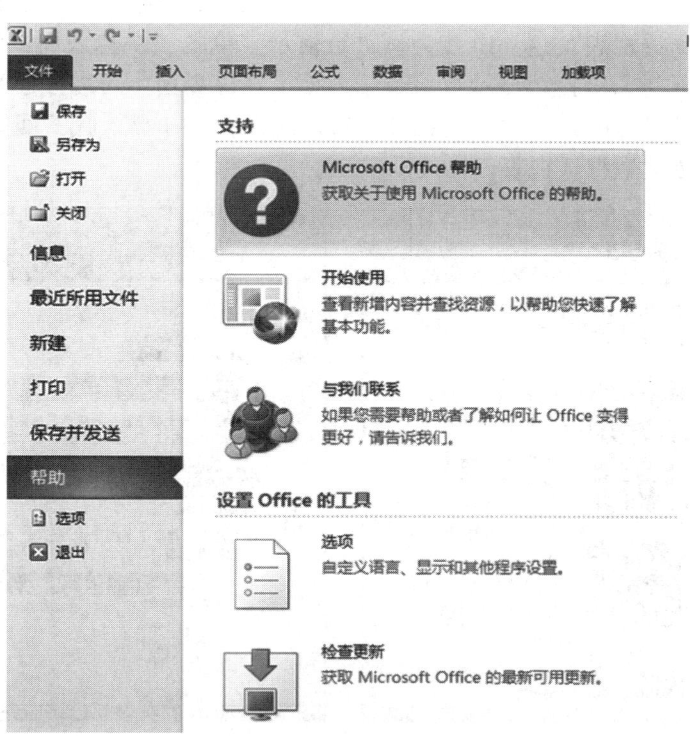

图 2－2　“帮助”选项界面

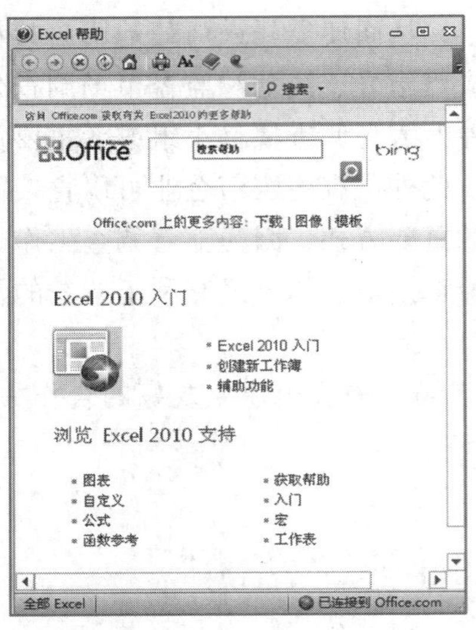

图 2－3　“Excel 帮助”对话框

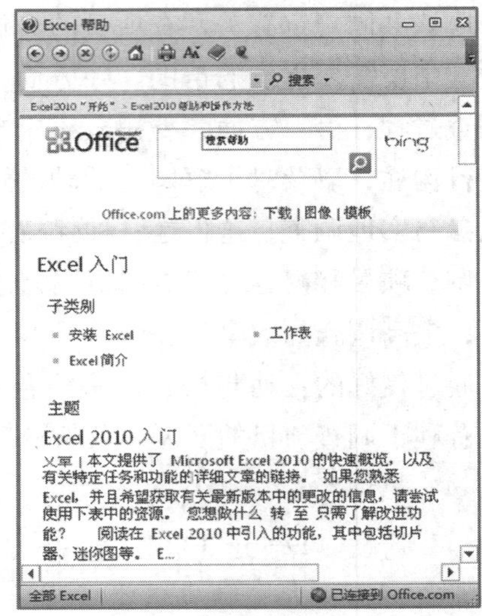

图 2－4　“Excel 2010 入门”界面

在此对话框中，显示了“Excel 2010 入门”，点开其链接将进入子对话框（图 2－4）。在“Excel 2010 入门”界面中又包含了如“Excel 2010 入门”、“Excel 2010 中的键盘快捷方式”、“快速入门：创建公式”、“快速入门：创建宏”、“快速入门：创建数据透视表”等一系列有关使用 Excel 基本操作的链接。下面以其中的“快速入门：创建数据透视表”这一链接为例进行演示。单击“快速入门：创建数据透视表”的蓝色字样进入链接，显示下一个子界面，在该界面中可以了解数据透视表的作用、形式以及具体的操作方法（图 2－5）。按照操作步骤，用户可以学习如何使用 Excel 2010 创建数据透视表。

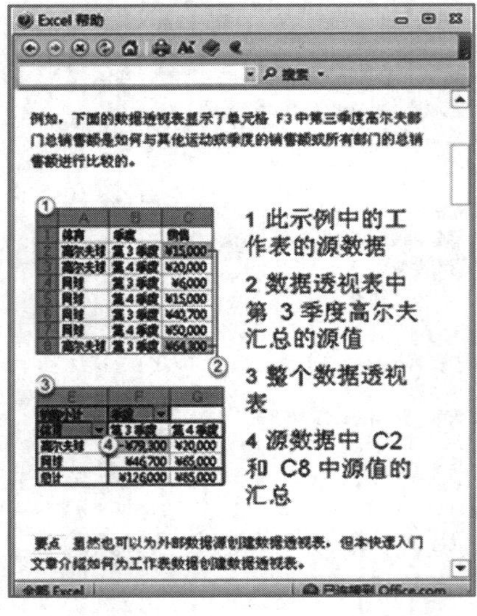

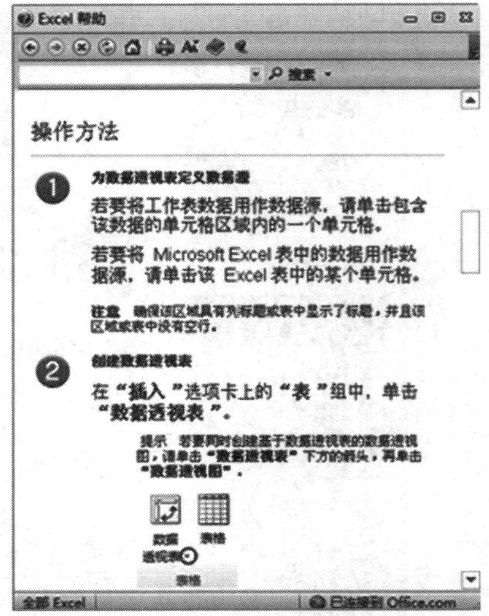

图 2－5　“快速入门：创建数据透视表”界面

通过使用 Excel 2010 中的“帮助”功能，能够解决基本的操作使用问题。当用户需要更加高级、更加丰富的操作知识而在“Excel 帮助”对话框本地显示内容无法满足时，可以在图 2 所示的对话框的“搜索帮助”栏目中输入所需应用的操作关键词句，通过连接网络加以解决（图 2－6）。

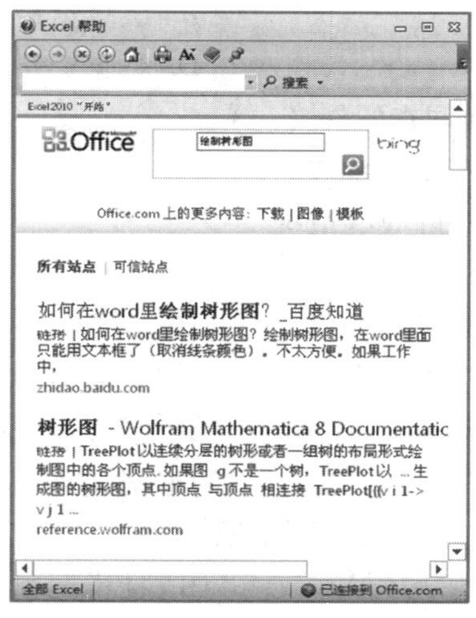

图 2－6　连接网络帮助操作

本章小结

通过高血脂药品的市场调研方案引出医药管理数据的统计调查。本章首先介绍了原始医药管理数据的搜集，包括数据调查组织形式及搜集方法；之后对数据调查问卷进行了详细介绍，包括问卷的设计原则、设计程序、结构、问题种类及设计技巧；特别地，对二手医药数据的来源和特点进行了分析；最后对医药产品市场调研方法学和 Excel 的“帮助”功能进行了简单介绍。

课后习题

一、名词解释

1. 全面普查　2. 抽样调查　3. 统计报表　4. 访问调查、邮寄调查、电话调查　5. 调查问卷　6. 开放性问题、封闭性问题、半开放半封闭性问题　7. 二手医药管理数据　8. 医药市场调研

二、选择题

1. 在统计调查阶段，对有限总体（　）

A. 只能进行全面调查

B. 既能进行全面调查又能进行非全面调查

C. 只能进行非全面调查

D. 既不能进行全面调查又不能进行非全面调查

2. 统计调查所搜集到的资料包括（　）

A. 原始资料　　B. 次级资料

C. 综合资料　　D. 数据资料

3. 下列调查中属于全面调查的是（　）

A. 调查全国钢铁生产重点单位

B. 到茶叶产区了解茶叶收购情况

C. 对工业企业设备进行调查

D. 抽选一部分单位对已有资料进行复查

4. 抽样调查的主要目的在于（　）

A. 计算和控制抽样误差　　B. 了解全及总体单位的情况

C. 用样本来推断总体　　D. 对调查单位作深入的研究

5. 我国现有的大部分统计资料主要来源于（　）

A. 普查　　B. 抽样调查

C. 全面统计报表　　D. 非全面统计报表

6. 抽样调查应具备哪些特点（　）

A. 经济性、周期性、适应性、准确性

B. 经济性、统一性、适应性、准确性

C. 经济性、时效性、适应性、准确性

D. 经济性、周期性、统一性、准确性

7. 事先将总体各单位按某一标志排列，然后依排列顺序和按相同的间隔来抽选调查单位的抽样称为（　）

A. 随机抽样　　B. 等距抽样

C. 分层抽样　　D. 整群抽样

8. 按地理区域进行划片，并以片为单位进行的抽样属于（　）

A. 随机抽样　　B. 等距抽样

C. 分层抽样　　D. 整群抽样

9. 医药管理数据问卷设计的程序依次是（　）

A. 确定主题和范围、拟定并编排问题、分析样本特征、进行试问试答、修改和正式调查

B. 确定主题和范围、分析样本特征、进行试问试答、拟定并编排问题、修改和正式调查

C. 确定主题和范围、分析样本特征、拟定并编排问题、进行试问试答、修改和正式调查

D. 确定主题和范围、拟定并编排问题、进行试问试答、分析样本特征、修改

和正式调查

10. 以下的抽样方法属于概率抽样的是（　）

A. 随机抽样法、判断抽样法、整群抽样法

B. 随机抽样法、等距抽样法、判断抽样法

C. 随机抽样法、分层抽样法、判断抽样法

D. 整群抽样法、随机抽样法、分层抽样法

三、判断题

1. 全面普查是对调查对象的各个方面都进行调查。

2. 全面普查是为了某个特定目的而专门组织的多次性的全面调查。

3. 各种调查方法的结合运用，会造成重复劳动，因此不应该提倡。

4. 统计报表根据内容和实施范围，可分为国家统计报表、部门统计报表和地方统计报表。

5. 统计报表根据报送周期，可分为日报、旬报、季报、半年报和年报。

6. 统计报表是依靠行政手段执行的报表制度，具有严格的上报程序和时限规定，回收率却较低。

7. 标准式访问又称结构式访问，非标准式访问又称非结构式访问。

8. 网络调查具有快速、低成本、安全等优点。

9. 调查问卷一般没有固定格式，只需按照调查者的调查目的和要求设计即可。

10. 封闭性问题可以由调查者根据实际情况自由作答。

四、问答题

1. 抽样调查的优越性表现在哪些方面？

2. 简述医药管理数据问卷设计的原则。

3. 医药管理数据问卷设计的程序有哪些？

4. 简述二手医药数据资料的优点和缺陷。

5. 简述医药市场调研的特点。

第三章 医药管理数据统计整理

图并没有说谎，是说谎者在画图。

——英·本杰明·迪斯雷利

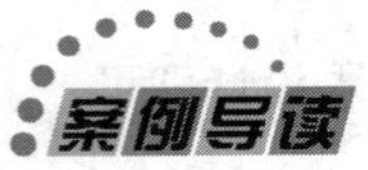

医药管理统计学应用——令人惊奇的图形

在许多实际情况中，表格中的数字是禁用的，而文字又不能真实客观地传达信息，这时绘制相关图形就成为了有效的解决方法。最简单的统计图形为直线类图形。尤其在显示趋势时，直线图形是非常有用的，人们可以通过它来了解、发现、分析和预测被描述的事物。

例如在绘制医药工业总产值直线图时，如果整张图形是按比例绘制的，可以通过直线的趋势看出一年之内实现了10%的增长，这样已经客观地表达了内容。但如果希望通过这个直线图促进某项行动，如促进销售等，可以将图形底部的横坐标抹去，所形成的新图形给人的第一感觉就是：我国的医药总产值飞速增长！两者比较，除了图形给人留下的印象不同外，数据是相同的，图形也是相同的，没有任何的伪造。所以，只需要对横、纵坐标稍作改变，就可以依照绘图者的意愿绘制更加完美的图形。同样地，某家新闻杂志也采用了这样的方法来表现证券市场创了新高，他们将图形的底部截去，使得图形看起来比实际情况更令人振奋。图形不会“说谎”，但绘制、使用它们的人却可能根据自己的意图利用图来“说谎”。

【学习目标】本章主要介绍医药管理统计原始数据和二手数据的处理、分类和汇总的内容。通过本章的学习使读者对数据的分组汇总整理有基本的认识，了解医药管理统计学中数据的审核、筛选和排序的方法，熟悉不同类型数据的图示以及数据统计表的概念及作用等。

【学习要求】

1. 重点掌握：分组数据、多变量数据、时间序列数据、比例、频数、累积频数、累积频率、上限、下限、组距、组中值、全距等的概念；

2. 掌握：适合分组数据、多变量数据及时间序列数据的图示；

3. 熟悉：数据分组的概念、原则及方法，统计表的概念、作用及原则，利用Excel进行数据筛选排序等的方法；

4. 了解：数据审核、数据排序的概念。

第一节　数据的预处理

通过各种渠道获取的医药管理数据，包括原始医药管理数据和二手医药管理数据，一般都需要经过数据的预处理、分类或分组、汇总等过程，对这些数据进行加工整理，使之系统化、条理化，以符合分析的需要。通过预处理可以大大简化数据，从而方便研究者后期统计和分析。数据的预处理是数据整理的先前步骤，是在对数据分类或分组之前所做的必要处理，包括数据的审核、筛选、排序等。

一、数据的审核与筛选

（一）数据的审核

数据的审核是指检查已搜集的数据是否有误。在对数据进行整理时，首先要进行审核，以保证数据的质量，为进一步的整理和分析做好准备。从不同渠道获取的数据，其审核内容和方法有所不同，不同类型的数据在审核内容和方法上也有所差异。

1. 原始数据的审核　对于通过问卷调查等方法直接获取的原始数据，应主要从完整性和准确性两个方面进行审核。完整性审核是指检查所调查的个体是否有遗漏，所有的调查项目或指标是否填写齐全等。准确性审核是指检查数据是否符合实际，是否存在错误等。进行准确性审核的方法主要有逻辑检查和计算检查。逻辑检查就是从定性角度检查数据是否符合逻辑，内容是否合理，各项目和数字之间有无相互矛盾等现象，主要用于检查分类数据和顺序数据。而计算检查是指检查调查表中的各项数据在计算结果和计算方法上有无错误，主要用于检查数值型数据，如分项数字之和是否与相应的合计数相等，各结构比例之和是否等于100%，以及出现在不同表格上的同一指标数值是否相同等。

2. 二手数据的审核　对于通过其他渠道获取的二手数据，不仅需要审核其完整性和准确性，还需要审核数据的适用性和时效性。适用性检查就是检查二手数据是否可用。二手数据的来源渠道较为丰富，某些数据可能是为达到特定目的的通过特殊调查获取的，或者已经依照特定目的对数据进行了加工整理。因此，使用者在运用这些数据时，首先需要明确二手数据的来源、数据的口径和有关的背景资料等，以便确定这些数据是否符合分析研究的需要，是否需要重新加工整理等，切勿盲目生搬硬套。此外，还应对数据的时效性进行审核。时效性检查就是检查二手数据的获取时间，对当前的问题是否具有研究意义。一般来说，应尽可能使用最新的统计数据，数据经过审核后，确认适合实际需要，才有进一步加工整理的必要。

（二）数据的筛选

对审核过程中发现的异常值应予以鉴别，如果异常值属于记录错误，应予以纠正；如果异常值是一个正确的值，则予以保留。而对于在审核中出现的错误不能予以纠正，或者数据不符合调查的要求而又无法弥补时，就需要对数据进行筛选。

数据的筛选是指依照事先设定的条件对数据进行选择的过程。数据的筛选包括两个方面：一是将某些不符合要求的数据或明显错误的数据予以剔除；二是将符合某种特定条件的数据筛选出来，对不符合特定条件的数据予以剔除。

二、数据排序

数据排序是指按照一定的顺序将数据进行排列，以便于研究者可以通过浏览数据发现一些明显的特征或趋势，找到解决问题的线索。除此之外，排序还有助于对数据检查纠错，以及为重新归类或分组等提供方便。在某些情况下，排序本身就是分析的目的之一，例如找出医药制造业中的技术创新能力最强的十家企业。

（一）分类数据的排序

对于分类数据的排序，依照数据的语言还可以分为字母型数据和汉字型数据。对于前者，我们习惯上用升序或降序进行排序；对于后者，排序的方式则较多，可按照汉字的首位拼音字母的升序或降序进行排序，或者按照笔画的多少进行排序，亦可以交替使用不同方式的排序，以便检查汉字型数据是否有误。

（二）数值型数据的排序

对于数值型数据的排序，通常使用递增或递减的方式进行排序。假设一组数据为 X_1，X_2，…，X_n，递增排序后可表示为：$X_1 < X_2 < \cdots < X_n$。排序后的数据也称为顺序统计量（order statistics）。

三、数据透视图

如图 3－1 所示，数据透视图是一个交叉列表，能够清晰地显示数据之间的相互关系，有形象、鲜明、直观等特点。面对庞大而复杂的医药管理数据，我们常常通过插入数据透视图，提取有用的信息。使用者通过透视图，能够根据自己的使用习惯或分析要求对数据中的重要信息进行汇总和作图。

计数项：项目	部门						
支出额	财务	企划	设计	生产	销售	质检	总计
60			1				1
120		1					1
300				1			1
400						1	1
480						1	1
530				1			1
580				1			1
600					2		2
700				1			1
1200				1			1
1500				1			1
1800				1			1
2000					1		1
(空白)	1						1
总计	1	1	1	7	3	2	15

图 3－1　数据透视图

利用数据透视图还可以进行某些计算，例如，可以水平或垂直显示字段值，然后计算每一行或列的合计；也可以将字段值作为行标或列标，在每个行列交汇处计算出各自的数量，然后计算小计和总计。又如图 3－1 中所示，要按部门来分析医药公司支出费用，可将部门名称作为列标放在数据透视图的顶端，将支出额作为行标放在图的左侧，然后对每一个部门人员支出费用进行确认，放在每个行和列的交汇处。

数据透视图可以动态地改变数据的版面布置，以便按照不同方式分析数据，也可以重新安排行号、列标和页字段。每一次改变版面布置时，数据透视图会立即按照新的布置重新计算数据。如果原始数据发生改变，数据透视图也随之更新。

第二节　品质数据的整理与图示

数据经过预处理后，需要进一步做分类或分组整理。此环节中，首要问题是弄清数据的类型，不同类型的数据应采取不同的处理方式和方法。

一、分类数据的整理与图示

分类数据本身即为对事物的一种分类，因此在整理过程中除了需要列出所分的类别外，还要计算出每一类别的频数、频率或者是比例、比率等。同时，可以选择适宜的图形对其进行显示，以便对数据及其特征有直观的了解。一般而言，分类数据整理的基本过程为：列出各类别；计算各类别的频数；制作频数分布表；用图形显示数据。

1. 频数（frequency）　频数也称为次数，指数据分类后各类别分别拥有的数据个数。而将各类别及其频数全部列出来就是频数分布，也称次数分布（frequency distribution）。频数分布是统计分组的重要形式。

例 3.1：为了研究公众对药品安全性的认识问题，一家医院在某城市随机抽取了

200 人进行了邮寄问卷调查，其中的一个问题是："您认为以下哪个因素对药品安全性的影响最大?" 备选答案：（1）医生知识和技术（2）医生社会责任和素质（3）药师责任（4）药物基本属性（5）药物质量标准及制备技术（6）病人个人因素。

这里的变量就是"影响因素"，不同的影响因素就是变量值。调查数据经分类整理后形成频数分布表。如表 3－1 所示。

表 3－1　某城市市民关于药品安全性影响因素认知的频数分布表

影响因素	人数（人）	比例	频率（%）
医生知识技术	112	0.560	56.0
医生社会责任和素质	51	0.255	25.5
药师责任	9	0.045	4.5
药物基本属性	16	0.080	8.0
药物质量标注和制备技术	10	0.050	5.0
病人个人因素	2	0.010	1.0
合计	200	1	100

显然，如果不做分类整理，直接观察 200 个人对药品安全性影响因素的认知情况，是不便于理解和分析的。经分类整理后，可以大大简化数据，并很容易看出大多数被调查者认为"医生知识技术"是影响药品安全性的最关键问题。

2. 比例（proportion）　比例是一个数据总体中各分类的数量占总体的比重，能够反映总体的结构。如假定某个医药管理数据总体 N 被分成了 K 个部分，每部分的数量分别为 N_1，N_2，$\cdots N_K$，则比例定义为 $\frac{N_i}{N}$。显然，各部分的比例之和等于 1，即：

$$\frac{N_1}{N}+\frac{N_2}{N}+\cdots+\frac{N_K}{N}=1 \quad \text{（式 3－1）}$$

比例的作用在于将数据总体中的各个部分的数值都转换为同一个基数，进而可以对不同类别的数值进行比较。

3. 百分比（percentage）　百分比即为比例值乘以 100 的值，是将各分类数量的对比基数抽象成 100 而计算出来的，用% 表示。通常数据统计表中显示的频率一栏显示的就是百分比值。与比例相比较，百分比更为标准化，许多相对数值都用百分比来表示，例如医药报销百分比等。

4. 比率（ratio）　比率实为比值，指不同类别的数据其数量的比值。例如某医院住院患者人数与急诊人数的比率是 117: 104。为了便于理解和操作，通常会将分母化为 1，如 1.125: 1。也可以不以 1 作为基数，而是用 100 或其他便于理解的数值作基数，例如患某种疾病的患者性别比率就用每 100 名女性人数所对应的男性人数来表示，如性别比为 105: 100，表示每 100 个女性患者对应 105 个男性患者，说明患该种疾病的男性略多于女性。

（二）分类数据的图示

分类数据除了可以用上述频数及频数分布的方式进行整理外，也可以用更加形象、直观的图形来显示频数分布情况。在数据统计中，统计图的类型有许多，除了常用的二维平面图之外还可以绘制三维立体图，这些都可以由计算机来完成。对于分类数据而言，其图示方法可采用条形图和饼图。

1. 条形图（bar diagram） 所谓条形图是指以宽度相同的条形的高度或长度来表示数据变动的图形。条形图可以横置或者纵置，纵置时便成为柱形图。条形图有单式、复式等形式。例如根据表3－1数据绘制的条形图（图3－2）。

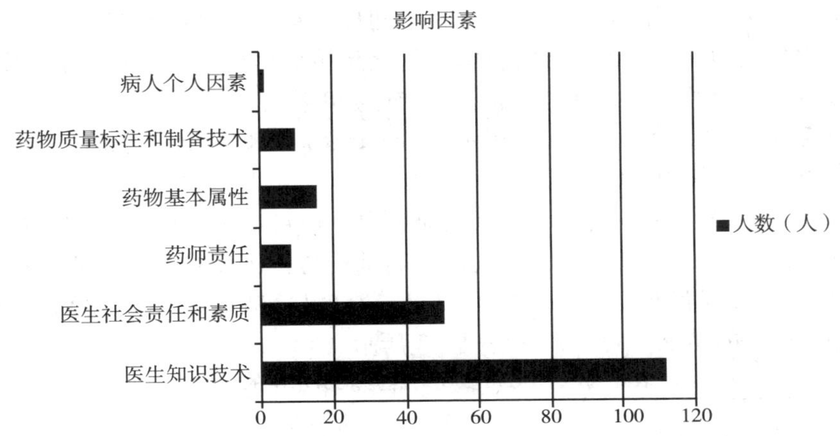

图3－2 某市市民对药品安全性影响因素认知的人数分布条形图

2. 饼图（pie diagram） 饼图是用圆形及圆内扇形的面积来表示数值大小的图形。饼图主要用于表示总体中各组成部分所占的比例，便于研究结构性问题。饼图中各部分扇形面积代表了总体中各部分所占的百分比情况。根据表3－1数据绘制的饼图（图3－3），其中医生知识技术是药品安全性影响因素中最重要的，占56%，那么其扇形的中心角度就应为360°×56%＝201.6°。

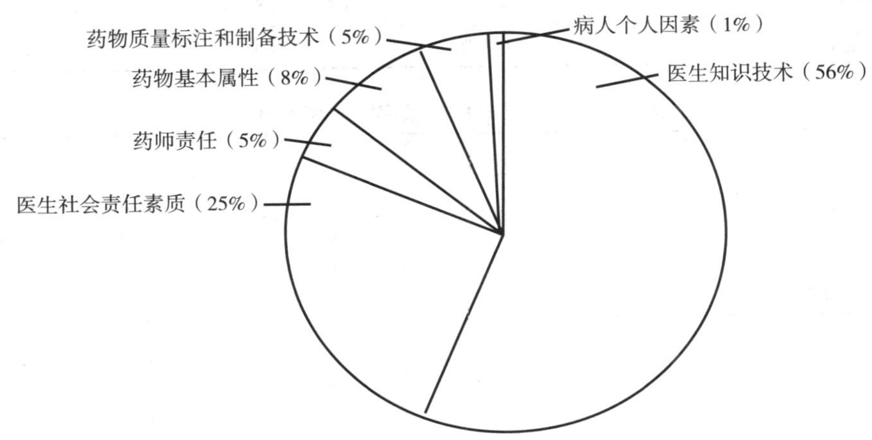

图3－3 某市市民对药品安全性影响因素认知的人数分布饼图

二、顺序数据的整理与图示

对于顺序数据而言，分类数据的整理与显示方法同样适用。然而顺序数据适用的一些方法却不适用于分类数据。下面将介绍应用于顺序数据的整理与显示的累积频数和累积频率（百分比）。

1. 累积频数（cumulative frequency） 即将各类别的频数逐级累加起来得到的值。累加的方法包括了向上累积和向下累积两种。对于顺序数据而言，向上累积是指将各组次数或频率由变量值低的组向变量值高的组逐组累积，向下累积则是将各组次数或频率由变量值高的组向变量值低的组逐组累积。

2. 累积频率或百分比（cumulative percentage） 即将各类别的百分比逐级累加起来，也有向上累积和向下累积两种方法。

例 3.2：在一项有关医疗服务问题的研究中，研究人员在甲、乙两个城市各抽样调查 300 人，其中一个问题是："您对本市目前的总体医疗服务水平是否满意?" 备选答案（1）非常不满意（2）不满意（3）一般（4）满意（5）非常满意。调查结果经整理后得到的结果如表 3－2 和表 3－3 所示。

表 3－2 甲城市居民对医疗服务水平的评价

回答类别	甲城市					
	人数（人）	百分比（%）	向上累积		向下累积	
			人数（人）	百分比（%）	人数（人）	百分比（%）
非常不满意	24	8.0	24	8.0	300	100.0
不满意	108	36.0	132	44.0	276	92.0
一般	93	31.0	225	75.0	168	56.0
满意	45	15.0	270	90.0	75	25.0
非常满意	30	10.0	300	100.0	30	10.0
合计	300	100.0	–	–	–	–

表 3－3 乙城市居民对医疗服务水平的评价

回答类别	甲城市					
	人数（人）	百分比（%）	向上累积		向下累积	
			人数（人）	百分比（%）	人数（人）	百分比（%）
非常不满意	21	7.0	21	7.0	300	100.0
不满意	99	33.0	120	40.0	279	93.0
一般	78	26.0	198	66.0	180	60.0
满意	64	21.3	262	87.3	102	34.0
非常满意	38	12.7	300	100.0	38	12.7
合计	300	100.0	–	–	–	–

（二）顺序数据的图示

顺序数据的图示主要为累积频数分布图和环形图。

1. 累积频数分布图（cumulative frequency distribution） 根据累积频数或累积频率绘制出的分布图。例如，根据表3－2数据绘制的累积频数分布图，如图3－4所示。

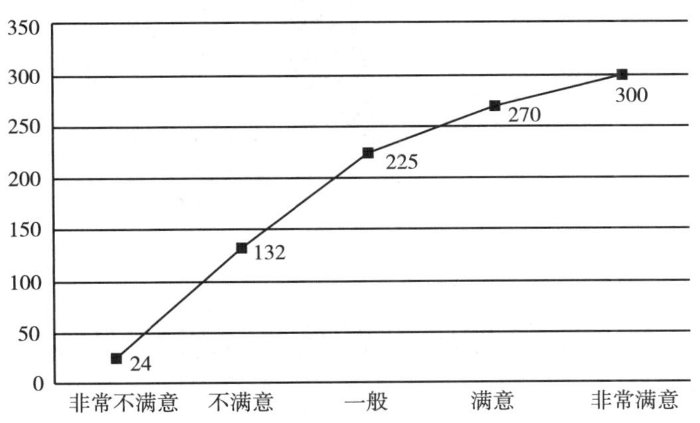

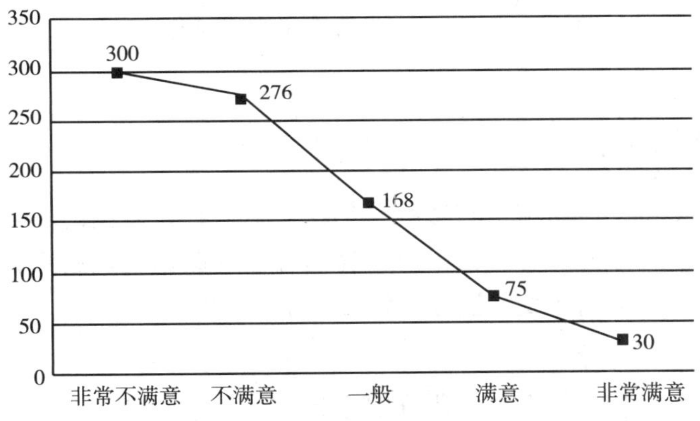

图3－4 甲城市居民对医疗服务水平评价的累积分布图

2. 环形图（ring diagram） 环形图中整个圆环代表一个总体，环中的每一段都代表了总体中相应的一个部分，其形状大小由其数据决定。饼图只能显示一个总体的结构情况，而环形图则可以显示多个总体的结构情况，更有利于比较研究。例如根据表3－2和表3－3数据绘制两个城市居民对本市医疗服务水平评价的环形图，如图3－5所示。

图中，内、外的两个环分别是甲、乙两城市居民对医疗服务水平的评价各等级所占百分比，通过该环形图可直观地看出两个城市市民对医疗服务水平评价的差异。

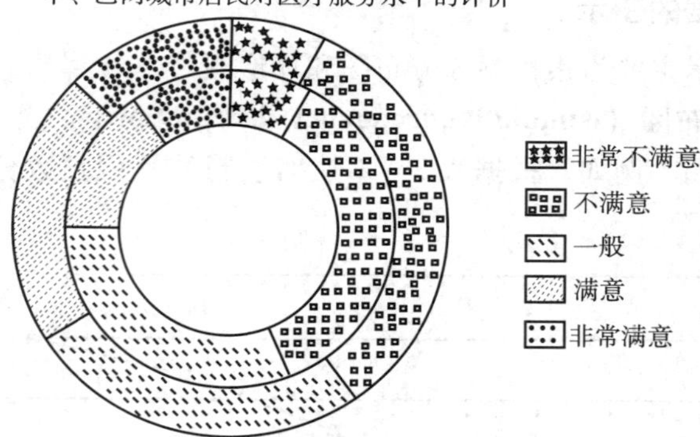

图3－5　甲、乙两城市居民对医疗服务水平的评价环形图

第三节　数值型数据的整理与图示

上一节中介绍的品质数据的整理与图示方法，这些方法基本适用于数值型数据的整理与图示。但是数值型数据还有一些特定的整理和图示方法，且不适用于品质数据。

一、数据的分组

通常在进行数据整理时需进行数据分组，即根据统计研究的需要，将数据按照某种标准分成不同的组别。分组后需要计算出各组中数据出现的频数，列出频数分布表。分组的方法主要有单变量值分组和组距分组两种。

（一）单变量值分组

单变量值分组是把每一个变量值分别作为一组。这种分组方法只能应用于离散变量，且变量值较少的情况。下面结合具体事例说明单变量分组过程和频数分布的编制过程。

例3.3：某医疗器械生产车间50名工人日加工零件数（单位：个）如下。请采用变量值对数据进行分组。

117	122	124	129	139	107	117	130	122	125
108	131	125	117	122	133	126	122	118	108
110	118	123	126	133	134	127	123	118	112
112	134	127	123	119	113	120	123	127	135
137	114	120	128	124	115	139	128	124	121

为方便分组，可先对上面的数据进行排序，结果如下：

107	108	108	110	112	112	113	114	115	117
117	117	118	118	118	119	120	120	121	122
122	122	122	123	123	123	123	124	124	124
125	125	126	126	127	127	127	128	128	129
130	131	133	133	134	134	135	137	139	139

采用单变量值分组形成的分布表如表 3－4 所示。

表 3－4　某医疗器械车间 50 名工人日加工零件数分组表

零件数（个）	频数（人）	零件数（个）	频数（人）	零件数（个）	频数（人）
107	1	119	1	128	2
108	2	120	2	129	1
110	1	121	1	130	1
112	2	122	4	131	1
113	1	123	4	133	2
114	1	124	3	134	2
115	1	125	2	135	1
117	3	126	2	137	1
118	3	127	3	139	2

从表 3－4 可以看出，在数据较多的情况下，单变量分组并不便于观察数据分布的特征和规律，而且对于连续变量无法采用这种分组方法。

（二）组距分组

所谓组距分组就是将变量值的一个区间作为一组。这种分组方法适用于连续变量或变量较多的情况，将全部变量值依次划分为若干个区间，各区间分别成组。将每一组的最大值与最小值称作上限（upper limit）与下限（low limit）。对数据采用组距分组通常有以下几个步骤：

第一步：确定组数。组数的确定应当以能够显示数据的分布特征和规律为目的。若组数太少，数据的分布就会过于集中，反之组数太多，数据的分布就会过于分散，都不便于观察数据分布的特征和规律。在实际分组时，可以按 Sturges 提出的经验公式来确定组数 K：

$$K = 1 + \frac{\lg n}{\lg 2} \qquad \text{（式 3－2）}$$

上式中，n 为数据的个数，对结果用四舍五入的办法取整数即为组数。在实际操作中，可根据数据的多少和特点及分析的要求，灵活地应用此经验公式确定组数。

第二步：确定各组的组距。组距（class width）是指该组上限与下限之差，可以根据全部数据的最大值和最小值及所分的组数来确定，即组距＝（最大值－最小值）÷组数。根据组距性质不同，可以将组距分组分为等距分组和不等距分组。

第三步：根据分组整理成频数分布表。将例 3.3 中的数据进行分组，可得到如表 3－5 所示的频数分布表。

表 3－5　某医疗器械车间 50 名工人日加工零件数频数分布表

按零件数分组（个）	频数（人）	频率（%）
105～110	3	6
110～115	5	10
115～120	8	16
120～125	14	28
125～130	10	20
130～135	6	12
135～140	4	8
合计	50	100

采用组距分组时，须遵守“不重不漏”的原则。“不重”是指一个数据只能分在一个组内，不能在其他组中重复出现；“不漏”是指分组后的每个数据都有所属，无遗漏。

一般为了解决“不重”的问题，统计分组时习惯上规定“上组限不在内”，即当相邻两组的上下限重叠时，前一组上限的变量值不纳入本组内，而是属于下一组。对于连续变量，则可以采取相邻两组组限重叠的方法，根据“上组限不在内”的规定解决“不重”的问题。另外也可以对一个组的上限值采用小数点的形式，如 11～11.99，12～12.99 等。组距分组中，如果全部数据中的最大值和最小值与其他数据相差悬殊，为了避免出现空白组或个别极端的值被漏掉，第一组和最后一组可以采用“××以下”、“××以上”这样的开口组，以解决“不漏”的问题。

需要指出的是，在对比各组频数时，组距对频数分布有直接影响。等距分组中由于各组的组距相等，各组频数分布不受组距大小的影响，因而可以直接根据绝对频数来观察频数分布的特征和规律。而不等距分组因各组组距不同，各组频数分布受到组距大小不同的影响，组距大者通常频数也大。此时，为了消除组距不同对频数分布产生的影响，需要计算频数密度来反映频数分布的实际状况，频数密度＝频数÷组距。

另外为了反映各组数据的一般水平，通常采用组中值（class midpoint）作为该组数据的一个代表值，组中值＝（下限值＋上限值）/2。但这种代表值有一个必要的假定条件就是各组数据在本组内呈均匀分布或在组中值两侧呈对称分布。实际数据分布情况若不符合该假定，则用组中值作为该组的代表值则会产生一定的偏差。

二、数值型数据的图示

下面将介绍一些数值型数据特殊适用的图示方法。

（一）分组数据——直方图和折线图

通过分组后的数据形成的频数分布表，可以初步看出数据分布的一些特征和规律。显示分组数据频数分布特征的图形有直方图、折线图和曲线图等。

1. 直方图（histogram） 直方图是用矩形的面积来表示频数分布的图形。将表3-5中的数据绘制直方图，如图3-6所示。

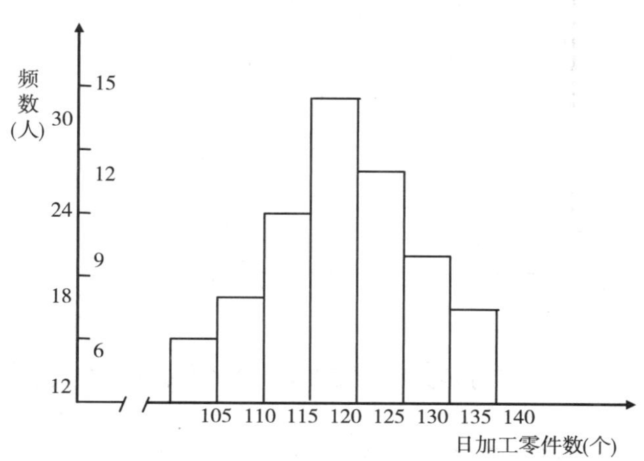

图3-6 某医疗器械车间50名工人日加工零件数的直方图

对于等距分组的数据，可以用距形的高度直接表示频数的分布；对于不等距分组数据，用矩形的高度来表示各组频数分布情况便不适用。此时只能用矩形面积来表示频数分布，或根据频数密度绘制直方图。实际上，无论是等距还是不等距分组数据，以矩形的面积或频数密度来表示各组频数分布都更为合理，因为这样能够使直方图的总面积为单位1。

直方图与条形图形状相似，但存在很大不同之处，具体如表3-6所示。

表3-6 直方图与条形图的不同

	直方图	条形图
1	矩形面积表示频数分布，矩形高度表示各组频率，宽度表示组距，高度与宽度均有意义	条形长度表示频数分布，宽度是固定且无意义的
2	各矩形连续排列	各条形分开排列
3	主要展示数值型数据	主要展示分类数据

2. 折线图（line diagram） 折线图也称多边形图（frequency polygon），是在直方图的基础上，将直方图顶部的中点（即组中值）用直线连接起来，然后将原有的直方图删除。需要注意的是，折线图的两个终点要与横轴相交。具体的做法是将第一个矩形顶部中点通过竖边中点（即该组频数一半的位置）连接到横轴，最后一个矩形顶部中点与其竖边中点连接到横轴。这样，折线下方的面积与直方图的面积是

相等的，二者所表示的频数分布是一致的。如表3－5的数据绘制的折线图，如图3－7所示。

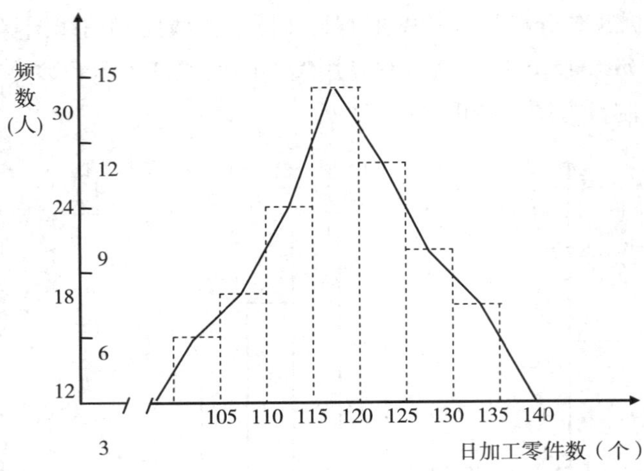

图3－7　某医疗器械车间50名工人日加工零件数的折线图

当对数据所分的组数较多时，组距会越来越小，这时所绘制的折线图中的转折点就会减少，逐渐形成一条平滑的曲线，即是频数分布曲线。频数分布曲线在统计学中有着广泛的应用，同样能够有效地描述各种统计量和分布规律。

（二）未分组数据——茎叶图和箱线图

以上介绍的直方图和折线图用于显示分组数据的分布情况，下面介绍的茎叶图和箱线图则用于显示未分组数据的分布情况。

1. 茎叶图（stem－and－leaf diagram）　通过数据的直方图可以大体呈现一组数据的分布情况，但并不显示具体数值。而茎叶图既能够显示数据的分布状况，又能给出每一个原始数值，保留了原始数据的信息。茎叶图由“茎”和“叶”两部分构成，其图形是由数字组成的。通过茎叶图，可以看出数据的分布形状及数据的离散情况，如数据分布是否对称，是否集中，是否有极端值等。

茎叶图的关键是设计树茎。通常以该组数据的高位数据作为树茎，低位数字作为树叶，树茎确定后树叶就“生长”在相应的树茎上了。通常，树叶上只保留最后一位数字。对于 n（$20\leqslant n\leqslant 300$）个数据，则茎叶图最大行数不超过 $L=[10\times \lg n]$。

如图3－8所示为以例3.3的数据所做的茎叶图，其中有“＊”记号的表示该行树叶上的数值为0－4，而有记号“·”的则表示该行树叶上的数值为5－9。这样分开可以避免茎叶图过于拥挤而不便于分析。

树茎		树叶
10	*	
10	·	7 8 8
11	*	0 2 2 3 4
11	·	5 7 7 7 8 8 8 9
12	*	0 0 1 2 2 2 2 3 3 3 3 4 4 4
12	·	5 5 6 6 7 7 7 8 8 9
13	*	0 1 3 3 4 4
13	·	5 7 9 9

图 3－8　某医疗器械车间 50 名工人日加工零件数的茎叶图

2. 箱线图（box diagram）　箱线图同样用于显示未分组数据的分布情况。这种图形由一组数据的 5 个特征值绘制而成，由一个箱子和两条线段组成。首先需要找出一组数据的 5 个特征值，即最大值、最小值、中位数、下四分位数 Q_L 和上四分位数 Q_U，接着连接两个四分位数画出箱子，再将两个极值点与箱子相连接，就得到了一个箱线图。这种箱线图也称为 Median/ Quart. / Range 箱线图，如图 3－9 所示。

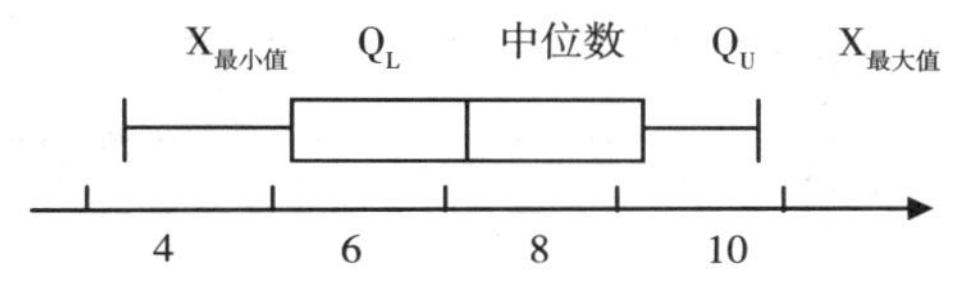

图 3－9　Median/ Quart. / Range 箱线图

通过箱线图，即使是未分组的数据也能够直观地看出数据的大体分布情况，如正态分布、左偏或右偏分布等，不仅能够了解各数据总体情况，还能够进行直观的对比分析。

（三）时间序列数据——线图

如果获得的数据为时间序列数据，还可以绘制线图（line diagram）。所谓线图是在平面坐标上用折线表现数量变化特征和规律的统计图，能够反映事物发展变化的规律和趋势。绘制线图时应注意：（1）线图横轴为时间，纵轴为数据；（2）图形长宽比例应适当，一般横轴略长于纵轴，长宽比例大致为 10：7；（3）一般，纵轴数据下端应从“0”开始，以便于比较。当数据与“0”之间的间距过大时，可以采取折断的符号将纵轴折断。

例 3.4：2004～2011 年 A、B 两市居民医疗保险投入数据如表 3－7 所示，绘制线图，如图 3－10 所示。

表 3－7　2004～2011 年 A、B 两市居民医疗保险投入　单位：万元

年份	A 市	B 市
2004	1700.6	708.6
2005	2026.6	784.0
2006	2557.4	921.6

续表

年份	A 市	B 市
2007	3496.2	1221.0
2008	4283.0	1577.7
2009	4838.9	1926.1
2010	5160.3	2091.1
2011	5425.1	2162.0

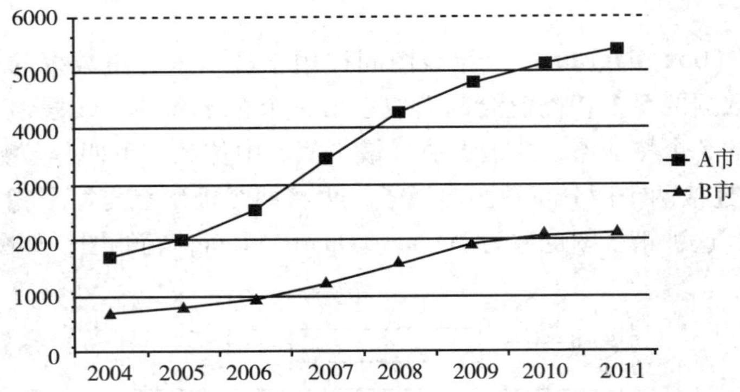

图 3－10　2004～2011 年 A、B 两市居民医疗保险投入线图

从图 3－10 中可以看出，A 市与 B 市的居民医疗保险投入均在逐年提高，但 A 市的涨幅更为明显，且其居民医疗保险投入始终高于同期 B 市的水平，自 2006 年以后二者之间的差距逐渐扩大。

（四）多变量数据——散点图、气泡图和雷达图

1. 散点图（scatter diagram）　对于多元变量数据，也常采用散点图的图示方法。通常有二维和三维散点图。二维散点图用以展示两个变量之间的关系，以横轴代表变量 x，纵轴代表变量 y，每组数据（x_i，y_i）在坐标系中用一个点表示，n 组数据在坐标系中形成的各个点被称为散点，这样由坐标及其散点形成的二维数据图就是二维散点图。而三维散点图是在二维散点图的基础上增加了变量 z，能够同时显示三个变量之间的关系。

例 3.5：某中药制剂厂发现中药植物的产量与温度和降雨量相关，表 3－8 为所收集的数据。

表 3－8　中药产量与温度、降雨量相关数据

温度（℃）	降雨量（mm）	产量（kg/hm^2）
6	25	2250
8	40	3450
10	58	4500
13	68	5750

续表

温度（℃）	降雨量（mm）	产量（kg/hm²）
14	110	5800
16	98	7500
21	120	8250

对以上三个变量之间可以做出二维散点图矩阵，如图 3-11 所示。

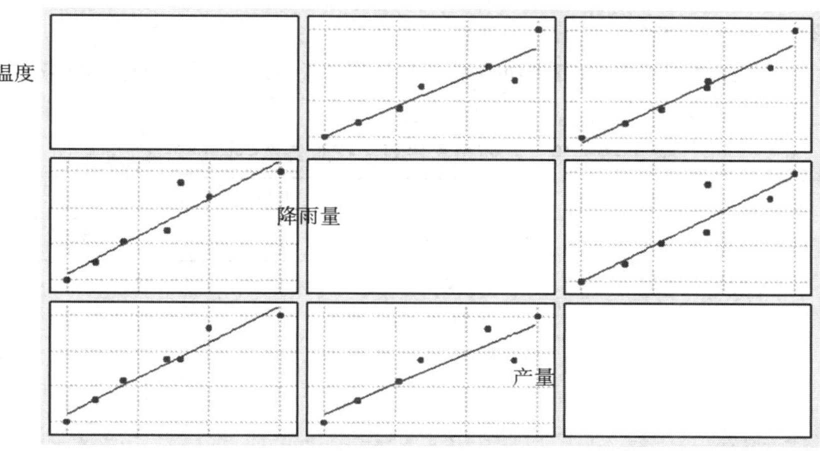

图 3-11　温度、降雨量、产量中二变量二维散点图矩阵

通过散点图矩阵可以同时分析温度、降雨量、产量三个变量两两之间的关系，由图 3-11 可知，温度与产量的成明显的线性关系，表明一定程度上控制温度可以提高产量。

2. 气泡图（bubble diagram）　气泡图主要用于显示三个变量之间的关系，利用例 3.5 中的数据，绘制如图 3-12 所示气泡图。

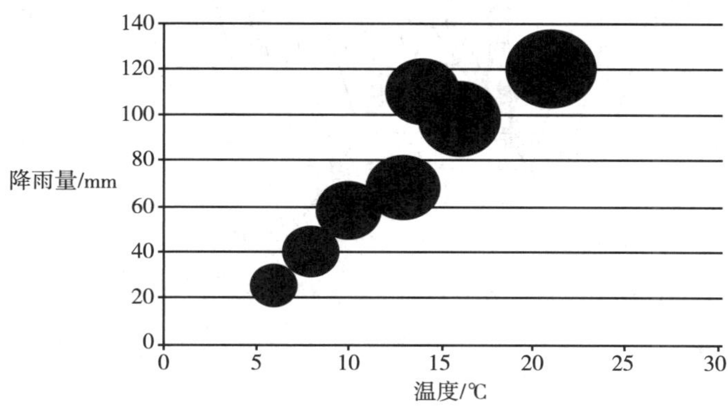

图 3-12　温度、降雨量、产量三变量气泡图

图中数据点的大小依赖于第三个变量。由图 3-12 可知，温度 20℃、降雨量 120mm 时，产量最大。

3. **雷达图（radar diagram）** 多变量数据的另一种图示就是雷达图，也称为蜘蛛图，这种图形在显示或对比各变量的数值总和时十分有用。

设有 n 组样本 S_1，S_2，…，S_n，每个样本测得 P 个变量 X_1，X_2，…，X_P，绘制 P 个变量的雷达图。首先做一个圆，然后将圆分成 P 等分，得到 P 个点，令这 P 个点分别对应 P 个变量，再将这些点依次与圆心连线，得到 P 个辐射状的半径，这 P 个半径分别作为 P 个变量的坐标轴，每个变量值的大小由半径上的点到圆心的距离表示。然后将同一样本的值在 P 个坐标上的点连线，这样就得到由 n 个样本形成的 n 个多边形构成的雷达图。

表 3－9 所示为利用例 3.2 中的数据对比甲、乙两市居民对医疗服务水平评价情况，并根据所示数据绘制雷达图（图 3－13）。

表 3－9　甲、乙两市居民对医疗服务水平评价对比

回答类别	人数（人）	
	甲市	乙市
非常不满意	24	21
不满意	108	99
一般	93	78
满意	45	64
非常满意	30	38

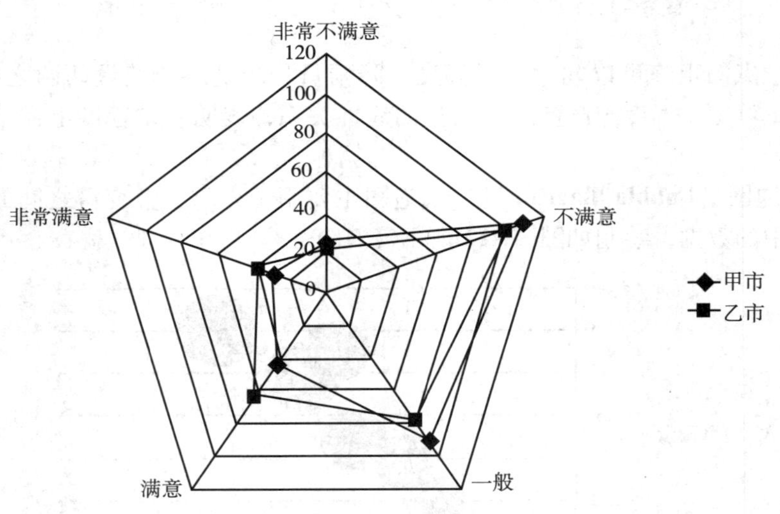

图 3－13　甲、乙两市居民对医疗服务水平评价雷达图

第四节　数据统计表

在统计工作中，面对大量复杂的数据分析，表格可以节省大量的文字叙述，更

加集中、直观、条理分明，便于数据的对比分析与累积。在医药管理统计实践中，绘制数据统计表是一项十分重要的工作。

一、数据统计表的作用

搜集到的数据资料经过汇总整理将得出一些系统化的统计资料，将这些资料按照一定的顺序列在一定的表格内，就称之为统计表（statistic table）。而统计表是用数字说话的一种最常用的形式，它既是调查整理的工具，又是分析研究的工具。广义的统计表包括了统计工作的各个阶段中所用的一切表格，如调查表、整理表、计算表等，都是用来提供统计资料的重要工具。其作用主要表现在以下几个方面：

（1）将大量统计资料系统化、条理化，便于清晰表述统计资料的内容；

（2）便于比较各指标之间的关系，也便于计算；

（3）使统计资料显得紧凑、简明、醒目；

（4）易于检查数据的完整性和正确性。

二、数据统计表的设计

在实际数据统计中，统计表会在形式和结构上存在很大差异，这种差异也会影响表示数据的效果。针对具体数据情况，设计适宜的统计表是非常重要的工作。统计表的设计应符合科学、实用、简练、美观的要求，具体包括了以下六项设计准则。

（1）合理安排统计表的结构。统计表的结构包括了行标题、列标题、数字资料的位置等内容，应当根据所需要分析和强调的具体问题来安排。实际设计时，要使统计表的横竖长度比例适当，合理调整行标题与列标题，避免出现过高或过长的表格形式，并尽量美观。

（2）总标题内容应满足3W要求。统计表的总标题应简明确切地概括出统计表的内容，一般需要标明统计数据的时间（when）、地点（where）以及何种数据（what）。

（3）数据计量单位相同时，可放在统计表的右上角标明，不同时应放在每一个变量后或单列出一列标明。

（4）统计表中的上下两条线一般用粗线，中间其他线用细线，左右两边不封口。这样看起来比较清楚、醒目。一般列标题要用竖线隔开，而行标题之间不必相隔。总之，表中要尽量减少使用横竖线。

（5）表中的数据一般是右对齐，有小数点时应以小数点对齐，而且位数要统一。对于没有数字的单元格，一般用“—”来表示，而不出现空白单元格。

（6）必要时在表的下方加注释。通常应在注释中标明资料的来源，以表示对他人劳动成果的尊重，更方便读者查阅。

例如表3－10是由我国基本药物目录编制发展概况的相应数据编制的统计表。

表 3-10 我国基本药物目录编制发展概况

时间	基本药物品种数		
	总数（个）	西药品种数量（个）	中药品种数量（个）
1981 年	278	278	未遴选
1996 年	2398	699	1699
1998 年	2073	740	1333
2000 年	2019	770	1249
2004 年	2033	773	1260
2009 年	307	205	102

资料来源：我国历年《基本药物目录》。

第五节 Excel 统计整理

一、数据筛选与排序

1. 数据排序 数据排序是指按一定规则对数据进行整理、排列，这样可以为数据的进一步处理作好准备。Excel 2010 提供了多种方法对数据进行排序，可以以升序、降序的方式，也可以由用户自定义排序。

用 Excel 2010 进行数据排序的操作有两种方式，一种是在“开始”菜单中选择“排序与筛选”，一种是在“数据”菜单中选择“排序”（如图 3-14）。

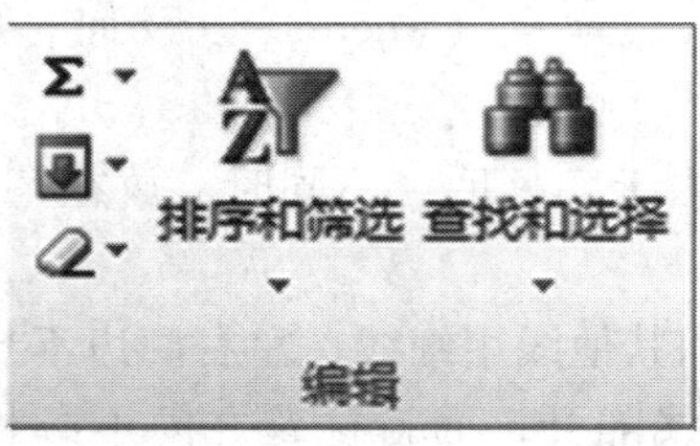

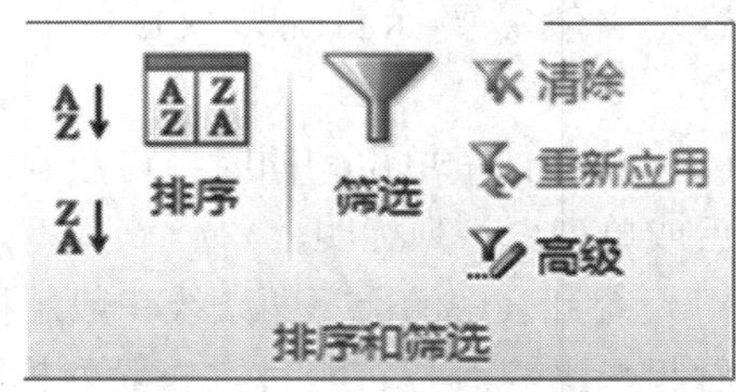

图 3-14 Excel 2010 排序操作

（1）简单排序 在工作表中使用鼠标选中需要进行排序的数据区域，然后单击图 3-14 所示“排序和筛选”选项，显示对话框（如图 3-15），选择“升序”或“降序”。

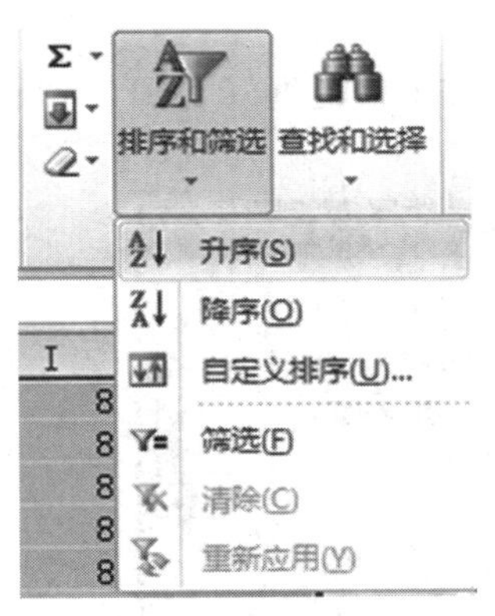

图 3－15　升序或降序

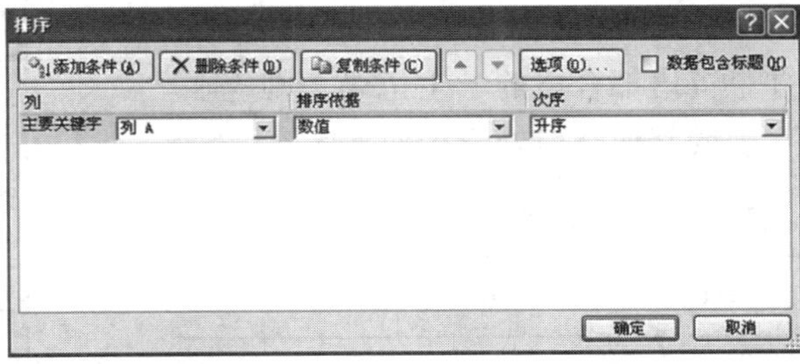

图 3－16　高级排序对话框

（2）高级排序　数据的高级排序，是指按照多个条件对数据进行排序，这是针对简单排序后仍然有相同数据的情况进行的一种排序方式。在 Excel 2010 中，有两种操作方法对数据进行高级排序，一种是在如图 3－15 所示选项列表中选择“自定义排序”；另一种是在“数据”菜单中选择“排序”选项。二者都能得到如图 3－16 所示对话框，然后在该对话框中进行高级排序操作。

2. 数据筛选

数据筛选的是从工作表中选出满足条件的数据记录。有自动筛选和高级筛选两种方法。

（1）自动筛选　选定数据区域的任一单元格后，在“开始”菜单中选择“排序和筛选”，在下拉列表中选择“筛选”，然后在表头中各个项目中设置条件即可（如图 3－17）。

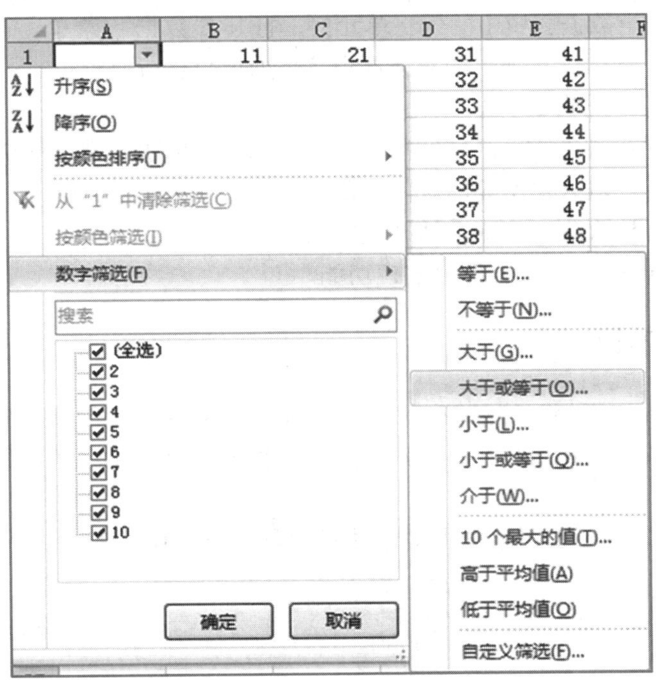

图 3－17　筛选列表

（2）高级筛选　点击在图3－14中的“高级”，显示如下对话框（如图3－18）。具体操作如下：

第一步：例如，要选出语文并且数学并且英语都合格的学生记录，则应在工作表的其他空白处输入如下内容：

语文	数学	英语
>=60	>=60	>=60

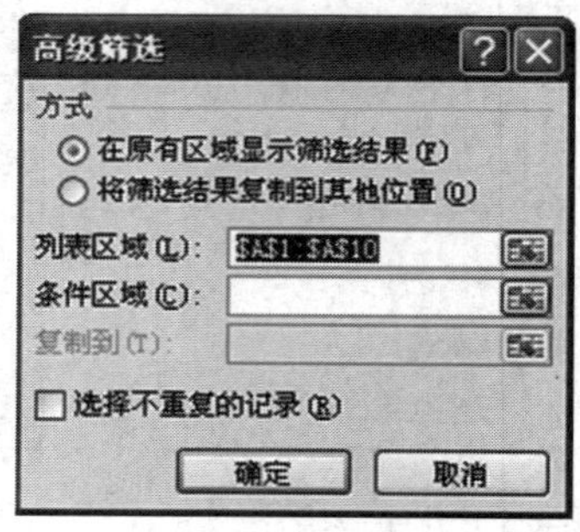

图3－18　高级筛选方式对话框

又如，要选出语文或者数学或者英语大于等80分的学生记录，则应在工作表的其他空白处输入如下内容：

语文	数学	英语
>=80		
	>=80	
		>=80

注意：编制条件时，“并者”关系同一行，“或者”关系不同行。

第二步：选定数据区域中的任一单元格，打开“数据”菜单，选择“筛选”中的“高级筛选”选项，在弹出的对话框中按下列项目进行设置：

“方式”：通常选第二项

“数据区域”：输入数据区域的范围，注意应包括标题（列字段名）行

“条件区域”：输入你所编的条件的范围

“复制到”：输入你想将筛选结果复制到的位置

第三步：单击“确定”，即可实现功能。

二、数据透视图

数据透视表示一种将大量数据快速汇总和建立交互列表的交叉式表格，用于多种来源的数据进行汇总。建立表格后，可以对其进行重新排序，以便从不同的透视角度观察数据。

例3.6：将某制药公司第一季度管理费用收支情况输入Excel表中，如图3－19所示。

	A	B	C	D	E	F
1	姓名	部门	项目	收入额	支出额	余额
2	ycy	财务	差旅费	15000		15000
3	ml	销售	办公费		2000	13000
4	gdx	设计	办公费		60	12940
5	yw	企划	办公费		120	12820
6	dwh	生产	差旅费		580	12240
7	cwj	生产	办公费		1800	10440
8	myh	生产	宣传费		530	9910
9	ycy	生产	办公费		700	9210
10	lxd	生产	差旅费		300	8910
11	rm	生产	会议费		1200	7110
12	zyc	生产	办公费		1500	6210
13	wxl	质检	办公费		480	5730
14	zt	质检	会议费		400	5330
15	sm	销售	差旅费		600	4730
16	liu yue	销售	差旅费		600	4130

图 3－19　数据准备

根据以上数据创建透视表的步骤如下：

第一步：选择“插入”菜单下的“数据透视表”选项，进入“创建数据透视表”对话框（图 3－20）。

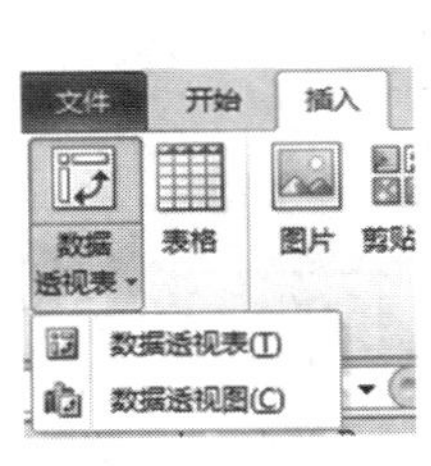

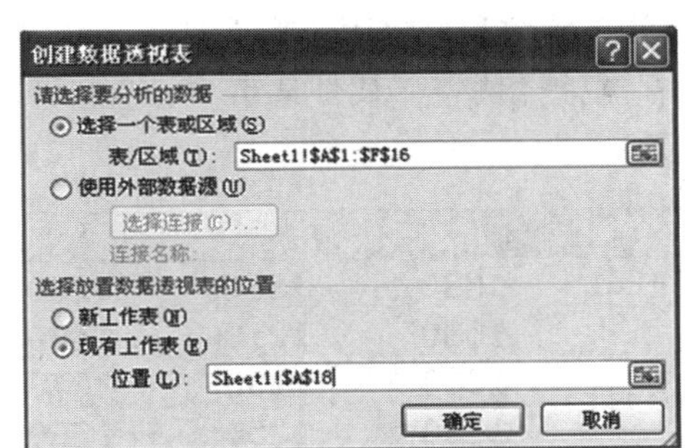

图 3－20　创建数据透视表

第二步：选择要分析的数据，并选择放置数据透视表的位置，设置（图 3－20）对话框所示。点击“确定”完成透视表创建。

第三步：将“数据透视”工具栏的字段名依次拖到相对应的区域中，此时交叉统计的结果显示（图 3－21）。

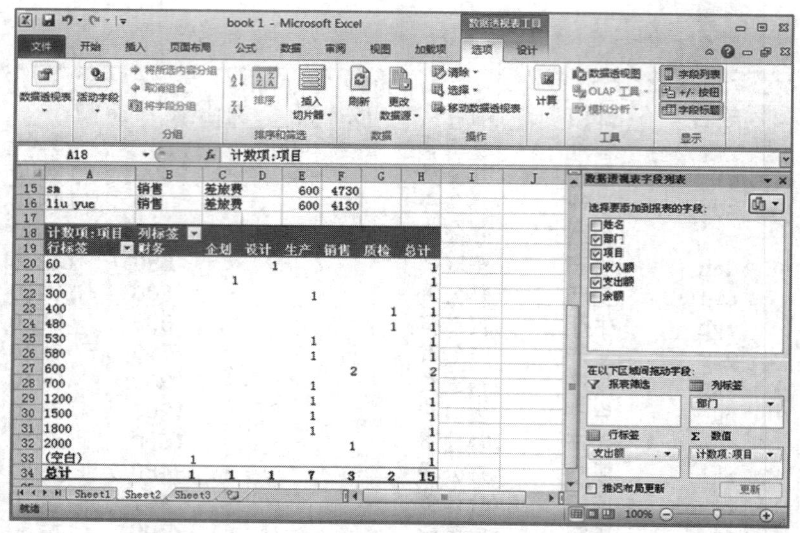

图 3－21　数据透视图结果

三、数据整理与分组

通过统计调查得到的数据是杂乱的、无规则的。因此，必须对搜集到的大量原始数据加工整理，经过数据分析得到科学结论。Excel 提供了多种数据整理的工具，下面介绍频数分布函数和直方图分析工具。

例 3.7：根据抽样调查，某月某市 50 户居民购买消费品支出资料如图 3－22 所示。（单位：元）

	A	B	C	D	E
1	830	880	1230	1100	1180
2	1580	1210	1460	1170	1080
3	1050	1100	1070	1370	1200
4	1630	1250	1360	1270	1420
5	1180	1030	870	1150	1410
6	1170	1230	1260	1380	1510
7	1010	860	810	1130	1140
8	1190	1260	1350	930	1420
9	1080	1010	1050	1250	1160
10	1320	1380	1310	1270	1250

图 3－22　居民购买消费品月支出

对其按 800～900、900～1000、1000～1100、1100～1200、1200～1300、1300～1400、1400～1500、1500～1600、1600 以上分为 9 个组。

1. 频数分布函数　Excel 提供了一个专门用于统计分组的频数分布函数（FREQUENCY），它以一列垂直数组返回某个区域中的数据分布，描述数据分布状态。

首先，在使用此函数时，先将样本数据排成一列，本例中为 A1：A50。然后，利用频数分布函数进行统计分组和计算频数，具体操作步骤如下：

第一步：选定单元格区域，本例中选定的区域为 D3：D11，单击“插入”菜单，选择“插入函数”选项，进入“插入函数”对话框（图 3－23）。

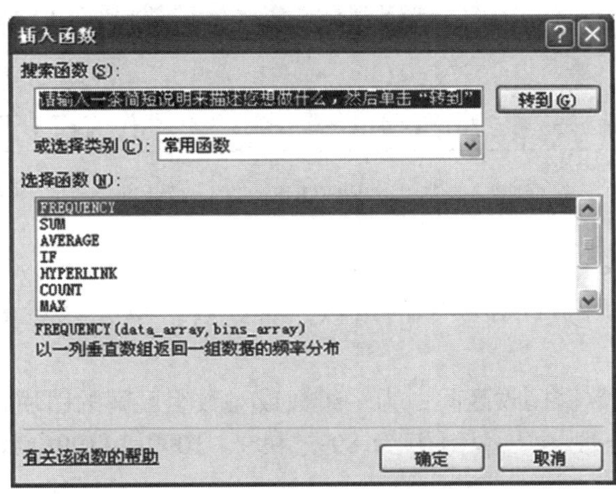

图 3－23　插入函数对话框

可以如图 3－23 中所示直接从“常用函数”类别中选择“FREQUENCY”。也可以在“选择类别”中选择“统计”，在“选择函数”中选择“FREQUENCY”（图 3－24）。

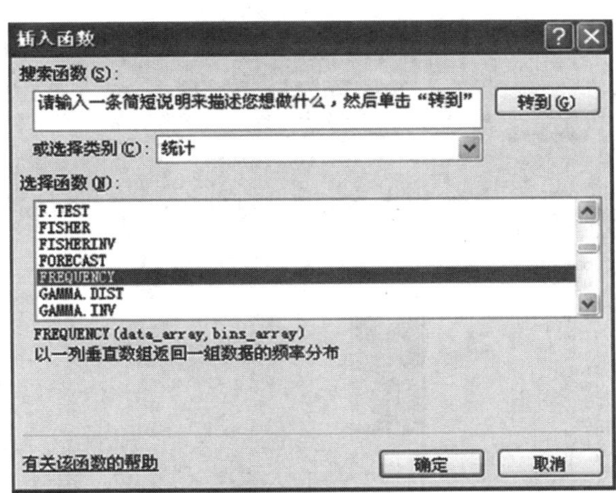

图 3－24　选择“FREQUENCY”对话框

第二步：打开“FREQUENCY”对话框，输入待分组数据与分组标志（图 3－25）。

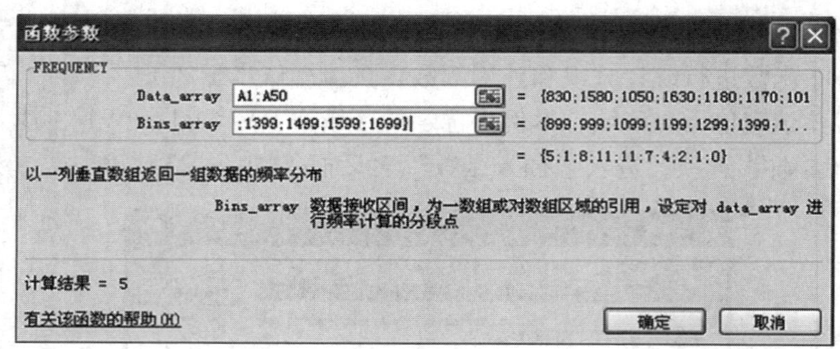

图 3－25　“FREQUENCY”对话框

在“FREQUENCY”对话框中有“Data array”和“Bins array”两个文本框。

（1）Data array 用于计算频率的组数，或对数组单元区域的引用。本例中为 A1：A50。

（2）Bins array 数据接收区间，为一组数或对数组区间的引用，设定对 Data array 进行频率计算的分段点。本例中为 899、999、1099、1199、1299、1399、1499、1599、1699。

注意：频数分布函数要求按组距的上限分组，不接受非数值的分组标志（如“不足××”或“××以上”等）。在输入的数据两端必须加大括号，各数据之间用分号隔开。输入完成后，由于频数分布是数组操作，所以不能单击“确定”按钮。

第三步：按“Ctrl + Shift + Enter”组合键，在最初选定单元格区域内得到频数分布结果（图 3－26）。

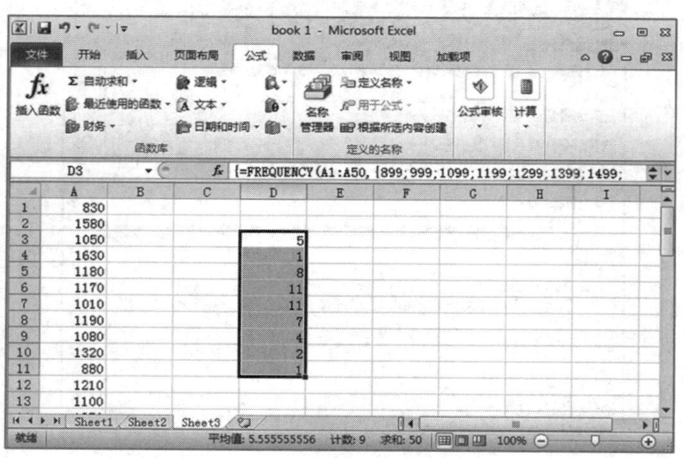

图 3－26　频数分布结果

至此，频数分布函数进行统计分析的功能就全部操作完成了。

2. 直方图分析工具　与频数分布函数只能进行统计分组和频数计算相比，直方图分析工具可完成数据的分组、频数分布与累积频数的计算、绘制直方图与累积折线图等一系列操作。仍以例3.2为例，阐述直方图分析工具的统计整理功能。

首先，应先将样本数据排成一列，最好对数据进行排序。本例中已利用排序操作排好序，为A1：A50。输入分组标志，本例中为B1：B10，分别是899、999、1099、1199、1299、1399、1499、1599、1699（图3－27）。

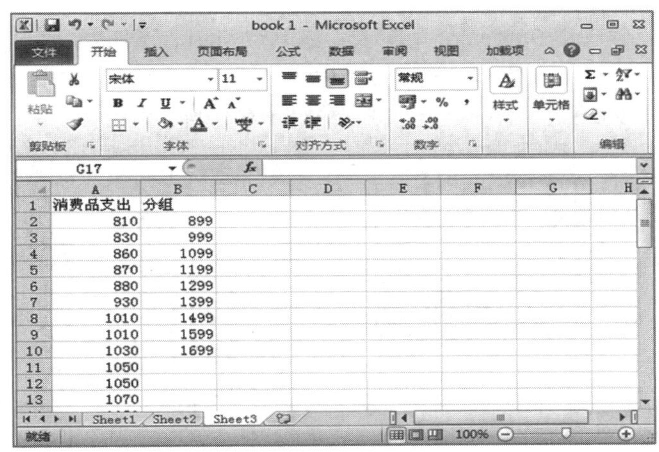

图3－27　数据升序排列

然后，利用直方图分析工具进行分析，具体操作步骤如下：

第一步：单击“数据”菜单，选择“数据分析”选项；打开“数据分析”对话框，从“分析工具”列表中选择“直方图”选项（图3－28）。

第二步：打开“直方图”对话框，确定输入区域、接受区域和输出区域（图3－29）。

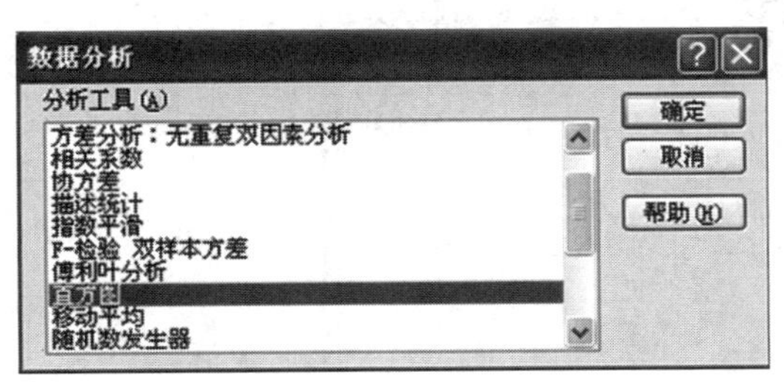

图3－28　“数据分析”对话框

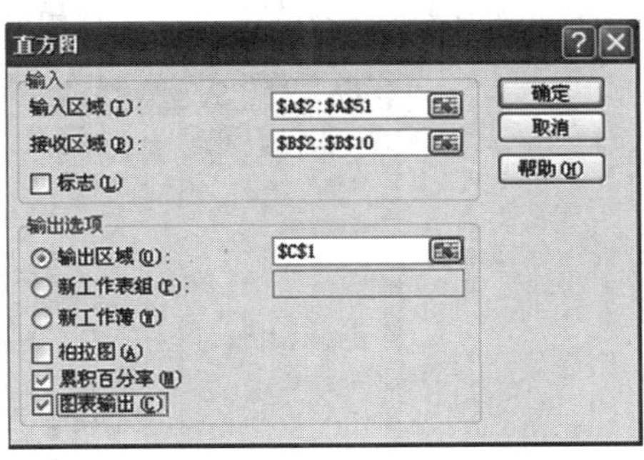

图3－29　“直方图”对话框

（1）“输入区域”输入需要分析数据区域的单元格引用，若输入区域有标志项，则选中“标志”复选框；否则，系统自动生成数据标志。“接收区域”输入接收区域的单元格引用，该框可为空，则系统自动利用输入区域中的最小值和最大值来建立平均分布的区间间隔的分组。本例中输入区域为＄A＄2：＄A＄51，接收区域为＄B＄2：＄B＄10。

（2）在“输出”选项中可选择输出去向，输出去向类似于“抽样”对话框的输出去向。本例中选择“输出区域”为＄C＄1。

（3）选择“柏拉图”可以在输出表中同时按降序排列频数数据；选择“累积百分率”可在输出表中增加一列累积百分比数值，并绘制一条百分比曲线；选择“图表输出”可生成一个嵌入式直方图。

第三步：单击“确定”按钮，在输出区域单元格可得到频数分布（图3－30）。

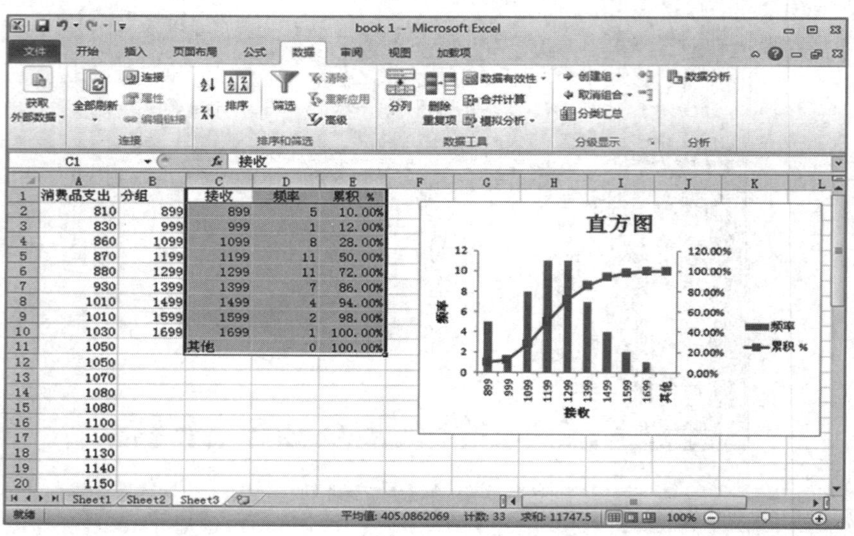

	A	B	C	D	E
1	消费品支出	分组	接收	频率	累积 %
2	810	899	899	5	10.00%
3	830	999	999	1	12.00%
4	860	1099	1099	8	28.00%
5	870	1199	1199	11	50.00%
6	880	1299	1299	11	72.00%
7	930	1399	1399	7	86.00%
8	1010	1499	1499	4	94.00%
9	1010	1599	1599	2	98.00%
10	1030	1699	1699	1	100.00%
11	1050		其他	0	100.00%
12	1050				
13	1070				
14	1080				
15	1080				
16	1100				
17	1100				
18	1130				
19	1140				
20	1150				

图3－30　直方图频数分布结果

第四步：将条形图转换成标准直方图。单击选中条形图的任意一直条，然后点击“布局”菜单，选择“设置所选内容格式”，弹出如图3－31所示对话框，将分类间距设为0%，关闭对话框，即得到标准直方图（图3－32）。

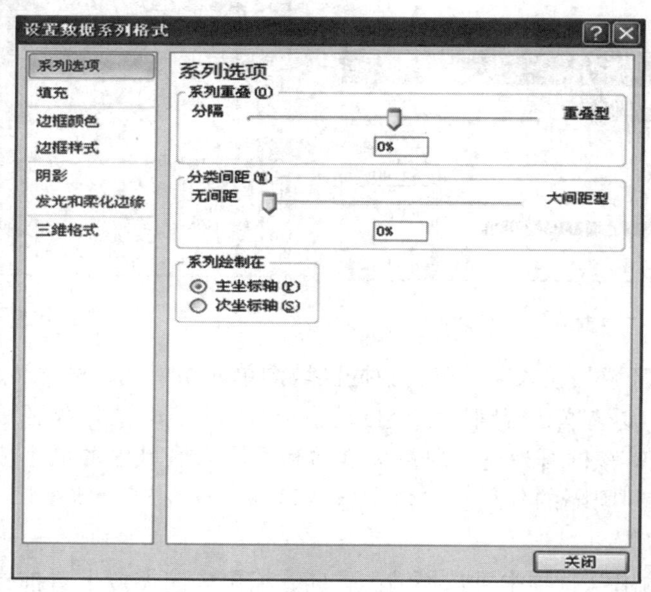

图3－31　“设置数据系列格式”对话框

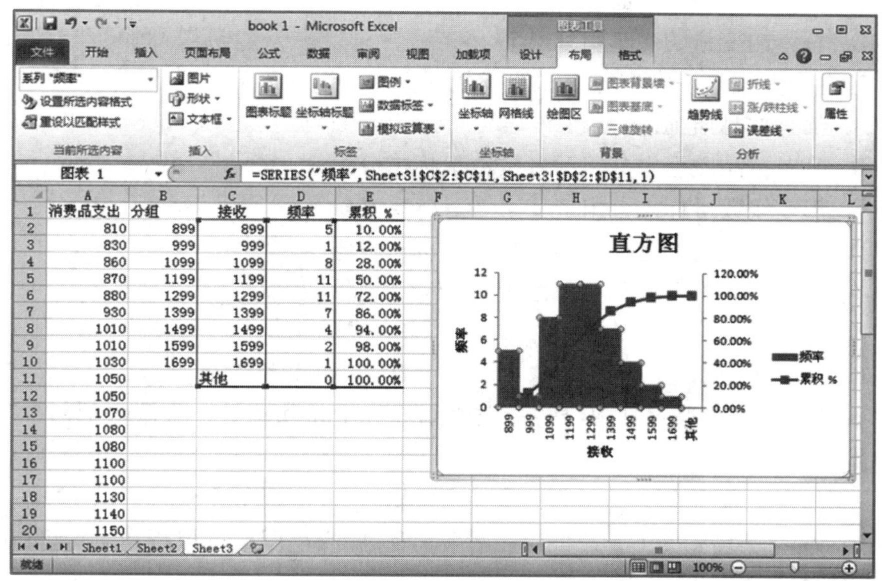

图 3－32　标准直方图

本章小结

图表在统计分析工作中具有重要的作用，它可以直观地反映数据的特点，有助于进行分析决策。本章主要介绍了医药管理中数据的统计整理方法，对数据的审核、筛选、排序的方法进行了介绍，并对数据透视表做了详细分析；之后对数据进一步分类，介绍了品质数据和数值型数据的整理和图示；最后对数据统计表和利用 Excel 对数据筛选、排序、整理与分组做了详尽的介绍。

课后习题

一、名词解释

1. 数据排序　2. 数据透视图　3. 频数、频数分布　4. 比例　5. 百分比　6. 比率　7. 累积频数、累计频率　8. 组距　9. 组中值　10. 统计表

二、选择题

1. 统计分组的结果表现为（　）

A. 组内同质性，组间差异性　　B. 组内同质性，组间同质性

C. 组内差异性，组间差异性　　D. 组内差异性，组间同质性

2. 组距数列中的上限一般是指（　）

A. 本组变量的最大值　　B. 总体内变量的最大值

C. 本组变量的最小值

D. 总体内变量的最小值

3. 工业企业按经济类型分组和按资金利税率分组（　）

A. 都是按品质标志分组

B. 前者按品质标志分组后者按数量标志分组

C. 都是按数量标志分组

D. 前者按数量标志分组后者按品质标志分组

4. 在全距一定的情况下，组距的大小与组数的多少（　）

A. 成正比　　B. 成反比

C. 不成比例　　D. 毫无联系

5. 在分组时，凡遇到某单位的标志值刚好等于相邻两组上下限数值时，一般将此值（　）

A. 归入上限所在组　　B. 归入下限所在组

C. 另立一组　　D. 归入上限或下限所在组均可以

6. 组距数列的全距等于（　）

A. 最大组的上限与最小组的上限之差

B. 最大组的下限与最小组的下限之差

C. 最大组的下限与最小组的上限之差

D. 最大组的上限与最小组的下限之差

7. 某连续变量数列，其末组为开口组，下限为500，又知相邻组的组中值为480，则末组的组中值为（　）

A. 520　　B. 510

C. 500　　D. 490

8. 用组中值作为组内变量值的一般水平的代表值的理由是（　）

A. 组中值就是组平均数

B. 组中值比组平均数更有代表性

C. 组中值比组平均数更有说服力

D. 无法得到组平均数

9. 变量数列中各组频率的总和应该（　）

A. 大于100%　　B. 小于100%

C. 等于100%　　D. 不等于100%

10. 向上累计次数及其频率时，各个累计数的意义是指（　）

A. 上限以上的累计次数及其频率

B. 上限以下的累计次数及其频率

C. 下限以上的累计次数及其频率

D. 下限以下的累计次数及其频率

三、判断题

1. 对原始资料的审核主要包括资料的准确性和完整性。

2. 统计分组是根据研究的任务和对象的特点，按照人们的意识将总体分为若干部分。

3. 统计分组实质上是在统计总体内部进行的一种定性分类。

4. 组中值就是研究组内单位标志值所计算的一般水平。

5. 能对总体进行分组，是由总体中的各个单位所具有的“同质性”特点决定的。

6. 组距是指每个组变量值中最大值与最小值之差，即组的上限与下限之差。

7. 在折线图中，当对数据所分的组数较多时，组距会越来越大。

8. 气泡图是用于显示四个变量之间的关系的图表。

9. 正态分布的曲线呈钟型，两头低，中间高，曲线两端与横轴相交，曲线与横轴间的面积总等于1。

10. 数据统计表可以使统计资料显得紧凑、简明、醒目。

四、问答题

1. 原始数据审核和二手数据审核的特点分别是什么？

2. 简述医药数据的筛选过程与内容。

3. 什么是“不重不漏”原则？

4. 什么叫数据分组？分组的方法有哪些？

5. 简述数据统计表的设计原则。

五、计算题

1. 某医疗器械企业某车间工人日产量资料如下：

日产量分组（件）	工人数（人）	累计频数（人）		组中值（件）	频率（%）
		向上累计	向下累计		
60 以下	6				
60 – 70	12				
70 – 80	18				
80 – 90	10				
90 以上	7				
合计	53				

其中，变量、变量值各是哪些？计算组中值、频率、累计频数。

2. 某连锁药店连续40天的商品销售额如下：（单位：千元）

4125 29 47 38 34 30 38 43 40

4636 4537 37 36 45 43 33 44

3528 46 34 30 37 44 26 38 44

4236 37 37 49 39 42 32 36 35

要求：根据数据分组，编制频数分布表，并绘制直方图和折线图。

第四章

医药管理统计综合指标

数字骗不了人，但骗子好玩弄数字游戏

——英·查·格罗夫纳

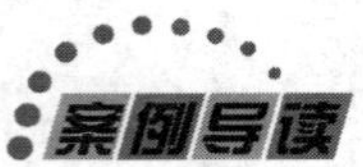

医药管理统计综合指标应用："小儿麻痹症年"的争论

医药管理统计综合指标对于理解医药行业经济发展现状以及规律具有十分重要的作用。然而，现实生活中出现的医药统计数字往往并不都是反映客观情况的，如何正确地理解和使用医药管理统计综合指标，是我们需要重视的问题。

有新闻报道称，在美国的医学史上，1952 年被称为是"小儿麻痹症年"。因为这一年的小儿麻痹的病例数明显多于往年。但当我们对这些数据进行进一步的分析时就会发现，事情并不是表现出来的那样。首先，在 1952 年处于易感染期的儿童本来就多于往年，即使保持同样的发病率，也必然会有更多的小儿麻痹症病例。其次，随着人们对小儿麻痹症认识的加深，这种疾病也被逐渐重视起来，于是就有更多的病人到医院进行诊断和治疗，病例记录自然超过往年。此外，我们在考虑某种疾病的发病情况时，使用死亡率或者是死亡人数有时会比发病率或者发病人数更合理。因为死亡报道和死亡记录的质量一般来说会更高，更能反映疾病流行和严重程度的真实情况。

这个例子告诉我们正确理解和使用医药管理统计综合指标的重要性。在医药管理实践中选择合适的指标进行统计分析，有利于我们更好地理解事物的本质。而一旦我们错误地运用了医药统计综合指标，那么一些现象的本质就会被夸大或者忽视，从而使我们得到错误的结论。

【学习目标】 本章主要介绍医药管理统计中综合指标的概念、计算方法及其含义的内容。通过本章的学习希望读者从总体上对统计综合指标有基本的认识，了解总量指标、相对指标的评价标准以及各自的分类、计算方法等，重点掌握统计学中对集中趋势、离散程度、数据分布的偏态进行评价的指标及其各自的计算方法。

【学习要求】

1. 重点掌握：算术平均数、调和平均数、几何平均数、中位数、众数、极差、平均差、标准差、方差、离散系数等的计算方法及其意义；
2. 掌握：算术平均数、调和平均数、几何平均数、中位数、众数、极差、平均差、标准差、方差、离散系数等的概念；
3. 熟悉：总量指标、相对指标的计算方法，Excel 进行综合指标计算的方法；
4. 了解：总量指标、相对指标的概念、作用、分类的内容。

第一节 医药管理统计总量指标和相对指标

总量指标和相对指标是医药管理统计中应用非常广泛的两种指标。它能够很直观地说明在医药行业运行过程中的经济现象，在医药管理统计中占有非常重要的地位。本节我们首先来了解医药管理统计综合指标中的总量指标和相对指标。

一、医药管理统计总量指标的概念和种类

（一）概念

统计总量指标（Statistical indicators）是用来反映行业经济现象在一定条件下的总规模、总水平或工作总量的统计指标。

总量指标用绝对数表示，也就是用一个绝对数来反映特定现象在一定时间上的总量状况，它是一种最基本的统计指标。例如，2005 年至 2009 年，我国新型农村合作医疗筹资总额分别达到了 75.4 亿元、213.6 亿元、428 亿元、785 亿元和 944.4 亿元。参加新型农村合作医疗的人数分别达到了 1.79 亿、4.10 亿、7.26 亿、8.15 亿以及 8.33 亿。这些都是医药统计总量指标，都是利用绝对数来说明我国几年来新型农村合作医疗筹资的总体规模和参合人数的总体水平。

（二）种类

1. 按其说明总体的内容不同分为 总体单位总量，是用来反映统计总体内包含总体单位个数多少的总量指标。它用来表明统计总体的容量大小。例如，研究我国的公立医院时，统计总体是全国所有公立医院，总体单位是每一家公立医院，那么我国的公立医院数表明总体单位的个数，是总体单位总量。再如，研究某市的制药企业发展状况，统计总体是全市的所有制药企业，若该市现有制药企业 55 家，则 55

家即为总体单位总量。

总体标志总量，是统计总体各单位某一方面数量标志值的总和。仍举上例，该市的每个制药企业是总体单位，每一制药企业的职工人数是该工业企业的一个数量标志，则该市制药企业全部职工人数就是总体标志总量。另外该市的年制药企业总产值、利税总额等指标也都是总体标志总量。一个已经确定的统计总体，其总体单位总量是唯一确定的，而总体标志总量却不止一个。

某一总量指标是总体单位总量还是标志总量不是完全确定的，而是随着统计总体的改变而改变的。如上例中的全市制药企业职工人数是总体标志总量，若研究目的改变为认识该市制药企业职工的生活水平时，统计总体是全市的所有制药企业职工，全市制药企业职工人数就变成总体单位总量了。

2. 按其反映总体的时间状况不同分类 时期指标，是反映医药行业经济现象在一段时间上发展变化结果的总量。例如我国2010年卫生总费用为19921.35亿元，是指在2010年这一年的时间内，我国卫生费用的总和。再如药品产量、药品销售额等都是时期指标。时期指标具有如下特点：

（1）具有可加性。时期指标的数值是连续计数的，每一个数值表示现象在一段时间内发生的总量。时间上相邻的时期指标相加能够得到另一更长时期的总量指标。

（2）指标数值的大小与所属时期的长短直接相关。一般来讲，时期越长，指标数值就越大。

（3）必须连续登记。时期指标数值的大小取决于整个时期内所有时间上的发展状况，只有连续登记得到的时期指标才会准确。

时点指标，是反映医药行业经济现象在某一时刻或某一时点上的状况的总量。如我国2010年底各地区卫生机构总数为936927个，这仅能说明我国2010年12月31日这一天的卫生机构的数量情况。再如人口数等也都是时点指标。时点指标具有如下特点：

（1）不具有可加性。不同时点上的两个时点指标数值相加不具有实际意义。

（2）数值大小与登记时间的间隔长短无关。时点指标仅仅反映医药行业经济现象在一事件上的数量，每隔多长时间登记一次对其没有影响。

（3）指标数值是间断计数的。时点指标没有必要进行连续登记，有的也不可能进行连续登记，如：某种疾病的患病率。

二、医药管理统计总量指标的计量、计算和运用

（一）医药统计总量指标的计量

统计总量指标的计量形式都是有名数，都有计量单位。根据总量指标所反映现象的性质不同，其计量单位一般有实物单位、价值单位和劳动单位三种。

1. 实物单位 实物单位是根据事物的外部特征或物理属性而采用的单位。它又分为：

（1）自然单位。如病床以“张”为单位；机器以“台”为单位等。

（2）度量衡单位。度量衡单位是以已经确定出的标准来计量实物的重量、长度、面积、容积等的单位。如：吨、公里、米等。

（3）复合单位。复合单位是两个单位的乘积。如门诊费用一般用“人次”计量。

（4）双重单位。双重单位是用两种或两种以上的单位结合起来进行计量。如平均床位数的计量单位一般是“张/千人”。

（5）标准实物单位。标准实物单位是按照统一的折算标准来计量事物数量的一种实物单位。它主要用于计量存在差异的工业产品和农产品，为了准确地反映其总量，需要把各产品按照一定的标准折合成标准品再相加。如把含氮量不同的化肥都折合成含氮100%的标准化肥；把各种能源都折合成热量值为7000千卡/公斤的标准煤等。以实物单位计量的总量指标，叫做实物指标。

2. 价值单位 价值单位也叫货币单位，它是以货币作为价值尺度来计量医药行业财产和劳动成果。例如卫生总费用、政府人均卫生支出、次均门诊费用等都必须用货币单位来计量。常见的货币单位有美元、人民币元、欧元等。用货币单位计量的总量指标叫做价值指标。价值指标具有十分广泛的综合能力，在医药行业经济管理中起着重要的作用。

3. 劳动单位 劳动单位主要用于企业内部计量相关产品的数量，它是用生产相关产品所必需的劳动时间来计量生产工人的劳动成果。企业首先根据自身的生产状况制定出生产单位产品所需的工时定额，再乘以产品的实物即得以劳动单位计量的产量指标——劳动量指标，也叫做定额工时总产量。

（二）医药管理统计总量指标的计算和运用

1. 总量指标的统计方法 统计总量指标数值都是通过对总体单位进行全面调查登记，采用直接计数或测量等方法，逐步计算汇总得出的。例如，卫生统计年鉴中的总量资料，人口普查中的总量资料，都是采用这种直接计量法取得的。只有在不能直接计算或不必直接计算总体的总量指标的少数情况下，才采用估计推算的方法取得有关的总量资料。

总量指标数值在计算方法上比较简单，但在计算内容上却是相当复杂，主要涉及到如何在质与量的统一中，反映一定历史条件下医药行业经济现象的规模和水平。医药管理统计总量指标的计算并不是一个单纯技术性的加总问题，而必须先正确界定总量指标所表示的各种社会经济现象的概念、构成内容和计算范围，确定计算方法，然后才能进行计算汇总，以取得正确反映医药行业经济现象的总量资料。例如，要正确计算制药企业职工工资总额，必须先明确工资的实质和构成；要计算某地区民营医院数量，必须先知道民营医院的概念和分类，再加以计算。

2. 总和记法及求和规则 计算总量指标数值时，涉及一系列变量值或标志值的全部或部分相加，是最常用的一种运算，需要采用简便的记法来表示其总和。代表总和的通用符号就是希腊文大写字母 $\sum$（sigma），也称连加和号，最常用的形式为 $\sum_{i=1}^{n} X_i$，其中 X_i 代表各个变量值，总和号上下方的标号表明计算总和的 X_i 的起止点，即从 X_1 开始加到 X_n 为止：

$$\sum_{i=1}^{n} X_i = X_1 + X_2 + X_3 + \cdots + X_n \qquad (式4-1)$$

为方便起见，常以 $\sum$ 作为 $\sum_{i=1}^{n}$ 的简写。

以下分别介绍三种求和的规则或公式。

（1）设 X 和 Y 是两个变量，则两个变量之值的和的总和，等于每个变量之值的总和，即

$$\sum (X_i + Y_i) = \sum X_i + \sum Y_i \qquad (式4-2)$$

因为

$$\begin{aligned}\sum (X_i + Y_i) &= (X_1 + Y_1) + (X_2 + Y_2) + \cdots + (X_n + Y_n) \\ &= X_1 + Y_1 + X_2 + Y_2 + \cdots X_n + Y_n \\ &= \sum X_i + \sum Y_i\end{aligned}$$

同理，可以证明两个变量之值之差的总和，等于每个变量之值的总和之差，即

$$\begin{aligned}\sum (X_i - Y_i) &= (X_1 - Y_1) + (X_2 - Y_2) + \cdots + (X_n - Y_n) \\ &= (X_1 + X_2 + \cdots X_n) - (Y_1 + Y_2 + \cdots + Y_n) \\ &= \sum X_i - \sum Y_i\end{aligned}$$

依据上述结论可以推广到若干个变量之值的总和，例如：

$$\sum (X_i - Y_i - Z_i) = \sum X_i - \sum Y_i - \sum Z_i$$

（2）某一变量乘以常数 a 后求的总和，等于该变量值的总和乘以常数 a，即

$$\sum (X_i a) = a \sum X_i \qquad (式4-3)$$

（3）假设进行 n 次观测，每次所得的观测值为同一常数，则 n 次观测值的总和等于 n 乘以该常数，即

$$\begin{aligned}\sum_{i=1}^{n} a &= a + a + \cdots + a \\ &= a(1 + 1 + \cdots 1) \\ &= an \qquad (式4-4)\end{aligned}$$

三、医药管理统计相对指标的概念和作用

（一）相对指标的概念

要分析一种医药行业经济现象，仅仅利用总量指标是远远不够的。如果要对事物做深入的了解，就需要对总体的组成和其各部分之间的数量关系进行分析、比较，

这就必须计算相对指标。

相对指标（relative index）是用两个有联系的指标对比的比值来反映行业经济现象数量特征和数量关系的综合指标。相对指标也称作相对数，其数值有两种表现形式：无名数和复名数。无名数是一种抽象化的数值，多以系数、倍数、成数、百分数或千分数表示。复名数主要用来表示强度的相对指标，以表明事物的密度、强度和普遍程度等。例如，某地区平均床位数用“张/千人”表示，某人的平均门诊费用用“元/次”表示等。

（二）相对指标的作用

1. 相对指标通过数量之间的对比，可以表明事物相关程度、发展程度，它可以弥补总量指标的不足，使人们清楚了解现象的相对水平和普遍程度。例如，某制药企业去年实现利润50万元，今年实现55万元，则今年利润增长了10%，这是总量指标不能说明的。

2. 使一些不能直接对比的事物找出共同比较的基础。不同的制药企业由于生产规模不同，直接用总产值、利润比较评价意义不大，但如果采用一些相对指标，如资金利润率、资金产值率等进行比较，便可对企业生产经营成果做出合理评价。

3. 说明总体内在的结构特征，为深入分析事物的性质提供依据。例如计算一个地区民营医院与公立医院的比例，可以分析出这个地区医疗服务市场的开放程度。

4. 相对指标便于记忆，易于保密。在某些情况下，相对指标比总量指标更能说明问题，使人印象深刻。此外，在医药管理统计实践中，有一些绝对指标不便公布于众，这时相对指标就可以很好地替代绝对指标来使人们了解医药行业在经济发展的某些方面的情况。

四、医药管理统计相对指标的种类及其计算方法

由于医药管理统计分析目的的不同，两个相互联系的指标数值对比，可以采取不同的比较标准，而对比所起的作用也有所不同，从而形成不同的相对指标。相对指标一般有六种形式，即计划完成程度相对指标、结构相对指标、比例相对指标、比较相对指标、强度相对指标和动态相对指标。

（一）计划完成程度相对指标

计划完成程度相对指标是医药行业经济现象在某时期内实际完成数值与计划任务数值对比的结果，一般用百分数来表示。基本计算公式为：

$$\text{计划完成程度相对指标} = \frac{\text{实际完成数}}{\text{计划任务数}} \times 100\%$$

由于计划数在实际计算中可以表现为绝对数、相对数、平均数等多种形式，因此计算计划完成程度相对指标的方法也不尽相同。

1. 计划数为绝对数和平均数　使用绝对数和平均数计算计划完成程度相对指标时，可直接用上述计算公式。

例 4.1：某制药企业 2000 年第一季度某种药品计划产量 1000 盒，实际完成 1120 盒，则产量计划完成程度为：

$$计划完成程度相对指标 = \frac{1120}{1000} \times 100\% = 112\%$$

结果表明，该企业超额 12% 完成产量计划，实际产量比计划产量增加了 120 盒。

例 4.2：某制药企业劳动生产率计划达到 8000 元/人，某种药品计划单位成本为 100 元，该制药企业实际劳动生产率达到 9000 元/人，该药品实际单位成本为 90 元，其计划完成程度指标为：

$$劳动生产率计划完成程度相对指标 = \frac{9000}{8000} \times 100\% = 112.5\%$$

$$单位成本计划完成程度相对指标 = \frac{90}{100} \times 100\% = 90\%$$

结果表明，该制药企业劳动生产率实际比计划提高了 12.5%，而某药品单位成本实际比计划降低了 10%。这里劳动生产率为正指标，单位成本为逆指标。

在检查中长期计划的完成情况时，根据计划指标的性质不同，计算可分为水平法和累计法。

（1）水平法（level method） 用水平法检查计划完成程度就是根据计划末期（最后一年）实际达到的水平与计划规定的同期应达到的水平相比较，来确定全期是否完成计划。其计算公式如下：

$$计划完成程度相对指标 = \frac{中长期计划末期实际达到的水平}{中长期计划末期计划达到的水平} \times 100\%$$

例 4.3：某制药企业的某种药品按五年计划规定的最后一年的产量应达到 720 万盒，实际完成情况如表 4-1 所示。

表 4-1 某制药企业五年计划完成情况 单位：万盒

年份	第一年	第二年	第三年	第四年				第五年			
				一季	二季	三季	四季	一季	二季	三季	四季
产量	320	430	540	150	160	170	170	190	190	210	210

则该企业产量五年计划完成程度相对指标为：

$$计划完成程度相对指标 = \frac{190 + 190 + 210 + 210}{720} \times 100\% = 111.11\%$$

计算结果表明，该企业超额 11.11% 完成五年产量计划。

采用水平法计算，只要有连续一年时间（可以跨年度）实际完成水平达到最后一年计划水平，就算完成了五年计划，余下的时间就是提前完成计划的时间。在例 4.3 中，该制药企业实际从五年计划的第四年第三季度到第五年第二季度连续一年时间的产量达到了计划期最后一年计划产量 720 万盒水平，完成了五年计划，那么第五年下半年这半年时间就是提前完成计划的时间。

（2）累计法（cumulative method） 累计法就是整个计划期间实际完成的累计数与同期计划数相比较，来确定计划完成程度。计算公式如下：

$$\text{计划完成程度相对指标} = \frac{\text{中长期计划末期实际累计完成量}}{\text{中长期计划末期计划累计量}} \times 100\%\ \%$$

例 4.4：某地区“十一五”期间计划五年公立医院固定资产投资总额 150 亿元，实际各年投资情况如表 4－2。

表 4－2　某地区“十一五”期间公立医院固定资产投资完成情况　单位：亿元

年份	2006	2007	2008	2009	2010
固定资产实际投资额	30	34	40	51	60

则该地区“十一五”期间公立医院固定资产投资的计划完成程度相对指标为：

$$\text{计划完成程度相对指标} = \frac{30 + 34 + 40 + 51 + 60}{150} \times 100\% = 143\%$$

结果表明，该地区超额 43% 完成“十一五”公立医院固定资产投资计划。

采用累计法计算，只要从中长期计划开始至某一时期止，所累计完成数达到计划数，就是完成了计划。

2. 计划数为相对数时　计划数为相对数时计划完成程度计算公式为：

$$\text{计划完成程对相对指标} = \frac{\text{实际达到的百分数}}{\text{计划规定的百分数}} \times 100\%$$

例 4.5：某制药企业某种药品产量计划要求增长 10%，同时该种药品单位成本计划要求下降 5%，而实际产量增长了 12%，实际单位成本下降了 8%，则计划完成程度指标为：

$$\text{产量计划完成程度相对指标} = \frac{100\% + 12\%}{100\% + 10\%} \times 100\% = 101.82\%$$

$$\text{单位成本降低计划完成程度相对指标} = \frac{100\% - 8\%}{100\% - 5\%} \times 100\% = 96.84\%$$

结果表明，产量计划完成程度大于 100%，说明超额完成计划。而单位成本计划完成程度小于 100%，说明实际成本比计划成本有所降低，也超额完成了成本降低计划。

（二）结构相对指标

研究医药行业经济现象总体时，不仅要掌握其总量，而且要揭示总体内部的组成数量表现，亦即要对总体内部的结构进行数量分析，这就需要计算结构相对指标。

结构相对指标（structure relative index）就是利用分组，将总体区分为不同性质的各部分，以部分数值与总体数值的对比而得出比重或者比率，来反映总体内部组成状况的综合指标。可以用公式表述如下：

$$\text{结构相对数} = \frac{\text{总体某部分或组的数值}}{\text{总体全部数值}} \times 100\%$$

这里需要注意的是，由于对比的基础是同一总体的总数值，所以各部分（或组）所占比重之和应当等于 100% 或 1。

在医药管理统计中结构相对数应用广泛，结构相对数的主要作用可以概括为以下几个方面：

（1）可以反映总体内部结构的特征。

例如，从表4－3中的资料可以看出，2010年我国卫生总费用构成的特点。

表4－3　2010年我国卫生总费用构成

项目	占总数的%
卫生总费用：	100
政府卫生支出	28.6
社会卫生支出	35.9
个人卫生支出	35.5

资料来源：《中国卫生统计年鉴2011》

（2）不同时期结构相对数的变化，可以反映事物性质的发展趋势，分析医药行业经济结构的演变规律。

同样以卫生支出为例。从表4－4的资料中，可以看出不同年份的政府卫生支出在总卫生费用中所占的比重呈现出平稳上升的趋势，这也是医疗卫生发展对政府投入的必然要求。

表4－4　卫生总费用和政府卫生支出的变化趋势

	2001年	2002年	2003年	2004年	2005年	2006年	2007年	2008年	2009年	2010年
卫生总费用/亿元	5025.9	5790	6584	7590	8660	9843	11574	14535	17542	19921
其中：政府卫生支出/亿元	800.61	908.5	1117	1294	1553	1779	2582	3594	4816	5689
占卫生总费用的/%	15.9	15.7	17	17	17.9	18.1	22.3	24.7	27.5	28.6

资料来源：《中国卫生统计年鉴2011》

（3）根据各构成部分所占比重大小，可以反映所研究现象总体的质量以及人、财、物的利用情况。

例如，死亡率，不良反应发生率可以反映医院医疗服务质量；住院率可以反映医疗服务利用的情况；出勤或缺勤率、设备利用率等，则可反映制药企业的人、财、物的利用状况。

（三）比例相对指标

比例相对指标（proportion comparative index）是反映总体中各个组成部分之间的比例关系和均衡状况的综合指标。它是同一总体中某一部分数值与另一部分数值静态对比的结果，计算公式为：

比例相对指标＝总体中某部分数值／总体中另一部分数值

比例相对指标的数值，一般用百分数或几比几的形式表示。计算各种比例相对指标，反映有关事物之间的实际比例关系，有助于我们认识客观事物是否符合按比例协调发展的要求，可以判断比例关系是否合理。这对于在医药管理实践中研究分析整个行业经济发展是否协调均衡具有重要的意义。例如，2011 年我国的人口组成中，城镇人口与农村人口的比重约为 1.05∶1，城镇人口首次超过农村人口，这为确定我国基本医疗保险等政策的方向提供了依据。

（四）比较相对指标

比较相对指标（comparison relative index）又称类比相对数，就是将不同地区、单位或企业之间的同类指标数值作静态对比而得出的综合指标，表明同类事物在不同空间条件下的差异程度或相对状态。比较相对指标可以用百分数、倍数和系数表示。其计算公式可以概括如下：

$$\text{比较相对指标} = \frac{\text{甲地区（单位或企业）某类指标数值}}{\text{乙地区（单位或企业）同类指标数值}} \times 100\%$$

例 4.6：两个类型相同的制药企业，甲企业全员劳动生产率为 18000 元/人·年，乙企业全员劳动生产率为 20000 元/人·年，则两个制药企业全员劳动生产率的比较相对数为：

$$\frac{18000}{20000} \times 100\% = 90\%$$

用来对比的两个性质相同的指标数值，其表现形式不一定仅限于绝对数，也可以是其他的相对数或平均数。但由于总体指标易受总体范围大小的影响，因而，计算比较相对指标时，更多地采用相对指标或平均指标。

利用比较相对指标，主要用来反映医药经济现象之间的差异程度。例如，计算基于制药企业的比较相对指标，可以找出制药企业在运行的过程中存在的问题，为提高制药企业的生产水平和管理水平提供依据。

（五）强度相对指标

强度相对指标（strength relative index）就是在同一地区或单位内，两个性质不同而有一定联系的总量指标数值对比得出的相对数，是用来分析不同事物之间的数量对比关系，表明现象的强度、密度和普遍程度的综合指标。其计算公式为：

$$\text{强度相对数} = \frac{\text{某一总量指标数值}}{\text{另一个有联系而性质不同的总量指标数值}}$$

例 4.7：我国土地面积为 960 万平方公里，第五次人口普查人口总数为 129533 万人，则：

$$\text{人口密度} = \frac{129533}{960} = 134.93\ (\text{人/平方公里})$$

又如，以某地区医院数量与土地面积对比，可以得出医院的密度。这些强度相对指标都是用来反映现象的密集程度或普遍程度的指标。

由于强度相对数是两个性质不同但有联系的总量指标数值之比，所以在多数情况下，是由分子与分母原有单位组成的复合单位表示的，如医院密度用个/平方公里，床位数密度用张/千人等等。但有少数的强度相对指标因其分子与分母的计量单位相同，可以用千分数或百分数表示其指标数值。例如：

$$人口自然增长率 = \frac{年内出生人口数 - 年内死亡人口数}{年平均人口数} \times 1000‰$$

$$= \frac{年内人口自然增长数}{年平均人口数} \times 1000‰$$

$$= 人口出生率(‰‰) - 人口死亡率(‰)$$

从强度相对指标数值的表现形式上看，带有“平均”的意义。但究其实质，强度相对数与统计平均数有根本的区别。平均数是同一总体中的标志总量与单位总量之比，是将总体的某一数量标志的各个变量值加以平均。而强度相对数是两个性质不同而有联系的总量指标数值之比，它表明两个不同总体之间的数量对比关系。

（六）动态相对指标

动态相对指标（dynamic relative index）就是将同一现象在不同时期的两个数值进行动态对比而得出的相对数，借以表明现象在时间上发展变动的程度。一般用百分数或倍数表示，也称为发展速度。其计算公式如下：

$$动态相对数 = \frac{报告期指标数值}{基期指标数值} \times 100\%$$

通常，作为比较标准的时期称为基期，与基期对比的时期称为报告期，有时也称为计算期。动态相对指标的计算结果用百分数或倍数表示。例如，2010 年我国政府卫生支出为 5689 亿元，2009 年为 4816 亿元，如果以 2009 年为基期，即将 2009 年政府卫生支出看做 100，则 2010 年政府卫生支出与 2009 年政府卫生支出进行对比，得出动态相对数为 118. 13%，说明了在 2009 年的基础之上 2010 年政府卫生支出增加的幅度。

五、正确运用相对指标的原则

上述六种相对指标从不同的角度出发，运用不同的对比方法，对两个同类指标数值进行静态的或动态的比较，对总体各部分之间的关系进行数量分析，对两个不同总体之间的联系程度和比例作比较，是医药管理统计分析中常用的基本数量分析方法之一。要使相对指标在医药管理统计分析中起到应有的作用，在计算和应用相对指标时应该遵循以下的原则：

（一）可比性原则

可比性是计算相对指标的最重要的条件。相对指标是两个有关的指标数值之比，对比结果的正确性，直接取决于两个指标数值的可比性。如果违反可比性这一基本原则计算相对指标，就会失去其实际意义，导致不正确的结论。对比指标的可比性，是指对比的指标在含义、内容、范围、时间、空间和计算方法等口径方面是否协调一致，相互适应。如果不一致时，就必须进行调整和换算。这样的对比才符合统计分析的要求，其结果也才能真实反映医药行业经济现象的实质。

（二）定性分析与定量分析相结合的原则

计算对比指标数值的方法是简便易行的，但要正确地计算和运用相对数，还要注重定性分析与定量分析相结合的原则。因为事物之间的对比分析，必须是同类型的指标，只有通过统计分组，才能确定被研究现象的同质总体，便于同类现象之间的对比分析。这就要在确定事物性质的基础上，再进行数量上的比较或分析，而统计分组在一定意义上也是一种统计的定性分类或分析。即使是同一种相对指标在不同地区或不同时间进行比较时，也必须先对现象的性质进行分析，判断是否具有可比性。同时，通过定性分析，可以确定两个指标数值的对比是否合理。例如，将某时期内因某病死亡的人数除以同期的总人口数得到某病的病死率显然是不对的。因为其中包含了患病的人群以及没有患病的人群，不能如实反映某病的病死率。正确的公式应为：

$$\text{病死率} = \frac{\text{某时期内因某病死亡人数}}{\text{同期患某病的病人数}} \times 100\%$$

（三）相对指标和总量指标结合运用的原则

绝大多数的相对量指标都是两个有关的总量指标数值之比，用抽象化的比值来表明事物之间对比关系的程度，而不能反映事物在绝对量方面的差别。因此在一般情况下，相对指标离开了据以形成对比关系的总量指标，就不能深入地说明问题。关于这一点，马克思曾明确指出："如果一个工人每星期的工资是 2 先令，后来他的工资提高到 4 先令，那么工资水平就提高了 100%，……。所以不应当为工资水平提高的动听的百分比所迷惑。我们必须经常这样问：原来的工资数是多少？"

大的相对指标背后的绝对指标可能很小，而小的相对指标背后的绝对指标可能很大。因此，我们不能光凭相对指标的大小做出判断，而应该将相对指标和绝对指标有机地结合在一起，才能充分反映医药行业经济现象。

（四）不同相对指标综合应用的原则

不同相对指标的具体作用不同，从不同的侧面来说明所研究的问题。为了全面而深入地说明医药经济现象及其发展过程的规律性，应该根据统计研究的目的，综合应用各种相对指标。例如，为了研究制药企业生产情况，既要利用生产计划的完成情况指标，又要计算生产发展的动态相对数和强度相对数。此外，把几种相对指标结合起来运用，可以比较、分析现象变动中的相互关系，更好地阐明现象之间的发展变化情况。由此可见，综合运用结构相对数、比较相对数、动态相对数等多种相对指标，有助于我们剖析事物变动中的相互关系及其影响。

第二节　医药管理统计集中趋势的描述

集中趋势反映的是一组数据向某一中心值靠拢的倾向，在中心值附近的数据数目较多，而远离中心值的较少。对集中趋势进行描述就是寻找数据一般水平的中心值或代表值。根据取得这个中心值的方法不同，我们把测度集中趋势的指标分为两类：数值平均数和位置平均数。

一、医药数据数值平均数

数值平均数是同质总体内各个体某一数量标志具体表现在一定时间、地点、条件下所达到的一般水平，是反映行业总体综合数量特征的重要指标，又称为平均指标。数值平均数有三种形式：算术平均数、调和平均数和几何平均数。

（一）算术平均数

算术平均数（arithmetic average）是总体中各个体的某个数量标志的总和与个体总数的比值，一般用符号 $\bar{x}$ 表示。算术平均数是集中趋势中最主要的测度值，同时也是分析医药行业经济现象一般水平和典型特征的最基本指标。它的基本公式是：

$$算术平均数 = \frac{某数量标志的总和}{对应的个体总数}$$

根据所掌握的资料形式不同，可分为简单算术平均数和加权算术平均数两种。

1. 简单算术平均数（simple arithmetic mean） 根据未经分组整理的原始数据计算算术平均数。设一组数据为 $x_1, x_2, x_3, \cdots\cdots, x_n$，则：

$$\bar{x} = \frac{x_1 + x_2 + \cdots\cdots. + x_n}{n} = \frac{\sum_{i=1}^{n} x_i}{n} \quad （式 4-5）$$

例 4.8：据某医药行业咨询公司调查，某地区从事医药行业的从业人员年薪在 40000－55000 元之间，表 4－5 的数据是该地区医药行业从业人员年薪的一个样本：

表 4－5　24 名医药行业从业人员年薪资料表

49100	48600	49950	48800	47200	49900	51350	54600
49300	51200	51000	49400	51400	51800	49600	53400
48700	50300	49000	49800	48900	48650	51300	51900

计算该地区医药行业从业人员的平均年薪。

根据公式计算如下：

$$平均年薪\ \bar{x} = \frac{\sum_{i=1}^{n} x_i}{n} = \frac{49100 + 49300 + \cdots + 53400 + 51900}{24} = 50214.58(元)$$

2. 加权算术平均数（weighted arithmetic mean） 根据分组整理的数据计算的算术平均数。其计算公式为：

$$\bar{x} = \frac{x_1 f_1 + x_2 f_2 + \cdots + x_n f_n}{f_1 + f_2 + \cdots + f_n} = \frac{\sum xf}{\sum f} \quad （式 4-6）$$

式中：f 代表各组变量值出现的频数。

例 4.9：以表 4－6 为例，计算人均日产量。

表 4-6 某医疗器械企业 50 名工人加工医用器材均值计算表

按个数分组	组中值 x	频数 f	xf
105~110	107.5	3	322.5
110~115	112.5	5	562.5
115~120	117.5	8	940.0
120~125	122.5	14	1715.0
125~130	127.5	10	1275.0
130~135	132.5	6	795.0
135~140	137.5	4	550.0
合计	—	50	6160.0

$$\text{平均日产量} = \frac{\sum xf}{\sum f} = \frac{6160}{50} = 123.2(\text{件})$$

从以上计算过程可以看出，频数f的作用：当变量值比较大的次数多时，平均数就接近于变量值大的一方；当变量值比较小的频数多时，平均数就接近于变量值小的一方。可见，频数对变量值在平均数中的影响起着某种权衡轻重的作用，因此被称为权数。

但是，如果各组的频数（权数）均相同时，即：$f_1 = f_2 = f_3 = \cdots\cdots = f_n$ 时，则权数的权衡轻重作用也就消失了。这时，加权算术平均数会变成简单算术平均数。即：

$$\bar{x} = \frac{\sum_{i=1}^{n} x_i f_i}{\sum_{i=1}^{n} f_i} = \frac{f\sum_{i=1}^{n} x_i}{f \cdot n} = \frac{\sum_{i=1}^{n} x_i}{n}$$

可见，简单算术平均数实质上是加权算术平均数在权数相等条件下的一个特例。

简单算术平均数其数值的大小只与变量值的大小有关。加权算术平均数其数值的大小不仅受各组变量值大小的影响，而且还受各组变量值出现的次数即权数大小的影响。

权数既可以用绝对数表示，也可以用相对数（比重）来表示。因此，加权算术平均数也可用以下形式：

$$\bar{x} = \sum_{i=1}^{n} x_i \cdot \frac{f_i}{\sum_{i=1}^{n} f_i} \qquad (\text{式 } 4-7)$$

针对原始资料的不同形式，选择适合的公式形式，往往异曲同工。用比重（频率）公式计算出来的结果与原来用绝对数次数做权数计算的结果是完全相同的。这是因为权数的两种形式，其计算公式在内容上是一致的。

3. 算术平均数的数学性质 算术平均数在医药管理统计中具有重要的地位，它是进行医药管理数据统计分析和统计推断的基础。首先，从统计思想上看，它是一组数据的重心所在，是数据误差相互抵消后的必然性结果。利用算术平均数作为其代表值，可以反映出事物必然性的数量特征。其次，它具有下面一些重要的数学性质，这些数学性质在实际工作中有着广泛的应用（如在相关性分析和方差分析及建立回归方程中），同时也体现了算术平均数的统计思想。

（1）各变量值与其算术平均数的离差之和等于零，即$\sum(x-\bar{x})f=0$；

（2）各变量值与其算术平均数的离差平方和最小，即$\sum(x-\bar{x})^2f=\min$。

（二）调和平均数

在医药管理统计分析中，有时会由于种种原因没有频数的资料，只有每组的变量值和相应的标志总量。这种情况下就不能直接运用算术平均方法来计算了，而需要采取其他形式，即用每组的标志总量除以该组的变量值推算出各组的单位数，才能计算出平均数，我们可以用调和平均的方法完成这个计算。

调和平均数（harmonic average）是各变量值倒数的算术平均数的倒数。由于它是根据变量值倒数计算的，所以又称作倒数平均数，通常用$\bar{x}_H$表示。根据掌握的资料不同，调和平均数可分为简单调和平均数和加权调和平均数两种。

1. 简单调和平均数（simple harmonic mean） 简单调和平均数是根据未经分组的资料计算平均数。用公式表达为：

$$\bar{x}_H=\frac{n}{\frac{1}{x_1}+\frac{1}{x_2}+\cdots\cdots+\frac{1}{x_n}}=\frac{n}{\sum_{i=1}^{n}\frac{1}{x_i}} \quad （式4-8）$$

事实上简单调和平均数是权数均相等条件下的加权调和平均数的特例。当权数不等时，就需要进行加权了。

2. 加权调和平均数（weighted harmonic mean） 设m为加权调和平均数的权数，加权调和平均数公式即为：

$$\bar{x}_H=\frac{m_1+m_2+\cdots\cdots+m_n}{\frac{m_1}{x_1}+\frac{m_2}{x_2}+\cdots\cdots+\frac{m_n}{x_n}}=\frac{\sum_{i=1}^{n}m_i}{\sum_{i=1}^{n}\frac{m_i}{x_i}} \quad （式4-9）$$

下面我们用一个例子来说明简单调和平均数和加权调和平均数：

例4.10：假定有A、B两家制药企业员工的月工资资料如表4-7的前三列。试分别计算其平均工资。

表 4－7　两企业员工工资情况表

月工资 x（元）	工资总额 m（元）		员工人数 f = m/x（人）	
	A 企业	B 企业	A 企业	B 企业
800	48000	40000	60	50
1000	70000	40000	70	40
1600	32000	40000	20	25
合计	150000	120000	150	115

在这里，平均工资作为“单位标志平均数”仍然必须是标志总量（工资总额）与单位总数（员工总数）之比。依据给出的月工资水平和工资总额的分组资料，可以首先用前者来除后者，得到各组的员工人数，进而加总得到整个企业的员工总数（表中后两列），这样就很容易计算出两个企业各自的平均工资。将这些计算过程归纳起来，就是运用了调和平均数的公式。

现在，我们计算 A 企业的平均工资，得到：

$$H_A = \frac{\sum_{i=1}^{3} m_i}{\sum_{i=1}^{3} \frac{m_i}{x_i}} = \frac{48000 + 70000 + 32000}{\frac{48000}{800} + \frac{70000}{1000} + \frac{32000}{1600}}$$

$$= 150000/150 = 1000(\text{元})$$

对于 B 企业，也可以采用加权调和平均数公式来计算其平均工资：

$$H_B = \frac{\sum_{i=1}^{3} m_i}{\sum_{i=1}^{3} \frac{m_i}{x_i}} = \frac{40000 + 40000 + 40000}{\frac{40000}{800} + \frac{40000}{1000} + \frac{40000}{1600}}$$

$$= \frac{120000}{115} \approx 1043.48(\text{元})$$

然而在这里，由于各组的权数（工资总额）相同，实际上并没有真正起到加权的作用。我们采用简单调和平均数的公式来计算，可以得到完全相同的结果，而计算过程却大大简化了：

$$H_B = \frac{3}{\sum_{i=1}^{3} \frac{1}{x_i}} = \frac{3}{\frac{1}{800} + \frac{1}{1000} + \frac{1}{1600}} \approx 1043.48(\text{元})$$

3. 调和平均数特点

（1）调和平均数易受极端值的影响，且受极小值的影响比受极大值的影响更大，例如只要有一个变量值为零，就不能计算调和平均数。

（2）调和平均数应用的范围较小。

（三）几何平均数

几何平均数（geometric average）是 n 个变量值连乘积的 n 次方根。根据掌握的数据资料不同，几何平均数可分为简单几何平均数和加权几何平均数两种。

1. 简单几何平均数（simple geometric mean） 直接将 n 项变量连乘，然后对其连乘积开 n 次方根所得的平均数即为简单几何平均数。它是几何平均数的常用形式。计算公式为：

$$G=\sqrt[n]{x_1 \cdot x_2 \cdot x_3 \cdots\cdots x_n}=\sqrt[n]{\prod_{i=1}^{n} x_i} \quad \text{（式 4－10）}$$

式中，G 代表几何平均数；$\prod$ 代表连乘符号。

例 4.11：某药品流水生产线有前后衔接的五道工序。某日各工序药品的合格率分别为 99%、99%、97%、99%、96%，整个流水生产线产品的平均合格率为：

$\sqrt[5]{0.99 \times 0.99 \times 0.97 \times 0.99 \times 0.96}=97.99\%$

2. 加权几何平均数（weighted geometric mean） 当掌握的数据资料为分组资料，各个变量值出现的次数不相同时，要用加权方法计算几何平均数。加权几何平均数的公式为：

$$\overline{X}_G=\sqrt[f_1+f_2+\cdots\cdots+f_n]{x_1^{f_1} x_2^{f_2} \cdots\cdots x_n^{f_n}}=\sqrt[\sum f]{\prod_{i=1}^{n} x_i^{f_i}} \quad \text{（式 4－11）}$$

例 4.12：某市从 1994 年以来的 14 年，各年的医药工业增加值的增长率资料如表 4－8，计算这 14 年的平均增长率。

表 4－8　几何平均数计算表

时间（年）	年数	工业增加值的增长率（%）
1994～1997	4	10.2
1998～2002	5	8.7
2003～2007	5	9.6
合计	14	—

首先计算平均发展速度：

$$\overline{x}_G=\sqrt[f_1+f_2+\cdots\cdots+f_n]{x_1^{f_1} \cdot x_2^{f_2} \cdot \cdots\cdots \cdot x_n^{f_n}}=\sqrt[4+5+5]{110.2\%^4 \times 108.7\%^5 \times 109.6\%^5}=109.45\%$$

再还原成平均增长率。平均增长率 ＝ 平均发展速度 －100% ＝109.45% －100% ＝9.45%

3. 几何平均数特点

（1）几何平均数受极端值的影响较算术平均数小。

（2）如果变量值有负值，计算出的几何平均数就会成为负数或虚数。

（3）它仅适用于具有等比或近似等比关系的数据。

（4）几何平均数的对数是各变量值对数的算术平均数。

二、医药数据位置平均数

数据位置平均数，就是根据总体中处于特殊位置上的个别单位或部分单位的标志值来确定的代表值，它对于整个总体来说，具有非常直观的代表性，因此，常用来反映医药管理数据分布的集中趋势。常用的是众数、中位数。

（一）众数

1. 众数的概念 众数（mode）是一组数据中出现次数最多的那个变量值。众数具有普遍性，在医药统计实践中，常利用众数来近似反映医药行业经济现象的一般水平。例如，说明城镇居民最普遍的卫生支出水平等。

还以表4-6为例，在某医疗器械企业50名工人加工器材数量中，有14名工人加工的数量为122.5，占工人数的比例最大，所以122.5就称为众数。

众数的确定要根据掌握的资料而定。未分组资料或单项数列资料众数的确定比较容易，不需要计算，可直接观察确定。即在一组数列或单项数列中，次数出现最多的那个变量值就是众数，常用 M_0 表示。

2. 众数的计算 若所掌握的资料是组距式数列，则只能按一定的方法来推算众数的近似值。计算公式为：

$$M_0 = L + \frac{\Delta_1}{\Delta_1 + \Delta_2} \times d \qquad \text{（式4-12-a）}$$

$$M_0 = U - \frac{\Delta_2}{\Delta_1 + \Delta_2} \times d \qquad \text{（式4-12-b）}$$

式中：L——众数所在组下限；

U——众数所在组上限；

Δ_1——众数所在组次数与其下限的邻组次数之差；

Δ_2——众数所在组次数与其上限的邻组次数之差；

d——众数所在组组距。

众数在实际工作中有时有特殊的用途。诸如，要说明一个制药企业中工人最普遍的技术等级，说明城镇居民最普遍的医疗卫生支出水平等，都需要利用众数。但是必须注意，从分布的角度看，众数是具有明显集中趋势点的数值，一组数据分布的最高峰点所对应的数值即为众数。当然，如果数据的分布没有明显的集中趋势或最高峰点，众数也可能不存在；如果有两个最高峰点，也可以有两个众数。只有在总体单位比较多，而且又明显地集中于某个变量值时，计算众数才有意义。

3. 众数的特点

（1）众数是以它在所有标志值中所处的位置确定的全体单位标志值的代表值，它不受分布数列的极大或极小值的影响，从而增强了众数对分布数列的代表性。

（2）当分组数列没有任何一组的次数占多数，也即分布数列中没有明显的集中趋势，而是近似于均匀分布时，则该次数分配数列无众数。若将无众数的分布数列重新分组或各组频数依序合并，又会使分配数列再现出明显的集中趋势。

（3）如果与众数组相比邻的上下两组的次数相等，则众数组的组中值就是众数值；如果与众数组比邻的上一组的次数较多，而下一组的次数较少，则众数在众数组内会偏向该组下限；如果与众数组比邻的上一组的次数较少，而下一组的次数较多，则众数在众数组内会偏向该组上限。

（4）缺乏敏感性。这是由于众数的计算只利用了众数组的数据信息，不象数值平均数那样利用了全部数据信息。

（二）中位数

1. 中位数的概念 中位数（median）是将数据按大小顺序排列起来，形成一个数列，居于数列中间位置的那个数据就是中位数。中位数用 M_e 表示。

从中位数的定义可知，所研究的数据中有一半小于中位数，一半大于中位数。中位数的作用与算术平均数相近，也是作为所研究数据的代表值。在一个等差数列或一个正态分布数列中，中位数就等于算术平均数。

在数列中出现了极端变量值的情况下，用中位数作为代表值要比用算术平均数更好，因为中位数不受极端变量值的影响；如果研究目的就是为了反映中间水平，当然也应该用中位数。在医药统计数据的处理和分析时，可结合使用中位数。

2. 中位数的计算 确定中位数，必须将总体各单位的标志值按大小顺序排列，最好是编制出变量数列。这里有两种情况：

（1）对于未分组的原始资料，首先必须将标志值按大小排序。设排序的结果为：

$$x_1 \leqslant x_2 \leqslant x_3 \leqslant \cdots \leqslant x_n$$

则中位数就可以按下面的方式确定：

$$M_e = \begin{cases} x_{\frac{n+1}{2}} & (n\text{ 为奇数}) \\ \dfrac{x_{\frac{n}{2}} + x_{\frac{n}{2}+1}}{2} & (n\text{ 为偶数}) \end{cases} \qquad \text{（式 4－13）}$$

例如，根据例 4.9 的数据，计算 50 名工人日加工医用器材数的中位数。中位数的位置在（50＋1）/2 ＝ 25.5，中位数在第 25 个数值（123）和第 26 个数值（123）之间，即 M_e ＝（123＋123）/2＝123（件）。

（2）由分组资料确定中位数

由组距数列确定中位数，应先按 $\dfrac{\sum f}{2}$ 的公式求出中位数所在组的位置，然后再按下限公式或上限公式确定中位数。

下限公式：$$M_e = L + \frac{(\sum f/2) - S_{m-1}}{f_m} \times d \qquad \text{（式 4－14－a）}$$

上限公式：$$M_e = U - \frac{(\sum f/2) - S_{m+1}}{f_m} \times d \qquad \text{（式 4－14－b）}$$

式中：M_e——中位数；

L——中位数所在组下限；

U——中位数所在组上限；

f_m——为中位数所在组的次数；

$\sum f$——总次数；

d——中位数所在组的组距；

S_{m-1}——中位数所在组以下的累计次数；

S_{m+1}——中位数所在组以上的累计次数。

根据例 4.9 的数据，计算 50 名工人日加工医用器材数的中位数。

表 4－9　某企业 50 名工人加工零件中位数计算表

按件数分组	频数（人）	向上累计（人）	向下累计（人）
105～110	3	3	50
110～115	5	8	47
115～120	8	16	42
120～125	14	30	34
125～130	10	40	20
130～135	6	46	10
135～140	4	50	4

由表 4－9 可知，中位数的位置 ＝ 50/2 ＝ 25，即中位数在 120～125 这一组，$L=120$，$S_{m-1}=16$，$U=125$，$S_{m+1}=20$，$f_m=14$，$d=5$，根据中位数公式得：

$$M_e = 120 + \frac{\frac{50}{2}-16}{14} \times 5 = 123.21(\text{件})$$

或

$$M_e = 125 - \frac{\frac{50}{2}-20}{14} \times 5 = 123.21(\text{件})$$

3. 中位数的特点

（1）中位数是以它在所有标志值中所处的位置确定的全体单位标志值的代表值，不受分布数列的极大或极小值影响，从而在一定程度上提高了中位数对分布数列代表的稳健性。

（2）各单位标志值与中位数离差的绝对值之和为最小值，据此可解决一些实际问题。例如，如何在社区之内建立医院，使得居民到达医院的距离最短，以提高医疗服务利用的可及性。

（3）缺乏敏感性。与众数类似，中位数作为位置平均数，很多时候并不能对数据的变化产生反应。

（三）众数、中位数和算术平均数比较

1. 众数、中位数和算术平均数的关系　大部分数据都属于单峰分布，其众数、中位数和算术平均数之间具有以下关系：如果数据的分布是对称的，则 $M_0 = M_e = \bar{x}$，如图 4－1（a）所示；如果数据是左偏分布，说明数据中偏小的数较多，这就必然拉动算术平均数向小的一方靠，而众数和中位数由于是位置代表值，不受极值的影响，因此三者之间的关系表现为 $M_0 > M_e > \bar{x}$，又叫负偏，如图 4－1（b）所示；如果数据是右偏分布，说明数据中偏大的数较多，必然拉动算术平均数向大的一方

靠，则 $M_0 < M_e < \bar{x}$，又叫正偏，如图4-1（c）所示。

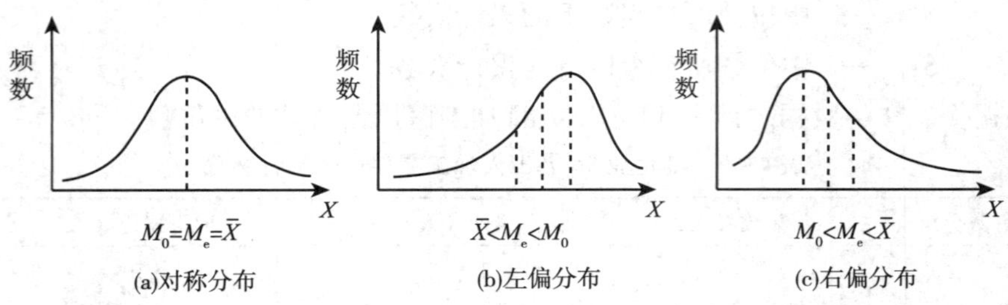

图4-1　众数、中位数和算术平均数的关系示意图

2. 众数、中位数和算术平均数的特点与应用

（1）众数是一组数据分布的峰值，是位置代表值。其优点是易于理解，不受极端值的影响。当数据的分布具有明显的集中趋势时，尤其是对于偏态分布，众数的代表性比算术平均数要好。其特点是具有不唯一性，对于一组数据可能有一个众数，也可能有两个或多个众数，也可能没有众数。

（2）中位数是一组数据中间位置上的代表值，也是位置代表值，其特点是不受极端值的影响。对于具有偏态分布的数据，中位数代表性要比算术平均数好。

（3）算术平均数由全部数据计算所得，它具有优良的数学性质，是实际中应用最广泛的集中趋势测度值。其主要缺点是易受数据极端值的影响，对于偏态分布的数据，算术平均数的代表性较差。作为算术平均数变形的调和平均数和几何平均数是适用于特殊数据的代表值，调和平均数主要用于不能直接计算算术平均数的数据，几何平均数则主要用于计算比例数据的平均数，这两个测度值与算术平均数一样，易受极端值的影响。

第三节　医药数据离散程度的描述

集中趋势是一个说明同质总体各个体变量值的代表值，其代表性取决于被平均变量值之间的变异程度。在统计中，把反映现象总体中各个体的变量值之间差异程度的指标称为离散指标。反映离散程度的指标有绝对数的和相对数两类。

一、医药管理数据离散程度的绝对指标

（一）极差与四分位差

1. 极差　极差（range）也叫全距，是一组数据的最大值与最小值之离差，即：

$$R = \max(x_i) - \min(x_i) \qquad \text{（式4-15）}$$

式中：R 为极差；$\max(x_i)$ 和 $\min(x_i)$ 分别为一组数据的最大值和最小值。

对于组距分组数据，极差也可近似表示为：

R≈最高组的上限值—最低组的下限值

极差是描述医药管理统计数据离散程度的最简单测度值，计算简单，易于理解。但它只是说明两个极端变量值的差异范围，不能反映各单位变量值变异程度，易受极端数值的影响。

对于医药企业来说，全距常用来检查医药产品质量的稳定性和进行质量控制。在正常生产条件下，全距在一定范围内波动，若全距超过给定的范围，就说明有异常情况出现。因此，利用全距有助于及时发现问题，以便采取措施，保证质量。

2. 四分位差 把一个数列四等分，形成三个分割点（Q_1、Q_2、Q_3），这三个分割点的数值就称为四分位数。四分位差（quartile）是指第三四分位数与第一四分位数之差，也称为内距或四分间距，用 Q_r 表示。四分位差的计算公式为：

$$Q_r = Q_3 - Q_1 \qquad \text{（式 4-16）}$$

四分位差反映了中间50%数据的离散程度。其数值越小，说明中间的数据越集中；数值越大，说明中间的数据越分散。四分位差不受极端值影响，因此，在某种程度上弥补了极差的一个缺陷。

（二）平均差

平均差（mean deviation）也称平均离差，是各变量值与其平均数离差绝对值的平均数，通常用 M_D 表示。由于各变量值与其平均数离差之和等于零，所以，在计算平均差时，是取绝对值形式的。平均差的计算根据掌握数据资料不同而采用两种不同形式。

1. 简单式 对未经分组的数据资料，采用简单式，公式如下：

$$M_D = \frac{\sum_{i=1}^{n} |x - \bar{x}|}{n} \qquad \text{（式 4-17）}$$

例如，计算5、11、7、8、9的平均差。

先计算其算术平均数为8，再根据公式得：

$$M_D = \frac{|5-8| + |11-8| + |7-8| + |8-8| + |9-8|}{5} = 1.6$$

2. 加权式 根据分组整理的数据计算平均差，应采用加权式，公式如下：

$$M_D = \frac{\sum |x - \bar{x}| f}{\sum f} \qquad \text{（式 4-18）}$$

例4.13：某制药厂按月收入水平分组的组距数列如表4-10中前两列，计算平均差。

表 4－10　某制药厂职工月收入情况

职工工资（元）	职工人数（f）	组中值（x）	xf	$x-\bar{x}$	$\lvert x-\bar{x}\rvert f$
250～270	15	260	3900	－50	750
270～290	25	280	7000	－30	750
290～310	35	300	10500	－10	350
330～350	65	320	20800	10	650
	40	340	13600	30	1200
	180	—	55800		3700

根据公式列表计算，得到：

$$\bar{x}=\frac{\sum xf}{\sum f}=\frac{55800}{180}=310(\text{元})$$

$$\text{A. D}=\frac{\sum \lvert x-\bar{x}\rvert f}{\sum f}=\frac{3700}{180}=20.6\ (\text{元})$$

由于平均差采用了离差的绝对值，不便于运算，使其应用受到了很大限制。

（三）标准差与方差

标准差（standard deviation）又称均方差，它是各单位变量值与其平均数离差平方的平均数的平方根，通常用 σ 表示。它是测度数据离散程度的最主要方法。标准差是具有量纲的，它与变量值的计量单位相同。

标准差的本质是求各变量值与其平均数的距离和，即先求出各变量值与其平均数离差的平方，再求其平均数，最后对其开方。之所以称其为标准差，是因为在正态分布条件下，它和平均数有明确的数量关系，是真正度量离中趋势的标准。

根据掌握的数据资料不同，有简单式和加权式两种。

1. 简单式　对未经分组的数据资料，采用简单式，公式如下：

$$\sigma=\sqrt{\frac{\sum_{i=1}^{n}(x_i-\bar{x})^2}{n}} \qquad (\text{式 } 4-19)$$

例如，计算 5、11、7、8、9 的标准差。

先计算其算术平均数为 8，再代入公式（4.15）得：

$$\sigma=\sqrt{\frac{(5-8)^2+(11-8)^2+(7-8)^2+(8-8)^2+(9-8)^2}{5}}=2$$

2. 加权式　根据分组整理的数据计算标准差，应采用加权式，公式如下：

$$\sigma=\sqrt{\frac{\sum_{i=1}^{n}(x_i-\bar{x})^2 f_i}{\sum_{i=1}^{n} f_i}} \qquad (\text{式 } 4-20)$$

例 4. 14：表 4－11 是某医疗器械企业 200 名工人生产器械零件的情况。现利用表 4－11 的资料，计算标准差。

表 4－11　标准差计算示例表

按零件数分组（个）	职工人数（人）f	组中值 x	$x-\bar{x}$	$(x-\bar{x})^2$	$(x-\bar{x})^2f$
40～50	20	45	－19. 5	380. 25	7605
50～60	40	55	－9. 5	90. 25	3610
60～70	80	65	0. 5	0. 25	20
70～80	50	75	10. 5	110. 25	5512. 5
80～90	10	85	20. 5	420. 25	4202. 5
合计	200	—	—	—	20950

将表 4－11 的资料代入公式中计算得：

$$\sigma = \sqrt{\frac{20950}{200}} = 10.23(\text{个})$$

标准差是根据全部数据计算的，它反映了每个数据与其平均数相比平均相差的数值，因此，它能准确地反映出数据的离散程度。与平均差相比，标准差在数学处理上是通过平方消去离差的正负号，更便于数学上的处理。因此，标准差是实际中应用最广泛的离散程度测度值。

方差（variance）是各变量值与其算术平均数离差平方和的平均数，即是标准差的平方，用 σ^2 表示总体的（方差）标准差；用 S^2 表示样本的（方差）标准差。在本书接下来的医药管理数据统计分析中，这些指标我们经常要用到。

二、医药管理数据离散程度的相对指标

上面介绍的各离散程度测度值都是反映数据分散程度的绝对值，其数值的大小一方面取决于原变量值本身水平的高低，也就是与变量的均值大小有关；另一方面，它们与原变量值的计量单位相同，采用不同计量单位计量的变量值，其离散程度的测度值也就不同。

因此，对于平均数不等或计量单位不同的不同组别的变量值，是不能直接用离散程度的绝对指标比较其离散程度的。为了消除变量平均数不等和计量单位不同对离散程度测度值的影响，需要计算离散程度的相对指标，即离散系数，其一般公式是：

$$\text{离散系数} = \frac{\text{离散程度的绝对指标}}{\text{对应的平均指标}}$$

离散程度通常是就标准差来计算的，因此，也称为标准差系数，它是一组数据的标准差与其对应的平均数之比，是测度数据离散程度的相对指标，其计算公式如下：

$$V_\sigma = \frac{\sigma}{\bar{x}} \times 100\% \qquad \text{（式 4－21）}$$

例 4. 15：某地甲乙两个不同的制药企业以及医疗器械企业生产某种药品以及某种医疗器械平均每天产量资料如表 4 – 12，计算标准差系数。

表 4 – 12　离散系数比较分析表

企业	计量单位	每天平均产量 $\bar{x}$	标准差 σ	离散系数（%）$V_\sigma = \frac{\sigma}{\bar{x}} \times 100\%$
制药厂	盒	500	10	2. 0
医疗器械厂	件	200	5	2. 5

甲制药厂的标准差比乙医疗器械厂大，但我们却不能直接断定制药厂的平均每天产量的代表性就比医疗器械厂的小。因为，首先这两个厂的平均日产量相差悬殊，其次两个厂属于性质不同（计量单位不同）的两个企业。因此只能根据离散系数的大小来判断。表 4 – 12 中最后一栏的两个企业的离散系数表明，制药厂的平均日产量的代表性就比医疗器械厂的大，生产比较稳定。其结果与用标准差判断的结果正好相反。

三、医药管理数据的标准化

在计算了医药管理数据算术平均数和标准差之后，我们可以对一组数据中各个数值进行标准化处理，以测度每个数据在该组数据中的相对位置，并可以用它来判断一组数据是否有异常值。标准化数值是变量值与其平均数的离差除以标准差后的值，也称为 z 分数或标准分数。

设标准化数值为 z，则有：

$$z = \frac{x_i - \bar{x}}{\sigma} \text{或} z = \frac{x_i - \bar{x}}{s} \quad \text{（式 4 – 22）}$$

例 4. 16：如果生产同一种药品的几家制药企业的日产量（盒）分别是 500，600，800，100，400，700。计算其标准化数值。

假定已知算术平均数以及标准差分别是：$\bar{x} = 550 \quad s = 50$，

根据公式计算相应的标准化数值：–1，1，5，–9，–3，3。

标准化数值给出了一组数据中各数值的相对位置。例如，600 对应的标准分数为 1，我们就知道该数值高于算术平均数 1 倍标准差。通常一组数据中高于或低于算术平均数三倍标准差的数值是很少的，即在算术平均数加减三个标准差的范围内几乎包含了全部数据，而在三个标准差之外的数据，统计上称为离群点。例如，800 对应的标准分数为 5；100 对应的标准分数为 –9，它们就是离群值。

标准化后数据就没有量纲了，但不会改变其在原序列中的位置。在医药管理统计分析中对多个具有不同量纲的变量进行处理时，常常需要对变量数值进行标准化处理。

四、数据总方差、组内方差和组间方差

如果资料分成 k 组，每组都可以计算出一个平均数，即 $\bar{x}_i = \sum_{i=1}^{n_i} x_i / n_i$，$n_i$ 为各组标志值的数量，共有 k 个组平均数，所以计算总平均数也就等于是计算各组平均数的平均数，即 $\bar{\bar{x}} = \sum_{i=1}^{k} \bar{x}_i n_i / n_i$。在分组情况下，所有标志值对总平均数的方差（即总方差 σ^2）可以分解为组内方差和组间方差两部分。

组内方差反映组内标志值对组平均数的方差。

第 i 组的组内方差用 σ_i^2 表示： $$\sigma_i^2 = \frac{\sum_{i=1}^{n_i}(x_i - \bar{x})^2}{n_i}$$

各组组内方差的平均数用 $\overline{\sigma_i^2}$ 表示： $$\overline{\sigma_i^2} = \frac{\sum_{i=1}^{k}\sigma_i^2 n_i}{n_i}$$

组间方差反映组平均数对总平均数的方差。

组间方差用 δ^2 表示： $$\delta^2 = \frac{\sum_{i=1}^{k}(\bar{x}_i - \bar{\bar{x}})^2 n_i}{\sum_{i=1}^{k} n_i}$$

总方差等于组内方差的平均数加上组间方差：

$$\sigma^2 = \overline{\sigma_i^2} + \delta^2 \quad \text{（式 4－23）}$$

例 4.17：某制药企业有 16 个工人分三组，其日生产药品盒数如表 4－13，分别计算各组的平均数与方差；计算组内方差、组间方差和总方差，并验证三者之间的数量关系。

表 4－13　三个班组工人的日产量　单位：盒

第一组	第二组	第三组
130	180	198
156	200	192
178	196	202
164	176	204
154	169	188
	168	

根据平均数和方差的计算公式得：

	第一组	第二组	第三组
次数 n_i	5	6	5
平均数 $\bar{x}_i$	156.40	181.50	196.80
组内方差 σ_i^2	245.44	153.92	36.16

由上述数据得组内方差的平均数：

$$\bar{\sigma_i^2} = \frac{\sum_{i=1}^{k} \sigma_i^2 n_i}{n_i} = \frac{245.44 * 5 + 153.92 * 6 + 36.16 * 5}{5 + 6 + 5} = 145.72$$

因为：$\bar{\bar{x}} = \dfrac{\sum_{i=1}^{k} \bar{x}_i n_i}{n_i} = \dfrac{156.40 * 5 + 181.50 * 6 + 196.80 * 5}{5 + 6 + 5} = 178.44$

所以，组间方差为：

$$\delta^2 = \frac{\sum_{i=1}^{k} (\bar{x}_i - \bar{\bar{x}})^2 n_i}{\sum_{i=1}^{k} n_i}$$

$$= \frac{(156.40 - 178.44)^2 * 5 + (181.50 - 178.44)^2 * 6 + (196.80 - 178.44)^2 * 5}{5 + 6 + 5}$$

$$= 260.65$$

根据公式总方差的公式得：

$$\sigma^2 = \frac{\sum_{i=1}^{n} (x_i - \bar{\bar{x}})^2}{n}$$

$$= \frac{(130 - 178.44)^2 + (156 - 178.44)^2 + \cdots\cdots + (188 - 178.44)^2}{16}$$

$$= 406.37$$

即：$\bar{\sigma_i^2} + \delta^2 = 145.72 + 260.65 = 406.37$。所以，总方差等于组内方差的平均数加上组间方差。

第四节　医药管理数据分布偏态与峰度的测度

集中趋势和离散程度是数据分布的两个重要特征，但要全面了解数据分布的特点，还需要掌握数据分布的形状是否对称、偏斜的程度以及扁平程度等。反映这些分布特征的测度值是偏态和峰度。

一、医药管理数据原点矩与中心矩

矩，又称为动差，来源于物理学中的“力矩”。物理学中力矩用以测定的转动趋势，说明某一力点的作用力大小，它受作用力的大小和力臂的长度的影响。医药数据统计学中的“矩”是具有广泛意义的随机变量的数字特征。

（一）原点矩（original moment）

以标志值 0 点为原点或支点，以各组标志值 x_i 为力臂的距离，以 $f_i / \sum_{i=1}^{n} f_i$ 为作用力的大小，则构成统计的一阶原点矩 u_1，即：

$$u_1 = \frac{\sum_{i=1}^{n} f_i x_i}{\sum_{i=1}^{n} f_i} \quad \text{（式 4-24）}$$

如果将作用力臂分别采用各变量值的不同次方，如 $x^2, x^3, \cdots\cdots x^n$，则构成 k 阶原点矩，其一般式为：

$$u_k = \frac{\sum_{i=1}^{n} f_i x_i^k}{\sum_{i=1}^{n} f_i} \quad \text{（式 4-25）}$$

（二）中心矩（central moment）

若我们把原点移到算术平均数处，以（$x_i - \bar{x}$）的各次方作为力臂的距离，以 $f_i \ / \sum_{i=1}^{n} f_i$ 为各作用力的大小，则构成统计的 k 阶中心矩 v_k，即：

$$v_k = \frac{\sum_{i=1}^{n} (x_i - \bar{x})^k f_i}{\sum_{i=1}^{n} f_i} \quad \text{（式 4-26）}$$

在实际医药管理统计分析中，次数分布的一些统计特征值，如算术平均数和方差，可分别用一阶原点矩和二阶中心矩表示。在计算分布的特征状态—偏斜度和峰度时，需要计算三阶、四阶原点矩和中心矩。

二、医药管理数据统计分布的偏态

医药管理数据统计分布的偏态是对分布偏斜方向和程度的测度。有些变量值出现的次数往往是非对称型的，如收入分配、药品市场占有份额、医疗资源配置等。变量分组后，总体中各个体在不同的分组变量值下分布并不均匀对称，而呈现出偏斜的分布状况，统计上将其称为偏态分布（skewed distribution）。

利用众数、中位数和平均数之间的关系就可以判断分布是对称、左偏还是右偏，但要测度偏斜的程度则需要计算偏度系数。统计分析中测定偏态系数的方法很多，一般采用矩的概念计算，其计算公式为三阶中心矩 v_3 与标准差的三次方之比。具体公式如下：

$$\alpha = \frac{v_3}{\sigma^3} = \frac{\sum_{i=1}^{n} (x_i - \bar{x})^3 f_i}{\sum_{i=1}^{n} f_i \cdot \sigma^3} \quad \text{（式 4-27）}$$

式中：α 为偏态系数（coefficient of skewness）。

从公式中可以看到，它是离差三次方的平均数再除以标准差的三次方。当分布对称时，离差三次方后正负离差可以相互抵消，因而 α 的分子等于0，则 $\alpha=0$；当分布不对称时，正负离差不能抵消，就形成了正与负的偏态系数 α。当 α 为正值时，表示为正偏或右偏；反之，α 为负值时，表示为负偏或左偏。

偏态系数 α 的数值一般在0与±3之间，α 越接近0，分布的偏斜度越小；α 越接近±3，分布的偏斜度越大。

例4.18：某市30个制药企业2007年某月利润额统计资料如表4－12所示，要求计算该变量数列的偏斜状况。

利用表4－14中有关数据计算标准差如下：

表4－14 偏斜系数计算示例表

利润额（万元）	企业数 f	组中值 x	$(x-\bar{x})^2f$	$(x-\bar{x})^3f$	$(x-\bar{x})^4f$
10～30	2	20	2312	－78608	2672672
30～50	10	40	1960	－27440	384160
50～70	13	60	468	2808	16848
70～90	5	80	3380	87880	2284880
合计	30	—	8120	－15360	5358560

$$\sigma=\sqrt{\frac{\sum_{i=1}^{n}(x_i-\bar{x})^2f_i}{\sum_{i=1}^{n}f_i}}=\sqrt{\frac{8120}{30}}=16.45$$

$$v_3=\frac{\sum_{i=1}^{n}(x_i-\bar{x})^3f_i}{\sum_{i=1}^{n}f_i}=\frac{-15360}{30}=-512$$

$$\alpha=\frac{v_3}{\sigma^3}=\frac{-512}{16.45^3}=-0.12$$

计算结果表明该市制药企业利润额的分布状况呈轻微负偏分布。

三、医药管理数据分布的峰度

峰度（kurtosis）是分布集中趋势高峰的形状。在变量数列的分布特征中，常常以正态分布为标准，观察变量数列分布曲线顶峰的尖平程度，统计上称之为峰度。如果分布的形状比正态分布更高更瘦，则称为尖峰分布，见图4－2（a）；如果分布的形状比正态分布更矮更胖，则称为平峰分布，见图4－2（b）。

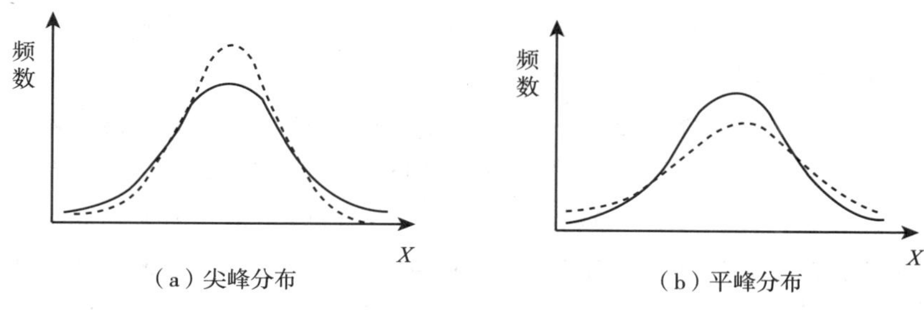

图 4－2　尖峰、平峰分布示意图

测度峰度的方法，一般采用矩的概念计算，即运用四阶中心矩 v_4 与标准差的四次方对比，以此来判断各分布曲线峰度的尖平程度。公式如下：

$$\beta = \frac{v_4}{\sigma^4} - 3 = \frac{\sum_{i=1}^{n}(x_i - \bar{x})^4 f_i}{\sum_{i=1}^{n} f_i \cdot \sigma^4} - 3 \qquad \text{（式 4－28）}$$

式中：β 为峰度系数。

峰度系数是统计中描述次数分布状态的又一个重要特征值，用以测定邻近数值周围变量值分布的集中或分散程度。它以四阶中心矩为测量标准，除以 σ^4 是为了消除单位量纲的影响，而得到以无名数表示的相对数形式，以便在不同的分布曲线之间进行比较。由于正态分布的峰度系数为 0，当 $\beta > 0$ 时为尖峰分布，当 $\beta < 0$ 时为平顶分布。

例 4.19：继续例 4.18，要求计算该变量数列的峰度。

根据表 4－14 中有关数据计算峰度系数如下：

$$\beta = \frac{v_4}{\sigma^4} - 3 = \frac{\sum_{i=1}^{n}(x_i - \bar{x})^4 f_i}{\sum_{i=1}^{n} f_i \cdot \sigma^4} - 3 = \frac{5358560}{30 \times 16.45^4} - 3 = 2.44 - 3 = -0.56$$

计算结果表明，上述制药企业间利润额的分布呈平顶峰度，各变量值分布较为均匀。

第五节　Excel 进行综合指标的计算

Excel 中用于计算描述统计量的方法有两种，分别是函数法和描述统计工具的方法。下面将分别阐述。

一、函数法

常用的描述统计量有众数、中位数、算数平均数、调和平均数、几何平均数、极差、四分位差、标准差、方差、标准差系数等。一般来说，在 Excel 中求这些统计量，未分组资料可用函数计算，已分组资料可用公式计算。这里我们仅介绍如何用函数来计算未分组资料的描述统计量。

用函数计算有两种操作方法：一是手工输入函数名称及参数。这种输入形式比较简单、快捷，但需要非常熟悉函数及其参数的输入形式。所以，只有比较简单的函数才用这种方法输入；二是函数导入法。这是一种最为常用的办法，它适合于所有函数的使用，而且在导入过程中有向导提示，因而非常方便。函数的一般导入过程为：打开“公式”菜单，选择“插入函数”选项，在插入函数对话框中进行设置。在对话框的“选择类别”中确定函数的类别（如常用函数或统计）；在“选择函数”内确定欲选的函数名称，如 SUM、MODE 等；点击“确定”后即可出现该函数运算的对话框向导，再按向导的提示往下运行即可。

下面介绍统计中常用指标的函数运算方法。

1. 众数

例 4.20：为了解某单位职工的工资收入情况，随机抽取 30 人月工资如下：

1560	1340	1600	1410	1590	1410
1610	1570	1710	1550	1490	1690
1380	1580	1470	1530	1560	1250
1560	1350	1560	1510	1550	1460
1550	1570	1980	1610	1510	1440

用函数方法求众数，新建 Excel 工作表，应先将 30 个人的工资数据输入 A1：A30 单元格。

（1）手工输入函数名称及参数　选中任一空白单元格，输入“＝MODE（A1：A30）”，按下回车后可得众数为 1560。如图 4－3 所示。

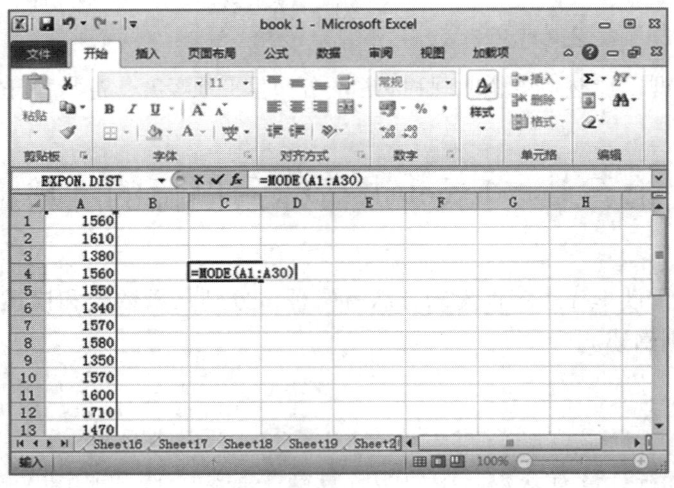

图 4－3　手工输入函数名称及参数

（2）函数导入法　打开“公式”菜单，选择“插入函数”选项。在出现的“插入函数”对话框中进行设置，在“选择类别”中确定函数的类别“统计”，在“选择函数”内确定欲选的函数名称“MODE. SNGL”，如图4－4所示。

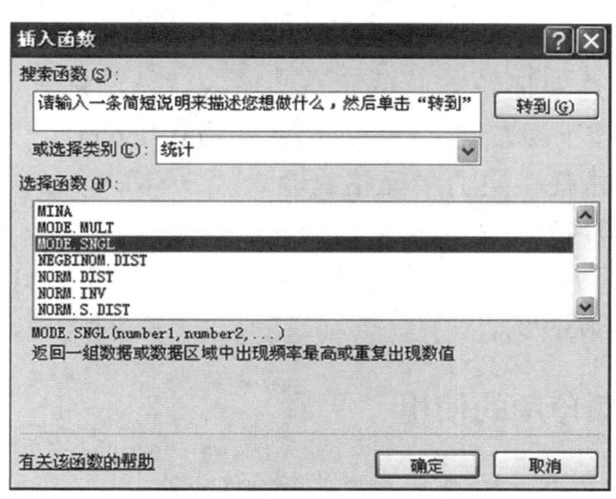

图4－4　函数导入法“插入函数”对话框

单击“确定”后即可出现该函数参数设置的对话框，在Number1处输入“A1：A30”或者用鼠标拖曳选择Excel中的A1：A30区域，如图4－5所示。单击“确定”，在Excel中得到众数1560。

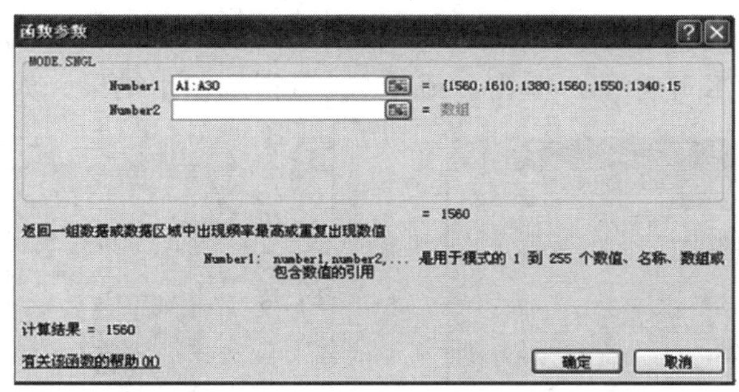

图4－5　函数导入法“函数参数”对话框

运用函数导入法，只要知道每个函数的涵义，即可按上述程序得到相应的运算结果，这里不再一一讲解，下面仅列示各函数的含义及本例中的运行结果。

2. 中位数　选中任一空白单元格，输入“＝MEDIAN（A1：A30）”，按下回车键后得中位数1550。

3. 算术平均数　选中任一空白单元格，输入“＝AVERAGE（A1：A30）”，按下回车键后得算术平均数为1531. 667。

4. 几何平均数　选中任一空白单元格，输入“＝GEOMEAN（A1：A30）”，按下回车键后得几何平均数为1526. 3。

5. 调和平均数　选中任一空白单元格，输入“＝HARMEAN（A1：A30）”，按下回车键后得调和平均数为1521.06。

6. 全距 选中任一空白单元格，输入“=MAX（A1：A30）-MIN（A1：A30）”，按下回车键后得全距为730。

7. 标准差 选中任一空白单元格，输入“=STDEV（A1：A30）”，按下回车键后得标准差132.5371。

8. 标准差系数 选中任一空白单元格，输入“=STDEV（A1：A30）/AVERAGE（A1：A30）”，按下回车键后得标准差系数为0.086531。

9. 偏度系数 选中任一空白单元格，输入“=SKEW（A1：A30）”，按下回车键后得偏度系数为0.914565。

10. 峰度系数 选中任一空白单元格，输入“=KURT（A1：A30）”，按下回车键后得峰度系数为3.808279。

二、描述统计菜单项的使用

仍使用例4.20的数据，按以下步骤进行操作：

第一步：打开“数据”菜单，选择“数据分析”选项，从其对话框中选择“描述统计”，单击“确定”后打开“描述统计”对话框，如图4-6所示。

第二步：在“描述统计”对话框中进行设置。在“输入区域”框中输入“$A$1：$A$30”，在“输出区域”框中输入“$C$8”。其他复选框可根据需要选定，选择“汇总统计”可给出一系列描述统计量；选择“平均数置信度”会给出用样本平均数估计总体平均数的置信区间；“第K大值”和“第K小值”会给出样本中第K个大值和第K个小值。单击“确定”，可得到输出结果，如图4-7所示。

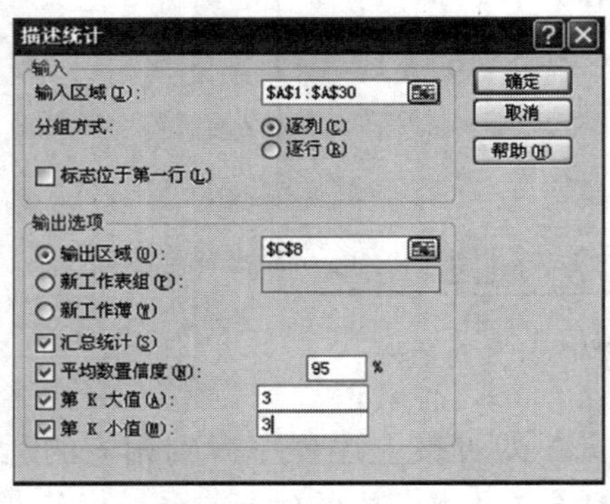

图4-6 “描述统计”对话框

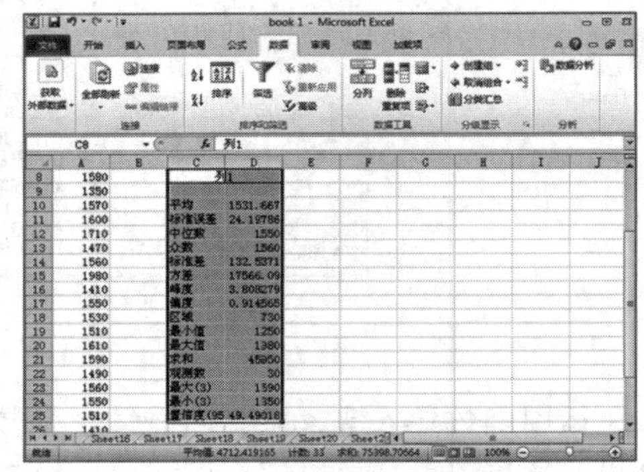

图4-7 描述统计输出结果

上面的结果中，“平均”指样本均值，“标准误差”指样本平均数的标准差；“标准差”指样本的标准偏差，自由度为$n-1$；“峰度”指峰度系数；“偏度”指偏度系数；“区域”实际上是极差或全距。可以看出利用Excel描述统计工具计算出的结果与使用函数计算的结果是相同的。

本章小结

本章重点介绍了医药管理统计中总量指标和相对指标的概念、种类、运用原则以及计算方法进行了详细介绍；在此内容基础上，对数据的集中趋势和离散程度的描述做出了分析，对指标的含义与计算方法给出了详细讲解；同时，对数据分布的偏态与峰度的测量指标进行了介绍；最后对利用 Excel 进行综合指标的计算步骤做出了详实介绍。

课后习题

一、名词解释

1. 医药统计总量指标
2. 总体单位总量、总体标志总量
3. 相对指标
4. 计划完成程度相对指标
5. 结构相对指标、比例相对指标、比较相对指标
6. 强度相对指标、动态相对指标
7. 算术平均数、调和平均数、几何平均数
8. 众数
9. 中位数
10. 极差
11. 标准差
12. 峰度

二、选择题

1. 总量指标的数值大小（　）

 A. 随总体范围的扩大而增加　　B. 随总体范围的扩大而减少

 C. 随总体范围的减少而增加　　D. 与总体范围的大小无关

2. 下列指标中属于总量指标的是（　）

 A. 国民生产总值　　B. 劳动生产率

 C. 计划完成程度　　D. 单位产品成本

3. 下列指标中属于时点指标的是（　）

 A. 药品销售额　　B. 药品购进额

 C. 药品库存额　　D. 药品流通费用额

4. 对不同类产品或商品不能直接加总的总量指标是（　）

 A. 实物量指标　　B. 价值量指标

 C. 劳动量指标　　D. 时期指标

5. 在下列两两组合的平均指标中，哪一组的两个平均数不受极端两值的影响（　）

A. 算术平均数和调和平均数　　B. 几何平均数和众数

C. 调和平均数和众数　　D. 众数和中位数

6. 在下列相对指标中具有可加性的相对指标是（　）

A. 结构相对指标　　B. 比较相对指标

C. 比例相对指标　　D. 强度相对指标

7. 计划完成程度相对指标的分子分母（　）

A. 只能是绝对指标

B. 只能是相对指标

C. 只能是平均指标

D. 绝对指标、相对指标和平均指标均可

8. 算术平均数的基本公式是（　）

A. 总体部分总量与部分总量之比

B. 总体标志总量与总体单位总数之比

C. 总体标志总量与另一总体总量之比

D. 不同总体两个有联系的指标数值之比

9. 在组距数列中，如果每组的次数都增加 10 个单位，而组中值不变，则算术平均数（　）

A. 不变　　B. 上升

C. 增加 10 个单位　　D. 无法判断

10. 在组距数列中，如果每组的组中值都增加 10 个单位，而各组次数不变，则算术平均数（　）

A. 不变　　B. 上升

C. 增加 10 个单位　　D. 无法判断

11. 权数对算术平均数的影响作用决定于（　）

A. 权数本身数值大小

B. 各组标志值的大小

C. 权数数值之和的大小

D. 作为权数的各组单位数占总体单位总数的比重大小

12. 各标志值与算术平均数的离差之和等于（　）

A. 各标志值的平均数　　B. 零

C. 最小值　　D. 最大值

13. 简单算术平均数可以说是（　）

A. 简单调和平均数的特例　　B. 几何平均数的特例

C. 加权算术平均数的特例　　　　D. 加权调和平均数的特例

14. 众数是由变量数列中的（　）

A. 标志值大小决定的　　　　B. 极端数值决定的

C. 标志值平均水平决定的　　　　D. 标志值出现次数多少决定的

15. 计算平均指标最常用和最基本的形式是（　）

A. 众数和中位数　　　　B. 算术平均数

C. 几何平均数　　　　D. 调和平均数

三、判断题

1. 医药统计总量指标的计量单位一般有实物单位、价值单位和劳动单位三种。

2. 时点指标反映医药行业经济现象在某一段时间上的状况的总量。

3. 时期指标与时期长短成正比，时点指标与时点间隔成反比。

4. 相对指标是两个有联系的指标数值之比，所以它们之间必须是同质的。

5. 相对指标也称作相对数，其数值有无名数和复名数两种表现形式。

6. 权数对算术平均数的影响作用只表现为各组出现次数的多少，而与各组次数占总次数的比重无关。

7. 如果计划完成相对指标大于 100%，则说明超额完成计划任务了。

8. 众数就是在总体中出现最多的次数。

9. 在左偏态分布中，中位数居中，算术平均数最小，众数最大。

10. 标准差是总体中各单位标志值与算术平均数离差平方的算术平均数的平方根。

11. 比较两个总体平均数的代表性，如果标准差系数越大则说明平均数的代表性越好。

12. 平均差与标准差的实质都表示各标志值对其算术平均数的平均距离。

四、问答题

1. 简述时期指标和时点指标各具有哪些特点？

2. 应用相对指标有哪些作用？

3. 运用相对指标的原则有哪些？

4. 试比较众数、中位数和算术平均数的联系与区别？

5. 简述标准差的概念以及与平均差的区别？

五、计算题

1. 已知某市有三个医药企业 2011 年上半年生产情况如下：（单位：万元）

企业	第一季度实际产值	第二季度						第二季度为第一季度的%
		计划		实际		计划完成程度	乙丙为甲的%	
		产值	比值	产值	比重			
甲	15	120		122	28.83			
乙	133	150			29.30	100.00		
丙	232			240	46.87	95.00		
合计	480		100.00		100.00			
类别								

试据此计算填写表中空格，并标明每栏属于哪一种综合指标。

2. 在某个小型医药企业中有两个生产小组，都有 5 个工人，某天的日产量件数如下：

甲组：8　10　11　13　15

乙组：10　12　14　15　16

请根据以上信息，计算各组的算术平均数、全距、标准差和标准差系数，并说明哪个组的平均数更具有代表性。

3. 某市一家医药企业 2010 年生产一种甲药品的单位成本为 10 元，计划规定 2011 年成本降低 5%，实际降低 6%，试计算：（1）该药品 2011 年单位成本的计划数与实际数；（2）该药品 2011 年降低成本计划完成程度指标。

4. 已知 2012 年 3 月甲、乙两药材市场某种草药的三种品种的价格，成交量和成交额的资料如下：

品种	价格（元/斤）	甲市场成交额（元）	乙市场成交量（斤）
甲	1.2	12000	20000
乙	1.4	28000	10000
丙	1.5	15000	10000
合计	—	55000	40000

试比较该农产品哪一市场的平均价格高，并说明其原因。

5. 已知某医药企业职工工资分组资料如下：

工资水平（元）	职工人数（人）
1600 ~ 1700	10
1700 ~ 1800	20
1800 ~ 1900	120
1900 ~ 2000	80
2000—2100	25
合计	255

试据此计算该企业职工的（1）算术平均数；（2）众数；（3）中位数；（4）全距；（5）平均差；（6）标准差（7）离散系数。

第五章

统计概率与概率分布

不明于计数而欲举大事，犹无舟楫而欲经于水，险也。举事必成，不知计数不可

——齐·管仲

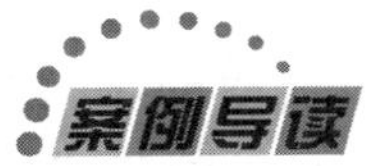

医药管理统计学应用：医药领域的小概率事件

概率是随机事件发生的可能性的量度，一个随机事件发生的可能性大小是由它自身决定的，是它自身的一种属性，不受人们是否认识到或者是否计算出来的影响，它总是客观存在的。而小概率事件是指该随机事件发生的概率很小，即几乎不可能发生的事件。而多小的概率是小概率，并没有统一的规定，这要根据随机事件的性质和重要程度而定，但通常的取值多采用：0.1、0.05、0.01、0.001 等数值。以下两例是小概率事件在医药领域的应用：

（1）在疾病的变化方面：随着人类年龄的增长及生活的无规律，人们身体各器官的衰老或器质性的变化，导致疾病产生，如果加以及时治疗，大多数疾病是可以治愈的。例如，一个人肝脏发生病变，但还未表现出临床症状，如果认为是小事无大碍，随着时间的推移，病情严重的概率就会大大增加；如果能发现并及时治疗，最可能的情况也是发展成为慢性肝炎，而小概率事件则是发展为肝硬化或肝癌。

（2）在用药方面：许多药物经过临床试验，已经表明可能引起诸多不良反应的情形下，若医生只顾眼前利益，让病人长期服用此种药物，并对病人说这样是安全的。短时期内治疗很有效果，病人也很满意，引发其它病变的概率很小，但长期服用后，随着小概率事件的累加，很有可能就会出现相当严重的后果。据世界卫生组织统计，各国住院病人发生药物不良反应的比率约在 10% ~20%，其中 5% 的患者

因为严重的药物不良反应而死亡。

【学习目标】 本章主要介绍医药管理统计学统计概率与概率分布的内容。通过本章的学习希望读者对概率与概率分布的概念有基本的认识，了解离散型随机变量、连续型随机变量、正态分布、均匀分布、指数分布的概念，重点掌握不同类型随机变量的概率分布及其期望、方差等的计算方法。

【学习要求】

1. 重点掌握：离散型随机变量、连续型随机变量的概率分布、期望及方差的计算方法；

2. 掌握：概率的性质及运算法则，事件独立性的判定，正态分布、标准正太分布的性质；

3. 熟悉：必然事件、不可能事件、事件独立性的概念，随机变量的概念及分类，古典概率、条件概率的定义、运算法则；

4. 了解：试验、样本空间、概率的概念，利用 Excel 进行常用分布的概率计算。

第一节　统计事件及其概率

概率是对某一特定事件出现可能性大小的一种数值度量。为理解概率的含义，首先要介绍概率中的一些基本概念，并在此基础上讨论一些简单的概率计算问题。

一、试验、事件与样本空间

为了研究随机现象的规律性，需要进行足够多次的试验、实验、调查或观测，我们把这些工作统称为试验（experiment）。统计学中所说的试验是指随机试验（random experiment），具有下列三个特性：

1. 可在相同的条件下重复进行；

2. 每次试验的可能结果不止一个，但试验的所有可能结果在试验之前是确切知道的；

3. 每次试验之前，不能肯定将会出现哪个结果。

如从一批针剂中抽取一支来检验，其结果可能是正品，也可能是次品；再如临床上试验一种复方抗结核片对肺结核的疗效，其结果可能是治愈、未痊愈或无效。这些现象都具备了以上 3 个特点。还应该注意，在医药管理实践中，影响试验结果的因素往往很多，而且不易控制，要使试验在相同的条件下重复进行存在困难。因此，要特别重视试验设计，否则尽管原理上运用概率统计方法没有错误，但研究结论却不一定可靠。

在每次试验中，每个可能结果称为基本事件（或样本点）（simple event），记为 ω 。基本事件是不能再被分解的最简单事件。在进行试验的过程中，人们往往关心带有某些特征的基本事件所组成的集合，我们将有单个或多个基本事件组成的集合称为随机事件（random event），简称事件，通常用大写字母 A 、B 、C 等表示。由于每次试验可能出现不同的结果，所以，指定的一个随机事件便可能发生，也可能不发生。如对某市所有医药生产企业进行 GMP 检查，用 X 表示达到 GMP 要求的医药生产企业的数目，记 A 为 “$X = 30$”，B 为 “$X < 20$”，C 为 “$X > 20$”，则 A 、B 、C 都可称为随机事件。

基本事件的全体，即试验中所有的可能结果组成的集合称为试验的样本空间（sample space），记为 Ω 。显然，每一个随机试验相应地都有一个样本空间，而样本空间的子集就是随机事件。样本空间 Ω 包含所有基本事件，在一定条件下，如果某个结果在每次试验中必然出现，则称为必然事件（certain event）；在一定条件下，如果某个结果在每次试验中一定不发生，则为不可能事件（impossible event），例如，从一批针剂中抽取一支来检验，“出现正品或次品”是必然事件，而“既没有正品也没有次品”是不可能事件。样本空间是试验中所有可能结果的集合，它显然是一个必然事件。

二、事件的概率

上面已指出，随机试验虽然是在一定条件下进行的观察和试验，一个随机事件却可能发生也可能不发生。在医药管理实践中，我们往往需要知道事件在试验中发生的可能性有多大，事实上，随机事件发生的可能性的大小是可以度量的，这个度量值便是本节要介绍的概率，对事件概率定义如下：

任一随机事件 A ，总对应着一个确定的 $P(A)$ ，用它来描述该事件在一定条件下出现的可能性大小，称 $P(A)$ 为随机事件 A 的概率（probability）。

基于对概率的不同情形的应用和不同解释，概率的定义有所不同，如古典概率、统计概率、几何概率、主观概率等定义，本书将着重介绍在医院管理实践中应用较多的统计概率与古典概率的计算方法。

（一）统计概率

为了引出统计概率的定义，我们首先需要对频率的概念作简单介绍。

设在相同的条件下重复进行 n 次试验，随机事件 A 出现 n_A 次，则称：

$$f_n(A) = \frac{A\text{发生的试验次数}}{\text{试验的总次数}} \times 100\% = \frac{n_A}{n} \times 100\% \qquad \text{（式 5－1）}$$

$f_n(A)$ 即 A 事件在 n 次试验中的频率（relative frequency），n_A 称为频数（absoluter frequency）。

医药管理实践中所说的发病率、死亡率、治愈率等都是频率，常用百分数表示。显然，频率具有如下性质：

$$0 \leq f_n(A) \leq 1 \qquad \text{（式 5－2）}$$

例 5.1：对某地区 40 岁以上的居民中进行心血管疾病调查，结果在 4000 名男子中发现冠心病患者 132 人；在 1800 名女子中发现患冠心病的有 60 人。所以，该地区

40 岁以上男子患冠心病（记为 A ）的频率为：

$$f_n(A) = \frac{n_A}{n} = \frac{132}{4000} \times 100\% = 3.30\%$$

40 岁以上女子患冠心病（记为 B ）的频率为：

$$f_n(B) = \frac{n_B}{n} = \frac{60}{1800} \times 100\% = 3.33\%$$

虽然事件的频率会随试验总次数的不同而变化，但在大量重复试验中，事件的频率具有一定的稳定性。如法国数学家拉普拉斯（Laplace）在 18 世纪末对欧洲几个国家的人口资料进行研究，发现这些国家的男婴出生率都稳定的接近于 0.51。此外，历史上许多学者都做过掷硬币试验，结果观察到正面向上的频率都接近于 0.5。这表明，尽管在每次试验中可能出现的结果不同，但在大量试验中，一个随机事件出现的频率将逐渐稳定地趋于某个固定的常数，这是一种统计规律，称为频率的稳定性。频率具有稳定性说明随机事件发生的可能性大小是其本身固有的一种客观属性，并且可以对其进行度量。

利用频率的稳定性，我们就可得到统计概率的定义：

设在相同的条件下重复进行 n 次试验，当 n 很大时，事件 A 出现的频率

$$f_n(A) = \frac{n_A}{n} \qquad \text{（式 5-3）}$$

将稳定地在某一常数值 p 附近波动，且一般当 n 越大时，波动幅度越小，逐渐趋于稳定。则称该频率的稳定值 p 为事件 A 发生的统计概率，即 $P(A) = p$ 。

一般认为：事件 A 的频率较大，在试验中出现的次数较多，就表明它出现的可能性较大，即概率较大；事件 A 的频率较小，在试验中出现的次数较少就说它出现的可能性较小，即概率较小。反过来也是这样，事件 A 的概率较大，就认为它在试验中出现的次数较多；事件 A 的概率较小，就认为它在试验中出现的次数较少。

在实际应用中，利用上述统计概率的定义，即可将试验次数充分大时事件 A 出现的频率作为事件的概率近似值，即 $P(A) \approx f_n(A)$ ，这在概率不易求出时很有效。

例 5.2：国家《新药审批办法》规定，新药临床试验一般不得少于 300 例，并设对照组。如果某种新药在 350 例临床试验中有 278 例是有效的，其有效率为：

$$P(A) = \frac{n_A}{n} = \frac{278}{350} = 0.794$$

在某些特殊情况下，并不需要做多次试验，而只需根据试验条件，就可以直接计算事件的概率。下面介绍的古典概率就可以直接计算事件的概率。

（二）古典概率

在实践中，有一类最简单的随机现象，如掷硬币试验，这类问题具有两个特点：

（1）试验的结果即样本点的总数是有限的；

（2）每个样本点发生的可能性是相同的。

这类随机试验的数学模型称为古典概型或有限等可能概型，对于古典概型问题，

有以下定义：设随机试验是古典概型，其样本空间的基本事件总数为 n ，每个基本事件发生的可能性相等，若 A 事件有其中 m 个基本事件所组成，则事件 A 的古典概率是

$$P(A) = \frac{A\text{所含的基本事件数}}{\text{基本事件总数}} = \frac{m}{n} \quad \text{（式 5-4）}$$

显然，对于古典概型而言，其样本空间 $\Omega = \{\omega_1, \cdots, \omega_n\}$ 是个必然事件，发生的可能性为 1，而每个基本事件 ω_i 发生的可能性相同，故都应为 $1/n$ 。因此，对于古典概型问题，计算随机事件 A 的概率，事实上就是计算事件 A 所含基本事件的个数 m 与样本空间 Ω 所含基本事件的总个数 n 的比值。

例 5.3：瓶中装有 30 片药，其中有 6 片已失效，今从瓶中任取 5 片，求其中有 2 片失效的概率。

解：记 $A = \{$任取 5 片中有 2 片失效$\}$ ，按题意可知：

基本事件总数 $n = C_{30}^{5} = 142506$

事件 A 中所包含的基本事件个数 $m = C_6^2 * C_{24}^3 = 30360$

得 $P(A) = \dfrac{C_6^2 * C_{24}^3}{C_{30}^5} = \dfrac{30360}{142506} = 0.213$

三、概率的性质与运算法则

概率有多种性质，本文中直接找几种主要事件的概率运算，并且由于篇幅限制只给出结论，而对其具体推导过程不多作介绍。

（一）概率的性质

由概率的统计定义，可知概率具有下列性质：

对任何事件 A ，恒有 $0 \leqslant P(A) \leqslant 1$ ；

对必然事件 Ω ，有 $P(\Omega) = 1$ ；

对不可能事件 Φ ，有 $P(\Phi) = 0$ 。

（二）运算法则

根据上述对概率的介绍以及概率的性质，我们可以推出几种主要事件的概率运算法则：

1. 互斥事件及其运算法则 在一项试验中，若两个事件中有一个发生时，另一个就不能发生，则称这两个事件为互斥事件（mutually exclusive events）。用集合语言表示，互斥事件就是指“没有公共样本点的两个事件”，互斥事件在样本空间中的位置关系可以通过一种名为文氏图（Venn diagram）的工具表示，如图 5－1 所示。

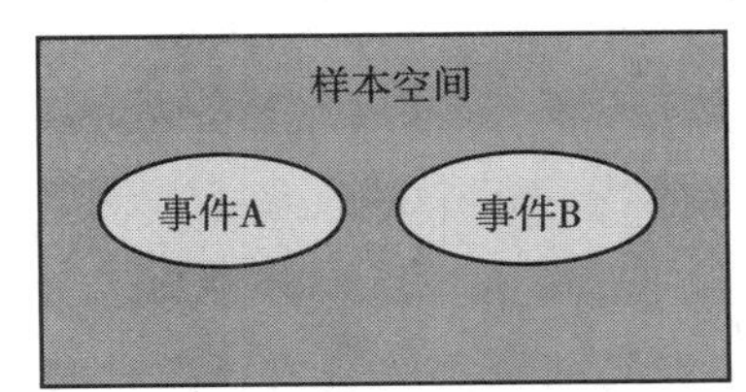

图 5－1 互斥事件的文氏图

两个事件互斥的概念可以推广到多个事件的情形。即若事件 $A_1, A_2, A_3, \cdots A_n$ 中任

意两个事件互斥，则称这 n 个事件为互斥事件。

若事件 A 、B 为互斥事件，则有事件 A 或事件 B 发生的概率等于这两个事件各自的概率之和，即：

$$P(A \cup B) = P(A) + P(B) \quad \text{（式 5-5）}$$

公式 5-5 称为概率加法公式，也称为互斥事件的加法规则（addition law），这个公式还可推广到更多个事件的情况。

若事件 $A_1, A_2, A_3, \cdots A_n$ 之间两两互斥，则

$P(A_1 \cup A_2 \cup A_3 \cdots \cup A_n) = P(A_1) + P(A_2) + P(A_3) + \cdots + P(A_n)$，即

$$P(\bigcup_{i-1}^{n} A_i) = \sum_{i-1}^{n} P(A_i) \quad \text{（式 5-6）}$$

2. 对立事件及其运算法则 在一项试验中，若 $A \cup B$ 为不可能事件，$A \cap B$ 为必然事件，那么称 A 事件与 B 事件互为对立事件（collectively exhaustive events），其含义是：事件 A 与事件 B 在任何一次试验中有且仅有一个发生。为了直观描述对立事件在样本空间中的位置关系，仍使用文氏图来表示，见图 5-2。

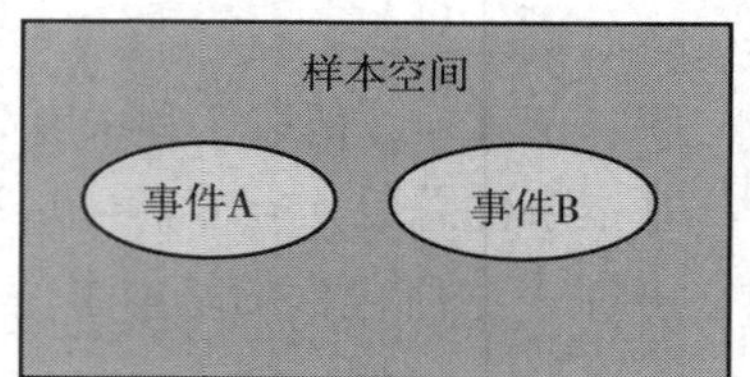

图 5-2 对立事件的文氏图

通常，我们将 A 的对立事件记为 $\bar{A}$，显然，事件 A 与其对立事件 $\bar{A}$ 是两个互斥事件，在特定的试验过程中，事件 A 与其对立事件 $\bar{A}$ 必然有且只有一个发生。二者间的概率关系可以表示为：

$$P(A) = 1 - P(\bar{A}) \quad \text{（式 5-7）}$$

公式 5-7 称为对立事件公式。当把某一试验结果分为对立的两大类时，只要已知其中一个事件的发生概率，就可以利用该公式获得另一事件的概率，当考察的事件 A 相对复杂，而它的对立事件 $\bar{A}$ 相对简单时，就可以先计算事件 $\bar{A}$ 的概率，然后再求事件 A 的概率。

例 5.4：20 片外观相同的药片，有黄连素 15 片，穿心莲 5 片，今从中任取 3 片，求至少有 1 片为穿心莲的概率。

解：设 B = {3 片中至少有 1 片穿心莲}，A_k = {3 片中至少有 k 片穿心莲}，k = 0，1，2，3，则：

$$P(A_0) = \frac{C_{15}^3}{C_{20}^3} = \frac{91}{228} \qquad P(A_1) = \frac{C_{15}^2 * C_5^1}{C_{20}^3} = \frac{105}{228}$$

$$P(A_2) = \frac{C_{15}^1 * C_5^2}{C_{20}^3} = \frac{30}{228} \qquad P(A_3) = \frac{C_5^3}{C_{20}^3} = \frac{2}{228}$$

方法一：因为 A_1, A_2, A_3 互不相容且 $B = A_1 + A_2 + A_3$，所以：

$$P(B) = P(A_1 + A_2 + A_3) = P(A_1 + A_2 + A_3) = \frac{105}{228} + \frac{30}{228} + \frac{2}{228} = \frac{137}{228}$$

方法二：B = {3 片中至少有 1 片穿心莲} $= A_0$，从而：

$$P(B) = 1 - P(\bar{B}) = 1 - \frac{91}{228} = \frac{137}{228}$$

3. 广义加法公式 上面的式5－5仅适用于A与B为互斥事件的情形，对于一般情形适用的加法公式表述如下，对于任意两个事件A、B，有

$$P(A+B) = P(A) + P(B) - P(AB) \quad （式5－8）$$

式5－8被称为广义加法公式，对于广义加法公式，我们也可结合文氏图加以说明，如图5－3所示。其中公式左边一项为事件A与事件B的并集，其逻辑含义是事件A与事件B包含的所有样本点的发生概率，而等式右边的前两项之和$P(A)$与$P(B)$之和不但包括了$A \cup B$的所有样本点，还包括重复计算的事件A与事件B的交叉部分，因此应该把这一重复计算部分予以扣除。而当事件A与B互斥时，有$P(AB) = P(\Phi) = 0$，故互不相容事件加法公式是一般加法公式的特例。

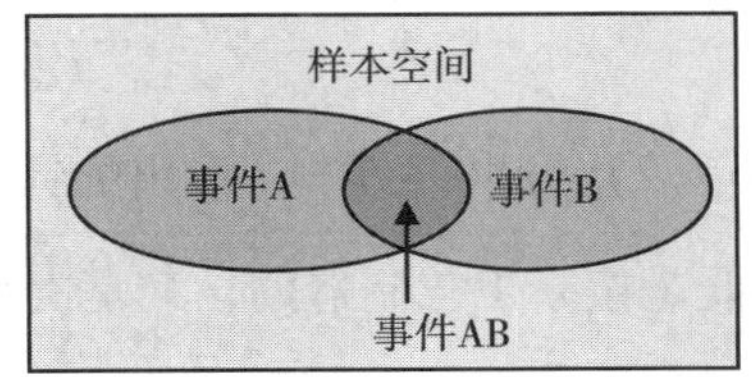

图5－3　广义加法公式的文氏图

例5.5：一家制药企业的人事部门最近做了一项调查，发现在最近两年内离职的公司员工中有40%是因为对工资不满意，有30%是因为对工作不满意，有15%是对工资和工作都不满意，求两年内离职的员工中，离职原因是因为对工资不满意，或者对工作不满意，或者二者都不满意的概率。

解：设A = {员工离职是因为对工资不满意}；

B = {员工离职是因为对工作不满意}。

依题意有：$P(A) = 0.40, P(B) = 0.30, P(AB) = 0.15$

根据概率的加法公式：

$$P(A+B) = P(A) + P(B) - P(AB) = 0.40 + 0.30 - 0.15 = 0.55$$

四、条件概率与事件的独立性

（一）条件概率

我们在讨论事件A的概率$P(A)$时，除了随机试验本身的条件和方式之外，不再附加任何其他条件，这种概率称为无条件概率，但在实际问题中，往往还需要考虑在已知某个事件发生了的情况下，求与之相关的另一个事件发生的概率。即在已知事件B已发生这个附加条件下事件A发生的概率，这一概率被称为已知B时A的条件概率（conditional probability），记为$P(A|B)$。

对条件概率的定义如下，设B是样本空间Ω中的事件，且$P(B) > 0$，对于Ω中的任一事件A，则：

$$P(A|B) = \frac{P(AB)}{P(B)} \quad （式5－9）$$

称为在事件B发生的条件下，事件A发生的条件概率。若$P(B) = 0$，就认为$P(A|B)$无意义。不难验证，对于条件概率$P(A|B)$，若$P(B) > 0$，则：

（1）对于任意事件 A，皆有 $0 \leqslant P(A|B) \leqslant 1$；

（2）对于必然事件 S，有 $P(S|B) = 1$；

（3）对任意两两不相容的事件 A_k，$(k = 1,2,3\cdots)$，皆有

$P(A_1 \cup A_2 \cup A_3 \cdots \cup A_n|B) = P(A_1|B) + P(A_2|B) + P(A_3) + \cdots P(A_n|B)$。

（4）$P(A|\Omega) = P(A)$。

例 5.6：有 100 支针剂，其中有 10 支是次品，在这些针剂中，有 40 支是按新工艺制造的，其中有两支是次品，现从这 100 支针剂中任取 1 件，求：

（1）取出的针剂是次品的概率；

（2）如果已知取出的针剂是按新工艺制造的，求它是次品的条件概率。

解：（1）设事件 $A = \{取出的是次品\}$，则：

$$P(A) = \frac{n_A}{n} = \frac{10}{100} = 0.1$$

（2）设事件 $B = \{取出的针剂是按新工艺制造的\}$。因事件 AB 表示所取出的产品既是按新工艺制造的，又是次品。所以 AB 包含两个样本点，$P(AB) = \frac{2}{100}$，显然又有 $P(B) = \frac{40}{100}$，若事件 B 已经发生，这些取出的产品必是按新工艺制造的 40 件产品中的某一件，因而它是次品的条件概率是：

$$P(A|B) = \frac{P(AB)}{P(B)} = \frac{\frac{2}{100}}{\frac{40}{100}} = \frac{2}{40} = 0.05$$

（二）乘法公式

由条件概率的定义，我们可以得出乘法公式。

对于任意两个事件 A、B，若 $P(B) > 0$，则：

$$P(AB) = P(B)P(A|B); \qquad \text{（式 5-10-a）}$$

同样，若 $P(A) > 0$，则：

$$P(AB) = P(A)P(B|A) \qquad \text{（式 5-10-b）}$$

公式 5-10 就是概率的乘法公式。回顾关于两个事件的广义加法公式 5.8，实践中往往比较容易获得事件 A 与事件 B 的概率，则要计算事件 A 或事件 B 的概率 $P(A+B)$，关键是求出两个事件交的概率 $P(AB)$，利用乘法公式便可以较容易得到该值。

此公式还可推广到 n 个事件 $A_1, A_2, A_3, \cdots A_n$ 的情形，当 $P(A_1A_2A_3\cdots A_n) > 0$ 时，有

$$P(A_1A_2A_3\cdots A_n) = P(A_1)P(A_2|A_1)P(A_3|A_1A_2)\cdots P(A_n|A_1A_2A_3\cdots A_{n-1})$$

（式 5-11）

例 5.7：设有 12 件药品，已知其中 4 件不合格。现进行两次无放回抽样质检，即每次抽 1 件不放回，试求两次都抽到合格药品的概率。

解：令 $A = \{$第一次抽到合格药品$\}$，$B = \{$第二次抽到合格药品$\}$；

由题意知，$P(A) = 8/12$，$P(B|A) = 7/11$

则利用乘法公式，所求概率为：

$$P(AB) = P(A)P(B|A) = \frac{8}{12} \times \frac{7}{11} \times \frac{14}{33} \approx 0.424$$

（三）事件的独立性

从条件概率可知，已知发生的事件 B 应与考察的事件 A 存在相关性，正因如此，条件概率才得以与一般概率相区别。但现实中的确有这样的两个事件，在特定试验中二者互不影响，事件 A 的发生概率不会因为事件 B 的发生而有所改变，具有此特征的事件 A 与事件 B 称为独立事件（independent events），对于任意两个事件 A、B。若满足

$$P(AB) = P(A)P(B) \qquad \text{（式 5－12）}$$

则称事件 A 与 B 是相互独立（independent）。

在例 5.7 中，如果抽样改为放回抽样，则由题意，可以得出：

$P(A) = 8/12 \quad P(B|A) = 8/12 \quad P(B) = 8/12$

即：$P(B) = P(B|A)$

此时，A 事件的发生对 B 事件发生的概率没有任何影响，即事件 A 与事件 B 是相互独立的。所求｛两次都抽到正品的概率｝为：

$$P(AB) = P(A)P(B|A) = P(A)P(B) = \frac{8}{12} \times \frac{8}{12} \times \frac{4}{9} \approx 0.444$$

对于事件的独立性，若 $P(A) > 0$ 或 $P(B) > 0$，则事件 A 与 B 相互独立的等价条件是：

$$P(B) = P(B|A) \text{ 或 } P(A) = P(A|B)$$

事实上，对于事件 A 与 B，无论是 $P(B) = P(B|A)$（$P(A) > 0$）还是 $P(A) = P(A|B)$）（$P(B) > 0$）成立，都表示事件 A 与 B 的发生互不影响，即 A 与 B 相互独立。此时，A 与 B，A 与 $\overline{B}$，$\overline{A}$ 与 B，$\overline{B}$ 与 $\overline{A}$ 之一相互独立时，则其余事件对一定也是相互独立的。因此，关于事件 A 与 B 的相互独立性，除了按定义进行判断外，还可以根据上述方法直接进行判断。此外，我们还常常根据问题的实际情况来判断事件的独立性。例如，抽样一般都采用不放回的方式，但在第一次抽样对第二次抽样影响很微小的情况下，这两次抽样便可以看作是相互独立的。

因此，在医药管理实践中，一般先根据上述定义判断事件 A 与 B 的相互独立性，再利用前面定义公式：$P(AB) = P(A)P(B)$ 来计算事件 A、B 同时发生的概率。

例 5.8：据报道有一种新药能有效地治愈流行性感冒。在 500 名流感患者中，部分患者服用了这种药（称为事件 A），余下的患者没服这种药（称为事件 $\overline{A}$），经过五天后，一部分患者痊愈（称为事件 B），余下的患者未痊愈（称为事件 $\overline{B}$），结果见表 5－1。试判断这种新药对医治流感是否有效。

表 5-1　新药的服用情况与疗效关系表

疗效	服药（A）	未服（$\bar{A}$）	合计
痊愈（B）	$n(AB)=170$	$n(\bar{A}B)=230$	400
未愈（$\bar{B}$）	$n(A\bar{B})=40$	$n(\bar{A}\bar{B})=60$	100
合计	210	290	N=500

解：我们从分析服药与痊愈这两个事件是否独立着手。如果相互独立，则痊愈与否和服药无关，说明没有疗效。由于试验例数 500 比较大，故可用频率近似地估计概率：

$$P(B)\approx\frac{n(AB)+n(\bar{A}B)}{N}=\frac{170+230}{500}=80.0\%$$

$$P(B|A)\approx\frac{n(AB)}{n(AB)+n(\bar{A}B)}=\frac{170}{170+40}=81.0\%$$

因 $P(B)$ 与 $P(B|A)$ 几乎相等，故可认为事件 A 与 B 相互独立，表明此药没有疗效。

关于 n 个事件的独立性，若 n 个事件 $A_1,A_2,A_3,\cdots A_n$ 中任意 k（$2\leqslant k\leqslant n$）个事件的积的概率等于这 k 个事件的概率之积，则称事件 $A_1,A_2,A_3,\cdots A_n$ 相互独立。同理易知，若 $A_1,A_2,A_3,\cdots A_n$ 相互独立，则其中任意 m（$2\leqslant m\leqslant n$）个事件（或其对立事件）都相互独立。特别地，当事件 $A_1,A_2,A_3,\cdots A_n$ 相互独立时，有：

$$P(A_1A_2\cdots A_n)=P(A_1)P(A_2)\cdots P(A_n) \qquad（式 5-13）$$

例 5.9：假如每个人血清中含有肝炎病毒的概率为 0.004，混合 100 个人的血清，求此血清中含有肝炎病毒的概率。

解：设 $A_i=\{$第 i 个人的血清含有肝炎病毒$\}$，$i=1,2,\cdots,100$，且 A_i 之间彼此独立，又设 $A=\{$混合血清中含有肝炎病毒$\}$，则：

$$A=A_1\cup A_2\cup\cdots\cup A_{100}$$

$$\begin{aligned}P(A_1\cup A_2\cup\cdots\cup A_{100})&=P(A)=1-P(\bar{A})\\&=1-P(\bar{A}_1\bar{A}_2\bar{A}_3\cdots\bar{A}_{100})\\&=1-P(\bar{A}_1)P(\bar{A}_2)\cdots P(\bar{A}_{100})\\&=1-0.996^{100}\approx0.33\end{aligned}$$

虽然每个人有病毒的概率很小，但混合后概率增大，在实际医药管理实践中，这类效应需充分重视。

第二节　离散型随机变量的概率分布

在医药管理统计实践中，我们往往需要研究一项试验结果的某些取值，但这些值的概率都是未知的，为解决此类问题就需要研究随机变量的取值及其概率分布。

本节将在上节阐述的概率知识的基础上，介绍离散型随机变量的概率分布，这些概率分布为我们日常研究所接触到的数据提供了很好的模型，一旦知道一个随机变量的概率分布模型，就可以确定一系列事件的概率。

一、随机变量

在上一节中介绍了事件及其概率的一些基本理论，为全面地研究随机试验的结果，揭示其客观存在的统计规律，需引进随机变量的概念。

许多随机试验的结果——随机事件都是数量化的。例如，采用某种新药对十名病人进行治疗，治愈人数不外乎是0，1，…，10 中的一个数。但也有一些随机试验的结果不是数量性的，而是表现为某种属性。例如，在药品检验中，被检药品可能是合格品，可能是次品，甚至可能是废品。若用0，1，2 分别表示之，则每件药品的检验结果便是0 或1 或2。所以，对表现为属性的试验结果，也可予以数量化。

对于随机试验，若其试验结果可用一个取值带有随机性的变量来表示，且变量取这些值的概率是确定的，则称这种变量为随机变量（random variable），常用 X 、Y 等表示。随机变量有两大类，如果随机变量 X 的所有可能取值仅为有限或者可列无穷多个数值，即可以一一列举，则称 X 为离散型随机变量（discrete random variable），上述二例都属离散型随机变量；另一类随机变量为连续型随机变量，如果随机变量 X 的可能值连续地充满某个区间，或者说可以取这个区间内的一切数值，这样的随机变量 X 就叫做连续型随机变量（continuous random variable），关于连续型随机变量，将在下节讨论。

由定义可知，随机变量 X 的取值将随试验结果的不同而不同，故 X 具有随机性；同时，由于各试验结果的出现具有一定的概率，则 X 的取值具有确定的概率，因而 X 还具有统计规律性。这两个特征是随机变量与普通函数的本质区别所在。

与研究随机事件类似，不仅要知道试验可能出现的结果，更要了解这些结果出现的概率有多大，同样对随机变量，不仅要知道它的取值，还要知道取这些值的概率，而且一旦了解了随机变量的取值范围和取值的概率，也就了解了该随机变量的统计规律。

二、离散型随机变量的概率分布

随机变量 X 的可能取值范围和它取这些值的概率称为 X 的概率分布（probability distribution），随机变量 X 的概率分布是医药管理统计工作的研究重点。

一般设离散型随机变量 X 的全部取值为 $x_k(k=1,2,\cdots)$，其相应的概率为 $p_k(k=1,2,\cdots)$，则定义离散型随机变量 X 的分布律为 $P\{X=x_k\}=p_k(k=1,2,\cdots)$，它表示了离散型随机变量 X 的概率分布。该分布还可以表示为以下列表形式：

表 5－2　离散型随机变量的概率分布

X	x_1	x_2	…	x_k	…
P	p_1	p_2	…	p_k	…

其中 $p_k(k=1,2,\cdots)$ 具有下列性质：

(1) $p_k \geqslant 0\ (k=1,2,\cdots)$；

(2) $\sum_{k=1}^{\infty} p_k = 1$；

反之，若数列 $\{p_k\}$ 满足上述两个性质，则必存在某离散型随机变量 X，使得 $\{p_k\}$ 成为 X 对应取值的概率分布值。

例 5.10：设有 10 件药品，其中 3 件为次品，先从中任取 4 件，试求：

(1) 抽样药品中次品数 X 的概率分布；

(2) $P(X \leqslant 1.5)$

解：(1) 易知 X 的取值为 0，1，2，3，相应的概率为 $(k=0,1,2,3)$：

$$P(X=x_K) = \frac{C_3^k C_7^{4-k}}{C_{10}^4},$$

故所求次品数 X 的概率分布律为：

$$P(X=x_K) = \frac{C_3^k C_7^{4-k}}{C_{10}^4},\ (k=0,1,2,3)$$

将数字代入上式得：

$P\{X=0\}=1/6$　　$P\{X=1\}=1/2$

$P\{X=2\}=3/10$　　$P\{X=3\}=1/30$

即所求次品数 X 的概率分布律为：

X	0	1	2	3
P	1/6	1/2	3/10	1/30

(2) $P(X \leqslant 1.5) = P\{X=0\} + P\{X=1\} = 1/6 + 1/2$

注意：利用 $\sum_{k=1}^{\infty} p_k = 1/6 + 1/2 + 3/10 + 1/30 = 1$ 的验算可以验证离散型分布律的概率计算的正确性。

三、离散型随机变量的数学期望与方差

虽然概率分布全面刻画了随机变量所有可能取值的概率分配情况，但需要知道以概率分布为模型的随机变量 X 取值的平均数和方差，以便更全面地掌握随机变量分布的特征。

（一）数学期望

离散型随机变量 X 的数学期望（expected value）是 X 所有可能取值 $x_i(i=1,2,\cdots)$ 与其相应的概率 $p_i(i=1,2,\cdots)$ 的乘积之和，用 μ 或 $E(X)$ 表示，即：

$$E(X) = \sum_i x_i p_i \qquad \text{（式 5－14）}$$

数学期望又叫均值，它实质上是随机变量所有可能取值的一个加权平均，其权

数就是取值的频率。可以说，随机变量的数学期望是对随机变量概率分布的一个概括性度量。

（二）方差

离散型随机变量X的方差等于$(x_i-u)^2$与其相应的概率p_i的乘积之和，用σ^2或$D(X)$表示，即：

$$\sigma^2 = D(X) = \sum_i (x_i - u)^2 p_i \qquad \text{（式 5－15）}$$

随机变量X的标准差等于其方差的算术平方根，用σ或$\sqrt{D(X)}$表示。

方差反映了随机变量X取值的离散程度。由于标准差的单位与随机变量的单位相同，相对于方差更易于解释，所以标准差在实际问题应用中更为广泛。

例5.11：一家医疗器械配件生产商表示，其所提供的配件1000个中有不合格品的个数X及概率如下表所示。

X	0	1	2	3
P	0.75	0.12	0.08	0.05

求该生产商提供的配件的次品数的数学期望与方差。

解：根据表中数据可得：

$$E(X) = \sum_i x_i p_i = 0 \times 0.75 + 1 \times 0.12 + 2 \times 0.08 + 3 \times 0.05 = 0.43$$

$$D(X) = \sum_i (x_i - u)^2 p_i$$

$$= (0 - 0.43)^2 \times 0.75 + (1 - 0.43)^2 \times 0.12 + (2 - 0.43)^2 \times 0.08 + (3 - 0.43)^2 \times 0.05 = 0.7501$$

四、几种常见的离散型概率

只要已知一个随机变量的概率分布，并能用一定的公式表达出来，就能根据这一分布计算出随机变量的任意一个取值的概率，这就是掌握随机变量概率分布的优点之一。下面介绍几种常见的离散型随机变量所服从的分布。

（一）两点分布（或称0－1分布）

最简单的随机试验是只有两种可能结果的试验，称之为伯努利（Bernoulli）试验。如对药品生产企业进行污水处理系统的检查，其结果便是达标或者不达标。类似这样，随机试验可能出现的结果只有两种，一般把这两个试验结果分别看作是“成功”与“失败”，用数值“0”和“1”表示其结果，这就是两点分布，亦称伯努利分布，若定义一次试验成功的次数为离散型随机变量X，则X的概率分布为：

X	0	1
P	$q(q=1-p)$	p

反之，满足上述分布的随机变量X服从两点分布（或0－1分布）。

对于两点分布，其数学期望与方差分别为：

$$EX = 0 \times q + 1 \times p = p$$

$$D(X) = E(X^2) - (EX)^2 = 0^2 \times q + 1^2 \times p - p^2 = pq \qquad (式 5-16)$$

在医药管理实践中，对于试验结果只有两种的情形，如做药效试验时，其疗效是“有效”还是“无效”等都可以用两点分布来描述。

例 5.12：有 100 件药品，其中有 1 件不合格，有 99 件合格。现从中随机抽取 1 件，那么抽取一次是合格的概率为 99%，抽取一次是不合格的概率为 1%。可用下面的随机变量表示：

$$X = \begin{cases} 1, & 当取得一件为合格品; \\ 0, & 当取得一件为不合格品; \end{cases}$$

则其概率分布函数为：

X	0	1
P	0.01	0.99

（二）二项分布

若将伯努利试验独立重复 n 次，则该试验称为 n 重伯努利试验，在这 n 次试验中，出现“成功”的次数的概率分布就是二项分布。二项分布来自于满足下列必要条件的过程：

（1）这个过程包括一个固定次数 n 的试验；

（2）试验必须是独立的，即每次试验结果不受其他各次试验结果的影响；

（3）每次试验的结果都可分为两类，“成功”或“失败”；

（4）每次试验中的概率必须是常数。“成功”概率为 p，“失败”概率则为 $q = 1 - p$，而且概率 p 对每次试验都是相同的；

（5）在 n 次试验中，“成功”的次数对应一个离散型随机变量，用 X 表示。

综上，若随机变量 X 的分布律为：

$$P(X = k) = C_n^k p^k q^{n-k}, k = 0,1,2,\cdots,n; q = 1 - p \qquad (式 5-17)$$

则称 X 服从二项分布（binomial distribution），记为 $X \sim B(n,p)$。这里的 n，p 为参数，$q = 1 - p$，C_n^k 为组合数。二项分布的分布律还可表示为：

X	0	1	…	k	…	n
P	q^n	$C_n^1 pq^{n-1}$	…	$C_n^k p^k q^{n-k}$	…	p^n

对二项分布，具有以下性质：

（1）$p_k = C_n^k p^k q^{n-k} \geqslant 0, k = 0,1,2,\cdots,n$;

（2）$\sum_{k=0}^{n} p_k = \sum_{k=0}^{n} C_n^k p_k q^{n-k} = (p + q)^n = 1$

由于 $p_k = C_n^k p^k q^{n-k}$ 恰好是二项式 $(p + q)^n$ 的通项，因此将此分布称为二项分布。特别的，当 $n = 1$ 时，二项分布变为 0 - 1 分布：

$$P(X=k)=p^k q^{n-k}, k=0,1,2,\cdots,n; q=1-p$$

二项分布的数学期望和方差分布是：

$$E(X)=np$$

$$D(X)=npq \qquad (式5-18)$$

二项分布在概率统计中占有较重要的地位，在许多医药管理实践中经常会遇到二项分布，并且需要经常计算其数值，为了便于计算，人们将它相应的数值制成了二项分布表，可对不同 n，p，k 查表，得到所需的值。

例 5.13：据报道，有 10% 的人对某药有肠道反应，为考察某厂生产的该药的产品质量，现有 10 位志愿者服用此药。试求：

（1）5 人有反应的概率；

（2）不多于 2 人有反应的概率；

（3）有人有反应的概率。

解：10 位志愿者服用某药可看成是 10 次独立重复试验。任选 1 人服药，有反应的概率为 0.10，因此，反应人数 X 服从二项分布 $B(10,0.10)$。

（1）5 人有反应的概率：$k=5$，$n=10$，$p=0.10$

$$P(X=5)=C_{10}^k p^k q^{10-k}=C_{10}^5 p^5 q^5=0.00148$$

（2）不多于 2 人有反应的概率：

$$P(X\leqslant 2)=P(X=0)-P(X=1)=0.3486+0.3874+0.1937$$

（3）有人有反应的概率：$P(X\geqslant 1)=1-P(X=0)=1-0.3486=0.6514$

（三）泊松分布

当 n 很大，p 较小时，二项分布的概率的计算较为复杂。对此，法国数学家泊松（Poisson）提出了“泊松概率分布”，它最初是作为二项分布的一个近似而被发现的，但随着概率理论的发展与实践的检验，人们发现泊松分布对某一类随机现象有很贴切的描述，这类随机现象有两个重要特征：

（1）所考察的事件在任意两个长度相等的区间里发生一次的机会均等；

（2）所考察的事件在任何一个区间里发生与否和在其他区间发生与否没有互相影响，即独立。

因此，对于符合上述两个条件的随机现象，可以定义一个只取非负整数的随机变量 X，它表示“一定时间段或一定空间区域或其他特定单位内某一事件出现的次数”。

泊松近似公式表述如下：当 n 很大，p 较小时（一般只要 $n\geqslant 30$，$p\leqslant 0.2$ 时），对任一确定的 k，有（其中 $\lambda=np$）：

$$C_n^k p^k q^{n-k}\approx\frac{\lambda^k}{k!}e^{-\lambda} \qquad (式5-19)$$

若随机变量 X 的分布律为：

$$P\{X=k\}=\frac{\lambda^k}{k!}e^{-\lambda}, k=0,1,2,\cdots \qquad (式5-20)$$

其中 $\lambda > 0$ 是常数，则称 X 服从参数为 λ 的泊松分布（poisson distribution），记为 $X \sim P(\lambda)$ 。泊松分布的分布律还可表示为：

X	0	1	…	k	…
P		$\lambda e^{-\lambda}$	…	$\frac{\lambda^k}{k!}e^{-\lambda}$	…

泊松分布具有如下性质：

(1) $P\{X = k) \geqslant 0, k = 0,1,2,\cdots$;

(2) $\sum_{k=0}^{\infty} p\{X = k\} = \sum_{k=0}^{n} \frac{\lambda^k}{k!}e^{-\lambda} = e^{-\lambda}\sum_{k=0}^{n}\frac{\lambda^k}{k!} = e^{-\lambda} * e^{\lambda} = 1$

泊松分布是作为二项分布的近似提出的，是一个典型的离散型分布，也可作为稀疏现象（小概率事件）发生次数 X（ $X = 0,1,2,\cdots$ ）的概率分布模型，同时在实际应用中，许多随机现象就属于泊松分布模型。诸如某地区生三胞胎数、某种罕见病的发病率、某溶液中微生物个数、一定时间内放射性物质放射出的 α 粒子数等现象都可近似看作服从泊松分布。

例 5.14：设 500 毫升溶液中含微生物的浓度为 0.3 只/毫升，从中抽取 1 毫升溶液，试求含多于 2 只微生物的概率。

解：500 毫升溶液中共有微生物 $500 \times 0.3 = 150$（只），如果把 500 毫升溶液看成 500 个 1 毫升，那么任何一个微生物出现在 1 毫升溶液中的概率为 $p = 1/500$ ，由于每一微生物在 1 毫升溶液内出现是独立的，所以 1 毫升中出现微生物的数目是一个服从二项分布的随机变量 X ，其概率为：

$$P\{X = k\} = C_{150}^{k}\left(\frac{1}{150}\right)^{k}\left(1 - \frac{1}{500}\right)^{150-k}, k = 0,1,2,\cdots,150$$

因为 $n = 150$ 很大，而 $p = 1/500$ 很小，$\lambda = np = 0.3$ 是溶液中微生物的密度，是 1 毫升溶液中可能出现微生物数目的平均值，于是可用泊松分布来近似计算其概率。

$$P\{X = k\} = \frac{0.3^k}{k!}e^{-0.3}$$

$$P\{X = 0\} = \frac{0.3^0}{0!}e^{-0.3} = e^{-0.3} \approx 0.74081$$

$$P\{X = 1\} = 0.3e^{-0.3} \approx 0.22244$$

$$P\{X = 2\} = \frac{0.3^2}{2!}e^{-0.3} = e^{-0.3} \approx 0.03334$$

所以 $P\{X \geqslant 3\} = 1 - P\{X \leqslant 2\} = 1 - 0.22244 - 0.03334 = 1 - 0.96 = 0.04$

这说明，在浓度为 0.3 只/毫升的条件下，抽检 1 毫升溶液中有多于 2 只微生物的可能性很小。反之，如果抽取 1 毫升溶液中有多于 2 只的微生物，溶液中原来的微生物的浓度则大大地超过了 0.3 只/毫升了。

第三节　连续型随机变量概率分布

对于离散型随机变量，上节已做讨论，用概率分布描述它的规律，其特点有两个，一是能列出随机变量 X 所有可能取的值，二是能列出 X 取每一可能值的概率。

对于连续型随机变量，如同一批片剂中每片药的重量或某种药物特定成份的含量等，由于其取值范围为某一区间，因此它们所取的值就无法一一列出，更不可能将其取每一值的概率列出，为了确切地描述连续型随机变量，需引进连续型随机变量的概率密度函数的概念。

一、概率密度函数

对于连续型随机变量 X，若存在一个非负函数 $f(x)$，使得对于任意的实数 a，$b(a<b)$，都有：

$$P\{a<X<b\}=\int_a^b f(x)dx \qquad \text{（式 5-21）}$$

则称 $f(x)$ 为 X 的概率密度函数（probability density function），简称概率密度或密度函数。由定义可知，连续型随机变量的概率密度有下列性质：

（1）$f(x)\geqslant 0$；

（2）$\int_{-\infty}^{+\infty} f(x)dx=1$；

（3）对于任意实数 a，$P\{X=a\}=0$。

反之，若函数 $f(x)$ 同时满足性质（1）与性质（2），则它必为某个随机变量的密度。性质（3）说明，一个事件的概率即使为 0，该事件也不一定是不可能事件。

二、正态分布

正态分布是一种重要且常用的连续型分布。该分布最早由法国数学家德莫佛（De Moivre）于 1733 年提出，德国数学家高斯（Gauss）在研究误差理论时曾用它来刻画误差，因此也称为高斯分布。正态分布的应用极为广泛，许多统计分析方法都是以正态分布理论为基础的，许多医药学问题中涉及到的随机变量如：人的身高、体重、红细胞数、胆固醇含量等都近似服从正态分布。有些随机变量本身不服从正态分布，但经过适当的变换就可当作正态分布处理。

（一）正态分布的密度函数

若随机变量 X 的概率密度为：

$$f(x)=\frac{1}{\sqrt{2\pi}\sigma}e^{-\frac{(x-\mu)^2}{2\sigma^2}},\ -\infty<x<+\infty \qquad \text{（式 5-22）}$$

其中，μ，σ（$\mu,\sigma>0$）均为常数，则称 X 服从正态分布（normal distribution），

记为 $X \sim N(\mu,\sigma^2)$ 。正态分布概率密度函数 $f(x)$ 的曲线，称为正态曲线（curve of normal density），如图 5－4 所示。

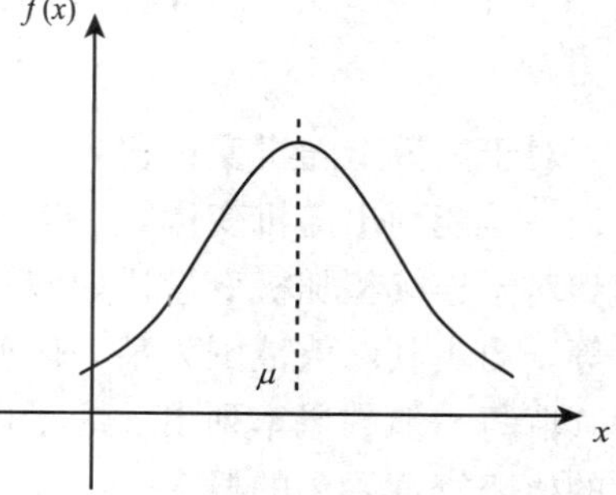

图 5－4　正态分布的概率密度图

（二）正态分布的性质

正态分布有如下性质：

（1）曲线 $f(x)$ 关于 $x=\mu$ 对称；

（2）当 $x=\mu$ 时，$f(x)$ 取得最大值 $\frac{1}{\sqrt{2\pi}\sigma}$ ；

（3）$x=\mu\pm\sigma$ 处有拐点，x 轴为渐进线；

（4）如果固定 σ ，则随着 μ 值不同，曲线沿 ox 轴平移（如图 5－5），μ 的值确定了 $f(x)$ 曲线的位置，故称 μ 为位置参数，位置参数 μ 也是正态分布的数学期望；

（5）如果固定 μ ，σ 值决定了曲线的陡峭程度，σ 越大，曲线越平坦，分布越分散；σ 越小，曲线越陡峭，分布越集中（见图 5－6），故称 σ 为形状参数，形状参数的平方 σ^2 既是正态分布的方差；

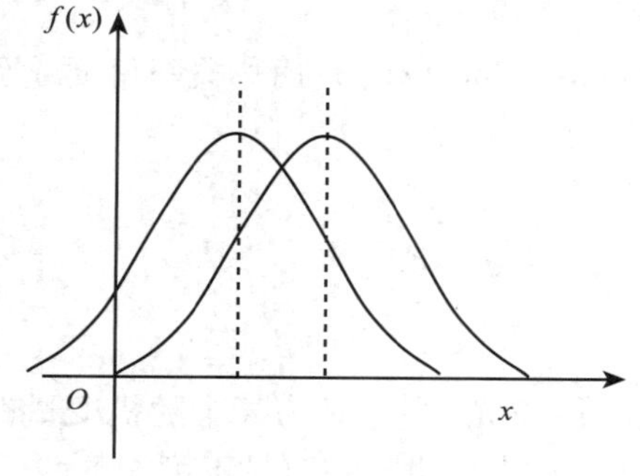

图 5－5　正态分布不同 μ 的密度曲线图

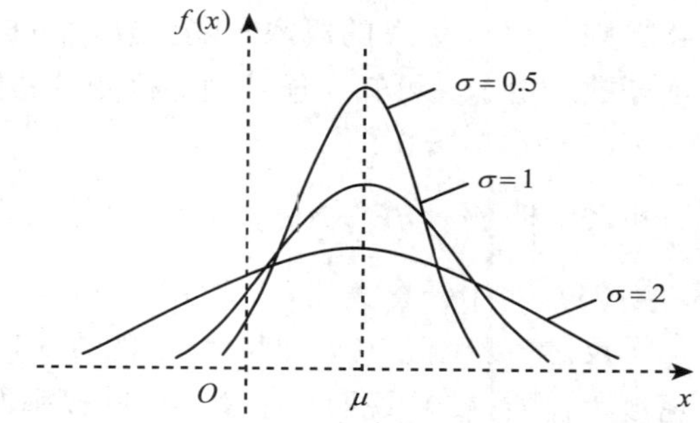

图 5－6　正态分布不同 σ 的密度曲线图

（6）正态曲线下的总面积等于 1，即

$$\int_{-\infty}^{+\infty}\frac{1}{\sqrt{2\pi}\sigma}e^{\frac{(x-u)2}{2\sigma^2}}dx=1 \qquad （式 5－23）$$

我们将服从正态分布的随机变量称为正态变量，可以证明，正态变量具有下列重要性质：

（1）若 X 服从正正态分布 $N(\mu,\sigma^2)$ ，则对任意常数 a ，b ，有：

$$aX+b\sim N(a\mu+b,a^2\sigma^2)$$

（2）若 $X\sim N(\mu_1,{\sigma_1}^2)$ ，$Y\sim N(\mu_2,{\sigma_2}^2)$ ，且 X ，Y 相互独立，则：

$$X+Y\sim N(\mu_1+\mu_2,{\sigma_1}^2+{\sigma_2}^2)$$

该定理可推广到多个随机变量的一般情形：有限个相互独立且服从正态分布的随机变量，其任何线性组合也服从正态分布。

（三）标准正态分布

对于正态分布 $N(\mu,\sigma^2)$，当参数 $\mu=0$，$\sigma=1$ 时，则称 X 服从标准正态分布（standard normal distribution），记为 X ~ N（0，1），如图 5 -7 所示，若随机变量 X 服从一般正态分布，即 $X \sim N(\mu,\sigma^2)$，对于给定的 μ 与 σ 只要将 X 转化为其标准化随机变量 Z，就有：

$$Z=\frac{X-u}{\sigma} \sim N(0,1) \qquad （式 5-24）$$

即可转化为服从标准正态分布 $N(0,1)$ 的随机变量问题。

标准正态分布曲线的方程即标准正态分布密度函数记为 $\varphi(x)$：

$$\varphi(x)=\frac{1}{\sqrt{2\pi}}e^{-\frac{x^2}{2}}, -\infty < x < +\infty \qquad （式 5-25）$$

标准正态曲线的方程具有以下特点：

（1）曲线以 $X=0$ 为中心，双侧对称，即无论 X 取值为正或负，平方后的 Y 值相等。

（2）曲线在 $X=0$ 处为最高点，当 $X=0$ 时，$Y=\frac{1}{\sqrt{2\pi}}e^0 \approx 0.39894$，这是 Y 的最大值，X 的绝对值越小，Y 值越大。

（3）曲线从最高点向左右两侧缓慢下降，且无限延伸，但永远不与基线相交。因为 X 的绝对值越大，Y 值越接近基线，但 Y 值永远不会为 0，所以也就不可能与基线相交。

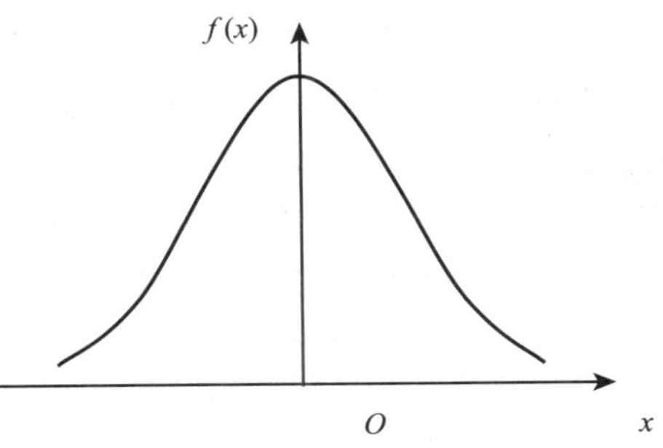

图 5 -7　标准正态分布图

（4）标准正态曲线只有一条。

一般地，对于服从标准正态分布的随机变量，设其分布函数为分布函数为 $\varphi(Z)$，则标准正态变量在任何一个区间上的概率可以表示为：

$$P(a \leqslant Z \leqslant b)=\varphi(a)-\varphi(b)$$

$$P(|Z| \leqslant a)=2\varphi(a)-1$$

对于负的 z，可以由下式得到：

$$\varphi(Z)=1-\varphi(Z)$$

例 5. 15：某制药公司员工每周的加班津贴服从均值为 50 元，标准差为 10 元的正态分布，求全公司有多少比例的员工每周的加班津贴会超过 70 元，且有多少比例的员工每周加班津贴在 40 ~60 元之间。

解：设 X = ｛该公司员工每周的加班津贴｝，根据题意已知 $X \sim N(50, 10^2)$，则：

$$P(X>70)=1-P(70)$$

$$=1-\varphi(\frac{70-50}{10})$$

$$= 1 - \varphi(2) = 1 - 0.97725 = 0.02275$$

$$P(40 \leqslant X \leqslant 60) = \varphi(\frac{60-50}{10}) - \varphi(\frac{40-50}{10})$$

$$= \varphi(1) - \varphi(-1) = 2\varphi(1) - 1$$

$$= 0.6826$$

三、其他常见连续型概率分布

除正态分布外，以下介绍的几种连续型随机变量概率分布也较常见，包括均匀分布与指数分布。

（一）均匀分布

如果随机变量 X 的概率密度为：

$$f(x)\begin{cases}\frac{1}{b-a}, a \leqslant x \leqslant b \\ 0, 其他\end{cases} \quad （式5-26）$$

则称 X 在区间 $[a,b]$ 上服从均匀分布（uniform distribution），记为 $X \sim U[a, b]$。如图5-8所示。

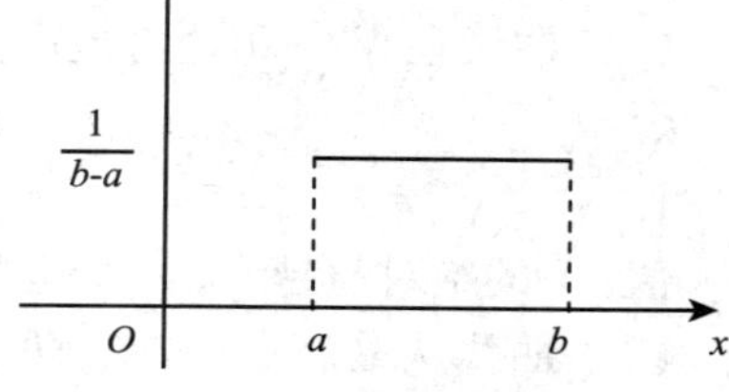

图5-8 均匀分布概率密度函数图

均匀分布的数学期望与标准差分别为：

$$EX = \frac{a+b}{2}$$

$$D(X) = \frac{1}{12}(b-a)^2 \quad （式5-27）$$

从均匀分布的定义可知它具有以下性质：

(1) $P\{X > b\} = \int_b^{+\infty} 0dx = 0$，$P\{X < a\} = \int_{-\infty}^a 0dx = 0$；

(2) 若 $a \leqslant c < d \leqslant b$，则 $P\{c < X < d\} = \int_c^d \frac{dx}{b-a} = \frac{d-c}{b-a}$。

这两条性质的意义在于：

(1) X 取值大于 b 或小于 a 的概率为0；

(2) 若 X 在 $[a,b]$ 上服从均匀分布，则 X 的值落入 $[a,b]$ 的任一区间 $[c,d]$ 中的概率与区间 $[c,d]$ 的长度成正比，而与 $[c,d]$ 的位置无关，只要小区间一样长，其概率就一样大，这就是“均匀”的含义。在数值计算中，由于四舍五入引进的舍入误差可看作是服从均匀分布的。

（二）指数分布

指数分布常用于描述各种“寿命”，如动物寿命，电子元件的寿命，电子设备的寿命等的概率分布模型，许多“等待时间”，如一些随机服务系统时间也认为服从指数分布，这些随机变量通常可以认为只取非负值，因而可用近似的服从指数分布来描述。另外，指数分布在排队论和可靠性理论等领域有广泛的应用。

若随机变量 X 的概率密度为：

$$f(x)\begin{cases}\lambda e^{-\lambda x}, & x \geqslant 0 \\ 0, & x < 0\end{cases} \qquad （式 5-28）$$

其中，$\lambda > 0$ 为常数，则称 X 服从参数为 λ 的指数分布（exponential distribution），记为 $X \sim E(\lambda)$。图 5-9 为指数分布函数的密度曲线。

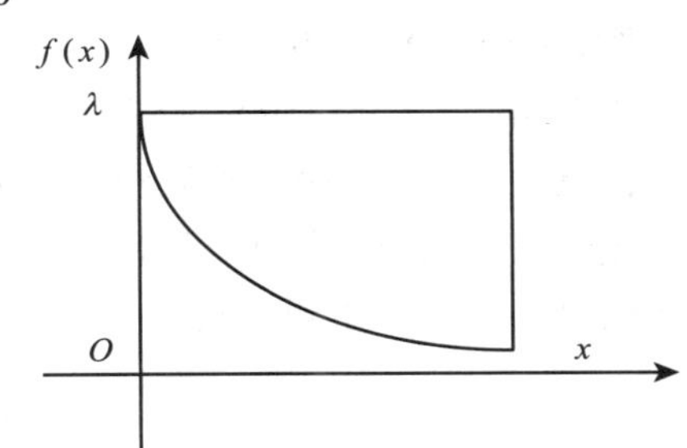

图 5-9　指数分布的密度曲线图

指数分布的数学期望与方差分别为：

$$EX = \frac{1}{\lambda}$$

$$DX = \frac{1}{\lambda^2} \qquad （式 5-29）$$

由指数分布的密度函数的定义知，若 X 服从指数分布，则：

$$P\{a < X < b\} = \int_a^b \lambda e^{-\lambda x} dx = -\int_a^b e^{-\lambda x} d(-\lambda x) = -e^{-\lambda x}\Big|_a^b = e^{-\lambda a} - e^{-\lambda b}$$

从而得到 $\int_{-\infty}^{+\infty} f(x)dx = \int_{-\infty}^{0} 0dx + \int_0^{+\infty} \lambda e^{-\lambda x} dx = 1$

例 5.16：已知某批医用电子监测仪的使用寿命 X 服从参数是 λ 的指数分布，且其平均寿命为 1000 小时，现从中任取一台，试求：

（1）它能正常使用 1000 小时以上的概率；

（2）若已知一医用电子监测仪已正常使用 1000 小时，求它能再正常使用 1000 小时以上的概率；

（3）医用电子监测仪正常使用多少小时后，其正常使用的概率将不超过 0.2？

解：对医用电子监测仪的使用寿命 X，已知 X 服从参数是 λ 的指数分布，而且平均寿命是 1000 小时，即：

$$EX = \frac{1}{\lambda} = 1000，则 \lambda = 1/1000$$

因此，X 服从的概率分布密度为：

$$f(x) = \begin{cases}\frac{1}{1000}e^{-\frac{1}{1000}x}, & x \geqslant 0 \\ 0，其他\end{cases}$$

则（1）$P\{X > 1000\} = \int_{1000}^{+\infty} \frac{1}{1000}e^{-\frac{1}{1000}x}dx = e^{-1} \approx 0.368$

（2）所求概率为：

$$P\{X > 2000 | X > 1000\} = \frac{P\{X > 2000, X > 1000\}}{P\{X > 1000\}} = \frac{P\{X > 2000\}}{P\{X > 1000\}}$$

$$= \int_{2000}^{+\infty} \frac{1}{1000}e^{-\frac{1}{1000}x}dx / e^{-1} = e^{-1} \approx 0.368$$

（3）设医用电子监测仪正常使用 x 小时后，其正常使用的概率将不超过0.2，即有：

$$P\{X > x\} = \int_{1000}^{+\infty} \frac{1}{1000} e^{-\frac{1}{1000}x} dx = e^{-\frac{1}{1000}x} \leqslant 0.2$$

则，$-x/1000 \leqslant \ln 0.2$

由此可得，$x \geqslant -1000\ln 0.2 \approx 1610$

由（2）中，医用电子监测仪正常使用1000小时以上的概率为 e^{-1}，但若发现某医用电子检测仪已使用了1000小时，它还能正常使用1000小时的概率仍为 e^{-1}，这是指数分布的一个重要性质——“无记忆性”。

第四节　Excel进行常用分布的概率计算

利用Excel中的统计函数工具，可以计算二项分布、泊松分布、正态分布等常用概率分布的概率值、累积分布概率等。这里主要介绍如何用Excel来计算二项分布的概率值与累积概率，以及其他常用分布概率计算的简单处理。

一、二项分布

二项分布 $B(n,p)$ 是用来描述在 n 次独立重复试验中，事件 A 发生（称为试验成功）的次数 X 的概率分布模型，其中 p 为一次试验中成功的概率，则试验成功 k 次的概率为：

$$P_n(k) = P(X = k) = C_n^k p^k q^{n-k}, k = 0,1,\cdots,n$$

而 n 次试验中最多成功 k 次的累积概率为：

$$F_n(k) = P(X \leqslant k) = P(X = 0) + P(X = 1) + \ldots + P(X = k) = \sum_{i=0}^{k} C_n^i p^i q^{n-i}。$$

用Excel来计算二项分布的概率值 $P_n(k)$、累积概率 $F_n(k)$，需要用BINOMDIST函数，其格式为：

BINOMDIST（Number_ s，Trails，Probability_ s，Cumulative）

其中：①Number_ s：试验成功的次数 k；②Trails：独立试验的总次数 n；③Probability_ s：一次试验中成功的概率 p；④Cumulative：为一逻辑值，若取0或FALSE时，计算概率值 $P_n(k)$，若取1或TRUE时，则计算累积概率 $F_n(k)$。

即对二项分布 $B(n,p)$ 的概率值 $P_n(k)$ 和累积概率 $F_n(k)$，有：

$P_n(k) = \text{BINOMDIST}(k,n,p,0)$，$F_n(k) = \text{BINOMDIST}(k,n,p,1)$

例5.17：某车间有各自独立运行的机床若干台，设每台机床发生故障的概率为0.01，每台机床的故障需要一名维修工来排除，试求一人负责15台机床的维修时，机床发生故障而得不到及时维修的概率。

在本例中，15台机床中同一时刻发生故障的台数 $X \sim B(n,p)$，其中 $n = 15$，p

= 0.01，则所求概率为：

$$P(X \geqslant 2) = 1 - P(X \leqslant 1) = 1 - P(X = 0) - P(X = 1) = 1 - P_{15}(0) - P_{15}(1)$$

利用 Excel 计算概率值 $P_{15}(1)$ 的具体操作如下：

（一）函数法

如图 5－10 所示，在单元格 B1 中输入“＝BINOMDIST（1，15，0.01，0）”或“＝BINOMDIST（1，15，0.01，FALSE）”，然后按下回车键，即得到 $P_{15}(1)$ 的概率。

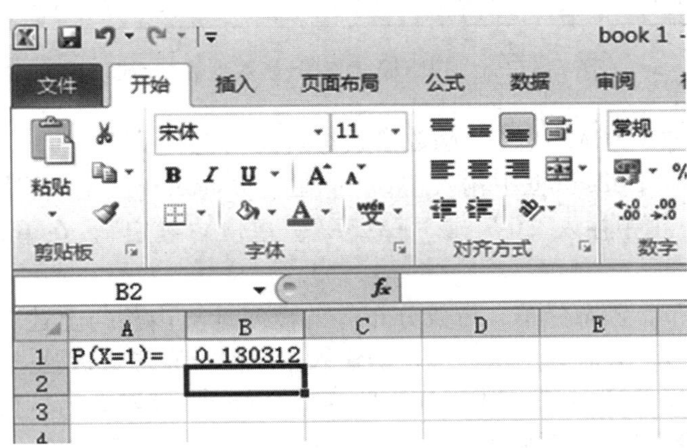

图 5－10 函数法计算 $P_{15}(1)$ 的概率

（二）菜单法

第一步：打开“公式”菜单，选择“插入函数”选项，在选择类别中选择“统计”，然后在选择函数中选择“BINOM.DIST”（图 5－11）。单击“确定”，得到对话框（图 5－12）。

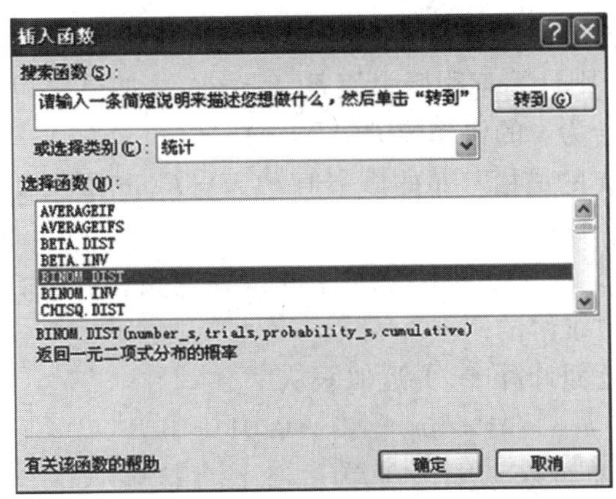

图 5－11 “插入函数”对话框

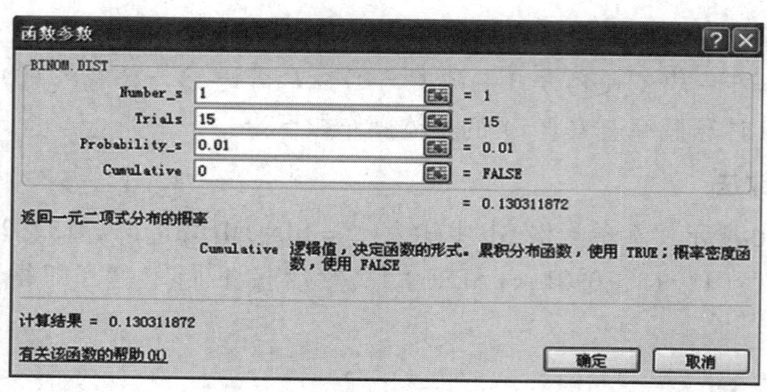

图 5－12　“BINOM. DIST” 函数参数对话框

第二步：在“BINOM. DIST”函数参数对话框中进行设置。在“Number_ s”框中输入“1”；在“Trails”框中输入“15”；在“Probability_ s”框中输入“0.01”；在“Cumulative”框中输入“0”或“FALSE”。单击“确定”，在单元格 B2 中得到 $P_{15}(1)$ 的概率。

对于泊松分布、正态分布、指数分布等的概率计算步骤与上述二项分布的概率分布计算过程类似，只需利用函数法正确输入相应的分布函数表达式即可得到结果；或在菜单法中选择 POISSON、NORMDIST、EXPONDIST 等函数名，根据各函数参数对话框的指导输入相应的值即可。这里我们列出这些常用分布的统计函数及其应用。

二、泊松分布

泊松分布通常用于预测一段时间内事件发生次数 X 的概率分布模型，比如一分钟内通过收费站的汽车的数量等。在 Excel 中，用 POISSON 函数计算泊松分布的概率值和累积概率值。其格式为：

POISSON（x，Mean，Cumulative）

其中：①x：事件数；②Mean：期望值即参数 λ；③Cumulative：为一逻辑值，如果取为 1 或 TRUE，则计算累积概率值 $P(X \leqslant x)$；如果取为 0 或 FALSE，则计算随机事件发生的次数恰为 x 的概率值 $P(X = x)$。

即对服从参数为 λ 的泊松分布的概率值 $P(X = k)$ 和累积概率值 $P(X \leqslant k)$，有：

$$P(X = k) = \text{POISSON}(k,\lambda,0)\ ,\ P(X \leqslant k) = \text{POISSON}(k,\lambda,1)$$

例 5.18：引用例 5.17 中数据，现试求 3 人共同负责 80 台机床的维修时，机床发生故障而得不到及时维修的概率。

在本例中的泊松近似计算中，Y 近似服从：

$$\lambda = np = 80 \times 0.01 = 0.8$$

的泊松分布，则在 Excel 中，在单元格上直接输入“= POISSON（3，0.8，1）”，然后按下回车键；或用菜单法选择“POISSON. DIST”函数（如图 5－13）就可得到累积概率 $P(Y \leqslant 3)$ 的值 0.99092，则所求概率为：

$$P(Y \geqslant 4) = 1 - P(Y \leqslant 3) = 1 - 0.99092 = 0.00908$$

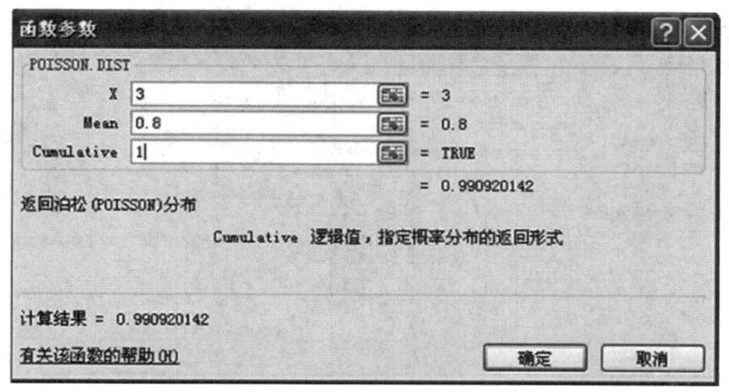

图 5－13 “POISSON” 函数参数对话框

三、正态分布

正态分布 $N(\mu,\sigma^2)$ 是统计学中最重要的概率分布，其应用极为广泛。

（一）NORMDIST 函数

在 Excel 中，用函数 NOTMDIST 计算给定均值 μ 和标准差 σ 的正态分布 $N(\mu,\sigma^2)$ 的分布函数值 $F(x)=P(X\leqslant x)$ 和概率密度函数值 $f(x)$ 。其格式为：

NORMDIST（x，Mean，Standard_ dev，Cumulative）

其中：① x ：为需要计算其分布的数值；②Mean：正态分布的均值 μ ；③Standard_ dev：正态分布的标准差 σ ；④Cumulative：为一逻辑值，指明函数的形式，如果取为 1 或 TRUE，则计算分布函数 $F(x)=P(X\leqslant x)$ ，如果取为 0 或 FALSE，计算密度函数 $f(x)$ 。

即对正态分布 $N(\mu,\sigma^2)$ 的分布函数值 $F(x)$ 和密度函数值 $f(x)$ ，有：

$F(x)=\text{NORMDIST}(x,\mu,\sigma,1)$ ，$f(x)=\text{NORMDIST}(x,\mu,\sigma,0)$

说明：如果 mean $=0$ ，standard_ dev $=1$ ，函数 NORMDIST 将计算标准正态分布 $N(0,1)$ 的分布函数 $\Phi(x)$ 和密度 $\varphi(x)$ 。

例 5.19：已知某种药片的片重 $X\sim N(\mu,\sigma^2)$ ，其中 $\mu=135$（毫克），若标准差 $\sigma=5$ ，试求药片片重 X 在 130 毫克与 150 毫克之间的概率。

本例中应求概率为：

$P(130\leqslant X\leqslant 150)=F(150)-F(130)$

在 Excel 中，在单元格上直接输入“ =NORMDIST（150，135，5，1）”，然后按下回车键；或用菜单法选择“NORM.DIST” 函数（如图 5－14）就可以得到（累积）分布函数 $F(150)$ 值 0.998650，同样由“ =NORMDIST（130，135，5，1）”得到 $F(130)$ 的值等于 0.158655，故

$P(130\leqslant X\leqslant 150)=F(150)-F(130)=0.998650-0.158655=0.839995$

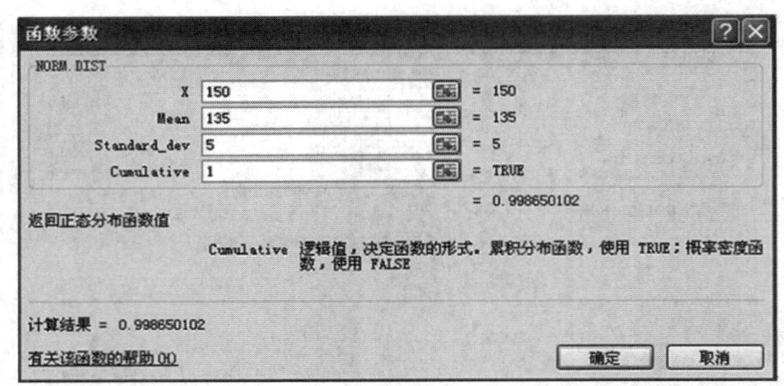

图 5-14 “NORM. DIST” 函数参数对话框

（二）NORMSDIST 函数

函数 NORMSDIST 是用于计算标准正态分布 $N(0,1)$ 的（累积）分布函数 $\Phi(x)$ 的值，该分布的均值为 0，标准差为 1。其格式为：

NORMSDIST（Z）

其中，Z 为需要计算其分布的数值。

即对标准正态分布 $N(0,1)$ 的分布函数 $\Phi(x)$，有：

$$\Phi(x) = \text{NORMSDIST}(x)$$

例如，设 $Z \sim$ 标准正态分布 $N(0,1)$，则在单元格上直接输入“=NORMSDIST(2)”，然后按下回车键；或用菜单法选择“NORM. S. DIST”函数（如图 5-15）就可以得到分布函数 $\Phi(2) = 0.97724987$，由 NORMSDIST(-2) 可得 $\Phi(-2) = 0.02275013$，故：

$$P(-2 \leqslant Z \leqslant 2) = \Phi(2) - \Phi(-2) = 0.97724987 - 0.02275013 = 0.95449974$$

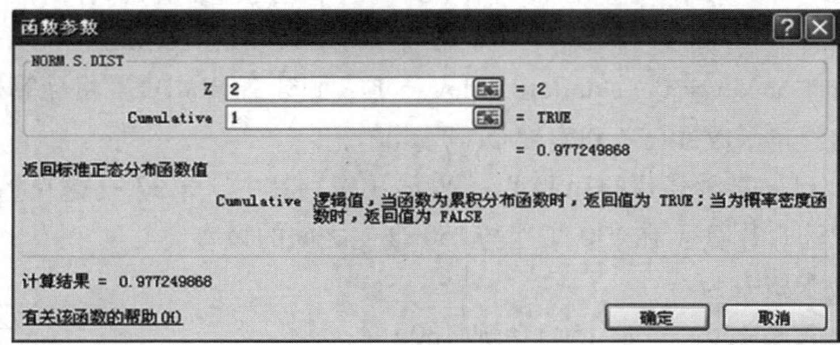

图 5-15 “NORM. S. DIST” 函数参数对话框

（三）NORMSINV 函数

函数 NORMSINV 可用于计算标准正态分布 $N(0,1)$ 的分布函数的逆函数即分位数 $u_{1-\alpha}$（$\Phi^{-1}(p)$）。即已知概率值 $\Phi(x) = p$，由 NORMSINV(p) 就可以得到 $x(=\Phi^{-1}(p))$ 的值，该 x 就是对应于 $p = 1-\alpha$ 的正态分布 $N(0,1)$ 分位数 $u_{1-\alpha}$。函数 NORMSINV 的格式为：

NORMSINV（Probability）

其中，Probability 为标准正态分布的概率值 p 。

则对标准正态分布 $N(0,1)$ 的分位数 $u_{1-\alpha}$ ，有：

$$u_{1-\alpha} = \text{NORMSINV}(1-\alpha)$$

例 5.20：引用例 5.19 中的数据，现试求 σ 为何值时，$P(130 \leqslant X \leqslant 140) = 0.8$？

在本例中，可知：

$P(130 \leqslant X \leqslant 140) = F(140) - F(130)$

$= \Phi\left(\frac{140-135}{\sigma}\right) - \Phi\left(\frac{130-135}{\sigma}\right) = \Phi\left(\frac{5}{\sigma}\right) - \Phi\left(-\frac{5}{\sigma}\right) = 2\Phi\left(\frac{5}{\sigma}\right) - 1 = 0.8$

即 $\Phi\left(\frac{5}{\sigma}\right) = \frac{1+0.8}{2} = 0.9$ ，

则在 Excel 中，在单元格上直接输入"NORMSINV（0.9）"，然后按下回车键；或用菜单法选择"NORM.S.INV"函数（如图 5－16）就可得到分位数 $u_{1-\alpha} = 1.281552$ ，得 $\frac{5}{\sigma} = 1.281552$ ，故 $\sigma = 5/1.281552 = 3.901521$ 。

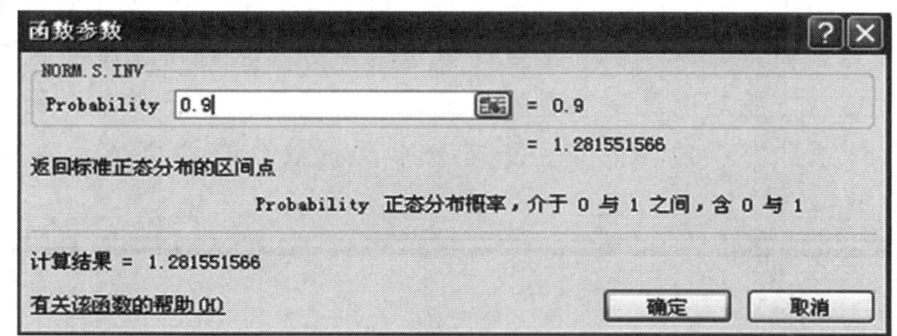

图 5－16 "NORM.S.INV"函数参数对话框

四、指数分布

指数分布常被用来作为"寿命"的概率分布模型。在 Excel 中，函数 EXPONDIST 用于计算指数分布的（累积）分布函数值 $F(x)$ 和概率密度函数值 $f(x)$ 。其格式为：

EXPONDIST（x，Lambda，Cumulative）

其中：（1）x：为需要计算其分布的数值；（2）Lambda：指数分布的参数值 λ；（3）Cumulative：为一逻辑值，指定计算函数的形式，若取为 1 或 TRUE，将计算分布函数 $F(x)$ ，若取为 0 或 FALSE，则计算密度函数 $f(x)$ 。

即对指数分布的分布函数值 $F(x)$ 和密度函数值 $f(x)$ ，有：

$F(x) = \text{EXPONDIST}(x,\lambda,1)$ ，$f(x) = \text{EXPONDIST}(x,\lambda,0)$

例如在本章例 5.13 中，已求得 $\lambda = 0.001$ ，由

EXPONDIST（1000，0.001，1）

可得分布函数 $F(1000) = P(X \leqslant 1000)$ 的概率值 0.632121（如图 5－17），故所

求的概率为：

$$P(X > 1000) = 1 - P(X \leqslant 1000) = 1 - F(1000) = 1 - 0.632121 = 0.367879$$

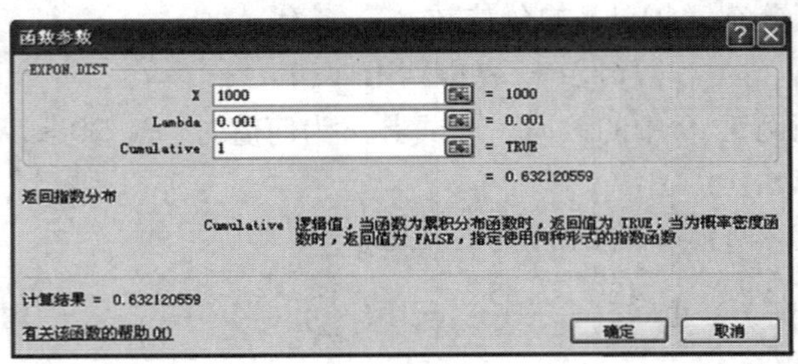

图 5-17 “EXPON. DIST”函数参数对话框

本章小结

通过医药领域小概率事件的案例引出统计学中的概率。本章主要介绍了统计试验、事件、样本空间，对概率的概念、性质、运算法则以及条件概率和事件的独立性作出重点介绍；简单介绍了随机变量的概念以及分类，对离散型随机变量的概率分布、数学期望与方差等以及连续型随机变量的密度函数做了详细介绍；最后对利用 Excel 进行二项分布、泊松分布、正态分布及指数分布的概率计算给出了详细步骤。

课后习题

一、名词解释

1. 基本事件 2. 随机事件 3. 样本空间 4. 必然事件 5. 不可能事件 6. 频率的稳定性 7. 事件概率 8. 互斥事件、对立事件、独立事件 9. 随机变量 10. 离散型随机变量、连续型随机变量

二、选择题

1. 在所有两位数（10~99）中任取一两位数，此数能被 2 或 3 整除的概率为（ ）

A. 6/5　　B. 2/3

C. 83/100　　D. 以上答案均不正确

2. 对于事件 A 与 B，下列正确的命题是（ ）

A. 如 A 与 B 互斥，则 $\bar{A}$ 与 $\bar{B}$ 也互斥

B. 如 A 与 B 相容，则 $\bar{A}$ 与 $\bar{B}$ 也相容

C. 如 A 与 B 互斥，且 $P(A) > 0$，$P(B) > 0$，则 A，B 独立

D. 如 A 与 B 独立，则 $\bar{A}$ 与 $\bar{B}$ 也独立

3. 某医药公司的甲、乙两个部门进行拔河比赛的冠亚军争夺赛，五战三胜制，设甲部门胜率为0.6，则甲部门取胜的概率为（ ）

A. 0.6　　B. $C_5^2 0.6^2 0.4^2$

C. $C_5^2 0.6^2 0.4^2 + C_5^4 0.6^2 0.4$　　D. $C_5^2 0.6^2 0.4^2 + C_5^4 0.6^2 0.4 + 0.6^5$

4. 假设市场上某药品来自两个医药企业，它们的市场占有率分别为60%和40%，有两人各自购买一份，则购买到的来自两个不同企业的概率为（ ）

A. 0.5　　B. 0.24

C. 0.48　　D. 0.3

5. 某医药器械生产企业生产一种按摩器，一级品率为0.6，随机取10个，恰有6个一级品的概率为（ ）

A. 1　　B. 0.6^6

C. $C_{20}^6 0.6^6 0.4^4$　　D. $0.6^6 0.4^4$

6. 标推正态曲线有（ ）

A. 一条　　B. 两条

C. 视不同的函数而定　　D. 无数条

7. 下面属于连续变量的是（ ）

A. 职工人数　　B. 机器台数

C. 工业总产值　　D. 车间数

8. 对于任意两个事件A与B，有P（A－B）为（ ）

A. $P(A) - P(B)$　　B. $P(A) - P(B) + P(AB)$

C. $P(A) - P(AB)$　　D. $(A) + P(\bar{B}) - P(A\bar{B})$

9. 重复一项试验，事件 A 表示“第一次失败且第二次成功”，则事件 $\bar{A}$ 为（ ）

A. 两次均失败　　B. 第一次成功

C. 第一次成功且第二次失败

D. 第一次成功或第二次失败

10. 已知 A 与 B 相互独立，$P(\bar{A}) = 0.5$，$P(\bar{B}) = 0.6$，则 $P(A \cup B)$ 等于（ ）

A. 0.9　　B. 0.7

C. 0.1　　D. 0.2

11. 设 A，B 为任意两件事，若 A，B 之积为不可能事件，则称（ ）

A. A 与 B 互相独立　　B. A 与 B 互不相容

C. A 与 B 互为对立事件　　D. A 与 B 为样本空间 Ω 的一个划分

12. 将10瓶药丸依次从1至10编号后置于急救箱中，任取两瓶，二者号码之和记为 X，则 $P(X \leqslant 18) =$（ ）

A. 44/45　　B. 43/45

C. 72/100　　D. 64/100

三、判断题

1. 在古典概率型的随机试验中，$P(A) = 0$ 当且仅当 A 是不可能事件。
2. 事件的概率与试验的先后次序无关。
3. 医药管理实践中所说的发病率、死亡率、治愈率等都是频率，常用分数表示。
4. 正态分布也被称为高斯分布。
5. X 函数的期望值等于 X 期望的函数。
6. 正态分布是标准正态分布的一个特例。
7. 如果 A 与 B 相互对立，则 A 与 B 互不相容。
8. 若随机事件 A 、B 相互独立，则事件 $\overline{A}$ 与 B 也相互独立。
9. 二项分布和泊松分布属于离散型随机变量分别。
10. 当 n 充分大时，泊松分布近似于正态分布。

四、问答题

1. 随机试验的特征有哪些?
2. 请简述古典概率的特点。
3. 请简述二项分布满足的必要条件的过程。
4. 泊松分布对哪一类随机现象可以有很贴切的描述?
5. 标准正态曲线具有哪些特点?

五、计算题

1. 某医药企业的技术小组有12人，他们的性别和职称如下，现要进行年终抽奖活动，抽出一名幸运者。试求这位幸运者分别是以下几种可能的概率：

序号	1	2	3	4	5	6	7	8	9	10	11	12
性别	男	男	男	女	男	男	女	男	女	女	男	男
职称	工程师	技术员	技术员	技术员	技术员	工程师	工程师	技术员	技术员	工程师	技术员	技术员

（1）女性；（2）工程师；（3）女工程师；（4）女性或工程师

2. 已知参加某项考试的全部人员合格的占80%，在合格人员中成绩优秀只占15%。

求任一参考人员成绩优秀的概率。

3. 已知某地区男子寿命超过55岁的概率为84%，超过70岁以上的概率为63%。

试求任一刚过55岁生日的男子将会活到70岁以上的概率为多少?

4. 某公司从甲、乙、丙三个企业采购了同一种药品包材，采购数量分别占总采购量的25%、30%和45%。这三个企业产品的次品率分别为4%、5%、3%。如果从这些产品中随机抽出一件，试问：（1）抽出次品的概率是多少?（2）若发现抽出的产品是次品，问该产品来自丙厂的概率是多少?

5. 在某个医药生产企业内，某条生产线上调节一个装瓶机使其对每个瓶子的灌装量均值为 μ 盎司，通过观察这台装瓶机对每个瓶子的灌装量服从标准差 $\sigma = 1.0$ 盎司的正态分布。随机抽取由这台机器灌装的 9 个瓶子形成一个样本，并测定每个瓶子的灌装量。试确定样本均值偏离总体均值不超过 0.3 盎司的概率？

6. 一家人寿保险公司某险种的投保人数有 20000 人，据测算被保险人一年中的死亡率为万分之五。保险费每人 50 元。若一年中死亡，则保险公司赔付保险金额 50000 元。试求未来一年该保险公司将在该项保险中（这里不考虑保险公司的其它费用）：

（1）至少获利 50 万元的概率；

（2）亏本的概率；

（3）支付保险金额的均值和标准差。

7. 对上述习题 6 的资料，试问：

（1）可否利用泊松分布来近似计算？

（2）可否利用正态分布来近似计算？

（3）假如投保人只有 5000 人，可利用哪种分布来近似计算？

第六章

抽样调查与统计推断

见一叶落，而知岁之将暮，睹瓶中之冰，而知天下之寒，以近论远。

——《淮南子·说山训》

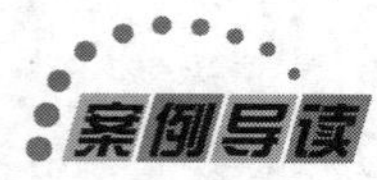

医药管理统计学应用：《处方管理办法》中的抽样调查

截止2012年，《处方管理办法》（下称《办法》）在全国医疗机构实施已五年。《办法》首次在监督管理项下提出了建立处方点评制度的新措施，为处方管理的科学化、规范化提供了法律依据。在开展处方评价工作时，如何从上万张的处方中科学的抽样，使样本具有代表性，一直是困扰处方评价的一个大问题，抽样的方法和样本量的大小直接关系到处方指标的评价。为此人们进行了反复探索，以期建立较为科学合理的处方抽样调查方法。

以2008年11月份门诊处方资料为据，采用处方全查、等比例抽查和非等比例抽查三种分层调查的方法（后两者各取200例），门诊处方按照费用类别分为：自费、公费、医保及军队医改（军改）四类，以处方评价指标中最具临床监测意义的两类药品的指标值：针剂和抗菌药的使用率进行方法学比较，检验差别有无统计意义。为保证患者个人用药资料的完整性，该患者一次就诊的所有处方资料纳入统计范围。结果表明：分层等比例抽样与全查的调查结果差别无统计意义（$P>0.05$），故可作为处方全查的替代方法；结果还表明以总体概率最低值估算最小样本量，其调查值接近总体水平，故此法可作为医疗机构常规开展处方评价工作中抽样调查的基本方法，另外，我们在实际工作中为了保证处方资料的完整性，有利于对人均用药资料进行分析评估，最小样本量一般采用病例数代替处方数。

这是一个抽样调查的案例，案例要检查某医院的处方管理是否科学化、规范化，而医院在一段时期内的门诊处方量很多，若一个个进行全查会浪费大量宝贵的时间，而采用抽样调查法则可以避免这一问题，经过比较，可以看出全查与抽查的结果的差别无统计意义，所以完全可用抽查代替全查。

【学习目标】 本章主要介绍医药管理统计学中对总体中进行抽样调查并利用调查结果进行推断的内容。通过本章的学习希望读者对统计中的抽样调查与利用样本推断有基本了解，重点掌握抽样调查以及统计推断的原理、方法的知识。

【学习要求】

1. 重点掌握：一个样本均值、比例、方差的分布，两个样本均值之差、比例之差、方差之比的抽样分布；
2. 掌握：全及总体、样本总体、总体参数、样本统计量、样本容量、样本个数、样本统计量三种不同类型的分布；
3. 熟悉：中心极限定理与大数定理的概念及含义，利用 Excel 进行抽样调查的方法；
4. 了解：抽样调查、抽样推断的含义。

第一节　抽样调查概述

抽样调查是一种非全面调查，它是按随机原则从总体中抽取一部分样本单位进行调查，再用样本资料推断总体的数量特征，即从全部调查研究对象中，抽选一部分单位进行调查，并据以对全部调查研究对象作出估计和推断的一种调查方法。显然抽样调查虽然并非全面调查，但它的目的却在于取得反映总体情况的信息资料，因而，也可起到全面调查的作用。它是市场经济国家在调查方法上的必然选择，和普查相比，它具有准确度高、成本低、速度快、应用面广等特点。在前面第二章我们已给对抽样调查的概念、特征及不同的抽样方法进行详细介绍，这里不再赘述。

抽样调查法在经济领域和医药管理领域都具有广泛的应用意义。例如，在我国每五年进行一次全国人口普查，而在两次普查相间的年份里，则采用抽样的方法进行统计估计。众所周知，我国人口数达十几亿，如果每年都进行人口普查，那么将会消耗很大的人力、物力、财力，而采用较小样本的人口抽查则可以解决这些复杂的统计问题。再如国家食品药品监督管理局每年会对医学用药进行检测，检查药品是否合格，也是通过药品样本抽样调查的方法来解决这一问题的。

采用抽样调查可以节省时间和费用，提高调查的时效性和经济效果，在无法进行全面调查或进行全面调查有困难较大时，一般采用抽样调查来推断总体。

第二节　抽样推断

抽样推断（sample inference）是在根据随机原则从总体中抽取部分实际数据的

基础上，运用数理统计方法，对总体某一现象的数量性做出具有一定可靠程度的估计判断。抽样推断是在抽样调查的基础上进行的统计方法。本节将对抽样推断中的基本概念、三种不同性质的抽样分布及抽样推断涉及到的大数定律与中心极限定理做出详细介绍。

一、相关概念

1. 全及总体和样本总体 全及总体是研究对象，而样本总体则是观察对象，两者是既有区别又有联系的。全及总体简称总体，它是指所要认识的，具有某种共同性质的许多单位的集合体。样本总体，简称样本，是从全及总体中随机抽取出来，代表全及总体的部分单位的集合体。样本总体的单位数称为样本容量，通常用 n 来表示。例如，某制药工厂为检验针剂的灌封合格率，在某天生产的一批针剂中随机抽取 50 支样本进行检验，这时，全及总体即为整批针剂，而样本总体即为抽取的 50 支样本。随着样本容量的增大，样本对总体的代表性越来越高，并且当样本单位数足够多时，样本平均数愈接近总体平均数。

对于一次抽样调查，全及总体是唯一确定的，而样本是不确定的，一个全及总体可能抽出很多个样本总体，样本的个数与样本的容量有关，也与抽样的方法有关。

2. 总体参数和样本统计量 总体参数又称为全及指标，根据全及总体各个单位的标志值或标志属性计算，反映总体某种属性或特征的综合指标。常用的全及指标有总体平均数（或总体成数）、总体标准差（或总体方差）。

样本统计量又称样本指标或抽样指标，由样本总体各单位标志值计算出来反映样本特征，用来估计全及指标的综合指标。统计量是样本变量的函数，用来估计总体参数，因此与总体参数相对应，统计量有样本平均数（或抽样成数）、样本标准差（或样本方差 ）。对于一个问题全及总体是唯一确定的，所以全及指标也是唯一确定的，全及指标也称为参数，它是待估计的数。而统计量则是随机变量，它的取值会随样本的不同而发生变化。

3. 样本容量和样本个数 样本容量是指一个样本所包含的单位数。通常将样本单位数不少于 30 个的样本称为大样本，不及 30 个的称为小样本。社会经济统计的抽样调查多属于大样本调查。样本个数又称样本可能数目，指从一个总体中可能抽取的样本个数。一个总体有多少样本，则样本统计量就有多少种取值，从而形成该统计量的分布，此分布是抽样推断的基础。

第三节 大数定律与中心极限定理

所谓极限定理（limit thoerem），就是采用极限的方法得出随机变量的分布的一系列定理，也就是说，极限定理就是研究随机变量的极限分布。一般可以分为两类，第一类极限定理，是阐述若干个随机变量的均数的极限定理，统称为大数定律。第二类极限定理，是阐述在怎样的条件下，当 n→∞时，独立随机变量之和的极限分布为正态分布，有关第二类极限定理的命题统称为中心极限定理。本节将详述这两种极限定理。

一、大数定律

大数定律（law of large numbers）是指在随机试验中，每次出现的结果不同，但是大量重复试验出现的结果的平均值却总是接近于某个确定的值。其原因是，在大量的观察试验中，个别的、偶然的因素影响而产生的差异将会相互抵消，从而将现象的必然规律性显示出来。例如，观察个别或少数家庭的婴儿出生情况，发现有的生男，有的生女，没有一定的规律性，但是通过大量的观察就会发现，男婴和女婴占婴儿总数的比重均会趋于 50%。

大数定律有若干个表现形式。这里仅介绍其中常用的两个重要定律。

1. 切比雪夫（Chebyshev）大数定理 设 x_1，x_2，$\cdots x_n$是一列两两相互独立的随机变量，服从同一分布，且存在有限的数学期望 E（X）和方差 D（X），则对任意小的正数 ε，有：

$$\lim_{n\to\infty}P\left(\left|\frac{\sum x_i}{n}-E(X)\ <\varepsilon\right|\right)=1$$

切比雪夫不等式的等价形式为：

$$P\{|X-E(X)|\geqslant\varepsilon\}\leqslant\frac{D(X)}{\varepsilon^2}$$

$$P\{|X-E(X)|<\varepsilon\}\geqslant 1-\frac{D(X)}{\varepsilon^2} \qquad (6.1)$$

将该定律应用于抽样调查，就会有如下结论：随着样本容量 n 的增加，样本平均数将不断接近于总体平均数，从而为统计推断中依据样本平均数估计总体平均数提供了理论依据。

从切比雪夫不等式还可以看出，对于给定的 $\varepsilon>0$，当方差越小时，事件 $\{|X-E(X)|\geqslant\varepsilon\}$ 发生的概率也越小，即 X 的取值越集中在 E（X）附近。这进一步说明方差是一个描述随机变量与其期望值离散程度的一个变量。当 D（X）已知时，切比雪夫不等式给出了 X 与 E（X）的偏差小于 ε 的概率的估计值。

2. 贝努里（Bernoulli）大数定律 设 μ_n 是 n 次独立试验中事件 A 发生的次数，且事件 A 在每次试验中发生的概率为 P，则对任意正数 ε，有：

$$\lim_{n\to\infty}P\left(\left|\frac{u_n}{n}-p\ <\varepsilon\right|\right)=1 \qquad (式 6-2)$$

该定律是切比雪夫大数定律的特例，其含义是，当 n 足够大时，事件 A 出现的频率将几乎接近于其发生的概率，即频率的稳定性。在抽样调查中，用样本成数去估计总体成数，其理论依据就在于此。

例6.1：在抗中性粒细胞胞浆抗体（ANCA）在炎性肠病（IBD）中的发生率的研究中，患者中血清ANCA呈阳性的概率为0.5，利用切贝雪夫不等式（式6-1）估计，在1000次独立重复试验中，事件A发生的次数在400~600之间的概率。

解：设X表示在1000次独立重复试验中，事件A发生的次数，则X~B（1000，0.5）

$$E(X)=np=1000\times 0.5=500$$
$$D(X)=np(1-p)=1000\times 0.5\times 0.5=250$$

$400<X<600 \Leftrightarrow 400-500<x-E(x)<600-500 \Leftrightarrow |x-500|<100$ 于是，取$\varepsilon=100$，有：

$$P(400<X<600)=P(|X-500|<100)$$
$$\geqslant 1-\frac{\sigma^2}{\varepsilon^2}=1-\frac{250}{100^2}=\frac{39}{40}$$

二、中心极限定理

大数定律揭示了大量随机变量的平均结果，但没有涉及到随机变量的分布问题。而中心极限定理（central limit theorems）说明的是在一定条件下，大量独立随机变量的平均数是以正态分布为极限的。这一定理可以表述为：从均值为μ、方差为σ^2的总体中，抽取容量为n的随机样本，当n充分大时（通常要求n≥30），样本均值$\bar{x}$的抽样分布近似服从均值为μ、方差为σ^2/n的正态分布。中心极限定理也有若干个表现形式，这里仅介绍其中四个常用定理。

1. 辛钦（Khinchine）中心极限定理 设随机变量x_1，x_2，…，x_n相互独立，服从同一分布且有有限的数学期望μ和方差σ^2，则随机变量$\bar{x}=\sum x_i/n$，在n无限增大时，服从参数为μ和σ^2/n的正态分布，即$n\to\infty$时，

$$\bar{x} \sim N(\mu,\frac{\sigma^2}{n}) \qquad (式6-3)$$

将该定理应用到抽样调查，可以得出这样一个结论：如果抽样总体的数学期望μ和方差σ^2是有限的，无论总体服从什么分布，从中抽取容量为n的样本时，只要n足够大，其样本平均数的分布就趋于数学期望为μ，方差为σ^2/n的正态分布。

2. 德莫佛——拉普拉斯（De Moivre——Laplace）中心极限定理 设μ_n是n次独立试验中事件A发生的次数，事件A在每次试验中发生的概率为p，则当n无限大时，频率μ_n/n的分布趋于服从参数为$p,\frac{p(1-p)}{n}$的正态分布。即：

$$\frac{\mu_n}{n} \sim N(p,\frac{p(1-p)}{n}) \qquad (式6-4)$$

该定理是辛钦中心极限定理的特例。在抽样调查中，不论总体服从什么分布，只要n充分大，那么频率就近似服从正态分布。

3. 李亚普诺夫（Lyapunov）中心极限定理 设 x_1，x_2，…，x_n是一个相互独立的随机变量序列，它们具有有限的数学期望和方差：$\mu_k = E(x_k), \sigma_k^2 = D(x_K)$ $(k = 1,2,\cdots n)$。记 $B_n^2 = \sum_{k=1}^{n}\sigma_k^2$，如果存在 δ > 0，使得当 n→∞ 时，$\frac{1}{B_n^2 + \delta}\sum_{k=1}^{n}E\left|x_k - \mu_k\right|^{(2+\delta)} \to 0$，则对任意的 x 有：

$$P\left\{\frac{1}{B_n}\sum_{k=1}^{n}(x_k - \mu_k) < x\right\} \to \frac{1}{\sqrt{2\pi}}\int_{-\infty}^{x}e^{-\frac{t^2}{2}}dt \quad \text{（式 6－5）}$$

该定理的含义是：如果一个量是由大量相互独立的随机因素影响所造成的，而每一个别因素在总影响中所起的作用不大，则这个量服从或近似服从正态分布。

4. 列维——林德伯格（Levy－Lindberg）定理 设 x_1，x_2，…，x_n是一个相对独立的随机变量序列，它们具有有限的数学期望和方差：$\mu_k = E(x_k)$，$\sigma_k^2 = D(x_k)$ 满足林德贝尔格条件，则当 $n\to\infty$ 时，对任意的 x，有：

$$\lim_{n\to\infty}P\left\{\frac{1}{B_n}\sum_{k=1}^{n}(x_k - \mu_k) < x\right\} \to \frac{1}{\sqrt{2\pi}}\int_{-\infty}^{x}e^{-\frac{t^2}{2}}dt \quad \text{（式 6－6）}$$

例 6.2：一片药片的重量是个随机变量，其均数为 1g，标准差为 0.1g，求 1 瓶（100 片）药片重量大于 102g 的概率？

解：设药片重量为 X，瓶中第 i 片药片的重量为 X_i（$i = 1, 2, \cdots, 100$），X_i为相互独立的随机变量，$EX_i = 1$，$DX_i = \sigma^2 = 0.01$，$X = \sum_{i=1}^{100}X_i$，$EX = 100EX_i = 100$，

$$DX = \sum_{i=1}^{100}DX_i = 100 \times (0.1)^2 = 1, \sqrt{DX} = 1$$

这里，认为 $n = 100$ 足够大，所以根据中心极限定理得：

$$P(X > 102) = P\left(\frac{X - 100}{1} > 2\right) = 1 - P(X - 100 \leqslant 2)$$

$$= 1 - \Phi(2) = 1 - 0.9772 = 0.0228$$

即 1 瓶（100 片）药片的重量大于 102g 的概率为 2.28%。

第四节 三种不同类型的分布

一般来说，总体参数的值是一个常数，尽管这个常数通常是未知的，但它不会随着样本的不同而变化。样本统计量的值却完全依赖于所抽取的样本，不同的样本会有不同的样本均值。正因为样本统计量是依据样本而变化的，所以根据统计量来推断总体的参数必然具有不确定性。然而，特定总体的样本统计量的分布一般都具有某种确定的性质，而这些性质是已知的，而且反映在它的抽样分布之中。样本统计量的分布构成了推断总体参数的理论基础。这里介绍三种不同性质的分布：总体分布、样本分布和抽样分布。

一、总体分布

总体是所研究的若干元素（个体）的集合。总体中每个元素的取值是不同的，各元素的观测值所形成的相对频数分布，称为总体分布（population distribution）。例如，某药品分销商从制药公司进口了10万支抗生素，按照技术规定，杂质含量超过0.01%就视为不合格产品，不合格率大于1%就不接受这批药品。那么，由每一支抗生素的杂质含量所构成的这10万支抗生素杂质含量的分布，就称为总体分布。

如果总体中的所有观测值都能得到，那就可以通过直方图来观察总体的分布状况。但在很多实际研究中，总体的所有观测值是很难完全获取的。正因如此，抽样推断才有其必要性。因此，总体的分布往往是未知的，通常是根据经验大致了解总体的分布类型，或者假定它服从某种分布。而研究者所关心的主要是总体的一些特定参数，如均值、比例、方差等。只要知晓了样本统计量的抽样分布，就可以推断这些参数了。

二、样本分布

样本是从总体中所抽取的部分元素的集合。样本中所含元素的个数称为样本容量或样本量。从总体中抽取一个容量为n的样本，由这n个观测值形成的相对频数分布，称为样本分布（sample distribution）。依照上例，对所有药品都进行杂质测定是不现实的，最普遍的做法就是通过随机抽样，根据抽样检测得到的不合格率来估计整批药品的不合格率。也就是从10万支抗生素中抽取一部分（假设100支）药品组成一个样本，由样品（100支抗生素）的不合格率来推断整批药品的不合格率。那么，这100支抗生素的杂质含量分布，就称为是样本分布。

由于样本是从总体中抽取的，其中包含着总体的一些信息和特征，因此样本分布也称经验分布（empirical distribution）。特别是当样本容量n逐渐增大时，样本的分布也逐渐接近总体的分布。但由于样本是随机抽取的，当样本容量不足够大时，样本的分布就有可能与总体的分布不一致，可能会有较大的差异。

需要注意的是，样本分布是指一个样本中各观测值的分布，它与下面将要介绍的抽样分布是不同的。

三、抽样分布

从一个给定的总体中抽取（不论是否有放回）容量（或大小）为n的所有可能的样本，对于每一个样本，计算出某个统计量（如样本均值或标准差）的值，不同的样本得到的该统计量的值是不一样的，由此得到这个统计量的分布，称之为抽样分布（sampling distribution）。例如，如果特指的统计量是样本均值，则此分布为均值的抽样分布。依照上例，假设对10万支抗生素进行十次随机抽样，获得十个样本，对每一个样本计算其杂质含量的均值，可获得十个样本均值，由这十个数值构成的分布，称为抽样分布。

从一般意义上说，抽样分布是指样本统计量的概率分布，比如，样本均值的分布、样本比例的分布、样本方差的分布等都称为抽样分布。即从同一总体中，随机抽取相同容量的样本，由重复抽样的每一个均值均可计算获得一个样本统计量值，样本统计量所有可能取值的分布就是抽样分布。

第五节　一个总体参数推断时样本统计量的抽样分布

在参数估计中如果研究对象为一个总体，所关心的参数主要是总体均值μ、比例π、方差σ^2等。相应地，用于推断这些参数的统计量分别是样本均值$\bar{x}$、比例p、方差s^2等。这就需研究单一总体参数推断时样本统计量的抽样分布。从总体的 N 个元素中抽取一个容量为n的随机样本，在重复抽样条件下，共有N^n个可能的样本，在不重复抽样条件下，共有$C_N^n = \frac{N!}{n!(N-n)!}C_N^n N!(N-n)!$个可能的样本。对于每一个样本，都可以计算出样本均值、样本比例、样本方差。因此样本均值、样本比例、样本方差等都是一个随机变量，也都有自己的分布。本部分主要讨论一个总体参数推断时样本统计量的抽样分布，包括样本均值的抽样分布、样本比例的抽样分布和样本方差的抽样分布等。

一、样本均值的抽样分布

样本均值的抽样分布是容量相同的所有的可能样本的样本均值的概率分布，即$\bar{x}$的概率分布，是推断总体均值 μ 的理论基础的概率分布。在重复选取容量为 n 的样本时，由样本均值的所有可能取值形成的相对频数分布，称为样本均值的抽样分布。

1. $\bar{x}$ 抽样分布的过程　为更好地理解抽样分布的概念，下面将通过一个简单的例子，说明样本均值抽样分布的形成过程。

例 6.3：某省局欲抽查某种剂型药品指标，共抽取了 4 个样本，4 个个体的取值分别为：$x_1=1$，$x_2=2$，$x_3=3$，$x_4=4$。从 4 个样本的总体中采取重复抽样方法抽取容量$n=2$的随机样本，写出样本均值的$\bar{x}$抽样分布。

解：首先来看总体的分布状况，总体的分布为均匀分布，即x_i取每一个值的概率都相同。这样，可以按下面的公式计算总体均值和方差：

$$总体均值\ \mu = \frac{\sum_{i=1}^{4} x_i}{N} = \frac{10}{4} = 2.5$$

$$总体方差\ \sigma^2 = \frac{\sum_{i=1}^{4}(x_i-\mu)^2}{4} = \frac{5}{4} = 1.25$$

从总体中采取重复抽样方法抽取容量为 $n=2$ 的随机样本，共有 $4^2=16$ 个可能的样本。然后计算出每一个样本的均值 $\bar{x}_i$，结果如表 6－1 所示：

表 6－1　16 个可能的样本及其均值 x 和方差 s^2

样本	样本中的元素	样本均值 $\bar{x}$	样本方差 s^2
1	1，1	1.0	0
2	1，2	1.5	0.5
3	1，3	2.0	2
4	1，4	2.5	4.5
5	2，1	1.5	0.5
6	2，2	2.0	0
7	2，3	2.5	0.5
8	2，4	3.0	2
9	3，1	2.0	2
10	3，2	2.5	0.5
11	3，3	3.0	0
12	3，4	3.5	0.5
13	4，1	2.5	4.5
14	4，2	3.0	2
15	4，3	3.5	0.5
16	4，4	4.0	0

由于每个样本被抽中的概率相同，均为 1/16，将样本均值经整理后如表 6－2 所示。

表 6－2　样本均值 x 的分布

$\bar{x}$ 的取值	$\bar{x}$ 的个数	$\bar{x}$ 取值的概率 $P(x)$
1.0	1	1/16
1.5	2	2/16
2.0	3	3/16
2.5	4	4/16
3.0	3	3/16
3.5	2	2/16
4.0	1	1/16

将 $\bar{x}$ 的分布前后进行比较可知总体分布和样本均值的抽样分布，不难看出尽管总体为均匀分布，样本均值的抽样分布在形状上却是对称的。

抽样均值抽样分布的形成过程可以概括成图 6－1。

了解样本均值 $\bar{x}$ 的抽样分布后，接下来进一步分析 $\bar{x}$ 抽样分布的性质，包括 $\bar{x}$ 的均值、标准差、抽样分布本身的形状等。

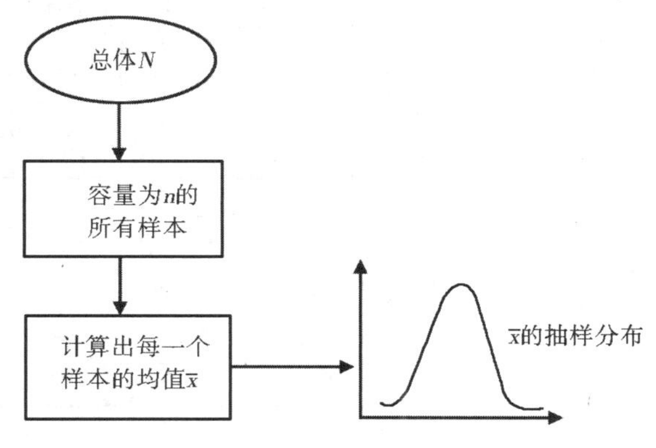

图 6－1　抽样分布的形成过程

2. $\bar{x}$ 抽样分布的形式　$\bar{x}$ 抽样分布的形式不仅与原有总体的分布有关，还和样本容量 n 的大小有关。如果原有总体是正态分布，那么，无论样本容量有多大，样本均值的抽样分布都服从正态分布。如果原有总体的分布是非正态分布，则需要看样本容量的大小。随着样本容量 n 的增大（通常要求 $n \geqslant 30$），不论原来的总体是否服从正态分布，样本均值的抽样分布都将趋于正态分布，其分布的数学期望为总体均值，样本方差为总体方差的 $1/n$。这就是前面所述的中心极限定理。如图 6－2 说明了随着样本容量的增大，样本均值趋于正态分布的过程。

如果总体不是正态分布，当 n 较小时（通常 $n<30$），样本均值的分布则不是正态分布，这时就不能按正态分布进行推断总体均值。样本均值的抽样分布与总体分布的关系可以用图 6－3 来描述。

3. $\bar{x}$ 抽样分布的特征　设总体共有 N 个元素，其均值为 μ，方差为 σ^2，从中抽取容量为 n 的样本，样本均值的数学期望（即样本均值的均值）计为 $E(\bar{x})$，样本均值的方差计为 $\sigma_{\bar{x}}^2$，则无论是重复抽样还是不重复抽样，样本均值的数学期望始终等于总体均值，即：

$$E(\bar{x}) = \mu \qquad \text{（式 6－7）}$$

而样本均值的方差则与样本容量有关。在重复抽样条件下，样本均值的方差为总体方差的 $1/n$，即：

$$\sigma_{\bar{x}}^2 = \frac{\sigma^2}{n} \qquad \text{（式 6－8）}$$

即 $\bar{x} \sim N\left(\mu, \frac{\sigma^2}{n}\right)$，等价地有 $\frac{\bar{x}-\mu}{\sigma/\sqrt{n}} \sim N(0, 1)$。

在不重复抽样条件下，样本均值的方差则需要用修正系数 $\frac{N-n}{N-1}$ 去修正重复抽样时样本均值的方差，即：

$$\sigma_{\bar{x}}^2 = \frac{\sigma^2}{n}\left(\frac{N-n}{N-1}\right) \qquad \text{（式 6－9）}$$

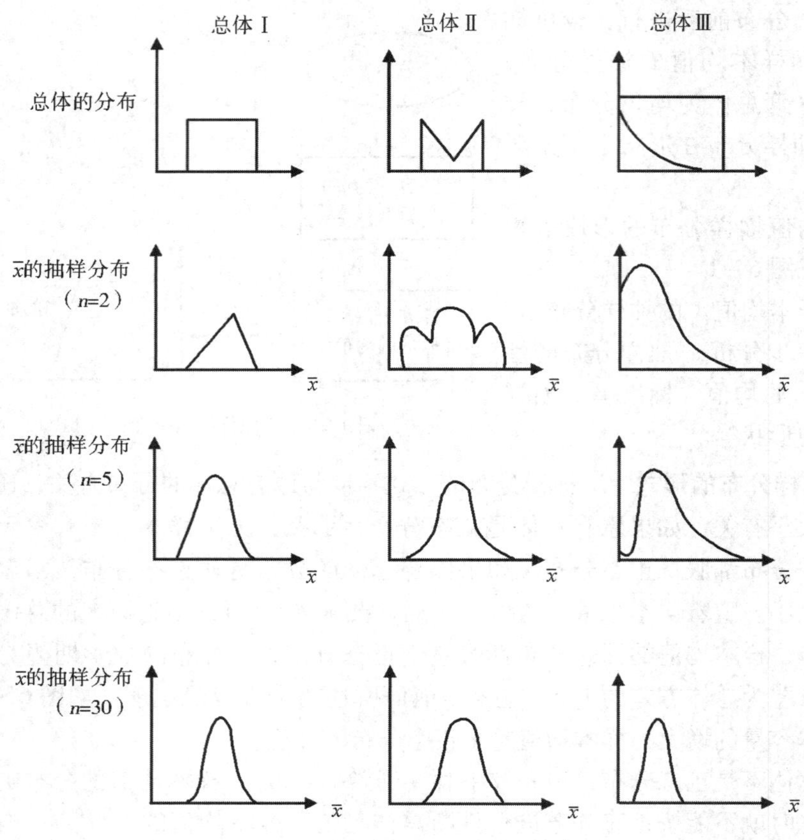

图 6－2　$\bar{x}$ 的分布趋于正态分布的过程

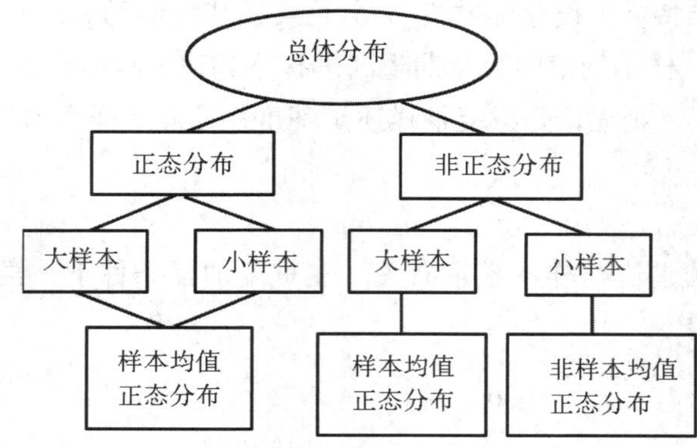

图 6－3　抽样均值的抽样分布与总体分布的关系

记为 $\bar{x} \sim N\left(\mu, \frac{\sigma^2}{n}\left(\frac{N-n}{N-1}\right)\right)$。

这些结论可以通过上面的例 6.3 进行验证。通过计算，得到这 16 个样本均值的均值：

$$\mu = \frac{1.0 + 1.5 + \cdots + 3.5 + 4.0}{16} = \frac{40}{16} = 2.5$$

样本均值的方差为：

$$\sigma_{\bar{x}}^2 = \frac{\sum_{i=1}^{16}(x_i - \mu)}{16} = \frac{10}{16} = 0.625 = \frac{1.25}{2} = \frac{\sigma^2}{n}$$

对于无限总体进行不重复抽样，可以按重复抽样来处理。此时样本均值的方差仍可按式（式6－8）来计算。对于有限总体，当N很大，而抽样比n/N很小时，如果其修正系数$\frac{N-n}{N-1}$趋于1，这时样本均值的方差也可以按式（式6－9）来计算。

4. 统计量的标准误 抽样分布是统计推断的理论依据，但在医药管理统计实践中，不会通过抽取一切可能个样本来求总体参数，而是抽取一个随机样本来估计总体参数。即便抽取一切可能个样本，计算出的某种统计量的值与总体相应参数的真值，大多也不完全一致，这就是抽样误差造成的。这种抽样误差我们一般用抽样分布上的标准差来表示。因此，某种统计量在抽样分布上的标准差称为该种统计量的标准误（standard error），也称为标准误差。如平均数抽样分布的标准差称为平均数的标准误。标准误越小，说明样本统计量与总体参数的真值越接近，样本对总体越有代表性，用样本统计量推断总体参数的准确度越大。因此，标准误是统计推断的可靠性指标。标准误衡量的是统计量的离散程度，它测度了用样本统计量估计总体参数的精确程度。当计算标准误所涉及的总体参数未知时，用样本统计量代替计算的标准误，称为估计的标准误，也称估计标准误差（standard error of estimation）。

以样本均值的抽样分布为例，在重复抽样条件下，样本均值标准误的计算公式为：

$$\sigma_{\bar{x}} = \frac{\sigma}{\sqrt{n}} \qquad (式6-10)$$

当总体标准差σ未知时，可用样本标准差s代替，则样本均值的估计标准误为：

$$\hat{\sigma}_{\bar{x}} = \frac{S}{\sqrt{n}} \qquad (式6-11)$$

二、样本比例的抽样分布

在医药管理实践中，许多情况下需用到比例估计，也就是用样本比例p去推断总体比例π。所谓比例是指总体（或样本）中具有某种属性的单位与全部单位总数之比。如药品可分为合格品与不合格品，合格品（或不合格品）与药品总数之比就是比例。

比例问题适用于研究分类变量。就一个具有N个元素的总体而言，具有某种属性的元素个数为N_0，具有另一种属性的元素个数为N_1，将具有某种属性的元素个数与总体全部元素个数之比称为总体比例，用π表示，则有$\pi = N_0/N$，而具有另一种属性的元素个数与全部单位数之比则为$N_1/N = 1-\pi$。相应地，样本比例用p表示，

同样有 $p = n_0/n$，$n_1/n = 1 - p$。

在重复选取容量为 n 的样本时，由样本比例的所有可能取值形成的相对频数分布，称为样本比例的抽样分布。

P 的抽样分布就是样本比例 p 的所有可能取值的概率分布。当样本容量很大时，样本比例 p 的抽样分布可用正态分布近似。对于一个具体的样本比例 p，若有 $np \geqslant 5$ 和 $n(1-p) \geqslant 5$，就可认为样本容量足够大。

同样，对于 p 的分布，也需要知道它的数学期望（p 的所有可能取值的均值）和方差。可以证明，p 的数学期望 $E(p)$ 等于总体的比例 π，即：

$$E(p) = \pi \quad \text{（式 6-12）}$$

而 p 的方差则与抽样方法有关。设 p 的抽样方差为 σ_p^2，在重复中抽样条件下，有：

$$\sigma_p^2 = \frac{\pi(1-\pi)}{n} \quad \text{（式 6-13）}$$

即 $p \sim N\left(\pi, \frac{\pi(1-\pi)}{n}\right)$。

在不重复抽样条件下，则用修正系数加以修正，即：

$$\sigma_p^2 = \frac{\pi(1-\pi)}{n}\left(\frac{N-n}{N-1}\right) \quad \text{（式 6-14）}$$

即 $p \sim \mathrm{N}\left(\pi, \frac{\pi(1-\pi)}{n}\left(\frac{N-n}{N-1}\right)\right)$。

与样本均值分布的方差一样，对于无限总体进行不重复抽样时，可以按重复抽样来处理。此时样本比例的方差仍可按式（式 6-13）计算。对于有限总体，当 N 很大，而抽样比 $n/N \leqslant 5\%$ 时，其修正系数 $\left(\frac{N-n}{N-1}\right)$ 趋于 1，这时样本比例的方差也可以按式（6-13）来计算。

三、样本方差的抽样分布

要用样本方差 s^2 去推断总体的方差 σ^2，也必须知道样本方差的抽样分布。一般来说，在重复选取样本为 n 的样本时，由样本方差的所有可能取值形成的相对频数分布，称为样本方差的抽样分布。

统计证明，对于来自正态总体的简单随机抽样，则比值 $\frac{(n-1)\,s^2}{\sigma^2}$ 的抽样分布服从自由度为（$n-1$）的 χ^2 分布，即：

$$\chi^2 = \frac{(n-1)s^2}{\sigma^2} \sim \chi^2(n-1) \quad \text{（式 6-15）}$$

分布（Chi - square Distribution）是由德国物理学家 Abbe 于 1863 年首先提出，后来由英国著名统计学家 Hermert 和 K. Pearson 分别于 1875 年和 1990 年进一步推导出来的。

设总体服从一般正态分布，则 $z = \frac{x-\mu}{\sigma} \sim N(0, 1)$。

令 $y=z^2$，则 y 服从自由度为 1 的分布，即 $y\sim$（1）。

进一步可推导出，当总体 $y\sim N(\mu,\sigma^2)$ 时，从中抽取容量为 n 的样本，则：

$$\frac{\sum_{i=1}^{n}(x_i-\bar{x})^2}{\sigma^2}\sim\chi^2(n-1) \qquad (式6-16)$$

即：

$$\frac{(n-1)s^2}{\sigma^2}\sim\chi^2(n-1) \qquad (式6-17)$$

分布具有如下性质和特点：

（1）分布的变量值始终为正。

（2）$\chi^2(n)$ 分布的形状取决于其自由度 n 的大小，通常为不对称的右偏分布，但随着自由度的增大逐渐趋于对称，如图 6-4 所示。

（3）分布的期望为：$E(\chi^2)=n$，方差为 $D(\chi^2)=2n$（n 为自由度）。

（4）分布具有可加性。若 U 和 V 为两个独立的 χ^2 分布随机变量，$U\sim\chi^2(n_1)$，$V\sim\chi^2(n_2)$，则 $U+V$ 这一随机变量服从自由度为 n_1+n_2 的（χ^2）分布。

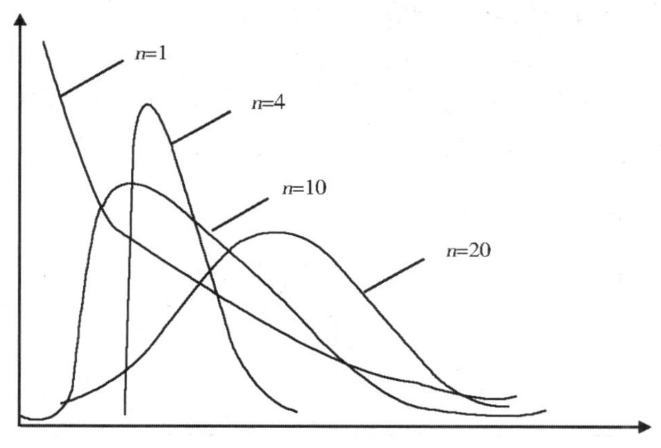

图 6-4　不同自由度的

第六节　两个总体参数推断时样本统计量的抽样分布

在医药管理统计的实际应用中，有时研究的是两个总体，即总体 1 和总体 2，所关心的总体参数主要是两个总体均值之差 $\mu_1-\mu_2$，两个总体比例之差 $\pi_1-\pi_2$ 以及两个总体的方差比 σ_1^2/σ_2^2。相应地，用于推断这些参数的统计量分别是两个样本均值之差 $\bar{x}_1-\bar{x}_2$，两个样本比例之差 p_1-p_2 以及两个样本方差比 s_1^2/s_2^2。因此，此时需要分别研究两个总体参数推断时样本统计量的抽样分布，包括两个样本均值之差、比例之差和方差比的抽样分布。

一、两个样本均值之差的抽样分布

两个样本均值之差的抽样分布是从两个总体中分别独立地抽取容量为 n_1 和 n_2 的样本，在重复选取容量为 n_1 和 n_2 的样本时，由两个样本均值之差的所有可能取值形成的相对频数分布。

假定从总体 1 中抽取容量为 n_1 的样本，其样本均值为 $\bar{x}_1$，从总体 2 中抽取容量为 n_2 的样本，其样本均值为 $\bar{x}_2$。当两个总体均为正态分布时，两个样本均值之差 $\bar{x}_1-\bar{x}_2$ 的抽样分布服从正态分布，其分布的数学期望为两个总体均值之差，即：

$$E(\bar{x}_1-\bar{x}_2)=\mu_1-\mu_2 \quad \text{（式 6－18）}$$

其分布的方差 $\sigma^2_{\bar{x}_1-\bar{x}_2}$ 为各自的方差之和，即：

$$\sigma^2_{\bar{x}1-\bar{x}2}=\frac{\sigma_1^2}{n_1}+\frac{\sigma_2^2}{n_2} \quad \text{（式 6－19）}$$

即 $(\bar{x}_1-\bar{x}_2)\sim N\left(\mu_1-\mu_2,\frac{\sigma_1^2}{n_1}+\frac{\sigma_2^2}{n_2}\right)$

两个样本均值之差的抽样分布如图 6－5 所示。

需要注意的是，以上两个样本均值之差的抽样分布是建立在两个总体均为正态分布的假定上的。如果两个总体分布为非正态，且 n_1 和 n_2 比较大（一般要求 $n_1\geqslant 30$，$n_2\geqslant 30$），两个样本均值之差的抽样分布依然可以用正态分布来近似表示。

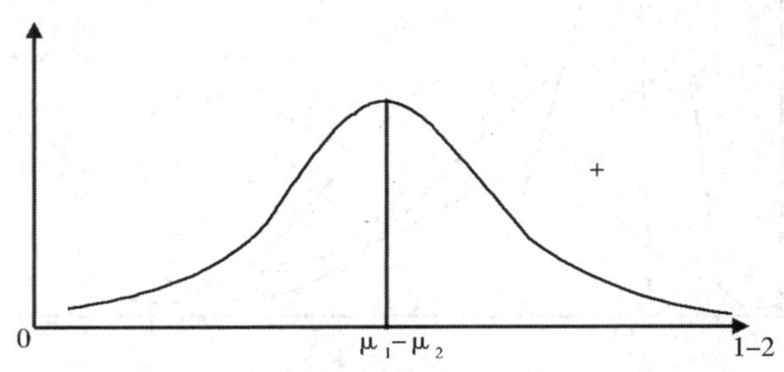

图 6－5　两个样本均值之差 1－2 的抽样分布

二、两个样本比例之差的抽样分布

两个样本比例之差的抽样分布是从两个服从二项分布的总体中，分别独立地抽取容量为 n_1 和 n_2 的样本，在重复选取容量为 n_1 和 n_2 的样本时，由两个样本比例之差的所有可能取值形成的相对频数分布。

假定两个样本都为大样本（$n_1\geqslant 30$，$n_2\geqslant 30$），则两个样本比例之差的抽样分布可用正态分布来近似，其分布的数学期望为：

$$E(p_1-p_2)=\pi_1-\pi_2 \quad \text{（式 6－20）}$$

方差 $\sigma^2_{p_1-p_2}$ 为：

$$\sigma^2_{p1-p2} = \frac{\pi_1(1-\pi_1)}{n_1} + \frac{\pi_2(1-\pi_2)}{n_2} \qquad \text{（式 6-21）}$$

即 $(p_1 - p_2) \sim N(\pi_1 - \pi_2, \frac{\pi_1(1-\pi_1)}{n_1} + \frac{\pi_2(1-\pi_2)}{n_2}) \sim N(\pi_2 - \pi_2, \frac{\pi_1(1-\pi_1)}{n_1} + \frac{\pi_2(1-\pi_2)}{n_2})$

三、两个样本方差比的抽样分布

两个样本方差比的抽样分布是从两个服从正态分布的总体中分别独立地抽取容量为 n_1 和 n_2 的样本，在重复选取容量为 n_1 和 n_2 的样本时，由两个样本方差比的所有可能取值形成的相对频数分布。

只要保证两个总体均为一般正态分布，两个样本方差比 s_1^2/s_2^2 的抽样分布就服从 F 分布，即 $s_1^2/s_2^2 \sim F(n_1-1, n_2-1)$。$F$ 分布是由英国统计学家 Ronald Aylmer Fisher 提出的，因此以其姓氏的第一个字母来命名。

设 U 是服从自由度为 n_1 的 χ^2 分布的随机变量，即 $U\chi^2(n_1)$，V 是服从自由度为 n_2 的 χ^2 分布的随机变量，即 $V\chi^2(n_2)$，且 U 和 V 相互独立，则：

$$F = \frac{\frac{U}{n_1}}{\frac{V}{n_2}} \qquad \text{（式 6-22）}$$

称 F 服从自由度 n_1 和 n_2 的 F 分布，记为 $F \sim F(n_1, n_2)$。

由上一节介绍的样本方差的抽样分布可知，样本方差的抽样分布服从 $\chi^2(n-1)$ 分布，即 $\chi^2(n_1-1)$，$\chi^2(n_2-1)$。

两个独立的 χ^2 分布除以自由度后相比即得到 F 分布，即：

$$\frac{\frac{(n_1-1)s_1^2}{\sigma_1^2(n_1-1)}}{\frac{(n_2-1)s_2^2}{\sigma_2^2(n_2-1)}} = \frac{s_1^2}{s_2^2} \times \frac{\sigma_2^2}{\sigma_1^2} \sim F(n_1-1, n_2-1)。$$

F 分布具有以下几点性质：

（1）它是一种非对称分布；

（2）它有两个自由度，即 n_1-1 和 n_2-1，相应的分布记为 $F(n_1-1, n_2-1)$，n_1-1 通常称为分子自由度，n_2-1 通常称为分母自由度；

（3）F 分布是一个以自由度 n_1-1 和 n_2-1 为参数的分布族，不同的自由度决定了 F 分布的形状，如图 6-6。

（4）F 分布的倒数性质：$F\alpha(df_1, df_2) = 1/F_{1-\alpha}(df_2, df_1)$

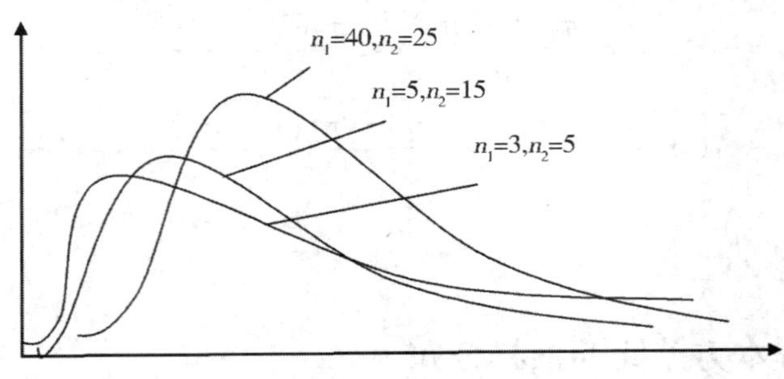

图 6-6　不同自由度的 F 分布

从图 6-6 可以看出，F 分布的图形是右偏的。F 分布除了用于两个总体方差比的估计外，还广泛应用于方差分析和回归分析等。

第七节　Excel 进行抽样调查

搜集数据的方法有多种，可以采用统计报表、典型调查、重点调查或抽样调查，以后我国的统计调查将以抽样为主。针对抽样调查，Excel 的数据分析工具中提供了一个专门的“抽样”工具，可以帮助使用者快速完成抽样工作。

使用 Excel 进行抽样，首先要对各个总体单位进行编号，编号可以按随机原则，也可以按有关标志或无关标志，本节以下例为操作范例进行阐述。

例 6-4：假定有 100 名消费者，从中选取 15 人进行工资收入调查。

首先，将 100 名消费者编号为 1～100 号，输入编号，形成总体单位编号表（如图 6-7）。

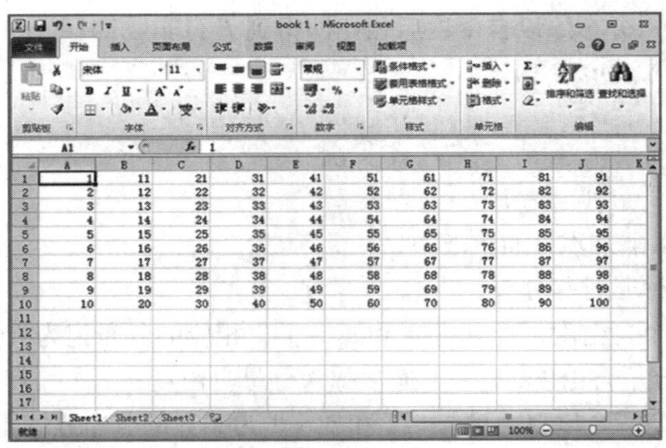

	A	B	C	D	E	F	G	H	I	J
1	1	11	21	31	41	51	61	71	81	91
2	2	12	22	32	42	52	62	72	82	92
3	3	13	23	33	43	53	63	73	83	93
4	4	14	24	34	44	54	64	74	84	94
5	5	15	25	35	45	55	65	75	85	95
6	6	16	26	36	46	56	66	76	86	96
7	7	17	27	37	47	57	67	77	87	97
8	8	18	28	38	48	58	68	78	88	98
9	9	19	29	39	49	59	69	79	89	99
10	10	20	30	40	50	60	70	80	90	100

图 6-7　总体各单位编号表

完成总体单位编号清单后，利用“抽样”工具进行抽样的具体操作如下：

第一步：单击“数据”菜单，选择“数据分析”选项（若无数据分析选项，可在“文件”菜单下选择加载项，在弹出的对话框中选择分析工具库，便可出现数据分析选择）。

第二步：打开“数据分析”对话框，从其对话框的“分析工具”列表中选择“抽样”选项（如图6－8）。

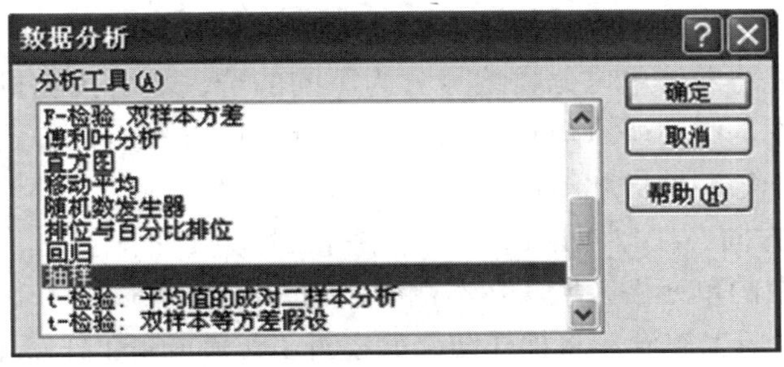

图6－8 “数据分析”对话框

第三步：单击“确定”按钮，打开“抽样”对话框，确定输入区域、抽样方法和输出区域（如图6－9）。

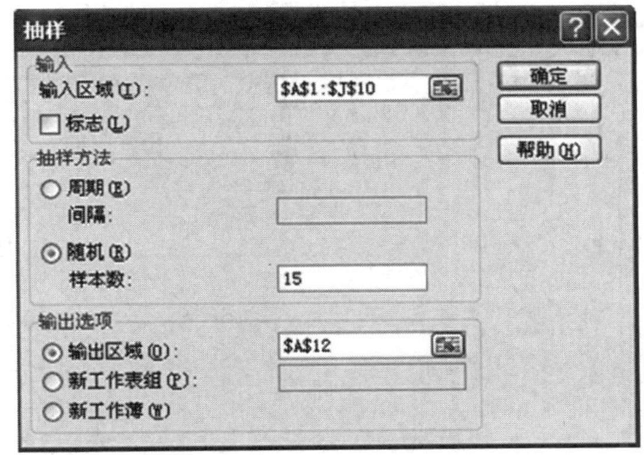

图6－9 “抽样”对话框

1. 确定输入区域 在“抽样”对话框的“输入区域”框中输入总体单位编号所在的单元格区域。在本例中，输入区域为＄A＄1：＄J＄10。输入区域有两种方法：一是手工逐字录入；二是用鼠标左键单击图6－7中的＄A＄1位置，出现虚线框，然后拖拉虚线框，选中表中全部数字，自动在图2－4中的“输入区域”显示出＄A＄1：＄J＄10。系统将从A列开始抽取样本，然后按顺序抽取B列至J列。如果输入区域的第一行或第一列为标志项（横行标题或纵列标题），可单击“标志”选框。

2. 选定抽样方法 在“抽样方法”框中，有“周期”和“随机”两种抽样模式。

（1）“周期”模式即所谓的等距抽样。此种抽样方法，需要确定周期间隔，周期间隔由总体单位数除以要抽取的样本数而求得。如本例中，要在100个总体单位中抽取15个，则在“间隔”框中输入6。

（2）“随机”模式适用于随机抽样、分层抽样和整群抽样。

随机抽样只需在“样本数”框中输入要抽取的样本单位数即可，本例为15。

分层抽样又称分类抽样或类型抽样，先将总体的单位按某种特征分为若干次级总体（层），然后再从每一层内进行单纯随机抽样，组成一个样本。这种抽样方法实际是分组法与随机抽样的结合。

整群抽样，先将总体单位分类编号分为不同的群，然后按随机原则抽取若干群作为样本，对抽中的类的所有单位全部进行调查。可以看出，本例所使用的编号输入方法，只适用于等距抽样和随机抽样。

3. 指定输出方向　在“输出选项”框中有三种输出去向。在“输出区域”框中总体单位编号所在的单元格区域。在本例中，输入区域为 $ A $ 12。也可以通过选择“新工作表”或“新工作簿”将抽样结果放在新工作表或新工作簿中。

第四步：单击“确定”，在指定的位置给出抽样的结果（图 6 – 10）。

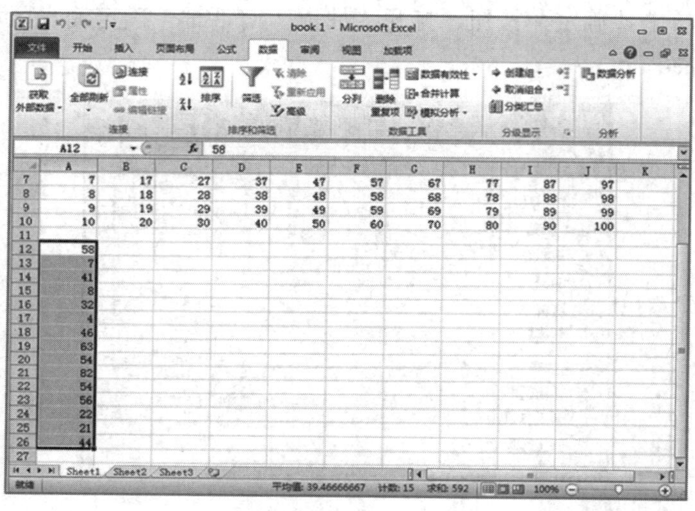

图 6 – 10　抽样结果

【本章小结】 本章对抽样调查、抽样推断的概念进行了简单分析，对抽样调查中运用到的大数定理以及中心极限定理进行了详尽讲解；对总体分布、样本分布和抽样分布 3 种不同类型的分布重点进行了介绍；对一个和两个总体参数推断时样本统计量的抽样分布给出介绍，详细对一个总体样本均值、比例、方差的抽样分布以及两个总体样本均值之差、比例之差、方差之比做出介绍。最后详细分析了利用 Excel 进行抽样调查的步骤。

课后习题

一、名词解释

1. 抽样调查　2. 总体参数　3. 样本统计量、样本容量　4. 大数定律　5. 总体、总体分布　6. 样本、样本分布　7. 抽样分布　8. 样本均值的抽样分布　9. 标准误

差　10. 估计标准误差　11. 比例

二、选择题

1. 样本平均数和全及总体平均数（　）

A. 前者是一个确定值，后者是随机变量

B. 前者是随机变量，后者是一个确定值

C. 两者都是随机变量

D. 两者都是确定值

2. 抽样调查的目的在于（　）

A. 对调查单位作深入研究　　B. 用样本指标推断总体指标

C. 计算和控制抽样误差　　D. 了解抽样总体全面情况

3. 在其他条件不变情况下，如果允许误差缩小为原来的1/2，则样本容量（　）

A. 扩大为原来的4倍　　B. 扩大为原来的2倍

C. 缩小为原来的1/4倍　　D. 缩小为原来的1/2倍

4. 抽样误差的大小（　）

A. 既可以避免，也可以控制　　B. 既无法避免，也无法控制

C. 可以避免，但无法控制　　D. 无法避免，但可以控制

5. 一个全及总体（　）

A. 只能抽取一个样本　　B. 可以抽取多个样本

C. 只能计算一个指标　　D. 可以计算多个指标

6. 抽样推断建立在下列哪一理论的基础上（　）

A. 数学理论　　B. 统计理论

C. 概率论大数定律　　D. 经济理论

7. 抽样调查的特点是（　）

A. 遵循随机原则　　B. 与典型调查的特点相同

C. 不会产生抽样误差　　D. 通过综合汇总达到调查目的

8. 全面调查与非全面调查的划分依据是（　）

A. 调查组织规模的大小

B. 调查对象所包括的单位是否完全

C. 最后取得的调查资料是否全面

D. 调查时间是否连续

9. 关于全集总体和样本总体，下列哪种表述是正确的（　）

A. 样本的个数与样本容量无关

B. 全及总体是随机的

C. 一个全及总体只能对应一个样本总体

D. 一个全及总体可以包含多个样本总体

10. 抽样调查所需的样本容量取决于（　）

A. 允许误差　　B. 样本个数

C. 置信区间　　　　　　　　　　D. 置信度

11. 判断题

1. 全面调查和非全面调查是根据调查结果所取得的资料是否全面来划分的。

2. 大数定律揭示了大量随机变量的平均结果，也解决了随机变量的分布问题。

3. 样本统计量所有可取值的分布，称为抽样分布。

4. 一个总体有多少样本，样本统计量就有多少种取值。

5. 大数定律与中心极限定理是概率论中极限定理的重要内容。

6. 样本总体代表全及总体的所有单位的集合体。

7. 列维—林德伯格定理是中心极限定理常用的一种定理。

8. 两个样本均值之差的抽样分布建立在一个总体为正态分布的假定上。

12. 问答题

1. 讨论全及总体和样本总体的区别与联系。

2. 抽样调查具有哪些作用?

3. χ^2 分布具有哪些性质和特点?

4. 请谈谈中心极限定理有哪些常用的表现形式?

5. 请简述三种不同性质的分布。

五、计算题

1. 某个医药生产企业预计，该厂生产的某种药品对于医治一种疑难的贫血症的治愈率为0.8，医院相关医务人员随机抽查了100名服用该药的患者，如果其中有大于75人治愈，就接受这一预计，否则拒绝。若实际此药品对于该种疾病的治愈率为0.7，试用德莫佛—拉普拉斯中心极限定理估计接受这种预计的概率。（$\phi(1.09)=0.8621$）

2. 设（X_1，……X_{16}）是来自正态总体N（μ，σ^2）的样本，$\sigma>0$ 未知，样本方差 $S^2=20.8$，试求概率 $P(|\bar{X}-\mu|<2)$。

3. 设（X_1，……X_{16}）是来自正态总体N（μ，σ^2）的样本，试求：

$$P(8.55\sigma^2 \leqslant \sum_{i=1}^{16}(X_i-\bar{X})^2 \leqslant 32.8\sigma^2)$$

4. 设（X_1，……X_{10}）与（Y_1，……Y_{10}）都是来自总体 $N(\mu, 3)$ 的独立样本，试求：

$$P(|\bar{X}-\bar{Y}|>0.3)$$

第七章

参数估计

不像其他科学，统计从来不打算使自己完美无缺，统计意味着你永远不需要确定无疑。

——美·加德曼·R. 爱沃森

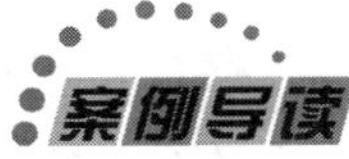

医药管理统计学应用：参数估计推断“高使用者”分布特征

很多研究表明，在门诊病人中小部分的人需使用大部分的卫生资源，即“高使用者”。而高使用者的分布与年龄、地区等因素相关，需准确推断出这部分人群分布的特征。通过简单的不能反映这种异质性的标准，对卫生资源进行配置，很有可能造成“高使用者”群体享受不到充足的资源，医疗服务的需求不能很好的满足。然而现实中很难对总人口进行一一查访，来确定“高使用者”的真实分布。所以应该合理的选择样本，并根据样本的参数，对总体参数进行有效的估计，从而为决策的制定提供依据，优化卫生资源的配置。这也是推断统计的重要内容之一，即参数估计。

参数估计是在抽样及抽样分布的基础上，根据样本统计量来估计研究问题需要的总体参数。参数估计的正确性与抽样方法紧密相关。一般地，抽取数据的方式不同，得到的统计数据不同，但是只要做到随机抽样，所得数据就具有代表性。参数估计的成功是建立在代表性的数据之上的。参数估计是统计推断的一种基本形式，是数理统计学的一个重要分支。

【学习目标】 本章主要介绍医药管理统计学的含义、研究对象、应用领域及数据分类等内容。通过本章的学习使读者从总体上对统计学有基本的认识，了解医药管理统计学的学科性质、研究对象和国家统计的职能、统计研究的基本方法，重点掌握统计学中的几个基本概念。

【学习要求】

1. 重点掌握：一个总体的均值、比例、方差的区间估计，两个总体的均值之差、比例之差、方差之比的区间估计；

2. 掌握：点估计、区间估计的概念以及计算方法；

3. 熟悉：估计量的评价标准，影响样本容量的因素，利用 Excel 进行参数估计的方法；

4. 了解：参数估计、估计量、矩估计法、极大似然估计法。

第一节　参数估计的一般问题

如果掌握了所研究的总体的全部数据，那么只需要作一些简单的描述统计，就可以得到有关总体的数量特征，比如，总体均值、方差、比例等。但现实情况比较复杂，总体的全部数据往往很难得到。这就需要从总体中抽出一部分单位进行调查，并利用样本去估计总体的未知参数，即进行参数估计，从而为决策者提供总体的信息特征，使其更好地做出相关决策。

一、估计量与估计值

所谓参数估计（parameter estimation）也就是用样本统计量去估计总体的参数。比如，用样本均值 $\bar{x}$ 估计总体均值 μ，用样本比例 ρ 估计总体比例 π 等等。如果将总体参数笼统地用一个符号 θ 表示，而用于估计总体参数的统计量用 $\hat{\theta}$ 表示，参数估计也就是如何用 $\hat{\theta}$ 来估计 θ。用来估计总体参数的统计量的名称，称为估计量（estimator），用符号 $\hat{\theta}$ 表示。样本均值、样本比例、样本方差等都可以是一个估计量。用来估计总体参数时计算出来的估计量的具体数值，称为估计值。

二、点估计

设总体 X 的分布中包含未知参数 θ，（x_1，x_2，…，x_n）是一样本，要构造一统计量 θ（X_1，X_2，…，X_n）作为 $\hat{\theta}$ 的估计（$\hat{\theta}$ 叫做 θ 的点估计量）；将样本观测值（x_1，x_2，…，x_n）代入 $\hat{\theta}$（X_1，X_2，…，X_n），得到一具体数值 $\hat{\theta}$（x_1，x_2，…，x_n），这一数值可作为 θ 的估计值，叫做 θ 的点估计值。点估计目的是依据样本 X（X_1，X_2，…，X_n）估计总体分布所含的未知参数 θ 或 θ 的函数 g（θ）。一般 θ 或 g（θ）是总体的某个特征值，如数学期望、方差、相关系数等。例如，某厂要估计一批药片的平均片重（假定药品片重服从正态分布 N（μ，0.12）），现从该总体中选取容量为 5 的样本，然后根据选出的样本求出总体均值 μ 的估计，结果测得 5 个样本的片重分别为1.65、1.67、1.68、1.78、1.69，这样估计值μ即为1.68，这就是点估计。

构造参数θ的估计量是探索其估计值的基础。在研究未知参数的估计值时，不是根据一组样本的具体观测值来确定一个估计值，因为对一组数据所决定的估计值是不可能知道这个估计的好坏，必须从总体出发，在大量重复抽样下才能评价估计的好坏。在构造统计量时，利用不同的原理就可以得到不同的统计量，常用的点估计方法有矩估计法（moment method of estimation）和极大似然估计法（method of maximum likelihood）。

（一）矩估计

矩估计法（moment method of estimation）是英国统计学家K. 皮尔森在1894年提出的方法。其基本思想是用样本矩估计总体矩，如二项分布$X\sim B$（n，p）中的参数p是总体随机变量X的一阶原点矩（即数学期望）的n分之一，即$P=\frac{1}{n}E$（X）（因为E（X）$=np$），正态分布N（μ，σ^2）中的参数μ和σ^2分别是该分布的一阶原点矩和二阶中心矩。其理论依据是大数定律。由于样本来源于总体，样本矩在一定程度上反映了总体矩，又由大数定律得到样本矩依概率收敛到总体矩，因此就用样本矩来估计相应的总体矩，从而得到总体分布的参数的估计，这种估计方法称为矩估计。由矩估计法求得的估计量叫矩估计量，相应的估计值叫矩估计值。它的思想实质是用样本的经验分布和样本矩去替换总体的分布和总体矩，也称为替换原则。

设总体X的概率函数f（x；θ_1，$\cdots\theta_s$）已知，其中θ_1，$\cdots$，θ_s是s个未知参数。x_1，$\cdots$，x_n是取自总体X的一个样本，假设X的k阶矩EX^k存在，且是θ_1，$\cdots$，θ_n的函数h（θ_1，$\cdots$，θ_n）。样本的i阶矩为$\overline{X}^i=\frac{1}{n}\sum_{j=1}^{n}X_j^i$。令

$$h(\theta_1,\cdots,\theta_s)=EX^i=\overline{X},i=1,\cdots,n$$

解这s个方程所组成的方程组就可以得到θ_1，$\cdots$，θ_s的一组解$\hat{\theta}_i=\hat{\theta}_i$（$x_1,\cdots$，$x_n$），$i=1$，$\cdots$，$s$，这就是$\theta_1$，$\cdots$，$\theta_s$的矩估计。下面通过一个简单的例子说明这一过程。

例7.1：设总体x服从正态分布N（μ，σ^2），求总体参数μ和σ^2的矩估计。

解：先计算总体的一阶原点矩EX和二阶中心矩EX^2可得，

$$EX=\int_{\infty}^{\infty}\chi\cdot\frac{1}{\sqrt{2\pi}}e^{-\frac{(\chi-\mu)2}{2\sigma 2}}dx=\mu$$

$$EX^2=\int_{\infty}^{\infty}\chi^2\cdot\frac{1}{\sqrt{2\pi}}e^{-\frac{(\chi-\mu)2}{2\sigma 2}}dx=\sigma^2+\mu^2$$

根据矩估计原理：

$$\begin{cases}\mu=\overline{X}\\ \sigma^2+\mu^2=\frac{1}{n}\sum_{i=1}^{n}X^2\end{cases}$$

用相应的样本矩代替总体矩，得到矩估计量为：

$$\begin{cases}\hat{\mu} = \overline{X} \\ \hat{\sigma}^2 = \dfrac{1}{n}\sum_{i=1}^{n}(X_i - \overline{X})^2\end{cases}$$

矩阵法的优点是简单易行，并不需要事先知道总体是什么分布；缺点是，当总体类型已知时，没有充分利用分布提供的信息。在一般场合下，矩估计量不具有唯一性。

（二）极大似然估计

极大似然估计（maximum likelihood estimator）是在总体类型已知的条件下使用的一种参数估计方法，最早是由高斯（C. F. Gauss）提出，1912 年费歇尔（R. A. Fisher）在文章中又重新提出。极大似然估计建立在极大似然原理的基础上，目前它的应用比矩估计要广泛的多。极大似然原理的基本思想是概率最大的事件最可能发生。设总体分布的函数形式已知，但有未知参数 θ，θ 可以取很多值，在一次抽样中，获得了样本 X_1，X_2，…，X_n的一组观测值 x_1，x_2，…，x_n，说明该组观测值出现的概率最大，θ 的真实值应是 θ 的全部可能取值中使样本观察值出现概率最大的那个值，以此作为 θ 的估计，记作 $\hat{\theta}$，称为 θ 的极大似然估计，这种求估计的方法称为极大似然估计法。

设 X_1，…，X_n 是来自具有概率函数 $f(x, \theta)$ 的总体 X 的一个样本，样本 X_1，X_2，…，X_n的联合概率函数为 $f(x_1; \theta)f(x_2; \theta)\cdots f(x_2; \theta) = \prod_{i=1}^{n} f(x_2; \theta)$。在一次抽样中，样本 X_1，X_2，…，X_n的一组观测值为 X_1，…，X_n，它们是已知的数值，此时上述函数就只是关于未知参数 θ 的函数了，称其为样本的似然函数，记作 $L(\theta) = f(x_1; \theta)f(x_2; \theta)\cdots f(x_n; \theta) = \prod_{i=1}^{n} f(x_i; \theta)$。似然函数实际上就是样本的联合概率函数，只是把其中的 θ 看作是未知量，而把 x_1，x_2，…，x_n看作是已知数而已。根据极大似然原理：θ_1，θ_2，…，θ_n的极大似然估计应是 θ 的全部可能取值中使样本观察值出现概率最大的那个值，就是要寻找使得似然函数 $L(\theta)$ 达到最大的那个 θ 值，即 $L(\hat{\theta}; x_1, \cdots, x_n) = \max L(\theta; x_1, \cdots, x_n)$。满足上式的 $\hat{\theta}(x_1, x_2, \cdots, x_n)$ 就是最可能使得 x_1，x_2，…，x_n出现的 θ 的值。$\hat{\theta}(x_1, x_2, \cdots, x_n)$ 称为参数 θ 的极大似然估计值，相应的统计量 $\hat{\theta}(X_1, \cdots, X_n)$ 称作它的极大似然估计量。下面离散型总体的例子很好地阐明了极大似然估计的原理。

例 7.2：某种药品的质量 X $\hat{\theta} = \hat{\theta}(X_1, X_2, \cdots, X_n)$ 服从贝努里分布 $B(1, p)$（即两点分布），这里 $0 < p < 1$ 是药品质量的合格率。以"$X = 1$"表示质量合格，"$X = 0$"表示质量不合格。现从总体中抽取了一个样本 $X_1 \cdots X_n$，试求产品质量合格率 p 的极大似然估计。

解：X_i的概率函数是 $P(X_i = x_i) = f(x_i; p) = p^{x_i}(1-p)^{1-x_i}$，$x_i = 0, 1$，则样本的似然函数为：

$$L(p) = P(X_1 = X_1, \cdots X_n = X_n) = \prod_{i=1}^{n} f(x_i, p)$$

$$= P^{x_1}(1-P)^{1-x}\cdots P^{x_n} = P^{\sum x_i}(1-P)^{n-\sum x_i}$$

为了求使得 $L(P)$ 达到最大值的 p 的值，注意到对数函数 $g(x)=\ln(x)$ 是 x 的单调递增函数，只需求使得 $\ln(L(p))$ 的极大值点即得 p 的极大似然估计。所以，

$$\ln(L(P)) = \sum x_i \ln p + (n - \sum x_i)\ln(1-p)$$

两边对 p 求导数，并令其等于 0 得：

$$\frac{d\ln(L(p))}{dp} = \frac{\sum x_i}{p} - \frac{(n-\sum x_i)}{1-p} = 0$$

解得 $\hat{p} = \frac{1}{n}\sum_{i=1}^{n} x_i = \bar{x}$，使得 $L(P)$ 达到最大，所以 P 的极大似然估计值为 $\hat{p} = \bar{x}$，相应的统计量 $\hat{p} = \frac{1}{n}\sum_{i=1}^{n} X_i = \bar{X}$ 就是 P 的极大似然估计量。

如果总体分布含有多个未知参数 $\theta_1, \cdots, \theta_s$，则只需将上述过程中似然函数或对数似然函数对 θ 求导改为对 $\theta_1, \cdots, \theta_s$ 分别求偏导，并令其等于 0，得到 s 个方程，解这个方程组即可。

求极大似然估计的一般步骤归纳如下：

（1）求似然导数 $L(\theta)$；

（2）求出 $\ln(L(\theta))$ 及方程 $\frac{d\ln(L(\theta))}{d\theta}=0$；

（3）解上述方程得到极大似然估计值 $\hat{\theta}=\hat{\theta}(x_1, x_2, \cdots, x_n)$；

（4）解上述方程得到极大似然估计量 $\hat{\theta}=\hat{\theta}(X_1, X_2, \cdots, X_n)$。

点估计的优点在于它能够提供总体参数的具体估计值，可以作为行动决策的数量依据。例如，某医药公司的市场部门对某种药品估计出全年销售额数值，并分出每月销售额，便可传递给生产部门作为制定生产计划的依据，而生产部门又可将每月产量计划传递给采购部门作为制定原材料采购计划的依据等。但是，点估计也有其不足之处，它不能提供误差情况如何、误差程度有多大的这类重要信息。

三、区间估计

参数点估计是用一个确定的值去估计未知参数，得到的是未知参数的近似值。但在很多实际问题中，我们不但需要求出未知参数的近似值，还需要知道近似值的精确程度，这时需通过从总体中抽取的样本，根据一定的正确度与精确度的要求，构造出适当的区间，以作为总体的分布参数（或参数的函数）的真值所在范围的估计。这就是参数的区间估计（interval estimation）。

设 θ 是一个待估参数，给定 $\alpha>0$，若由样本 $X_1, X_2, \cdots, X_n$ 确定的两个统计量 $\hat{\theta}_1=\hat{\theta}_2(X_1, X_2, \cdots, X_n)$，$\hat{\theta}_2=\hat{\theta}_2(X_1, X_2, \cdots, X_n)$（$\hat{\theta}_1<\hat{\theta}_2$）满足 $P(\hat{\theta}_1<\theta<\hat{\theta}_2)=1-\alpha$，则称区间 $[\hat{\theta}_1, \hat{\theta}_2]$ 是 θ 的置信水平为 $1-\alpha$ 的置信区间（confidence interval），$\hat{\theta}_1$ 和 $\hat{\theta}_2$ 分别称为置信下限和置信上限。

参数θ的区间估计的意义可以解释为：随机区间 $\hat{\theta}_1=\hat{\theta}_1$（$X_1$，$X_2$，$X_n$），$\hat{\theta}_2>\hat{\theta}_2$（$X_1$，$X_2$，…，$X_n$）包含参数 θ 的真值的概率为 $1-\alpha$，因此若认为区间［$\hat{\theta}_1$，$\hat{\theta}_2$］包含着参数 θ 的真值，则犯错误的概率为α。由于 θ 不是随机变量，所以不能说参数 θ 以 $1-\alpha$ 的概率落入随机区间［$\hat{\theta}_1$，$\hat{\theta}_2$］，而只能说区间［$\hat{\theta}_1$，$\hat{\theta}_2$］以 $1-\alpha$ 的概率包含 θ。

评价一个置信区间的好坏有两个因素：一是其精度，显然这可以用区间的长度来刻划，长度越大，精度越低。另一个要素是置信度 $1-\alpha$，在样本容量 n 固定时，当置信度 $1-\alpha$ 增大，此时置信区间的长度变大。也就是说，置信区间的置信度越高，则精度越低；反之，精度越高则置信度越低。因此对于给定的α，我们可以取适当大的样本容量 n，从而保证置信区间的长度具有预先给定的较小的长度。本章于第二节和第三节分别讲述一个总体的参数区间估计和两个总体的参数区间估计，详见具体内容。

四、估计量的评价标准

求估计量的方法很多，用不同的方法求出的估计量会不一样。一般来说，评价估计量对未知参数做出估计“好”与“不好”有三个基本标准：无偏性、一致性、有效性，满足这些标准的估计量通常被认为是“好”的估计量。

1. 无偏性（unbiasedness） 估计量是随机变量，其取值随样本值的不同而不同。估计量的取值在待估计参数附近波动，即它的期望等于待估计参数。由此引入无偏性这一标准。在一次抽样中，无从知道估计量 $\hat{\theta}$ 和 θ 之间的偏差有多大，但通过重复抽样计算得到的 $\hat{\theta}$ 值的平均值等于总体参数，即在平均意义上，$\hat{\theta}$ 集中在 θ，这被称为估计的无偏性。这一准则在任意样本容量的情况下评价估计量都适用。

设 $\hat{\theta}=\hat{\theta}$（$X_1$，…，$X_n$）是总体 X 的概率函数 f（x；θ），$\theta\epsilon\Theta$ 的未知参数 θ 的一个估计量，若对所有的 $\theta\epsilon\Theta$，都有 E［$\hat{\theta}$（X_1，…，X_n）］$=\theta$，则称 $\hat{\theta}$（X_1，…，X_n）是 θ 的无偏估计，否则就称为是有偏估计。例如总体均值 $\mu=EX$ 的矩估计是 $\hat{\mu}=\bar{X}$，可知 $E(\hat{\mu})=E(\bar{X})=\mu$，作为均值的特例，总体成数 π 的估计是样本成数 $\hat{\pi}=p$，$E(\bar{X})=E(p)=\pi$，所以样本平均数（成数）是总体平均数（成数）的无偏估计。一般地，k 阶样本原点矩 $\overline{X^k}$ 是总体 k 阶原点矩 $E(X^k)$ 的无偏估计。

根据矩估计理论知，样本中心二阶矩 $S_n^2=\frac{1}{n}\sum_{i=1}^{n}(X_i-\bar{X})^2$ 是总体方差 $\sigma^2=Var(X)$ 的矩估计，但是它并不是总体方差的无偏估计，这是因为 $E\left(\frac{1}{n-1}\sum_{i=1}^{n}(X_i-\bar{X})^2\right)=\sigma^2$，所以 $E(S_n^2)=E\left(\frac{1}{n}\sum_{i=1}^{n}(X_i-\bar{X})^2\right)=\frac{n-1}{n}\sigma^2$。由此可知，修正的样本方差 $S_n^{*2}=\frac{1}{n-1}\sum_{i=1}^{n}(X_i-\bar{X})^2$ 是总体方差的无偏估计。

例7.3：设总体 x 的 k 阶矩 $\mu_k=E(X^k)(k\geqslant 1)$ 存在，又设 X_1，X_2，…，X_n是 X 的一个样本，试证明不论总体服从什么分布，k 阶样本矩 $A_k=\frac{1}{n}\sum_{i=1}^{n}X_i^k$ 是 k 阶总体矩 μ_k 的无偏估计。

证：因为 X_1，X_2，…，X_n与 X 同分布，

故有 $E(X_i^k)=E(X^k)=\mu_k$，$i=1, 2, \cdots, n$

即 $E(Ak)=\frac{1}{\mathrm{n}}\sum_{i=1}^{n}E(X_i^k)=\mu_k$

故 k 阶样本矩 A_k是 k 阶总体矩 μ_k 的无偏估计。

2. 有效性（efficiency） 同一个总体参数，往往会有多个估计量。同样是无偏估计量，有的取值较集中，有的较分散。取值越集中的越好，由此引入了有效性这个标准。假设 $\hat{\theta}_1$ 和 $\hat{\theta}_2$ 是总体参数 θ 的两个无偏估计量，如果 $Var(\hat{\theta}_1)\leqslant Var(\hat{\theta}_2)$，则称 $\hat{\theta}_1$ 比 $\hat{\theta}_2$ 更有效；如果一个无偏估计量 $\hat{\theta}_1$ 在所有无偏估计量中标准差最小，即：$Var(\hat{\theta}_1)\leqslant Var(\hat{\theta})$，则称 $\hat{\theta}_1$ 是 θ 的有效估计，这里 $\hat{\theta}$ 为任意一个无偏估计量。显然，如果某总体参数具有两个不同的无偏估计量，标准差小者自然应当是更有效的估计量。估计量的标准差越小，根据它推断出接近于总体参数估计的值的机会愈大。可以证明：样本平均数（成数）推断总体平均数（成数）均能满足优良估计的三条标准。值得注意的是，在无偏估计中才讨论估计的有效性，有偏估计不涉及这一性质。

例7.4：设总体 $\xi\sim U([0,\theta])$，$\hat{\theta}_1=2\bar{\xi}$ 和 $\hat{\theta}_2=\frac{n+1}{n}\xi(n)$ 都是 θ 的无偏估计，比较哪个估计量更加有效？

解：$D\hat{\theta}_1=D(2\bar{\xi})=\frac{4}{n}D\xi=\frac{1}{3n}\theta^2$

而

$$D\hat{\theta}_3=D\left(\frac{n+1}{n}\xi_{(n)}\right)=\frac{(n+1)^2}{n^2}D\xi_{(n)}$$

注意到

$$E(\xi_{(n)}^2)=\int_{\infty}^{\infty}x^2f_{(n)}(x)dx=\int_0^0 x^2nx^{n-1}/\theta^n dx=\frac{n}{n+2}\theta^2$$

$$D(\xi_{(n)}^2)=E(\xi_{(n)}^2)=E(\xi_{(n)}^2)-[E\xi_{(n)}]^2=\frac{n\theta^2}{(n+1)^2(n+2)}$$

所以

$$D(\hat{\theta}_3)=\frac{1}{n(n+2)}\theta^2\leqslant\frac{1}{3n}\theta^2=D(\hat{\theta}_1)$$

只要样本容量 $n>1$，$\hat{\theta}_3$ 比 $\hat{\theta}_1$ 有效。

3. 一致性（consistency） 随着样本容量 n 的无限增大，估计量与被估计量任意接近的可能性越来越大，由此引入了一致性的标准。这种性质的准确表述为：若

对任意的 $\varepsilon>0$，都有 $\lim\limits_{n\to\infty}P(|\hat{\theta}_n-\theta|<\varepsilon)=1$ 成立，则称 $\hat{\theta}_n$ 为 θ 的一致估计量（或相合估计量）。对于同一个待估计的参数 θ 可以构造许多估计量，但并不是每一个估计量都具有上述性质。根据大数定律可知：对于任意给定的正数 ε 有

$$\lim_{n\to\infty}P(|\bar{x}-\mu|<\varepsilon)=1;\quad \lim_{n\to\infty}P(|p-\pi|<\varepsilon)=1$$

上式表明，当样本容量比较大时，样本均值（样本成数）是总体均值（总体成数）的一致估计量。

第二节　一个总体的参数区间估计

研究一个总体时，所关心的参数主要有总体均值、总体比例和总体方差等。本节主要介绍如何用样本统计量来构造总体参数的置信区间，其中包括：总体均值的区间估计；总体比例的区间估计；总体方差的区间估计；未来观测值的预测区间估计。

一、总体均值的区间估计

在对总体均值进行区间估计时，需要考虑总体是否为正态分布、总体方差是否已知、用于构造估计量的样本是大样本（$n\geqslant30$）还是小样本（$n<30$）等几种情况。

（一）正态总体、方差已知，或非正态总体、大样本

当总体服从正态分布且 σ^2 已知时，或者总体不是正态分布但为大样本时，样本均值 $\bar{x}$ 的抽样分布均为正态分布，其数学期望为总体均值为 μ，方差为 σ^2/n。而样本均值经过标准化后的随机变量则服从标准正态分布，即

$$Z=\frac{\bar{X}-\mu}{\sigma/\sqrt{n}}\sim N(0,1) \qquad \text{（式 7-1）}$$

根据式（7-1）和正态分布的性质可以得出总体均值 μ 在 $1-\alpha$ 置信水平下的置信区间为：

$$\bar{X}\pm z_{\alpha/2}\frac{\sigma}{\sqrt{n}} \qquad \text{（式 7-2）}$$

式中，$\bar{X}+z_{\alpha/2}\frac{\sigma}{\sqrt{n}}$ 称为置信上限；$\bar{X}-z_{\alpha/2}\frac{\sigma}{\sqrt{n}}$ 称为置信下限；α 是总体均值不包括在置信区间的概率；$1-\alpha$ 称为置信水平；$z_{\alpha/2}$ 是标准正态分布上侧面积为 $\alpha/2$ 时的 z 值；$z_{\alpha/2}\frac{\sigma}{\sqrt{n}}$ 是估计总体均值时的边际误差（marginal error），也称为估计误差或估计范围。也就是说，总体均值的置信区间由两部分组成：点估计值和描述估计量精度的值（即边际误差）。

如果总体服从正态分布但σ^2未知，或总体并不服从正态分布，只要是在大样本条件下，式7－2中的总体方差σ^2就可以用样本方差s^2代替，这时总体均值μ在1－α置信水平下的置信区间可以写为：

$$\bar{x} \pm z_{\alpha/2}\frac{s}{\sqrt{n}} \quad （式7－3）$$

例7.5：一家药品生产企业以生产大输液为主，每天的产量约为8000袋左右。按规定每袋的装量应为100ml。为对输液装量进行监测，药监局经常要进行抽检，以分析每袋装量是否符合要求。现从某天生产的一批大输液中随机抽取25袋，测得每袋装量如表7－1所示。

表7－1　25袋大输液的装量（单位：ml）

112.5	101.0	103.0	102.0	100.5
102.6	107.5	95.0	108.8	115.6
100.0	123.5	102.0	101.6	102.2
116.6	95.4	97.8	108.6	105.0
136.8	102.8	101.5	98.4	93.3

已知产品装量的分布服从正态分布，且总体标准差为10ml。试估计该天大输液平均装量的置信区间，置信水平为95%。

解：已知$\sigma=10$，$n=25$，置信水平1－α＝95%，查标准正态分布表，得$Z_{\frac{\alpha}{2}}=1.96$.

根据样本数据计算的样本均值为：

$$\bar{x}=\frac{\sum_{i=1}^{n}x_i}{n}=\frac{2634}{25}=105.36$$

根据式7－3得：

$$\bar{x} \pm z_{\alpha/2}\frac{s}{\sqrt{n}}=105.36 \pm 1.96 \times \frac{10}{\sqrt{25}}$$

即105.36±3.92＝（101.44，109.28），该批大输液平均装量95%的置信区间为101.44～109.28ml之间。

例7.6：一家制药公司某部门的36名员工组成的随机样本，得到每名员工的年龄数据如表7－2所示。

表7－2　36名员工年龄的数据（单位：周岁）

23	35	39	27	36	44
36	42	46	43	31	33
42	53	45	54	47	24
34	28	39	36	44	40
39	49	38	34	48	50
34	39	45	48	45	32

试建立员工年龄 90% 的置信区间。

解：已知 $n=36$，$1-\alpha=90\%$，$z_{\alpha/2}=1.645$，由于总体方差未知，但为大样本。可用样本方差来代替总体方差。

根据样本数据计算的样本均值和标准差如下：

$$\bar{x}=\frac{\sum_{i=1}^{n}x_i}{n}=39.5$$

$$S=\sqrt{\frac{\sum_{i=1}^{n}(x_i-\bar{x})_2}{n-1}}=7.77$$

根据

$$\bar{x}\pm Z_{\alpha/2}\frac{\sigma}{\sqrt{n}}=39.5\pm1.645\times\frac{7.77}{\sqrt{36}}$$

即 39.5 ±2.13 = （37.4，41.6），该制药公司的某部门员工平均年龄 90% 的置信区间为 37.4 ~41.6 岁。

（二）正态总体、方差未知、小样本

如果总体服从正态分布，则无论样本量多大，样本均值 $\bar{x}$ 都服从正态分布。这时，只要总体方差 σ^2 已知，即使在小样本的情况下，也可建立总体均值 μ 的置信区间。但是，如果在小样本情况下，总体方差 σ^2 未知，则需要用样本方差 s^2 代替 σ^2，这时，样本均值经过标准化以后的随机变量则服从自由度为（$n-1$）的 t 分布，即

$$t=\frac{\bar{x}-\mu}{s/\sqrt{n}}\sim t(n-1) \quad \text{（式 7-4）}$$

因此，需要采用 t 分布来建立总体均值 μ 的置信区间。

t 分布（t - distribution）是类似正态分布的对称分布，曲线呈现出以 0 为中心，左右对称的单峰分布，它通常要比正态分布平坦和分散，其形态变化与 n 大小有关。自由度越小，t 分布曲线越低平；自由度越大，t 分布曲线越接近标准正态分布曲线，如图 7 - 1 所示。

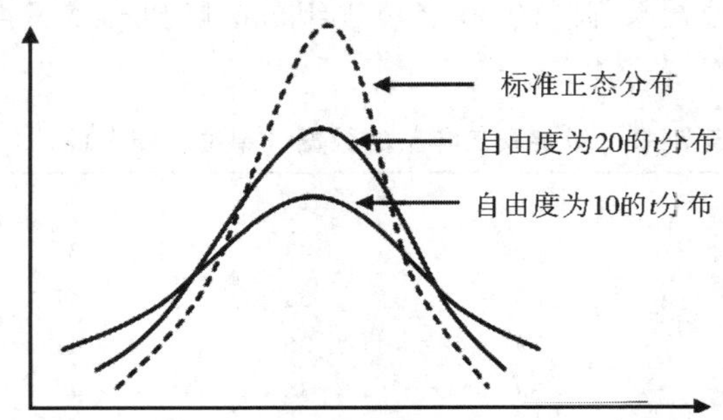

图 7 - 1　自由度为 10、20 的 t 分布与标准正态分布的比较

根据 t 分布建立的总体均值 μ 在 $1-\alpha$ 置信水平下的置信区间为：

$$\bar{x} \pm t_{\alpha/2}\frac{S}{\sqrt{n}} \qquad \text{（式 7－5）}$$

式中，$t_{\alpha/2}$ 是自由度为 $n-1$ 时，t 分布中右侧面积为 $\alpha/2$ 时的 t 值，该值可通过附录中的 t 分布表查得。

例 7.7：已知某生物制药车间专用杀菌灯具的寿命服从正态分布，现从一批杀菌灯具中随机抽取 16 个，测得其使用寿命（单位：h）如下：

2450　2520　2490　2460　2510 2480　2470　2505

2495　2475　2485　2500　2490　2525　2515　2480

试建立该批杀菌灯具平均使用寿命 95% 的置信区间。

解：根据抽样结果计算得：

$$\bar{x} = \frac{\sum_{i=1}^{n} x_i}{n} = \frac{39850}{16} = 2490$$

$$S = \sqrt{\frac{\sum_{i=1}^{n}(x_i - \bar{x})^2}{n-1}} = 82.76$$

根据 $\alpha=0.05$ 查 t 分布表得 $t_{\alpha/2}(n-1) = t_{0.025}(15) = 2.131$，由式（7－5）得平均寿命的置信区间为：

$$\bar{x} \pm t_{\alpha/2}\frac{S}{\sqrt{n}} = 2490 \pm 2.131 \times \frac{82.76}{\sqrt{16}}$$

即 2490 ±44.1 =（2446.9，2534.1），该种杀菌灯具的平均使用寿命 95% 的置信区间为 2446.9 ~2534.1h。

下面将总体均值的区间估计稍作总结，如表 7－3 所示。

表 7－3　不同情况下总体均值的区间估计

总体分布	样本量	σ 已知	σ 未知
正态分布	大样本（$n\geq30$）	$\bar{x} \pm z_{\alpha/2}\frac{\sigma}{\sqrt{n}}$	$\bar{x} \pm z_{\alpha/2}\frac{s}{\sqrt{n}}$
	小样本（$n<30$）	$\bar{x} \pm t_{\alpha/2}\frac{\sigma}{\sqrt{n}}$	$\bar{x} \pm t_{\alpha/2}\frac{s}{\sqrt{n}}$
非正态分布	大样本（$n\geq30$）	$\bar{x} \pm z_{\alpha/2}\frac{\sigma}{\sqrt{n}}$	$\bar{x} \pm z_{\alpha/2}\frac{s}{\sqrt{n}}$

二、总体比例的区间估计

对于总体比例的区间估计，首先确定样本量的大小，判断样本量足够大的一般经验原则是：区间 $p \pm 2\sqrt{p(1-p)/2}$ 不包含 0 或 1，或者要求 $np\geq5$ 和 $n(1-p)$

≥5。由样本比例 p 的抽样分布可知，当样本量足够大时，比例 p 的抽样分布可近似于正态分布。p 的数学期望 $E(p)=\pi$；p 的方差为 $\sigma_p^2=\frac{\pi(1-\pi)}{n}$。而样本比例经标准化后的随机变量则服从标准正态分布，即

$$Z=\frac{p-\pi}{\sqrt{\pi(1-\pi)/n}}\sim N(0,1) \qquad (式7-6)$$

与总体均值的区间估计类似，在样本比例 p 的基础上加减边际误差 $z_{\alpha/2}\sigma_p$，即得到总体比例 π 在 $1-\alpha$ 置信水平下的置信区间为：

$$p\pm z_{\alpha/2}\sqrt{\frac{\pi(1-\pi)}{n}} \qquad (式7-7)$$

根据式（7-7）计算总体比例 π 的置信区间时，π 值应该是已知的。但实际情况不然，π 值恰好是所要估计的，所以，一般在大样本情况下，需要用样本比例 p 来代替 π。这时，总体比例的置信区间可表示：

$$p\pm z_{\alpha/2}\sqrt{\frac{p(1-p)}{n}} \qquad (式7-8)$$

式中，$1-\alpha$ 称为置信水平；$z_{\alpha/2}$ 是标准正态分布上侧面积为 $\alpha/2$ 时的 z 值；$z_{\alpha/2}\sqrt{\frac{p(1-p)}{n}}$ 是估计总体比例时的边际误差。

例 7.8：某地区欲估计药品销售人员中女性所占的比例，随机抽取了 100 个药品销售人员，其中 45 人为女性。试以 95% 的置信水平估计该地区药品销售人员中女性比例的置信区间。

解：已知 $n=100$，$z_{\alpha/2}=1.96$，根据抽样结果计算的样本比例为：

$$p=\frac{45}{100}=45\%$$

根据式（7-8）得：

$$p\pm z_{\alpha/2}\sqrt{\frac{p(1-p)}{n}}=45\%\pm1.96\times\sqrt{\frac{45\%(1-45\%)}{100}}$$

即 45% ±9.75% ＝（35.25%，54.75%），该地区药品销售人员中女性比例的 95% 的置信区间为 35.25% ~54.75%。

最后需要说明的是，虽然比例 p 随着样本容量 n 的增大而近似服从正态分布，但究竟多大才能使 p 近似服从正态分布，与 p 的取值大小有关。当 p 接近于 0.5 时，用较小的样本量就可使 p 的分布趋于正态分布，但当 p 接近于 0 和 1 时，就要很大的样本才能使 p 的分布趋于正态分布。统计学家 W. G. Cochran 提出一个标准可供参考，见表 7-4。

表 7－4　比例近似服从正态分布要求的样本容量

P	近似服从正态分布要求的样本容量
0.5	30
0.4～0.6	50
0.3～0.7	80
0.2～0.8	200
0.1～0.9	600

三、总体方差的区间估计

根据样本方差的抽样分布可知，样本方差服从自由度为（$n-1$）的 χ^2 分布。因此，可用 χ^2 分布构造总体方差的置信区间。

若给定一个显著性水平 α，用 χ^2 分布构造的总体方差 σ^2 的置信区间可用图 7－2 表示。

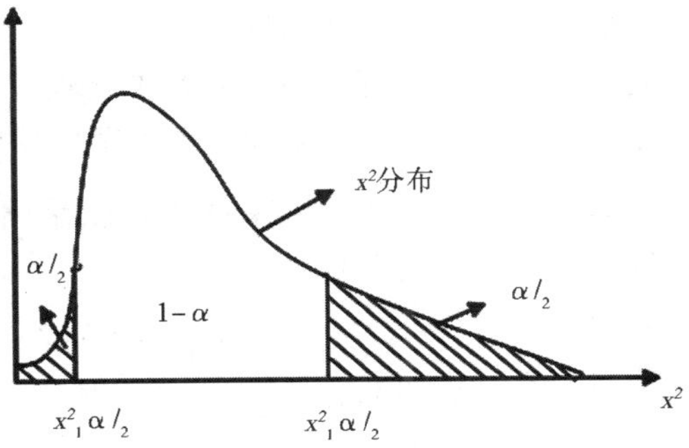

图 7－2　χ^2 分布总体方差的置信区间

由图 7－2 可以看出，建立总体方差 σ^2 的置信区间，也就是找到一个 χ^2 值，使其满足：

$$\chi^2_{1-\alpha/2} \leqslant \chi^2 \leqslant \chi^2_{\alpha/2}\chi_{1-\alpha/2}\chi^2_{\alpha/2}$$

由于 $\frac{(n-1)\ s^2}{\sigma^2} \sim \chi^2\ (n-1)$，可用它来代替 χ^2，于是有：

$$\chi^2_{1-\alpha/2} \leqslant \frac{(n-1)\ s^2}{\sigma^2} \leqslant \chi^2_{\alpha/2} \qquad \text{（式 7－9）}$$

根据式 7－9 可推导出总体方差 σ^2 在 $1-\alpha$ 置信水平下的置信区间为：

$$\frac{(n-1)\ s^2}{\chi^2_{\alpha/2}} \leqslant \sigma^2 \leqslant \frac{(n-1)\ s^2}{\chi^2_{1-\alpha/2}}$$

例 7.9：仍利用例 7.5 的数据，以 95% 的置信水平建立该种大输液装量方差的置信区间。

解：根据样本数据计算的样本方差为：

$$S^2 = \frac{\sum_{i=1}^{n}(x_i - \bar{x})^2}{n-1} = \frac{2237.02}{25-1} = 93.21$$

根据显著性水平 $\alpha = 0.05$ 和自由度 $n-1 = 25-1 = 24$，查 χ^2 分布表得：

$$\chi^2_{\alpha/2}(n-1) = \chi_{0.025}(25-1) = 39.3641$$

$$\chi^2_{1-\alpha/2}(n-1) = \chi_{0.975}(25-1) = 12.4011$$

所以，总体方差 σ^2 的置信区间为：

$$\frac{(25-1)\times 93.21}{39.3641}\leqslant \sigma^2 \leqslant \frac{(25-1)\times 93.21}{12.4011}$$

即 $56.83 \leqslant \sigma^2 \leqslant 180.39$。相应地，总体标准差的置信区间则为 $7.54 \leqslant \sigma \leqslant 13.43$。该企业生产的大输液总体重量标准差的95%的置信区间为7.54g～13.43g。

四、正态总体未来观测值的预测区间估计

与总体均值的置信区间估计不同，有时我们关心的是预测随机变量未来的观测值，并希望求出某个未来观测值的取值范围，这个范围就是对某个未来观测值的预测区间估计。以例7.7杀菌灯具示例为例，现在不是估计灯具的平均使用寿命的区间，而是估计一个新灯具使用寿命的区间。假定工厂购买了一只新的杀菌灯具，它的寿命预计是多少？灯具寿命的取值范围是多少？在这一问题中，所抽取的16只灯具样本的均值 $\bar{x}$ 就是工厂购买的那批新杀菌灯具寿命的合理点预测。那么，这只新灯具寿命的预测区间又是多少呢？

假设 x_1，x_2，····x_n是从正态总体中抽出的一个随机样本。此时希望预测单个未来观测值，比如 x_{n+1}。那么，所抽取的样本的样本均值 $\bar{x}$ 就是 x_{n+1}的合理预测。预测误差的期望为 $E(x_{n+1}-\bar{x})=\mu-\mu=0$，预测误差的方差为：$D(x_{n+1}-\bar{x}=\sigma^2+\frac{\sigma^2}{n}=\sigma^2(1+\frac{1}{n})$

未来观测值 x_{n+1}是独立于当前样本均值 $\bar{x}$ 的。由于原来的观测值服从正态分布，所以预测误差也服从正态分布。因此，将未来观测值 x_{n+1}经标准化后服从标准正态分布，即

$Z=\frac{x_{n+1}-\bar{x}}{\sigma\sqrt{1+\frac{1}{n}}}\sim N(0,1)$，当总体方差 σ^2未知时，用样本方差 s^2代替，此时，未来观测值 x_{n+1}经标准化后则服从自由度为 $n-1$ 的 t 分布，即 $t=\frac{x_{n+1}-\bar{x}}{S\sqrt{1+\frac{1}{n}}}\sim t(n-1)$。

与总体均值的置信区间估计类似，利用 t 分布可以得到来自正态总体的某个未来观测值 x_{n+1}的预测区间：

$$\bar{x}\pm t_{\alpha/2}S\sqrt{1+\frac{1}{n}} \qquad \text{（式 7-10）}$$

未来观测值 x_{n+1}的预测区间总是比 μ 的置信区间要长，因为 x_{n+1}的预测误差比 μ 的估计误差要大。直观地看，x_{n+1}的预测误差是两个随机变量的差 $(x_{n+1}-\bar{x})$，而用于置信区间的估计误差是一个随机变量与常数的差 $(\bar{x}-\mu)$。随着n的增大（n→∞），估计 μ 的误差接近于0，置信区间的长度也就趋于0，变为 μ 的真实值，但未来观测值 x_{n+1}的预测误差总是存在，其预测区间的长度接近于 $2z_{\alpha/2}\sigma$。

此外，总体均值的置信区间估计对正态性的假定不是很敏感，而未来观测值 x_{n+1} 的预测区间估计则不然，它对正态性假设很敏感，因为它与从正态总体中随机抽取的单个观测值有关。

例 7.10：仍利用例 7.7 的数据，假定药品生产车间需要购买一只杀菌灯具，以 95% 的置信水平建立该灯具寿命的预测区间。

解：根据 7.7 计算结果，新灯具使用寿命的点估计值为 2490h，根据 $\alpha=0.05$ 查 t 分布表得 $t_{\alpha/2}(n-1)=t_{0.025}(15)=2.131$，由式（6.22）得新灯泡的预测区间为：

$$2490\pm 2.131\times 82.76\times\sqrt{1+\frac{1}{16}},$$

即 $2490\pm 181.79=(2308.21,\ 2671.79)$，该只新灯具使用寿命 95% 的预测区间为 2308.21h～2671.79h。与总体均值的置信区间（2446.9，2534.1）相比，新灯具的预测区间要长。

第三节　两个总体的参数区间估计

当研究总体的数量从一个增加到两个时，我们还可以就两个总体的均值之差、两个总体的比例之差、两个总体的方差比等参数进行研究。

一、两个总体均值之差的区间估计

设两个总体的均值分别为 μ_1 和 μ_2，从两个总体中分别抽取容量为 n_1 和 n_2 的两个随机样本，其样本均值分别为 $\bar{x}_1$ 和 $\bar{x}_2$。估计两个总体均值之差的估量值 $\mu_1-\mu_2$ 显然是两个样本的均值之差 $\bar{x}_1-\bar{x}_2$。

（一）两个总体均值之差的估计：独立样本

1. 大样本的估计　如果两个样本是从两个总体中独立地抽取的，即一个样本的中的元素与另一个样本中的元素相互独立，则称为独立样本（independent samples）。

如果两个总体都为正态分布，或两个总体不服从正态分布但两个样本都为大样本（$n_1\geqslant 30$，$n_2\geqslant 30$）时，根据抽样分布的知识可知，两个样本均值之差 $\bar{x}_1-\bar{x}_2$ 服从期望值为 u_1-u_2、方差为 $\frac{\sigma_1{}^2}{n_1}+\frac{\sigma_2{}^2}{n_2}$ 的正态分布，而两个样本均值之差经标准化后则服从标准正态分布，即：

$$Z=\frac{\bar{x}_1-\bar{x}_2-(\mu_1-\mu_2)}{\sqrt{\frac{\sigma_1^2}{n_1}+\frac{\sigma_2^2}{n_2}}}\sim N(0,\ 1) \qquad \text{（式 7-11）}$$

当两个总体的方差 σ_1^2 和 σ_2^2 都已知时，两个总体均值之差 $u_1\sim u_2$ 在 $1-\alpha$ 置信

水平下的置信区间为：

$$\left((\bar{x}_1-\bar{x}_2)-z_{a/2}\sqrt{\frac{\sigma_1^2}{n_1}+\frac{\sigma_2^2}{n_2}},\ (\bar{x}_1-\bar{x}_2)+z_{a/2}\sqrt{\frac{\sigma_1^2}{n_1}+\frac{\sigma_2^2}{n_2}}\right) \qquad （式7-12）$$

当两个总体的方差 σ_1^2 和 σ_2^2 未知时，可用两个样本的方差 ${s_1}^2$ 和 ${s_2}^2$ 来代替，此时，两个总体均值之差 u_1-u_2 在 $1-\alpha$ 置信水平下的置信区间为：

$$\left((\bar{x}_1-\bar{x}_2)-z_{a/2}\sqrt{\frac{s_1^2}{n_1}+\frac{s_2^2}{n_2}},\ (\bar{x}_1-\bar{x}_2)+z_{a/2}\sqrt{\frac{s_1^2}{n_1}+\frac{s_2^2}{n_2}}\right) \qquad （式7-13）$$

例7.11：某校想估计两个不同院部学生药理科目的平均分之差，为此在两个院部中独立地抽取两个随机样本，两个样本的有关数据如下：

院部1	院部2
$n_1=46$	$n_2=33$
$\bar{x}_1=86$	$\bar{x}_2=78$
$s_1=5.8$	$s_2=7.2$

建立两个院部药理成绩平均分数之差在95%置信水平下的置信区间。

解：根据公式得：

$$(\bar{x}_1-\bar{x}_2)\pm u_{a/2}\sqrt{\frac{s_1^2}{n_1}+\frac{s_2^2}{n_2}}=(86-87)\ \pm 19.6\sqrt{\frac{5.8^2}{46}+\frac{7.2^2}{33}}$$

即（5.03，10.97），两个院部药理成绩平均分数之差95%的置信区间为5.03~10.97。

2. 小样本的估计

当两个样本都为小样本的情况下，为估计两个总体的均值之差，需要作出一下假定：

①两个总体都服从正态分布；②两个随机样本独立地分别抽自两个样本。

在上述假定下，无论样本容量的大小，两个样本均值之差都服从正态分布。设有两个正态总体 $X\sim N(\mu_1,\sigma_1^2)$，$Y\sim N(\mu_2,\sigma_2^2)$，而 $(X_1, X_2, \cdots, X_{n1})$，$(Y_1, Y_2, \cdots, Y_{n1})$ 分别是来自X和Y的两个独立样本，其样本均值和样本方差分别为：

$$\bar{X}=\frac{1}{n_1}\sum_{i=1}^{n1}X_i \qquad S_1^2=\frac{1}{n_1-1}\sum_{i=1}^{m}(X_i-\bar{X})^2$$

$$\bar{Y}=\frac{1}{n_2}\sum_{j=1}^{n2}Y_j \qquad S_2^2=\frac{1}{n_2-1}\sum_{j=1}^{n2}(Y_i-\bar{Y})^2$$

下面分两种情况进行讨论：

（1）方差未知但相等的情况：

设 σ_1^2 和 σ_2^2 都未知，但 $\sigma_1^2=\sigma_2^2=\sigma^2$，

$$T=\frac{\overline{X}-\overline{Y}-(\mu_1-\mu_2)}{S_W\sqrt{\frac{1}{n_1}+\frac{1}{n_2}}}\sim t(n_1+n_2-2)$$

由于样本函数

$$S_W^2=\frac{(n_1-1)S_1^2+(n_2-1)S_2^2}{n_1+n_2-2}$$

对于给定的置信度 $1-\alpha$ 有 $P\{|T|<t_{\alpha/2}(n_1+n_2-2)\}=1-\alpha$，即：

$$P\left[\left|\frac{\overline{X}-\overline{Y}-(\mu_1-\mu_2)}{S_W\sqrt{\frac{1}{n_1}+\frac{1}{n_2}}}\right|<t_{\alpha/2}(n_1+n_2-2)\right]=1-\alpha$$

置信区间为：

$$\left[(\overline{X}-\overline{Y})-t_{\alpha/2}(n_1+n_2-2)S_W\sqrt{\frac{1}{n_1}+\frac{1}{n_2}},\ (\overline{X}-\overline{Y})+t_{\alpha/2}(n_1+n_2-2)S_W\sqrt{\frac{1}{n_1}+\frac{1}{n_2}}\right]$$

（式 7－14）

例 7.12： 随机地从甲、乙两厂生产的医用消毒灯中抽取一些样本，测得灯的寿命（单位：h）如下：

甲厂：144， 141， 138， 142， 141， 143， 138， 137

乙厂：142，143，139， 140， 138， 141， 140， 138， 142， 136

设两厂生产的灯泡寿命分别服从正态总体 $N(u_1,\sigma_1^2)$，$N(u_2,\sigma_2^2)$，两样本独立。若已知 $\sigma_1^2=\sigma_2^2=\sigma^2$，但 σ^2 未知，现求 u_1-u_2 的置信度为 0.95 的置信区间。

解：$n_1=8$，$n_2=10$，求得 $\overline{X}=140.5$，$S_1^2=6.57$，$\overline{Y}=139.9$，$S_2^2=4.77$，$S_W=2.36$，$\alpha=0.05$，$t_{0.025}(16)=2.1199$

代入公式 7－14 得 u_1-u_2 的置信度为 0.95 的置信区间为（－1.77，2.97）

（2）方差已知的情况

设 σ_1^2 和 σ_2^2 都已知，由于样本函数

$$U=\frac{\overline{X}-\overline{Y}-(\mu_1-\mu_2)}{\sqrt{\frac{\sigma_1^2}{n_1}+\frac{\sigma_2^2}{n_2}}}\sim N(0,1)$$

对于已给的置信度 $1-\alpha$，存在 $u_{\alpha/2}$，使得 $P\{|U|<u_{\alpha/2}=1-\alpha$，由此解得 u_1-u_2 的置信度为 $1-\alpha$ 的置信区间是：

$$\left[(\overline{X}-\overline{Y})-u_{\alpha/2}\sqrt{\frac{\sigma_1^2}{n_1}+\frac{\sigma_2^2}{n_2}},\ (\overline{X}-\overline{Y})+u_{\alpha/2}\sqrt{\frac{\sigma_1^2}{n_1}+\frac{\sigma_2^2}{n_2}}\right] \quad (式 7-15)$$

例 7.12：若已知两厂生产的消毒灯寿命分别服从正态总体 $N(u_1,\sigma_1^2)$，$N(u_2,\sigma_2^2)$，两样本独立，且 $\sigma_1^2=2.45$，$\sigma_2^2=2.25$，求 u_1-u_2 的置信度为 0.95 的置信区间。

解：$n_1=8$，$n_2=10$ $u_{\alpha/2}=u0.025=1.96$

得，$\overline{X}=140.5$，$\overline{Y}=139.9$

$\overline{X}-\overline{Y}=0.6$

$$u_{a/2}\sqrt{\frac{\sigma_1^2}{n_1}+\frac{\sigma_2^2}{n_2}}=1.96\times\sqrt{\frac{2.45}{8}+\frac{2.25}{10}}=1.42858$$

代入公式7.15得 u_1-u_2 的置信度为0.95的置信区间为（-0.8286，2.029）

（二）两个总体均值之差的估计：匹配样本

在之前的例子中，使用的是两个独立的样本。但使用独立样本来估计两个总体均值之差时存在潜在的弊端。比如，在对每种方法随机指派12个工人时，可能会将技术比较差的12个工人指定给方法一，而技术比较好的12个工人指定给方法二。这种不公平的指派，可能会掩盖两种方法本身的差异。为解决这一问题，可以使用匹配样本（matched sample），即用一个样本中的数据与另一个样本中的数据相对应。比如，先指定12个工人用第一种方法组装产品，然后再让这12个工人用第二种方法组装产品，这样得到的两种方法组装产品的数据就是匹配数据。匹配样本可以消除由于样本指定的不公平造成的两个方法组装方法本身的差异。

使用匹配样本进行估计时，在大样本条件下，两个总体均值之差 $ud=u_1-u_2$ 在 $1-\alpha$ 置信水平下的置信区间为：

$$\overline{d}\pm Z_{a/2}\frac{\sigma d}{\sqrt{n}} \qquad \text{（式7-16）}$$

式中，$\overline{d}$ 表示个匹配样本对应数据的各差值的均值；σ_d 表示各差值的标准差。当总体的 σ_d 未知时，可用样本差值的标准差 S_d 来代替。

在小样本情况下，假定两个总体各观测值的配对差服从正态分布。两个总体均值之差 $ud=u_1-u_2$ 在 $1-\alpha$ 置信水平下的置信区间为

$$\overline{d}\pm t_{a/2}(n-1)\frac{\sigma d}{\sqrt{n}} \qquad \text{（式7-17）}$$

二、两个总体比例之差的区间估计

根据抽样分布的知识可知，从两个二项分布总体中抽出两个独立的样本，则两个样本比例之差的抽样分布服从正态分布。同样，将两个样本的比例之差经标准化后则服从标准正态分布，即：

$$Z=\frac{(\rho_1-\rho_2)-(\pi_1-\pi_2)}{\sqrt{\frac{\pi_1(1-\pi_1)}{n_1}+\frac{\pi_2(1-\pi_2)}{n_2}}} \qquad \text{（式7-18）}$$

由于两个总体比例 π_1 和 π_2 通常是未知的，可用样本比例 ρ_1 和 ρ_2 来代替。因此，根据正态分布建立的两个总体比例之差（$\pi_1-\pi_2$）在 $1-\alpha$ 置信水平下的置信区间为：

$$(\rho_1-\rho_2)\ \pm z_{\alpha/2}\sqrt{\frac{\rho_1\ (1-\rho_1)}{n_1}+\frac{\rho_2\ (1-\rho_2)}{n_2}} \qquad \text{（式 7-19）}$$

三、两个总体方差之比的区间估计

在医药管理统计实践中，经常会遇到比较两个总体的方差问题。比如，希望比较用两种不同方法生产的药品质量的稳定性，比较不同检测仪器的精度等。

由于两个样本方差比的抽样分布服从 $F\ (n_1-1,\ n_2-1)$ 分布，因此可用 F 分布来构造两个总体方差比$\frac{\sigma_1^2}{\sigma_2^2}$的置信区间。

设 u_1，u_2，σ_1^2，σ_2^2 都未知，此时由于样本函数 $F=\frac{S_1^2/\sigma_1^2}{S_2^2/\sigma_2^2}\sim F\ (n1-1,\ n2-1)$ 对于已知的置信度 1 - α 有：

$$P\ \{F_{1-\alpha/2}\ (n_1-1,\ n_2-1)\ <F<F_{\alpha/2}\ (n_1-1,\ n_2-1)\}\ =1-\alpha$$

由此解得$\frac{\sigma_1^2}{\sigma_2^2}$的置信度为 1 - α 的置信区间是：

$$\left[\frac{S_1^2/S_2^2}{F_{\alpha/2}\ (n_1-1,\ n_2-1)},\ \frac{S_1^2/S_2^2}{F_{1-\alpha/2}\ (n_1-1,\ n_2-1)}\right] \qquad \text{（式 7-20）}$$

例 7.13：随机地从甲、乙两厂生产的医疗器械中抽取一些样本，测得电子原件的使用寿命（小时）如下：

甲厂：110，　108，　108，　112，　111，　113，　108，　107

乙厂：112，109，109，　110，　108，　111，　110，　107，　112，　113

设两厂生产的电子元件寿命分别服从正态总体 $N\ (u_1,\ \sigma_1^2)$，$N\ (u_2,\ \sigma_2^2)$，且相互独立。若两个总体的方差 $\sigma_1^2\neq\sigma_2^2$，求$\frac{\sigma_1^2}{\sigma_2^2}$的置信度为 0.95 的置信区间。

解：$n_1=8$，$n_2=10$，求得 $\bar{x}=109.625$，$S_1^2=4.84$，$\bar{y}=110.1$，$S_2^2=3.66$

查表得 $F_{0.975}\ (7,\ 9)\ =4.20$

计算得 $F_{0.975}\ (7,\ 9)\ =\frac{1}{F_{0.975}\ (9,\ 7)}=\frac{1}{4.82}=0.21$

故此算得$\frac{\sigma_1^2}{\sigma_2^2}$的置信度为 0.95 的置信区间（0.32，1.50）。

第四节　样本容量的确定

在上述参数区间估计的讨论中，估计值 $\hat{\theta}$ 和总体的参数 θ 之间存在着一定的差异，这种差异是由样本的随机性产生的。在样本容量不变的情况下，若要增加估计的可靠度，置信区间就会扩大，估计的精度则会降低。若要在不降低可靠性的前提下，增加估计的精确度，就只有扩大样本容量。当然，增大样本容量要受到人力、物力和时间等条件的限制，所以需要在满足一定精确度的条件下，尽可能恰当地确定样本容量。

一、影响样本容量的因素

1. 总体的变异程度（总体方差 σ^2） 在其他条件相同的情况下，有较大方差的总体，样本的容量应该大一些，反之则应该小一些。例如，在正态总体均值的估计中，抽样平均误差为 $\sigma/\sqrt{n}$ 它反映了样本均值相对于总体均值的离散程度。所以，当总体方差较大时，样本的容量也相应较大，这样才会使 $\sigma/\sqrt{n}$ 较小，以保证估计的精确度。

2. 允许误差的范围 允许误差（permissible error）指允许的抽样误差，记为 $|\hat{\theta}-\theta|=\Delta\theta$。例如，样本均值与总体均值之间的允许误差可以表示为 $|\bar{X}-\mu|=\Delta x$，允许误差以绝对值的形式表现了抽样误差的可能范围，所以又称为误差。

允许误差说明了估计的精度，所以，在其他条件不变的情况下，如果要求估计的精度高，允许误差较小，那么样本容量就要大一些；如要求的精确度不高，允许误差可以大些，则样本容量可以小一些。

3. 置信度（$1-\alpha$） 置信度（confidence level）说明了估计的可靠程度。所以，在其他条件不变的情况下，如果要求较高的可靠度，就要增大样本容量；反之，可以相应减少样本容量。

4. 抽样方法 在相同的条件下，重复抽样（repeat sampling）的抽样平均误差比不重复抽样（sample not repeatedly）的抽样平均误差大，所需要的样本容量也就不同。重复抽样需要更大的样本容量，而不重复抽样的样本容量则可小一些。

此外，必要的抽样数目还要受抽样组织方式的影响，这也是因为不同的抽样组织方式有不同的抽样平均误差。

二、样本容量的确定

1. 估计总体均值的样本容量 在总体均值的区间估计里，置信区间是由下式7－21确定的：

$$\bar{X} \pm U_{\alpha/2}\frac{\sigma}{\sqrt{n}} \quad （式7－21）$$

对于正态总体以及非正态总体大样本，都是以此为置信区间。

从图7－3中可以看出，从估计量 x 的取值到点 $U_{\alpha/2}\frac{\sigma}{\sqrt{n}}$ 的距离实际上为置信区间长度的 $\frac{1}{2}$。这段距离表示在

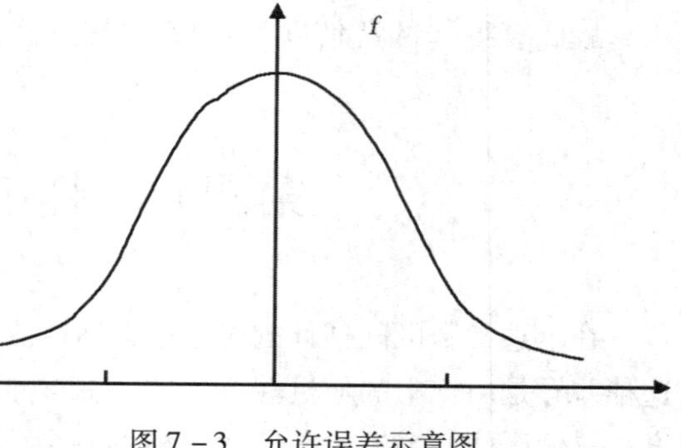

图7－3　允许误差示意图

一定置信水平 1 - α 下，用样本均值估计总体均值时所允许的最大绝对误差即为允许误差 Δ_x。显然，若以 x 的取值为原点，则允许误差 Δ_x 可以表示为：

$$\Delta_x = U_{\alpha/2}\frac{\sigma}{\sqrt{n}} \qquad \text{（式 7-22）}$$

$$-U_{\alpha/2}\frac{\sigma}{\sqrt{n}} \qquad x=0 \qquad U_{\alpha/2}\frac{\sigma}{\sqrt{n}}$$

公式 7-22 反映了允许误差 Δ_x、可靠性系数 $U_{\alpha/2}$、总体标准差 σ 与样本容量之间的相互制约关系。只要这四个因素中的任意三个因素确定后，另一个因素也就确定了。

在重复抽样条件下，将允许误差 Δ_x 的计算公式 $\Delta_x = U_{\alpha/2}\frac{\sigma}{\sqrt{n}}$ 变形整理，则得到样本容量的计算公式：

$$n = \frac{U_{\alpha/2}^2\sigma^2}{\Delta_x^2} \qquad \text{（式 7-23）}$$

在不重复抽样的条件下，抽样允许误差为 $\Delta_{\bar{x}} = U_{\alpha/2}\sqrt{\frac{\sigma^2}{n}\left(1-\frac{n}{N}\right)}$，因此变形后得到不重复抽样条件下的样本容量公式为：

$$\text{n} = \frac{U_{\alpha/2}^2\sigma^2 N}{(\Delta_x)^2 N + U_{\alpha/2}^2\sigma^2} \qquad \text{（式 7-24）}$$

例 7.14：某校拥有药学学士学位的大学毕业生年薪的标准差大约为 3000 元，假定想要估计年薪在 95% 置信水平下的置信区间，希望边际误差为 500 元，应抽取多大的样本容量？

解：已知 $\sigma = 3000$ $\Delta_x = 500$ $\text{U}_{\alpha/2} = 1.96$

根据公式 7-24 得：

$$n = \frac{U_{\alpha/2}^2\sigma^2}{\Delta_x^2} = 138.3 \approx 138$$

即应抽取 138 人作为样本。

例 7.15：某药品包装公司要检验本月生产的 10000 袋某产品的重量，根据以往的资料，这种产品每袋重量的标准差为 25 克。如果要求在 95.45% 的置信度下，平均每袋重量的误差不超过 5 克，应抽查多少袋产品？

解：由题意可知 N = 20 000，σ = 25 克，$\Delta_{\bar{x}} = 5$ 克，

根据置信度 1 - α = 95.45%，有 $U_{\alpha/2}$。在重复抽样的条件下，

$$n = \frac{U_{\alpha/2}^2\sigma^2}{(\Delta_x)^2} = \frac{2^2 \times 25^2}{5^2} = 100 \text{（袋）}$$

在不重复抽样条件下，

$$n = \frac{U_{\alpha/2}^2\sigma^2 N}{(\Delta_x)^2 N + U_{\alpha/2}^2\sigma^2} = \frac{2^2 \times 25^2 \times 10000}{5^2 \times 10000 + 2^2 \times 25^2} = 99 \text{（袋）}$$

由计算结果可知：在其他条件相同的情况下，重复抽样所需要的样本容量大于

不重复抽样所需要的样本容量。

在计算样本容量时，必须知道总体的方差，而在实际抽样调查前，往往总体的方差是未知的。因此，在实际医药管理统计中，可以用过去的资料，若过去曾有若干个方差，应该选择最大的，以保证抽样估计的精确度；也可以进行一次小规模的调查，用调查所得的样本方差来替代总体的方差。

2. 估计总体成数时的样本容量

估计总体成数时样本容量的确定方法与估计总体均值是一样的，设 $\Delta_p = |P-p|$ 为允许误差，在 $1-\alpha$ 的置信度下，重复抽样条件下有：

$$\Delta_p = |P-p| = U_{\alpha/2}\sqrt{\frac{P(1-P)}{n}}$$

求解上面的方程可得重复抽样条件下样本容量的公式为：

$$n=\frac{U_{\alpha/2}P(1-P)}{\Delta_P^2} \tag{式 7-25}$$

同理可得，不重复抽样条件下的样本容量公式为：

$$n=\frac{U_{\alpha/2}^2P(1-P)}{(\Delta_P)^2N+U_{\alpha/2}^2P(1-P)} \tag{式 7-26}$$

在估计成数时，计算样本容量需要总体的成数，但是总体的成数通常是未知的，在实际的抽样调查时，可用先进行的小规模试调查求得的样本成数来代替。也可用历史的资料，如果有若干个成数可供选择，则应选择最靠近50%的成数，使样本成数的方差最大，以保证估计的精确度。

例7.16：某药厂为了检验瓶装药片数量，从成品库随机抽检100瓶，平均每瓶101.5片，标准差为3片。试以 $F(t)=99.73\%$ 的把握程度推断成品库该种药平均每瓶数量的置信区间，如果允许误差减少到原来的10%，其他条件不变，问需要抽取多少瓶？

解：已知 $n=100$，$\bar{x}=101.5$（瓶），$s=3$（片），$t_{\frac{0.0027}{2}}(99)=3$

则：$\mu_x=\frac{\sigma}{\sqrt{n}}=\frac{3}{\sqrt{100}}=0.3$ 片

$\Delta_{\bar{x}}=t\mu_x=3\times0.3=0.9$（片）

$101.5-0.9\leqslant\bar{x}\leqslant101.5+0.9$

$100.6\leqslant\bar{x}\leqslant102.4$（片）

若 $\Delta_{\bar{x}}=\frac{0.9}{2}=0.45$ 片

则：$n=\frac{t^2\sigma^2}{\Delta_x^2}=\frac{3^2\times3^2}{0.45^2}=400$（瓶）

例7.17：为了检查某企业生产的10000个无针头胰岛素注射器的合格率，需要确定样本的容量。根据以往经验，合格率为90%、91.7%。如果要求估计的允许误差不超过0.0275，置信水平为95.45%。求应取多少个无针头胰岛素注射器？

解：根据资料，我们应该选择 P=0.9 计算样本容量，根据置信水平 0.9545，有 $U_{\alpha/2}=2$，$\Delta_p=|P-p|=0.0275$

重复抽样条件下，样本容量：

$$n=\frac{U_{\alpha/2}^2 P(1-P)}{\Delta_p{}^2}=\frac{2^2\times0.9\times(1-0.9)}{0.0275}=476.03\approx477$$

不重复抽样条件样本容量：

$$n=\frac{U_{\alpha/2}^2 P(1-P)N}{\Delta_p{}^2 N+U_{\alpha/2}^2 P(1-P)}=\frac{2^2\times0.9\times(1-0.9)\times1000}{0.0275^2\times10000+2^2\times0.9\times(1-0.9)}=454.40\approx455$$

从计算的结果可以看出，重复抽样应该抽 477 件检验，而不重复抽样应该抽 455 件。可见，在相同条件下，重复抽样需要的样本容量更大。

第五节　Excel 进行参数估计

Excel 2010 没有提供直接进行参数估计的方式，需要我们通过函数进行总体均值估计。

一、一个总体的参数区间估计

1. 总体均值的区间估计

（1）正态总体、方差已知情况下的估计（大样本时）

CONFIDENCE. NORM 函数

当抽样数为大样本时，总体方差已知，则总体平均数的置信区间可以使用 Excel 中的 CONFIDENCE. NORM 函数来计算。

语法：CONFIDENCE. NORM（alpha，standard_ dev，size）

其中 alpha 代表用来推选置信度的显著程度。置信等于 100 *（1 - alpha)%，换言之，0.05 的 alpha 值所指的是 95% 置信度。standard_ dev 为此数据的总体标准差，且假定为已知。size 代表样本大小。

例 7.18：引用例 7.5 的数据，在 Excel 工作表中输入相应数据，如图 7 - 5 所示。

在本例中，必须先算出置信区间，接着才可以计算出置信极限范围。利用 CONFIDENCE. NORM 函数计算置信极限范围的操作方法如下：

第一步：选择单元格 B9，输入“= CONFIDENCE. NORM（1 - B3，B4，B5）”，再按下回车键。

第二步：选择单元格 B10，输入“= B6 - B9”，再按下回车键。

第三步：选择单元格 B11，输入“= B6 + B9”，再按下回车键。

	A	B
1	总体均值的置信区间	
2		
3	置信度	95%
4	总体标准差	10
5	样本大小	25
6	样本均值	105.36
7		
8		
9	置信区间	
10	置信极限范围	
11	置信极限范围	

图 7 - 5　大输液重量表

完成后，得知该批大输液的平均重量为 101.44g 至 109.28g。结果如图 7－6 所示。

	A	B
1	总体均值的置信区间	
2		
3	置信度	0.95
4	总体标准差	10.00
5	样本大小	25.00
6	样本均值	105.36
7		
8		
9	置信区间	3.92
10	置信极限范围	101.44
11	置信极限范围	109.28

图 7－6　计算结果

（2）正态总体、方差未知情况下的估计（小样本）

T. INV. 2T 函数（也称 t 值法）

语法：T. INV. 2T（probability，degree freedom）

probability 为双测 student－t 分布的概率值；degree freedom 是构成该分布函数的自由度数目。

例 7.19：2010 年底北京家庭年医疗费用金额位居全国之首，为了估计目前北京家庭年医疗费用的平均价格，调查人员于某日在北京某社区随机抽取 36 户家庭，得到他们 2010 年家庭年医疗费用金额数据如下（单位：万元）：

6.88	11.28	19.98	13.6	10.6	14.8
6.88	11.78	20.98	24.4	12.3	14.8
6.88	13.68	13.6	30.3	14.6	14.8
8.28	14.98	14.7	9.6	14.6	17.4
9.6	15.68	15.8	9.6	12.9	5.38
10.18	15.68	20.5	10.6	14.8	7.38

根据这些调查数据怎样估计总体的平均医疗费用水平呢？

对年医疗费用的总体均值求 90% 置信区间，利用 Excel 在大样本条件下进行单一总体均值的置信区间估计。具体操作如下：

第一步：打开工作表，打开“数据”菜单，选择“数据分析”选项，显示对话框如图 7－7 所示。

第二步：在“描述统计”对话框中，“输入区域”框内输入数据单元格区域“$A$1：$A$26”，在“输出区域”框内输入数据单元格区域“$B$1”，并选择“汇总估计”和“平均数置信度”（95%）。接下来我们使用 TINV 函数，求出 0.95 置信区间的 t 值。

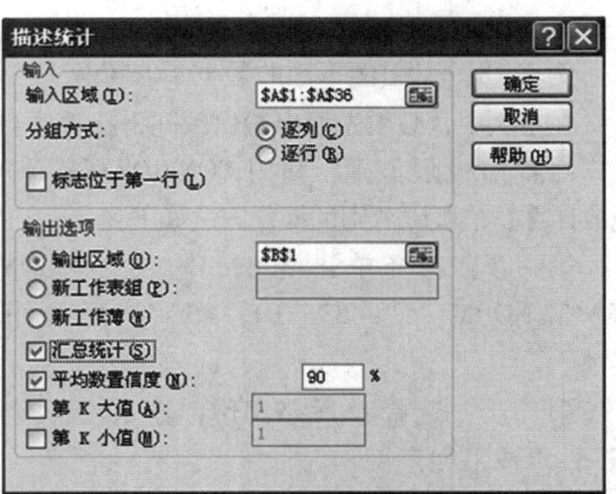

图 7－7　描述统计对话框

第三步：在单元格 D4 中输入“误差容许值”，E4 中输入“0.1”，D5 中输入“t 值”。选定 E5 单元格，输入“＝T. INV. 2T（0.1，35）”。

得到 t 值为 1.689572。

接下来计算标准误差值以及置信区间的上、下限。

第四步：在 D6 中输入“置信区间上限值”，D7 中输入“置信区间下限值”。然后，在 E7 中输入置信区间上限值的计算公式“ = C3 + E5 ∗ C4”，在 E8 中输入置信区间下限值的计算公式“ = C3 − E5 ∗ C4”，即可得出置信区间值介于 12.14954 ~ 15.06157 之间。结果如图 7 − 8 所示。

B	C	D	E
	列1		
平均	13.60555556		
标准误差	0.861765855	误差容许值	0.1
中位数	13.64	t值	1.689572
众数	14.8	置信区间上限	15.06157
标准差	5.170595127	置信区间下限	12.14954
方差	26.73505397		
峰度	2.065309414		
偏度	1.055711742		
区域	24.92		
最小值	5.38		
最大值	30.3		
求和	489.8		
观测数	36		
置信度(90	1.456015853		

图 7 − 8　计算结果

（3）正态总体、方差未知情况下的估计（大样本）

NORM. S. INV 函数（也称 z 值法）

语法：NORM. S. INV（probability）

Probability 为双尾正态分布的概率值。

例 7.20：研究某疾病在男女之间的发病率，因此对 34 个地区的人口的男女性别比例创建一个数据文件，对其进行构值估计。34 个地区的男女性别比的原始数据如下。

1.85	1.02	1.24	1.48	1.71	1.32	1.87
1.43	1.28	1.41	1.55	0.87	1.22	0.56
1.32	1.31	1.12	1.23	1.29	1.73	0.72
1.46	1.48	0.98	1.11	0.78	0.98	1.74
1.23	1.14	1.39	0.82	0.69	1.65	

使用函数进行总体均值估计的步骤如下：

第一步：打开工作表，打开“数据”菜单，选择“数据分析”选项，在分析工具中选择“描述统计”。

第二步：在“描述统计”对话框中，“输入区域”框内输入数据单元格区域“$A$1：$A$34”，在“输出区域”框内输入数据单元格区域“$B$1”，并选择“汇总估计”和“平均数置信度”（95%）。接下来我们使用 NORM. S. INV 函数，求出 0.95 置信区间的 z 值。

第三步：在单元格 D4 中输入“误差容许值”，E4 中输入“0.05”，D5 中输入“z 值”。选定 E5 单元格，输入“ = NORM. S. INV （1 − E4/2）”。得到 z 值为 1.959964。

第四步：在 D6 中输入“置信区间上限值”，D7 中输入“置信区间下限值”。然后，在 E7 中输入置信区间上限值的计算公式“ = C3 + E5 * C4”，在 E8 中输入置信区间下限值的计算公式“ = C3 - E5 * C4”，即可得出置信区间 1.15031 ~ 1.377925。

2. 总体比例的区间估计

例 7.21：某食品厂准备上市一种新产品，并配合以相应的广告宣传，企业想通过调查孩子们对其品牌的认知情况来评估广告的效用，以制定下一步的市场推广计划。他们在该地区随机抽取 350 个小孩作访问对象，进行儿童消费者行为与消费习惯调查，其中有一个问句是“你听说过这个牌子吗?”，在 350 个孩子中，有 112 个小孩的回答是“听说过”。根据这个问句，可以分析这一消费群体对该品牌的认知情况。所以，食品厂市场部经理要求，根据这些样本，给定 95% 的置信度，估计该地区孩子认知该品牌的比例。具体操作如下：

第一步：新建 Excel 工作表，在单元格 A1 中输入“样本数据”，A2 中输入“样本容量 *n*”，A3 输入“样本比例 Ps”，A4 输入“标准误差”。选中单元格 B2 输入 350；选中 B3，输入“ =112/350”，按下回车键，B4 中输入“ = SQRT （（B3 * （1 - B3）/B2））”，按回车键。

第二步：在单元格 C1 中输入“置信区间”，C2 中输入“置信度”，C3“Z 值”，C4“标准极限误差”，C5“置信上限”，C6“置信下限”。然后选中单元格 D2，输入“0.95”；在 D3 中输入“ = NORM. S. INV （D2 + （1 - D2）/2）”，按回车键；D4 中输入“D3 * B4”，按回车键；D5 中输入“ = B3 + D4”，按回车键；D6 中输入“ = B3 + D4”，按回车键。得到总体比例区间为 0.27113 ~ 0.36887 之间，结果如图 7 - 9 所示。

	A	B	C	D
1	样本数据		置信区间	
2	样本容量n	350	置信度	0.95
3	样本比例Ps	0.32	z值	1.959964
4	标准误差	0.024934	标准极限误差	0.04887
5			置信上限	0.36887
6			置信下限	0.27113
7				

图 7 - 9　计算结果

3. 总体方差的区间估计

CHISQ. INV 与 CHISQ. INV. RT 函数

语法：CHISQ. INV （probability，deg_ freedom），CHISQ. INV. RT （probability，deg_ freedom）

两个函数分别计算卡方分布的左、右侧临界值，probability 为卡方分布概率值，deg_ freedom 为自由度。

例 7.22：使用例 7.20 的数据，利用函数来估计总体方差。具体步骤如下：

第一步：打开工作表，在单元格 C1 中输入“样本容量”，C2 中输入“样本均值”，C3 中输入“样本标准差”；在单元格 D1 中输入“34”，D2 中输入“ = AVERAGE（A1：A34）”并按下回车键，D3 中输入“ = STDEV. P（A1：A34）”并按下回车键。

第二步：在单元格 C4 中输入“置信水平”，C5 中输入“卡方左侧临界值”，C6 中输入“卡方右侧侧临界值”；在单元格 D4 中输入“0.95”，在单元格 D5 中输入“ = CHISQ. INV（（1 − D4）/2，D1 − 1）”并按下回车键，在单元格 D6 中输入“ = CHISQ. INV. RT（（1 − D4）/2，D1 − 1）”并按下回车键，得到卡方左右临界值。

第三步：在单元格 C7 中输入“方差置信上限”，C8 中输入“方差置信下限”；在 D7 中输入“ = （D1 − 1） * D3^2/D5”，按下回车键，在 D8 中输入“ = （D1 − 1） * D3^2/D6”，按下回车键。得到该省总体男女比例方差的置信区间为（0.072385，0.192777），结果如图 7 − 10 所示。

D9 fx

	A	B	C	D
1	1.85		样本容量	34
2	1.43		样本均值	1.264118
3	1.32		样本标准差	0.333565
4	1.46		置信水平	0.95
5	1.23		卡方左侧临界值	19.04666
6	1.02		卡方右侧临界值	50.72508
7	1.28		方差置信上限	0.192777
8	1.31		方差置信下限	0.072385
9	1.48			

图 7 − 10　计算结果

二、两个总体的参数区间估计

1. 大样本条件下，两个总体均值之差的置信区间估计

例 7.23：以某两个省每个省 34 个地区人口的男女性别比为例创建一个数据文件，对其进行均值之差的估计。数据如下：

省份甲

1.85	1.02	1.24	1.48	1.71	1.32	1.87
1.43	1.28	1.41	1.55	0.87	1.22	0.56
1.32	1.31	1.12	1.23	1.29	1.73	0.72
1.46	1.48	0.98	1.11	0.78	0.98	1.74
1.23	1.14	1.39	0.82	0.69	1.65	

省份乙

1.02	0.79	1.79	0.83	1.29	1.02	1.32
1.23	0.76	0.78	1.29	1.18	1.08	1.38
1.42	1.34	1.38	0.97	0.74	0.58	0.84
1.72	0.99	0.87	1.42	1.16	1.75	1.28
0.98	1.72	1.47	1.32	1.38	1.48	

使用函数进行两个总体均值之差估计的步骤如下：

第一步：分别计算样本容量、样本均值、样本标准差和样本标准误差。如图 7－11 所示。其中标准误差计算公式为“＝样本标准差/SQRT（样本容量）”。

	A	B	C	D	E
1	省份甲	省份乙			
2	1.85	1.02		省份甲	省份乙
3	1.43	1.23	样本容量	34	34
4	1.32	1.42	样本均值	1.264118	1.193235
5	1.46	1.72	样本标准差	0.333565	0.313573
6	1.23	0.98	样本标准误差	0.057206	0.053777
7	1.02	0.79			

图 7－11　初步计算结果

第二步：在单元格 C8 中输入“置信水平”，D8 中输入“0.95”；C9 中输入“z 值”，D9 中输入“＝NORM.S.INV（1－（1－D8）/2）”，按回车键；在 C10 中输入“置信区间半径”，D10 中输入“＝D9＊SQRT（D6^2/D3＋E6^2/E3）”，按回车键；在 C11 中输入“样本均值之差”，D11 中输入“＝D4－E4”，按回车键。

第三步：在单元格 C12 中输入“置信上限”，C13 中输入“置信下限”，在 D12 中输入“＝D10＋D11”，D13 中输入“＝D10－D11”。得到该两省总体男女比例均值之差的置信区间为（－0.04449，0.097273），最终结果如图 7－12 所示。

	A	B	C	D	E
1	省份甲	省份乙			
2	1.85	1.02		省份甲	省份乙
3	1.43	1.23	样本容量	34	34
4	1.32	1.42	样本均值	1.264118	1.193235
5	1.46	1.72	样本标准差	0.333565	0.313573
6	1.23	0.98	样本标准误差	0.057206	0.053777
7	1.02	0.79			
8	1.28	0.76	置信水平	0.95	
9	1.31	1.34	z值	1.959964	
10	1.48	0.99	置信区间半径	0.026391	
11	1.14	1.72	样本均值之差	0.070882	
12	1.24	1.79	置信上限	0.097273	
13	1.41	0.78	置信下限	-0.04449	

图 7－12　计算结果

2. 两个总体方差之比的区间估计

F.INV 和 F.INV.RT 函数

语法：F.INV（probability，deg_freedom1，deg_freedom2），F.INV.RT（probability，deg_freedom1，deg_freedom2）

probability 为 F 分布的左或右侧概率值，deg_freedom1 为分母自由度，deg_freedom2 为分子自由度。

	A	B	C	D	E
1	省份甲	省份乙			
2	1.85	1.02		省份甲	省份乙
3	1.43	1.23	样本容量	34	34
4	1.32	1.42	样本均值	1.264118	1.193235
5	1.46	1.72	样本标准差	0.333565	0.313573
6	1.23	0.98	置信水平	0.95	
7	1.02	0.79	F右侧临界值	2.002303	
8	1.28	0.76	F左侧临界值	0.499425	
9	1.31	1.34	方差比置信上限	2.265759	
10	1.48	0.99	方差比置信下限	0.565138	
11	1.14	1.72			

图 7－13　计算结果

例 7.24：使用例 7.23 的数据，利用函数估计总体方差之比。具体步骤如下：

第一步：计算样本容量、样本均值、样本标准差。

第二步：计算 F 左右侧临界值。在单元格 D7 中输入“ = F. INV. RT （（1 - D6）/2，D3 - 1，E3 - 1）”按回车键，得到 F 右侧临界值；在 D8 中输入“ = F. INV （（1 - D6）/2，D3 - 1，E3 - 1）”按回车键，即得到 F 左侧临界值。

第三步：在单元格 D9 中输入“ = D5^2/E5^2/D8”，D10 中输入“ = D5^2/E5^2/D7”，得到该两省总体男女比例方差之比的置信区间为（0.565138，2.265759），结果如图 7 - 13 所示。

本章小结

本章以“高使用者”分布特征的案例引出数理统计中的一个重要部分——参数估计。本章对参数估计中估计量、估计值、点估计、区间估计的概念以及估计量的评价标准进行了介绍；对一个总体均值、比例、方差的区间估计以及两个总体均值之差、比例之差、方差之比的区间估计进行了详细介绍；同时分析了影响样本容量的因素以及样本容量确定的方法；最后对利用 Excel 进行一个总体和两个总体的参数区间估计进行了介绍。

课后习题

一、名词解释

1. 参数估计　2. 估计值　3. 矩估计　4. 替换原则　5. 区间估计　6. t 分布　7. 独立样本　8. 匹配样本　9. 样本成数

二、选择题

1. 某制药企业对某批产品进行抽样调查，已知以往的产品合格率分别为 90%，93%，95%，要求误差范围小于 5%，可靠性为 95.45%，则必要样本容量应为（　）

   A. 144　　B. 105　　C. 76　　D. 109

2. 无偏性是指（　）

   A. 抽样指标的平均数等于被估计的总体指标

   B. 当样本容量 n 充分大时，样本指标充分靠近总体指标

   C. 随着 n 的无限增大，样本指标与未知的总体指标之间的离差任意小的可能性趋于实际必然性

   D. 作为估计量的方差比其他估计量的方差小

3. 区间估计表明的是一个（　）

   A. 绝对可靠的范围　　B. 可能的范围

C. 绝对不可靠的范围　　D. 不可能的范围

4. 抽样估计的有效性是指作为优良估计量的方差与其他估计量的方差相比（　）

A. 前者小于后者　　B. 前者大于后者

C. 两者相等　　D. 两者无关

5. 在抽样推断中，样本容量（　）

A. 越小越好

B. 取决于同统一的抽样比例

C. 越大越好

D. 取决于对抽样估计的可靠性的要求

6. 抽样平均误差是指抽样平均数的（　）

A. 平均数　　B. 平均差

C. 标准差　　D. 标准差系数

7. 在总体方差不变的条件下，样本单位数增加 3 倍，则抽样误差（　）

A. 缩小 1/2　　B. 为原来的 1/2

C. 为原来的 1/3　　D. 为原来的 2/3

8. 抽样估计的评价标准有（　）

A. 无偏性、有效性、一致性

B. 数量性、有效性、一致性

C. 有偏性、有效性、一致性

D. 无偏性、有效性、数量性

9. 矩估计法具有哪些特点？（　）

A. 能够充分利用分布提供的信息

B. 不需要提前知道总体是哪种分布

C. 建立在极大似然原理的基础上

D. 能够提供有关误差的所有情况

10. 评价一个置信区间的好坏的因素有（　）

A. 有效性和无偏性　　B. 置信度和精度

C. 置信度和一致性　　D. 精度和有效性

三、判断题

1. 样本容量的确定不但受到人力、物力和时间等条件的限制，还受到抽样方法、置信度、允许误差的范围等因素影响。

2. 矩估计法比极大似然估计法的运用更为广泛。

3. 通常情况下，将样本单位数不少于 50 个的样本称为大样本，不及 50 个的称为小样本。

4. 点估计的优点在于它能够提供总体参数的置信区间，可以作为行动决策的数量依据。

5. 自由度越大，t 分布曲线越低平；自由度越小，t 分布曲线越接近标准正态分布曲线。

6. 一个95%的置信区间是指在用同样方法构造的总体参数的多个区间中，有95%的区间包含该总体参数。

7. 在抽样调查中，随着样本容量 n 的增加，样本平均数将不断接近于总体平均数。

8. 随着样本容量 n 的增大，样本均值的抽样分布都将趋于正态分布，其分布的数学期望为总体均值，样本方差为总体方差。

9. 极大似然估计法的理论依据是大数定律。

10. 极大似然原理的基本思想是概率最大的事件最可能发生。

四、问答题

1. 点估计与区间估计有什么区别?

2. 评价一个置信区间的因素有哪些?

3. 影响必要样本容量的因素有哪些?

五、计算题

1. 某药店要估计每位顾客每次购买的平均花费金额。在为期3周的时间里选取49名顾客组成了一个简单随机样本:

(1) 假定总体标准差为15元，求样本均值的抽样标准误差。

(2) 若样本均值为120元，求总体均值的95%的置信区间。

2. 某医药公司出口一种中药材板蓝根，规定每包规格重量不低于150克，现在用不重复抽样的方法抽取1%进行检验，结果如下表:

每包重量（克）	包数
148 ~ 149	10
149 ~ 150	20
150 ~ 151	50
151 ~ 152	20
合计	100

试计算:(1) 以99.73%的概率估计这批板蓝根平均每包的重量范围，以便确定是否达到重量规格的要求。(2) 以同样的概率估计这批板蓝根包装的合格率范围。

3. Z_1，Z_2，……，Z_6 表示从标准正态总体中随机抽取的容量 $n=6$ 的一个样本，试确定常数b，使得:

$$P\left[\sum_{i=1}^{6} Z_i^2 \leqslant b\right] = 0.95$$

4. 设年末某储蓄所按储蓄存款户账号的大小为序，每隔10户抽一户，共抽取100户的资料如下:

存款余额（百元）	户数（户）
1 ~ 100	12
100 ~ 300	30
300 ~ 500	40
500 ~ 800	15
800 以上	3

试以 95.45%（$t=2$）的概率，估计以下指标的范围：

（1）该储蓄所存款户平均每户的存款余额；

（2）该所储蓄存款余额在 30000 元以上的户数占全部存款户数的比重。

5. 设大型医药企业对各地办事处员工进行体重抽样调查，先从全国 80 个办事处以不重复抽样方法随机抽取 8 个办事处，然后再从抽取的 8 个办事处中再分别以不重复的方式抽取 10 个人作为第二阶段抽样单位。计算所得的抽样平均体重为 60.5 千克，抽样各办事处内方差平均数为 50，各办事处之间体重方差为 22。假设全国的每个办事处均为 40 人。试以 94.45%（$t=2$）的概率，推断该企业办事处员工的平均体重的范围。

第八章

假设检验

假设检验是在规定的风险水平上确定一组数据（一般是来自样本的数据）是否符合已给定假设的统计方法。

——《GB/T 19001－1994 的统计技术指南》关于假设检验的定义

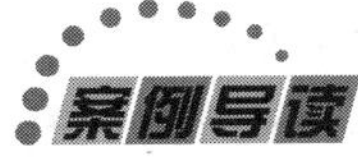

医药管理统计学应用：假设检验在药品质检中的应用

某企业生产的麻醉制剂需要严格控制瓶装质量。标准规格为每瓶 250 克，标准差为 1.5 克。质检人员今从生产线上随机抽取 50 瓶，测其重量，获得如下数据：

248.7	248.6	248.1	247.5	249.0	248.0	248.8	250.1	248.9	249.5
248.8	248.7	248.3	248.3	250.0	250.8	251.6	250.6	249.2	249.1
249.5	250.9	249.9	249.7	249.2	250.5	248.9	250.7	249.5	250.4
249.6	249.6	249.0	249.5	249.9	248.8	249.0	248.9	248.8	248.7
248.8	248.8	248.7	248.6	250.0	248.5	249.5	248.7	248.7	248.8

质检人员现在需要确认：今日生产的麻醉制剂瓶装重量是否符合标准规格。按照上级要求，质检结论应达到至少 95% 的置信程度。

医药管理统计学是通过假设检验的方法来解决上述问题的。

该日生产的麻醉制剂瓶装重量是否符合标准规格，取决于样本平均值 $\bar{x}$ 与 $\mu_0 = 250$ 有无显著差异。这有两种可能：一种是无显著性差异，即样本平均数与总体平均数之间的差异不大，未超出抽样误差范围，则认为符合标准规格；另一种是样本平均数与总体平均数之间的差异超出了抽样误差范围，此时，认为该瓶装重量不符合标准规格。究竟是哪种情况，这就需要利用样本的信息进行检验，即利用样本提供的信息来判断统计假设 H_0：$\mu=\mu_0=250$ 是否成立。

【学习目标】 本章主要介绍对总体参数或总体分布形式提出假设后运用一定的方法对其进行假设检验的内容。通过本章的学习希望读者能基本了解假设检验的理论基础，掌握进行假设检验的步骤以及不同情况下对总体均值、比例等的检验方法。

【学习要求】

1. 重点掌握：参数假设检验、总体分布假设检验；
2. 掌握：p 值检验、假设检验的步骤；
3. 熟悉：两类错误，利用 Excel 进行假设检验的方法；
4. 了解：假设检验、统计量、拒绝域的概念与含义。

第一节　假设检验的一般问题

进行假设检验，首先要对总体参数或总体分布形式提出假设。提出的假设有两个：一个称为原假设或零假设，用 H_0 表示，通常是设定总体参数等于某值，或服从某个分布函数等；另一个称为备择假设或对立假设，用 H_1 表示，备择假设是与原假设互相排斥的假设，原假设与备择假设不可能同时成立。然后利用样本信息来判断原假设是否合理，即判断样本信息与原假设是否有显著差异，从而决定应接受或拒绝原假设 H_0。下面通过一个例子来说明原假设和备择假设的建立方法。

例 8.1：一种药品的标准重量是 12g，高于或低于该标准均被认为是不合格的。医院在购进该药品时，通常是经过招标，然后对中标的药品生产企业提供的样品进行检验，以决定是否采购。现对一家药品生产企业提供的 10 个样品进行检验，结果如下（单位：g）：

12.2　10.8　12.0　11.8　11.9　12.4　11.3　12.2　12.0　12.3

假定该药品生产企业生产的药品重量服从正态分布，在 0.05 的显著性水平下，检验该药品生产企业提供的药品重量是否符合要求。试陈述用于检验的原假设和备择假设。

解：设该药品生产企业生产的药品重量的真值为 μ。如果 $\mu=12$，表明企业生产的药品重量符合要求，如果 $\mu<12$ 或 $\mu>12$，则表明该企业的药品重量不符合要求，研究者要检验这两种可能情况中的一种。根据原假设和备择假设的定义，研究者想收集证据予以证明的假设是“药品重量不符合要求”，因为如果研究者事先认为该药品重量符合要求，也就没有必要进行检验了。所以建立的原假设和备择假设应为：

$$H_0: \mu=12 \quad \text{（药品重量符合要求）}$$

$$H_1: \mu\neq 12 \quad \text{（药品重量不符合要求）}$$

一、假设检验的基本思想

先通过一个例子来说明假设检验的基本思想。

例 8. 2：某公司生产一种药品铝塑泡罩包装机的零件，过去的大量资料表明，零件的平均长度为 4 厘米，标准差为 0. 1 厘米。改革工艺后，抽查了 100 个零件，测得样本平均长度为 3. 94 厘米。现问：工艺改革前后零件的长度是否发生了显著的变化?

这是关于工艺改革前后此种零件的平均长度（总体平均数）是否等于 4 厘米的假设检验问题。样本平均长度与原平均长度出现差异不外乎两种可能：一是改革后的总体平均长度不变，但由于抽样的随机性使样本平均数与总体平均数之间存在抽样误差；二是由于工艺条件的变化，使总体平均数发生了显著的变化。因此可以这样推断：如果样本平均数与总体平均数之间的差异不大，未超出抽样误差范围，则认为总体平均数不变；反之，如果样本平均数与总体平均数之间的差异超出了抽样误差范围，则认为总体平均数发生了显著的变化。

因此，假设检验（Hypothesis Testing）是对调查人员所关心的却又是未知的总体参数先做出假设，然后抽取样本，利用样本提供的信息对假设的正确性进行判断的过程。

假设检验的基本思想是应用小概率原理。所谓小概率原理（the principle of little probability），是指发生概率很小的随机事件在一次实验中是几乎不可能发生的，这种事件称为“实际不可能事件”。根据这一原理，可以做出是否接受原假设的决定。例如，有一个药品生产商声称其胶囊的合格率很高，可以达到 99%，那么从一批胶囊（如 100 个）中随机抽取 1 个，这一件恰好是次品的概率就非常小，只有 1%。如果厂商的宣称是真的，随机抽取 1 件是不合格品的情况就几乎是不可能发生的。但如果这种情况确实发生了，就有理由怀疑原来的假设，即产品中只有 1% 次品的假设是否成立，这时就可以推翻原来的假设，可以做出厂商的宣称是假的推断。上述进行推断的依据就是小概率原理。当然，推断也可能会犯错误，即这 100 个胶囊中确实只有 1 个是次品，而恰好在一次抽取中被抽到了。所以这个例子中犯这种错误的概率是 1%，也就是说冒着 1% 的风险做出厂商宣称是假的这样一个推断。

两类错误

假设检验的目的是要根据样本信息做出决策，也就是做出是否拒绝原假设而倾向于备择假设的决策。显然，研究者总是希望做出正确的决策，但由于决策是建立在样本信息的基础之上，而样本又是随机的，因此就有可能犯错误。原假设和备择假设不能同时成立，即要么拒绝原假设 H_0，要么不拒绝 H_0。此时希望的是，当原假设 H_0 正确时没有拒绝它，当原假设不正确时拒绝它，但很难保证不犯错误。假设检验中可能发生如下两种错误：

（1）当原假设正确时拒绝原假设，所犯的错误称为第Ⅰ类错误（type Ⅰ error），又称弃真错误。犯第Ⅰ类错误的概率通常记为 α。

（2）当原假设错误时没有拒绝原假设，所犯的错误称为第Ⅱ类错误（type Ⅱ error），又称为取伪错误。犯第Ⅱ类错误的概率通常记为 β。

假设检验中的结论及其后果有以下 4 种情况，见表 8 - 1。

表 8－1　假设检验的结论与结果

决策结果	实际情况	
	H_0正确	H_0不正确
未拒绝 H_0	正确决策	第Ⅱ类错误
拒绝 H_0	第Ⅰ类错误	正确决策

需要注意的是：只有当原假设被拒绝时，才可能犯第Ⅰ类错误；只有当原假设未被拒绝时，才可能犯第Ⅱ类错误。因此，第Ⅰ类错误或第Ⅱ类错误可以不犯其中之一，但难以保证两类错误都不犯。可以看出，两类错误的概率之间存在这样的关系：在样本容量不变的情况下，要减小α就会使β增大，而要增大α就会使β减小。研究者希望犯两类错误的概率都尽可能小，但实际上难以做到，要使α和β同时减小的唯一办法是增加样本容量。但样本容量的增加又会受许多因素的限制，所以人们只能在两类错误的发生概率之间进行平衡，以使α和β控制在能够接受的范围内。一般来说，对于一个给定的样本，如果犯第Ⅰ类错误的代价比犯第Ⅱ类错误的代价相对较高，则将犯第Ⅰ类错误的概率定得低些较为合理；反之，如果犯第Ⅰ类错误的代价比犯第Ⅱ类错误的代价相对较低，则将犯第Ⅰ类错误的概率定得高些。至于假设检验中先控制哪类错误，一般来说，发生哪一类错误的后果更为严重，就应该首要控制哪类错误发生的概率。但由于犯第Ⅰ类错误的概率是可以由研究者控制的，因此在假设检验中，人们往往先控制第Ⅰ类错误的发生概率。发生第Ⅰ类错误概率也常被用于检验结论的可靠性度量，并将这一概率称为显著性水平。

假设检验中犯第Ⅰ类错误的概率，称为显著性水平（Significant　Level），记为α，是指当原假设正确时人们却把它拒绝了的概率或风险，这个概率是由人们确定的，通常取$\alpha=0.05$或$\alpha=0.01$，这表明，当作出接受原假设的决定时，其正确的可能性（概率）为95%或99%。假设检验应用小概率事件实际极少发生的原理，这里的小概率就是指α。一般来说，人们总是控制第Ⅰ类错误的概率，使它不大于α，这种只对犯第Ⅰ类错误的概率加以控制，而不考虑犯第Ⅱ类错误的概率的检验，称为显著性检验。在犯第Ⅰ类错误的概率α可以控制的情况下，犯第Ⅱ类错误的概率β却是不确定的。在拒绝原假设H_0时，此时犯错误的概率不超过给定的显著性水平α，但当样本观测显示没有充分的理由拒绝原假设时，也无法确切知道第Ⅱ类错误发生的概率。因此，在假设检验中采用"不拒绝H_0"而不采用"接受H_0"的表述方法，这种说法实质上并未做出明确结论，在多数场合下便避免了第Ⅱ类错误发生的风险，因为"接受H_0"所得结论可靠性将由第Ⅱ类错误的概率β来测量，而β的控制又相对复杂。此外，"接受H_0"的说法有时会产生误导，因为这种说法似乎暗示着原假设H_0已经被证明是正确的了。但事实上，H_0的真实值是永远也无法知道的，H_0只是对总体真实值的一个假定值，由样本提供的信息也就自然无法证明它是否正确。因此，用"不拒绝H_0"的表述方法更合理一些，因为这种表述意味着样本提供的证据不够强大，因而没有足够的理由拒绝H_0。当然，不拒绝原假设H_0并不意味着H_0为真的概率很高，它可能只是意味着得到强结论需要更多的数据。

二、检验统计量与拒绝域

在参数的假设检验中，要借助于样本统计量进行统计推断。用于假设检验问题的统计量称为检验统计量（test statistic）。在具体问题中，选择什么统计量作为检验统计量，需要考虑的因素与参数估计相同。例如，用于进行检验的样本是大样本还是小样本，总体方差已知还是未知，等等。在不同的条件下应选择不同的检验统计量，然后计算统计量值。

当检验统计量取某个区域C中的值时，我们拒绝原假设 H_0，则称C为拒绝域或否定域（Region of Rejection），拒绝 H_0 还是接受 H_0 的界限值称为临界值（Critical Value）。给定了显著性水平 α，就可由有关的概率分布表查得临界值，从而确定 H_0 的接受域和拒绝域。

对于不同形式的假设，H_0 的接受域和拒绝域也有所不同。双侧检验的拒绝域位于统计量分布曲线的两侧；左侧检验的拒绝域位于统计量分布曲线的左侧；右侧检验的拒绝域位于统计量分布曲线的右侧。如图8-1所示。例8.3：某厂采用自动包装机分装产品，假定每包产品的重量服从正态分布 N（μ，σ^2），每包标准重量为1000g，由以往经验知其标准差 σ = 24g 保持不变。某日随机抽查9包，测得样本平均重量为986g。试问在 $\alpha = 0.05$ 的显著性水平下，能否认为这天自动包装机工作正常？

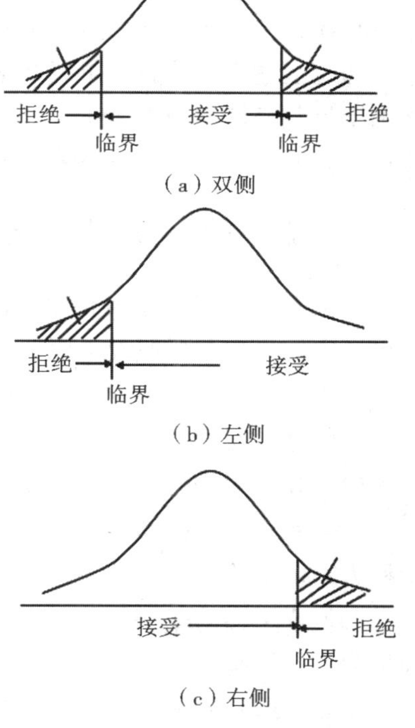

（a）双侧

（b）左侧

（c）右侧

图8-1　假设检验的接受域和拒绝域

解：根据题意作出假设：H_0：$\mu = \mu_0 = 1000$g；H_1：$\mu \neq \mu_0$，这里的备择假设包含了两种情形：$\mu > \mu_0$ 和 $\mu < \mu_0$，所以用的是双侧检验。

在 H_0 成立的前提下，即 $X \sim N(1000, 24^2)$，由于自动分装机包装的每包产品的重量服从正态分布，所以其简单随机样本的均值 $\bar{x}$ 也服从正态分布。我们把 $\bar{x}$ 标准化成标准正态变量

$u = \frac{\bar{x} - \mu_0}{\sigma/\sqrt{n}} = \frac{986 - 1000}{24/\sqrt{9}} \sim N(0, 1)$，$\mu$ 就是本题所要构造的检验统计量。

对于给定的显著性水平 $\alpha = 0.05$，查表得其临界值 $u_{1\frac{0.05}{2}} = 1.96$，所以本题中 H_0 的拒绝域是 $|\mu| \geq 1.96$，接受域是 $|\mu| \leq 1.96$。

根据上面的计算结果，统计量 $\mu = -1.75$，$|\mu| \leq \mu_{1\frac{0.05}{2}}$，处于 H_0 的接受域中，所以没有充分利由拒绝原假设 H_0，即认为当天的自动包装机工作正常。

三、利用 p 值进行决策

p 值检验是国际上流行的检验方法。该检验方法是通过计算 p 值，再将它与显著性水平 α 作比较，决定拒绝还是接受原假设。所谓 p 值就是拒绝原假设所需的最低显著性水平。p 值判断的原则是：如果 p 值小于给定的显著性水平 α，则拒绝原假设；否则，接受原假设。或者，更加直观的原则是：如果 p 值很小，拒绝 H_0；如果 p 值很大，接受 H_0。p 值检验为利用计算机进行统计分析带来方便，它无须针对不同的显著性水平，先查分布表确定临界值，然后才能进行检验判断。p 值检验可直接把计算机计算出来的 p 值与显著性水平进行比较，立刻做出统计决策。

p 值实际上是检验统计量超过（大于或小于）由样本数据所得数值的概率。因此，p 值与检验统计量的分布、是双侧检验还是单侧检验、是左侧检验还是右侧检验都有关系。

对例 8.3 可用 p 值法解决如下：

上面已算得：统计量 μ 的样本值为 -1.75，相应的 p 值为 $p=p(|\mu| \geqslant |-1.75|)=0.12376$。对给定的显著性水平 $\alpha=0.05$，因为 $p>\alpha$，所以在 $\alpha=0.05$ 的水平上没有充分利由拒绝 H_0，样本数据说明这天的自动包装机工作正常。

通过上述例子，我们可以归纳 p 值检验的步骤如下：①建立原假设与备择假设；②确定检验统计量及其分布；③将样本观测值代入检验统计量计算出其样本数值；④计算 p 值；⑤将 p 值与显著性水平 α 相比较，作出判断。

四、假设检验的一般步骤

1. 提出原假设和备择假设 对每个假设检验问题，一般可同时提出两个相反的假设：原假设和备择假设。原假设和备择假设是相互对立的，检验结果二者必取其一。接受 H_0 则必须拒绝 H_1；反之，拒绝 H_0 则必须接受 H_1。

一般地，假设有三种形式：

（1）H_0：$\mu=\mu_0$；H_1：$\mu\neq\mu_0$。这种形式的假设检验称为双侧检验。

（2）H_0：$\mu=\mu_0$；H_1：$\mu<\mu_0$（或 H_0：$\mu\geqslant\mu_0$；H_1：$\mu<\mu_0$）。这种形式的假设检验称为左侧检验。

（3）H_0：$\mu=\mu_0$；H_1：$\mu>\mu_0$（或 H_0：$\mu\leqslant\mu_0$；H_1：$\mu>\mu_0$）。这种形式的假设检验称为右侧检验。

左侧检验和右侧检验统称为单侧检验（one - sided test）。采用何种假设，要根据所研究的实际问题而定。如果对所研究问题只需判断有无显著差异或要求同时注意总体参数偏大或偏小的情况，则采用双侧检验（two - sided test）。如果所关心的是总体参数是否比某个值偏大（或偏小），则宜采用单侧检验。

构造适当的检验统计量，确定 H_0 为真时它的抽样分布，并根据样本计算统计量的具体数值。

例 8.4：某制药厂在自动流水线上罐装输液。在正常情况下，每瓶输液的容量（单位：毫升）X 服从正态分布 N（500，10^2）（由以往的经验得知）。经过一段时间之后，某一工作人员觉得每瓶输液的平均容量减小到 490，于是抽取了 9 瓶样品，称得它们的平均值为 $\bar{x}=492$ 毫升。试问此断言是否正确？即问平均每瓶输液的容量仍是 500 毫升？假定标准差 10 毫升不变，显著性水平 $\alpha=0.05$。

解：需要检验的假设为 H_0：$\mu=500$；H_1：$\mu\neq500$

在 H_0成立的前提下，有 $X\sim N$（500，10^2），因而有：

$$\mu=\frac{\bar{x}-\mu_0}{\sigma/\sqrt{n}}\sim N(0,1)$$

由题意可知，$\bar{x}=490$，$\mu_0=500$，$\sigma=10$，$n=9$

所以，统计量 $\mu=\dfrac{490-500}{10/\sqrt{9}}=-3$

2. 根据显著性水平，确定临界值 在给定显著性水平 α 的前提下，就可由相关的概率分布表，查得临界值。

例 8.4，对于给定的显著性水平 $\alpha=0.05$，查表得其临界值 $u_{1\frac{0.05}{2}}=1.96$。可知 $|\mu|=3>1.96$，

所以拒绝原假设 H_0，每瓶输液的容量与 500 毫升有显著性的差异。

3. 作出判断 对假设检验问题作出判断可依据两种规则：一是临界值规则；二是 p 值规则（前面已述）。

临界值规则：根据样本资料计算出检验统计量的具体值，并用以与临界值比较，做出接受或拒绝原假设 H_0的结论。如果检验统计量的值落在拒绝域内，说明样本所描述的情况与原假设有显著性差异，应拒绝原假设；反之，则接受原假设。

由例 8.4 可知 $|\mu|=3>1.96$，查表得 p 值 $=0.0027<0.05$，所以拒绝原假设 H_0，认为每瓶输液的容量与 500 毫升有显著性的差异。

第二节　总体均值、比例的假设检验

假设检验是统计学中根据一定假设条件由样本推断总体的一种方法，可分为两类：一是参数假设检验；二是非参数检验或自由分布检验，主要是总体分布形式的假设检验。这里只讨论几种重要的假设检验。

一、总体方差已知时对正态总体均值的假设检验

设总体 $X\sim N$（μ，σ^2），总体方差 σ^2 为已知，（x_1，$x_2\cdots$，x_n）为总体的一个样本，样本平均数为 $\bar{x}$。对总体均值 μ 进行假设检验的原假设一般为 H_0：$\mu=\mu_0$，（单侧）或 $\mu\leqslant\mu_0$、$\mu\geqslant\mu_0$，（双侧）。

根据抽样分布定理，样本平均数 $\bar{x}$ 服从正态分布 $N\left(\mu, \frac{\sigma^2}{n}\right)$，所以，如果 H_0 成立，检验统计量 μ 及其分布为：

$$\mu = \frac{\bar{x} - \mu_0}{\sigma / \sqrt{n}} \sim N(0, 1) \quad \text{（式 8-1）}$$

利用服从正态分布的统计量 μ 进行的假设检验称为 μ 检验法。根据已知的总体方差、样本容量 n 和样本平均数 $\bar{x}$，计算出检验统计量 μ 的值。对于给定的检验水平，查正态分布表可得临界值，将所计算的 μ 值与临界值比较，便可做出检验结论。

例 8.5：据往年统计，某中药种植园中某种药材的株产量（单位：g）服从 $N(54, 3.5^2)$，2011 年整枝施肥后，在收获时任取 10 株单收，结果如下：

59.0　55.1　58.1　57.3　54.7　53.6　55.0　60.2　59.4　58.8

假定方差不变，问 2011 年的株产量是否提高？（$\alpha = 0.05$）

解：根据题意，提出假设：H_0：$\mu \leqslant 54$；H_1：$\mu > 54$

检验统计量 $\mu = \frac{\bar{x} - \mu_0}{\sigma / \sqrt{n}} = \frac{57.12 - 54}{3.5 / \sqrt{10}} = 2.8189$

由 $\alpha = 0.05$，查表得临界值 $\mu_{0.05} = 1.645$

由于 $\mu = 2.8189 > \mu_{0.05} = 1.645$，所以应拒绝 H_0，而不能拒绝 H_1，即在 95% 的置信水平下认为 2010 年的株产量较往年有显著提高。

二、总体方差未知时对正态总体均值的假设检验

设总体 $X \sim N(\mu, \sigma^2)$，但总体方差 σ^2 未知，此时对总体均值的检验不能用上述 μ 检验法，因为此时的检验统计量 μ 中包含了未知参数 σ。为了得到一个不含未知参数的检验统计量，很自然会用总体方差的无偏估计量——样本方差 s^2 来代替 σ^2，于是得到 t 统计量。根据上节内容，已知检验统计量 t 及其分布为：

$$t = \frac{\bar{x} - \mu_0}{s / \sqrt{n}} \sim t(n-1) \quad \text{（式 8-2）}$$

利用服从 t 分布的统计量去检验总体均值的方法称为 t 检验法。其具体做法是：根据题意提出假设（与 μ 检验法中的假设形式相同）；构造检验统计量 t 并根据样本信息计算其具体值；对于给定的检验水平 α，由 t 分布表查得临界值；将所计算的 t 值与临界值比较，做出检验结论。

双侧检验时，若 $|t| > t_{\alpha 2}$，则拒绝 H_0，接受 H_1；

左侧检验时，若 $t < -t_{\alpha}$，则拒绝 H_0，接受 H_1；

右侧检验时，若 $t > t_{\alpha}$，则拒绝 H_0，接受 H_1。

例 8.6：某厂一直生产一种医疗器械的零部件，据以往数据可知：零部件的平均长度为 10.5cm，今从一批产品中随机抽取 15 件进行测量，其结果如下：

10.4　10.6　10.1　10.4　10.5

10.3　10.2　10.3　10.9　10.6

$$10.8\quad 10.5\quad 10.7\quad 10.2\quad 10.7$$

假定零部件的平均长度服从正态分布，问这批零部件的平均长度有无显著变化？（$\alpha=0.05$）

解：依题意 $X\sim N$（μ，α^2），μ、α^2 均未知，因此可建立以下假设：

H_0：$\mu=10.5$ ；H_1：$\mu\neq 10.5$

由题可知：$n=15$，$\bar{x}=10.48$，$\alpha=0.05$，$s=0.237$

检验统计量 $t=\left|\dfrac{\bar{x}-\mu_0}{S/\sqrt{n}}\right|=\left|\dfrac{10.48-10.5}{0.237/\sqrt{15}}\right|=0.3027$

查表得 $t_{\alpha/2}(n-1)=t_{0.025}(14)=2.1448>|t|=0.327$

故不能拒绝 H_0，在95%的置信水平下认为这批零部件的平均长度无显著性变化。

三、非正态总体均值的假设检验

在总体服从正态分布的情况下，大部分对样本容量 n 没有任何限制，只要总体标准差 σ 已知，不论样本大小均可用 μ 检验。

但在实际应用中，有时会遇到总体不服从正态分布甚至不知道总体分布的情况，此时 μ 检验法便不再适用。但是，如果样本容量 n 足够大（医药管理统计问题中，通常要求 $n\geqslant 30$），根据中心极限定理可知，统计量 $\dfrac{\bar{x}-\mu}{\sigma/\sqrt{n}}$ 近似服从 N（0，1），即 $\dfrac{\bar{x}-\mu}{\sigma/\sqrt{n}}\sim N$（0，1）。此时的检验法，我们称之为近似 μ 检验法，统计量：

$$\mu=\frac{\bar{x}-\mu_0}{\sigma/\sqrt{n}}\sim N(0,\ 1)$$

当总体标准差也未知时，可用总体方差 σ^2 的无偏估计量 s^2（样本方差）代替 σ^2，近似有：

$$\mu\approx\frac{\bar{x}-\mu_0}{s/\sqrt{n}}\sim N(0,\ 1) \qquad \text{（式 8-3）}$$

例8.7：已知某地区男性健康成人的血清总胆固醇均值为180mg/dl，现调查该地区某工厂100名男性工人的血清总胆固醇，得均值为183mg/dl，标准差为9.8mg/dl，试问能否认为该厂男性个人的血清总胆固醇与该地区成年健康男子的血清总胆固醇有极显著性差别？（$\alpha=0.05$）

解：依题意可建立以下假设：

H_0：$\mu=180$，H_1：$\mu\neq 180$

由题可知：$\mu_0=180$，$n=100$，$\bar{x}=183$，$s=9.8$

检验统计量 $\mu\approx\dfrac{\bar{x}-\mu_0}{s/\sqrt{n}}=\dfrac{183-180}{9.8/\sqrt{100}}=3.06$

查表知：$\mu_{1-\frac{0.05}{2}}=1.96$。显然 $|\mu|>\mu_{1-\frac{0.05}{2}}$，故拒绝 H_0，即认为该厂男性工人的

血清总胆固醇与该地区成年健康男子的血清总胆固醇有极显著性差异。

四、总体比例的假设检验

由比例的抽样分布定理可知，样本比例服从二项分布，因此可由二项分布来确定对总体比例进行假设检验的临界值，但其计算往往十分繁琐。大样本情况下，二项分布近似服从正态分布。因此，对总体比例的检验通常是在大样本条件下进行的，根据正态分布来近似确定临界值，即采用μ检验法。其检验步骤与均值检验时的步骤相同，只是检验统计量不同。

首先提出待检验的假设：

$$H_0: P = P_0;\ H_1: P \neq P_0\ (\text{或} P < P_0,\ P > P_0)$$

检验统计量为：

$$\mu = \frac{p - P_0}{\sqrt{\frac{P_0(1 - P_0)}{n}}} \sim N(0,\ 1) \qquad (\text{式}8-4)$$

例 8.8：调查人员在调查某药品生产企业的主要生产线时，被告知性能良好生产稳定，药品合格率可达 99%。随机抽查了 200 片药品，其中 195 片药品合格，判断厂方的宣称是否可信？（$\alpha = 10\%$）。

解：依题意建立如下假设：

$$H_0: P = 0.99; \quad H_1: P \neq 0.099$$

样本比例 $p = \frac{m}{n} = \frac{195}{200} = 0.975$

由于样本容量足够大，所以可近似采用μ检验法。

$$u = \frac{p - P_0}{\sqrt{\frac{P_0(1 - P_0)}{n}}} = \frac{0.975 - 0.99}{\sqrt{\frac{0.99 \times 0.01}{200}}} = -2.132$$

给定 $\alpha = 0.1$，查正态分布表得 $u_{\alpha/2} = u_{0.05} = 1.645$

由于 $|u| > u_{\alpha/2}$，应拒绝原假设，即认为厂方的宣称是不可信的。

第三节　Excel 进行假设检验

本节将主要介绍使用 Excel2010 对总体均值进行假设检验。

一、对单一总体均值进行检验

1. 大样本条件下

例 8.8：保险主管部门经理估计投保人的平均年龄是 40 岁，研究人员从实际投保该险种的人员中随机抽取 38 人，调查得到他们投保时的年龄数据如下：

2	5	3	3	4	4	3	5	3	3
4	0	1	5	3	8	6	1	5	7
4	4	2	3	3	2	3	2	4	3
4	6	9	9	8	3	4	8	2	9
3	4	3	4	4	1	3	2	4	2
3	4	6	6	2	7	8	9	7	6
3	4	3	2	3	4	3	4		
2	8	9	7	4	2	4	0		

试根据调查结果判断主管经理的估计是否可靠。

这是关于总体投保人的平均年龄是否等于 40 岁的假设检验问题。题中随机抽取 38 人构成样本，由样本数据计算得到：$x=37$ 岁，这是否说明总体投保人的平均年龄不等于 40 岁呢?

利用 Excel 对单一总体均值进行检验，具体操作如下：

第一步：提出原假设 H_0：$\mu=40$，备择假设 H_1：$\mu \neq 40$。

第二步：打开工作表，打开“数据菜单”，选择“数据分析”选项，在分析工具中选择“描述统计”。在“描述统计”对话框中进行设置，在“输入区域”框中输入数据单元“$A$1：$A$38”，在“输出区域”框内输入数据单元格区域“$B$1”，并选择“汇总统计”，然后确定，得到输出结果。单元格 C3、C4 和 C8 分别显示了样本的平均值、标准误差和方差。

第三步：计算 z 值。在单元格 E3 中输入“=（C3 -40）/SQRT（C8）/SQRT（C15）”，按回车键得到 z 值。

第四步：计算 p 值。使用函数 NORMSDIST，其语法为 NORMSDIST（z）。在单元格 E4 中输入“=NORMSDIST（ABS（E3））”，其中 ABS（E3）表示引用了 E3 单元格中 z 值的绝对值，按回车键即可得到函数值；在单元格 E5 中输入“=2＊（1 -E4)”，按回车键即可得到 p 值，计算结果如图 8 -2 所示。

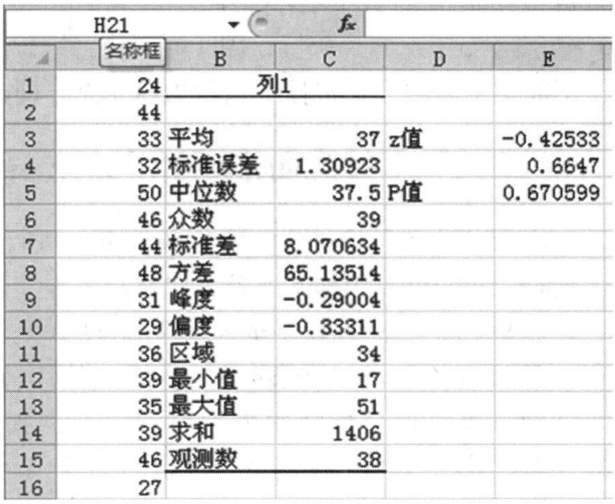

H21 名称框 fx

	A	B	C	D	E
1	24	列1			
2	44				
3	33	平均	37	z值	-0.42533
4	32	标准误差	1.30923		0.6647
5	50	中位数	37.5	P值	0.670599
6	46	众数	39		
7	44	标准差	8.070634		
8	48	方差	65.13514		
9	31	峰度	-0.29004		
10	29	偏度	-0.33311		
11	36	区域	34		
12	39	最小值	17		
13	35	最大值	51		
14	39	求和	1406		
15	46	观测数	38		
16	27				

图 8 -2　例 8.8 计算结果

通过 p 值来判断原假设是否成立，p 值的计算结果为 0.67，$p>\alpha$（$\alpha=0.05$），因此不能拒绝原假设，投保人的平均年龄为 40 岁。

2. 小样本条件下

例 8.9：某工厂采用自动包装机分装产品，假定每包产品的重量服从正态分布，每包标准重量为800克。某日随机抽查10包，测得每包净重数据如下（单位：克）：

789、780、794、762、802、813、770、785、810、806

试在0.05的显著性水平下，检验当天自动包装机工作是否正常，并报告p值。

利用Excel对单一总体均值进行检验，具体操作如下：

第一步：提出原假设H_0：$\mu=800$，备择假设H_1：$\mu\neq 800$。

第二步：新建工作表，录入数据。打开“数据”菜单，选择“数据分析”选项，在分析工具中选择“描述统计”。在“描述统计”对话框中进行设置，在“输入区域”框内输入数据单元格区域“$A$1：$A$10”，在“输出区域”框内输入数据单元格区域“$B$1”，并选择“汇总统计”，然后确定，得到输出结果。此时，单元格C3、C4、C8分别显示的是样本均值、抽样误差和方差。

第三步：计算t值。在单元格E3中输入“=（C3－800）/SQRT（C8）/SQRT（10）”，按回车键得到t值。

第四步：计算p值。使用函数T.DIST.2T，其语法为T.DIST.2T（x，deg_freedom）。在单元格E4中输入“=T.DIST.2T（ABS（E3），10－1）”，按回车键得到p值。结果如图8－3所示。

G20					
	A	B	C	D	E
1	789	列1			
2	780				
3	794	平均	791.1	t值	-0.16424
4	762	标准误差	5.418999	P值	0.873174
5	802	中位数	791.5		
6	813	众数	#N/A		
7	770	标准差	17.13638		
8	785	方差	293.6556		
9	810	峰度	-0.91494		
10	806	偏度	-0.37972		
11		区域	51		
12		最小值	762		
13		最大值	813		
14		求和	7911		
15		观测数	10		
16					

图8－3　例8.9计算结果

通过p值来判断原假设是否成立。p值的计算结果为0.87，$p>\alpha$（$\alpha=0.05$），因此不能拒绝原假设每包标准重量为800克，即自动包装机工作正常。

二、对样本独立的两个总体均值差异进行检验

1. 大样本条件下　在大样本条件下，进行独立样本的两个总体均值差异的假设检验时，我们可以用样本方差来代替总体方差。

例8－10：某汽车公司经理要比较A与B两种汽油的性能。选用同类型汽车，分两组各30辆，试开一周，甲队使用A种汽油，乙队使用B种汽油，记录下每辆汽车每加仑行驶的平均里程，数据如下（公里/加仑）。甲、乙两队数据的方差分别为16和12。试按显著性水平$\alpha=0.05$，判断两种汽油的公里/加仑指标有无明显差别。

汽	16	18	16	21	19	15	18	21	27	26
油	15	20	20	22	23	19	14	13	28	21
A	19	17	19	23	20	25	20	14	26	23

汽	18	16	19	20	21	20	13	21	12	20
油	14	17	18	16	17	14	18	20	19	25
B	17	16	19	23	24	20	25	24	18	13

下面就以本例来说明如何在大样本条件下，利用 Excel 对独立样本的两个总体均值进行检验。具体操作如下：

第一步：提出原假设 $H_0:\mu_1 - \mu_2 = 0$，备择假设 $H_1:\mu_1 - \mu_2 \neq 0$。

第二步：打开工作表，打开“数据”菜单，选择“数据分析”选项，在分析工具中选择“z 检验：双样本平均差检验”（如图 8－4 所示）。

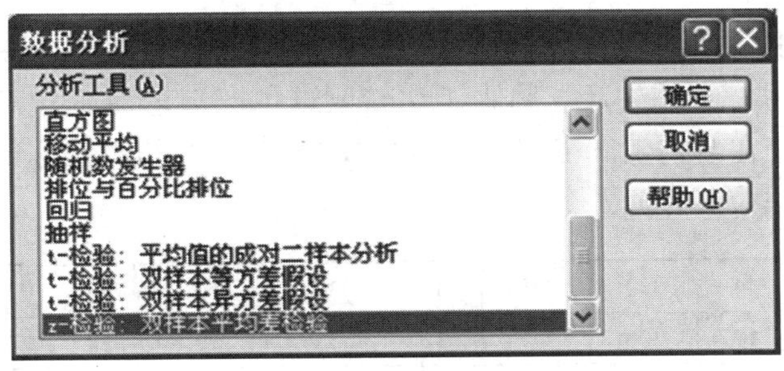

图 8－4　“数据分析”对话框

第三步：在“z 检验：双样本平均差检验”对话框中进行设置，在“变量 1 的区域（1）”框内输入数据单元格区域“＄A＄1：＄A＄30”，“变量 2 的区域（2）”框内输入数据单元格区域“＄B＄1：＄B＄30”，在假设平均框内输入“0”，在“变量 1 的方差（已知）”框内输入本例的已知方差值“16”，在“变量 2 的方差（已知）”框内输入本例的已知方差值“12”，在“a（A）”框内输入“0. 05”，在“输出区域”框内输入数据单元格区域“＄D＄1”，然后确定，如图 8－5 所示。得到输出结果如图 8－6 所示。

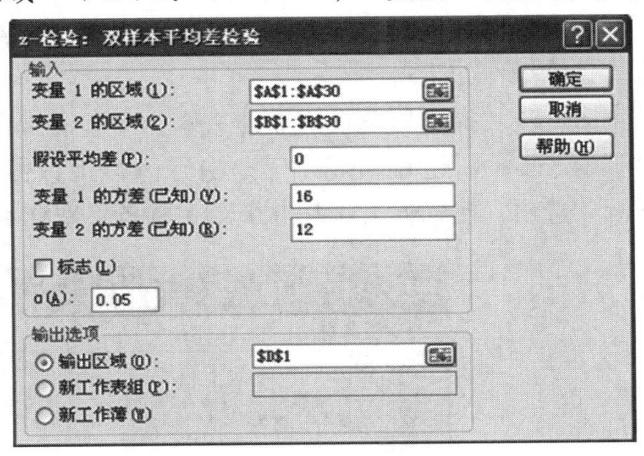

图 8－5　“z 检验：双样本平均差检验”对话框

F12

	A	B	C	D	E	F
1	16	18		z-检验：双样本均值分析		
2	15	14				
3	19	17			变量 1	变量 2
4	18	16		平均	19.93333	18.56667
5	20	17		已知协方差	16	12
6	17	16		观测值	30	30
7	16	19		假设平均差	0	
8	20	18		z	1.414634	
9	19	19		P(Z<=z) 单尾	0.078588	
10	21	20		z 单尾临界	1.644854	
11	22	16		P(Z<=z) 双尾	0.157176	
12	23	23		z 双尾临界	1.959964	
13	19	21				
14	23	17				

图 8－6　例 8.10 计算结果

分析检验结果，从图 8－6 可以看出，计算的 z 值为 1.414634，而单尾和双尾的 p 值均大于 0.05，说明不能拒绝原假设，因此得出结论：A、B 两种汽油的公里/加仑指标无明显差别。

2. 小样本条件下

例 8.11：某医疗器械生产车间为了比较改进生产工艺前后，工人组装产品的平均用时是否缩短，在改进生产工艺前后各抽取 12 名工人，调查得到他们某次组装产品的时间数据（单位：秒）如下：

改前 x_1	300	344	372	288	376	301	280	385	360	321	290
改后 x_2	276	310	200	317	320	334	222	338	302	260	312

假设改进生产工艺前后工人组装产品的时间均服从正态分布，且方差相等，试在 0.05 的显著性水平下检验改进生产工艺后工人的平均组装产品的时间是否比以前显著缩短。

下面说明如何在小样本条件下，利用 Excel 对独立样本的两个总体均值进行检验，具体操作如下：

第一步：提出原假设 $H_0:\mu_1-\mu_2=0$，备择假设 $H_1:\mu_1-\mu_2\neq 0$。

第二步：新建 Excel 工作表，并录入以上数据。打开“数据”菜单，选择“数据分析”选项，在分析工具中选择“t－检验：双样本等方差假设”（图 8－7）。

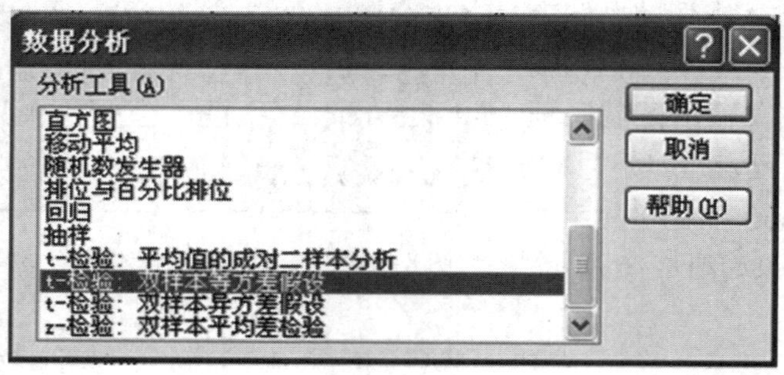

图 8－7　“数据分析”对话框

第三步：在“t 检验：双样本等方差假设”对话框中进行设置，在“变量 1 的区域（1）”框内输入数据单元格区域“$A$1：$A$12”，在“变量 2 的区域（2）”框内输入数据单元格区域“$B$1：$B$12”，在假设平均差框内键入“0”，在“a（A）”框内键人“0.05”，在“输出区域”框内输入数据单元格区域“$D$1”，然后确定，如图 8－8 所示。得到输出结果如图 8－9 所示。

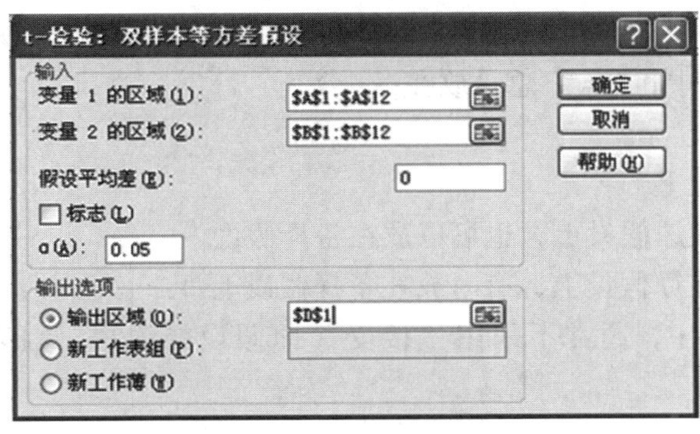

图 8－8　“t 检验：双样本等方差假设”对话框

F14

	A	B	C	D	E	F
1	300	276		t－检验：双样本等方差假设		
2	344	310				
3	372	200			变量 1	变量 2
4	288	317		平均	325	288
5	376	320		方差	1599.636	1935.818
6	301	334		观测值	12	12
7	280	222		合并方差	1767.727	
8	385	338		假设平均差	0	
9	360	302		df	22	
10	321	260		t Stat	2.155608	
11	290	312		P(T<=t) 单尾	0.021158	
12	283	265		t 单尾临界	1.717144	
13				P(T<=t) 双尾	0.042317	
14				t 双尾临界	2.073873	
15						

图 8－9　例 8.11 计算结果

由于单尾和双尾 p 值都小于 0.05，因此拒绝原假设，得出结论：改进生产工艺后工人的平均组装产品的时间比以前显著缩短了。

本章小结

通过在药品检验中假设检验的重要性引出数理统计中假设检验的概念。本章对假设检验的检验统计量、拒绝域以及假设检验的一般步骤作出介绍；同时对总体均值、比例的假设检验给出详细分析；最后，详细讲解了利用 Excel 进行假设检验的方法。

课后习题

一、名词解释

1. 假设检验 2. 原假设 3. 备择假设 4. 小概率原理 5. 第Ⅰ类错误、第Ⅱ类错误 6. 显著性水平 7. 检验统计量 8. p 值 9. μ 检验 10. t 检验

二、选择题

1. 在假设检验中，“=”总是放在（ ）

   A. 原假设上

   B. 备择假设上

   C. 可以放在原假设上，也可以放在备择假设上

   D. 有时放在原假设上，有时放在备择假设上

2. 在假设检验中，通常不采用“接受”原假设的说法，因为这样做可以避免（ ）

   A. 犯第Ⅰ类错误

   B. 犯第Ⅱ类错误

   C. 犯第Ⅰ类错误和犯第Ⅱ类错误

   D. 犯错误

3. 若一项假设规定显著性水平 $\alpha = 0.05$，下面所述正确的是（ ）

   A. 拒绝 H_0 的概率为5%

   B. 不拒绝 H_0 的概率为5%

   C. H_0 为假时不被拒绝的概率为5%

   D. H_0 为真时被拒绝的概率为5%

4. 假定总体服从正态分布，则 t 检验统计量适用于（ ）

   A. 样本为大样本，且总体方差已知

   B. 样本为小样本，且总体方差已知

   C. 样本为小样本，且总体方差未知

   D. 样本为大样本，且总体方差未知

5. 在假设检验中，备择假设具有特定方向性的假设检验成为（ ）

   A. 原假设

   B. 备择假设

   C. 双侧检验

   D. 单侧检验

6. 在假设检验中，根据事先给定的显著性水平进行决策的不足之处是（ ）

   A. 无法确定出拒绝域

   B. 无法确定检验的统计量

   C. 无法给出观测值数据与原假设之间不一致程度的精确度量

D. 无法给出观测值数据与拒绝域之间不一致程度的精确度量

7. 在假设检验中，p 值越小，则（　）

A. 拒绝原假设的可能性越小

B. 拒绝原假设的可能性越大

C. 拒绝备择假设的可能性越大

D. 拒绝备择假设的可能性越小

8. 随机抽取一个 $n=100$ 的样本，计算得到 $\bar{x}=60$，$s=15$，要检验假设 H_0：$\mu=65$，H_1：$\mu\neq 65$，则检验的统计量为（　）

A. -3.33

B. 3.33

C. -2.36

D. 2.36

9. 某医疗器械生产厂商生产一种标准长度为150mm的医用镊子，要检验某一天生产的零件是否符合标准，建立的原假设和备择假设应该是（　）

A. H_0：$\mu=150$，$H_1\neq 150$

B. H_0：$\mu\neq 150$，$H_1=150$

C. H_0：$\mu\leqslant 150$，$H_1>150$

D. H_0：$\mu\geqslant 150$，$H_1<150$

10. 若检验的假设为：H_0：$\mu=\mu_0$，H_1：$\mu\neq\mu_0$ 则拒绝域为（　）

A. $z>z_\alpha$

B. $z<-z_\alpha$

C. $z>z_{\alpha/2}$ 或 $z<-z_{\alpha/2}$

D. $z>z_\alpha$ 或 $z<-z_\alpha$

三、判断题

1. 在假设检验中，原假设和备择假设只有一个成立而且必有一个成立。
2. 对于给定的一个样本，有可能同时犯第Ⅰ类错误或第Ⅱ类错误。
3. 假设检验的基本思想是应用小概率的原理。
4. 当备择假设为 H_1：$\mu<\mu_0$，假设检验称为右侧检验。
5. 拒绝域的大小与研究者事先选定的显著性水平有一定关系。
6. 犯第Ⅰ类错误的概率是可以人为控制的。
7. 在假设检验中计算出的 p 值越小，说明检验的结果越不显著。
8. 对于一个给定的样本，犯第Ⅱ类错误的概率往往可以由研究者控制。

四、问答题

1. 什么是假设检验？为什么要进行假设检验？
2. 假设检验有哪些判断规则？
3. 假设检验的一般步骤有哪些？
4. 假设检验中有可能发生哪两种错误？

5. 请简述 p 值检验的步骤。

五、计算题

1. 某个医药企业为了检验某次培训的效果，从公司内部随机抽取50名员工参加该培训，在培训开始前和结束后分别进行一次难度相当的综合考试。令 x 为培训后与培训前专业成绩的差，且服从正态分布，其样本均值为2.95，标准差为5.8，试在 $\alpha=0.05$ 的显著性水平下，检验这次培训是否有效果。

2. 某个药厂生产感冒冲剂，规定每包重量为12克，超重或过轻都是严重的质量问题。从已往的资料得知标准差是0.6克，质检员每两小时抽取25包冲剂称重检验，并作出是否停工的决策，假定产品质量服从正态分布，试求：

（1）在 $\alpha=0.05$ 时，该检验的决策准则是什么？

（2）如果 $\bar{x}=12.25$ 克，该药厂应该采取什么行动？

（3）如果 $\bar{x}=11.95$ 克，该药厂应该采取什么行动？

3. 假定某一连锁药店一种感冒药的日销售量服从正态分布，标准差未知，根据已往经验，其销售量均值为 $\bar{x}=60$。该连锁药店在某一周中进行了一次促销活动，其一周的日销售量分别为：64，57，49，81，76，70，59。为测量促销是否有效，在显著性水平 $\alpha=0.01$ 下，试问应该如何建立假设，检验结果如何？

4. 某市的第四次人口普查显示，该市老年人口老龄化（65岁以上）比率为14.7%。若你作为某家医药保健品公司的市场部经理到该市对该市人口老龄化问题进行研究，随机调查了400名当地市民，发现有57人年龄在65岁以上。那么你的调查结果是否支持该市老龄化率为14.7%的看法？（$\alpha=0.05$）

5. 有一种理论认为服用阿司匹林有助于减少心脏病的发生，为了进行验证，研究人员把自愿参与实验的22000人随机平均分成两组，一组人员每星期服用三次阿司匹林（样本1），另一组人员在相同的时间服用安慰剂（样本2），持续3年之后进行检测，样本1中有104人患心脏病，样本2中有189人患心脏病。以 $\alpha=0.05$ 的显著性水平检验服用阿司匹林是否可以降低心脏病发生率。

第九章

时间序列分析

上苍赐给世人的时间是无限的。究竟怎样赐给我们呢？是一下子就给我们一千年吗？不，是把时间均匀地分成一个个清新的早晨。

——美·爱默生

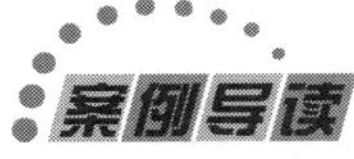

医药管理统计学应用：时间序列分析在保险业务中的应用

美国内华达职业健康诊所（Nevada Occupational Health Clinic）是一家私人医疗诊所，位于美国内华达州。该诊所主要从事工业医疗，并在该地区经营已经超过15年。1991年初，该诊所进入快速发展阶段。在其后的26个月里，该诊所的月收入从57000美元增长到超过300000美元。直到1993年4月6日，当诊所的主建筑被烧毁时，诊所一直经历着戏剧性的增长。

诊所的保险单包括实物财产、设备和正常商业经营的中断而引起的收入损失。确定实物财产和设备在火灾中的损失额，在保险索赔中是一个相对简单的事情。但是重建诊所的7个月中的收入的损失额却不然，它涉及业主和保险公司之间的讨价还价。因为对于倘若没有发生火灾，诊所的账单收入“将会有什么变化”的情况，保险公司没有预先的方案。为了估计失去的收入额，诊所采用一种预测方法来测算这7个月的停业期间将会实现的营业增长情况。火灾发生前账单收入的实际历史资料将为拥有线性趋势和季节成分的预测模型提供基础资料。这个预测模型使诊所得到损失收入的一个准确的估计值，这个估计值最终被保险公司所接受。

这是一个时间序列分析方法在保险业务中的成功案例。这个案例中的时间序列分析的统计思想对现代经济管理具有同样重要的思想启迪和应用意义。例如对于制药公司销售收入和销售成本的预测，可以通过观察过去的实际资料，根据这些资料，对其发展水平、发展速度进行分析，也可得到销售的一般水平或趋势，如销售收入随时间增长或下降的趋势；对这些资料的进一步观察，还可能显示一种季节轨迹，如每年的销售高峰出现在第三季度，而销售低谷出现在第一季度以后。通过观察历史资料，可以对过去的销售轨迹有较好的了解，因此对药品的未来销售情况，可以做出较为准确、公正地判断。时间数列分析，既能反映客观事物的发展变化，又能揭示客观事物随时间演变的趋势和规律。

【学习目标】 本章主要介绍时间数列以及用时间数列进行分析的知识。通过本章内容的学习希望读者总体上对时间数列有基本的认识，了解医药管理统计学中时间数列的特点，计算动态数列平均发展水平的各种方法，掌握现象发展的各种速度指标以及明确它们之间的关系。

【学习要求】

1. 重点掌握：对时间序列的描述性分析、长期趋势分析、季节变动分析、循环波动分析的方法以及注意事项；

2. 掌握：增长率、平均增长率、年度增长率的计算方法及含义；

3. 熟悉：时间序列的构成因素以及其数学模型，利用 Excel 进行时间序列分析的方法；

4. 了解：时间序列数据、时间序列分析的含义。

第一节　时间序列的有关概念

如第一章所述，统计数据按照被描述的对象与时间的关系，可以分为截面数据、面板数据和时间序列数据三种。时间序列数据（time series data）是指在不同时间上收集到的数据，主要用于描述某一事物随时间而变化的情况。比如 2000 ~ 2010 年每年我国新药注册申请的数量就是一组时间序列数据。

时间序列分析是根据事物自身变动情况建立起来的动态模型，是一种广泛应用的数量分析方法，主要用于描述和探究一些社会经济现象随时间的发展变化方向、程度、趋势和规律，为制定政策、编制计划提供可行的依据。另外通过对时间序列的研究，可以发现研究对象发展变化的趋势，以便对经济现象进行预测分析。近年来时间序列分析已在医药管理领域得到较多应用。本章所述的主要是传统的时间序列分析，并对各种时间序列的长期趋势、季节变动、循环变动等要素进行分析。

任何事物都处于不断的运动和发展变化中，为探索现象发展变化的规律性，我们需要观察现象随时间变化的数量特征。我们把某种现象发展变化的指标数值按照一定时间顺序排列起来形成的数列，称为时间序列。表 9－1 是一组典型的根据时间序列数据进行分析的有关江苏省医药产业总产值的相关结果。

表9-1　江苏省“十一五”医药产业发展情况（单位：亿元）

	工业总产值		销售收入		利润		利税	
		同比增长（%）		同比增长（%）		同比增长（%）		同比增长（%）
2005	524.41	—	512.00	—	44.03	—	76.23	—
2006	603.63	15.11	597.87	16.77	49.37	12.13	86.07	12.91
2007	740.78	22.72	735.45	23.01	73.25	48.37	115.95	34.72
2008	1008.67	36.16	986.75	34.17	123.79	69.00	190.08	63.93
2009	1272.37	26.14	1262.98	27.99	122.95	-0.68	193.39	1.74
2010	1668.41	31.13	1632.29	29.24	162.33	32.03	259.20	34.03

资料来源：江苏省2011年医药产业发展年度报告

构成时间数列包含两个基本要素：一是被研究对象所属的时间，可用年、季、月、日等表示；二是现象在各时间上所对应的统计指标数值，也称为发展水平面，可以是总量指标、相对指标或平均指标。这两部分是任何一个时间数列所应具备的两个基本要素。

一、时间序列的构成因素

时间数列的形成受多种因素的影响，在一个时间序列中，有长期起决定性作用的因素，也有临时起非决定性作用的因素；有可以预知和控制的因素，也有不可预知和不可控制的因素，这些因素相互作用和影响，从而使时间序列变化呈现不同的特点。时间数列的变动主要受四大因素的变动影响：长期趋势、季节变动、循环变动以及不规则变动。

（一）长期趋势

长期趋势（trend）是指现象在相当长的一段时期内，受某种长期的、决定性的因素影响而呈现出的持续上升或持续下降的趋势，通常以T表示。如中国改革开放以来国内生产总值持续上升，医药工业整体呈高速增长态势。长期趋势的测定，就是运用一定的方法对时间序列进行修匀，排除季节变动、循环变动和不规则变动等多种因素的影响，使其固有的长期趋势显示出来。测定长期趋势的方法主要有时距扩大法、移动平均法和最小平方法等。

（二）季节变动

季节变动（seasonal variation）是指现象在一年内，由于受到自然条件或社会条件的影响而形成的以一定时期为周期（通常指一个月或季）的有规则的重复变动，通常以S表示。如研究表明心血管系统药物使用比例与季节存在相关性，秋、冬两季用量显著高于春、夏两季；抗心绞痛药使用比例冬季显著高于夏季；调血脂药物秋季使用比例高于春季等。应注意的是在这里提到的“季节”并非通常意义上的“四季”而是广义的概念，可以理解为一年中的某个时间段，如一个月，一个季度，或任何一个周期。

（三）循环变动

循环变动（cyclical variation）是指现象持续若干年的周期变动，通常以 C 表示。循环变动的周期长短不一，没有规律，而且通常周期较长，不像季节变动有明显的变动周期（小于一年）。循环变动不是单一方向的持续变动，而是涨落相间的交替波动，如经济周期。

（四）不规则变动

不规则变动（irregular random variation）是指现象由于受偶然性因素而引起的无规律、不规则的变动，如受到自然灾害等不可抗力的影响，通常以 I 表示，这种变动一般无法做出解释。

二、时间序列的数学模型

时间序列各影响因素之间的关系用一定的数学关系式表示出来，就构成了时间序列的分解模型，我们可以利用时间序列分解模型将各因素分离出来并进行测定，了解各因素的具体作用如何。

通常我们采用加法模型（additive model）和乘法模型（multiplicative model）来描述时间序列的构成。加法模型的表达式为：$Y = T + S + C + I$，式中 Y 表示时间序列的指标数值，T、S、C、I 分别表示长期趋势、季节变动、循环变动、不规则变动，使用加法模型的基本假设是各个影响因素对时间序列的影响是可加的，并且是相互独立的。当时间数列图显示的时间数列的季节变动大致相等时，或时间数列图随时间推移等宽推进时，一般采用加法模型。

一般较为常用的是乘法模型，其表达式为：$Y = T \times S \times C \times I$，使用乘法模型的基本假设是各影响因素对时间序列的影响是相互不独立的。当时间数列图显示的时间数列的季节变动与时间数列的长期趋势大致成正比时，应该采用乘法模型。

第二节　时间序列的因素分析

时间序列中的数据总是包含着不同的影响因素。我们可以将这些影响因素合并归类为几种不同的类型，并对各种类型因素的影响作用加以测定。再通过直观的数据比较或绘图观测，寻找出序列值之间相关关系的统计规律，并运用适当的数学模型来描述这种规律，进而预测序列未来的走势。

一、时间序列的描述性分析

在对时间序列进行分析时，最好先绘制图形，然后通过图形观察数据随时间的变化模式及变化趋势。作图是观察时间序列形态的一种有效方法，它对于进一步分析和预测有很大帮助。

（一）图形描述

作图是显示统计数据基本变动规律最简单、最直观的方法，下面我们先介绍几种常见的时间序列图形。

1. 平稳时间序列与非平稳时间序列 时间序列的平稳性是我们建模的重要前提，在检验时间序列的平稳性时，必须要考虑其均值和方差，如果一个序列的统计特性不随时间的变化而变化，即均值和协方差不随时间的平移而变化，那么这个时间序列为平稳时间序列，如图 9－1 所示。尽管序列数据有波动，但序列的均值和协方差保持稳定，即为平稳时间序列。

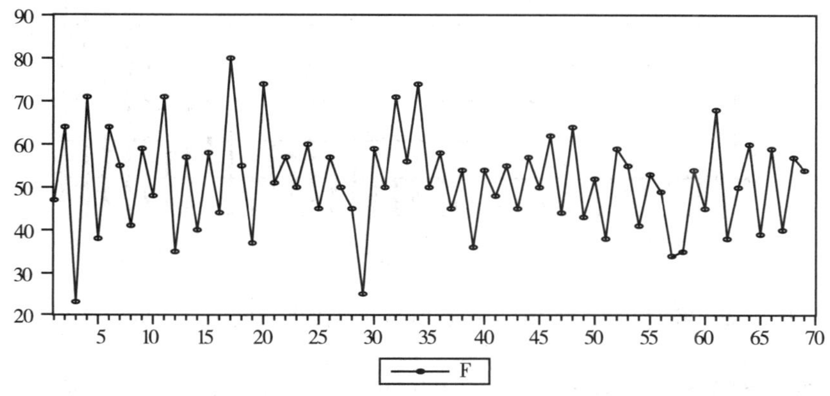

图 9－1 制剂化学反应产出量

不具有平稳性即序列均值或协方差随时间平稳而变化的序列称之为非平稳序列，如图 9－2 所示。

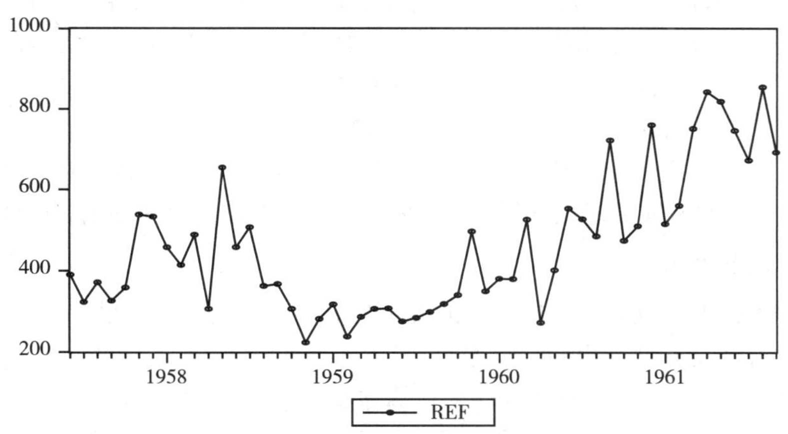

图 9－2 中国消费者对保健品的需求

2. 趋势时间序列 在现实世界中的大多数时间序列都表现出趋势性，即时间序列值随时间的变化呈现出增加或减少趋势，同时序列的方差也呈不稳定性。例如，城市居民人均可支配收入数据序列就有上升趋势，并且波动幅度逐年增大，表现出方差的不稳定性。

趋势时间序列在图形上表现出一个长期上升或下降的趋势。一般情况下，通过时间序列观察值来判断序列的趋势性是比较容易的。通过观察时间序列的趋势图来判断时间序列是否存在趋势性或周期性比较直观。下图是 1980－2010 年我国医药产业工业总产值的变化趋势，图形显示工业总产值呈现持续上升的长期发展趋势。

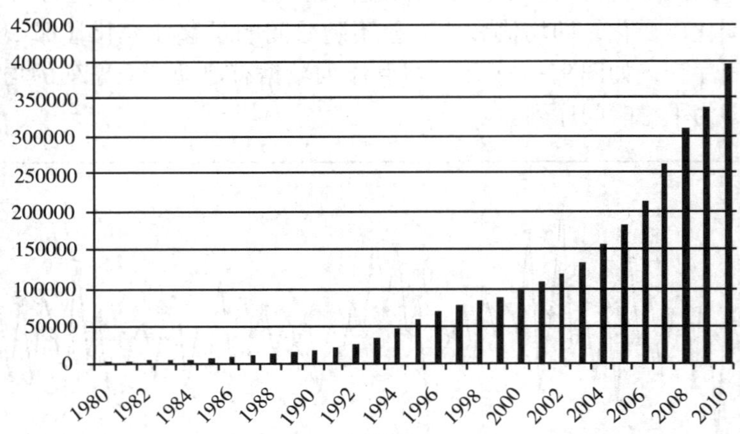

图 9－3　我国 1980－2010 年医药产业总产值的发展趋势（单位：万元）

3. 季节时间序列　一般将数据中所呈现出的在经过一定的时间间隔后（通常是一年以内）的相似性，称为数据的季节（周期）性。相应地，称这样的时间序列为季节性时间序列。在国外，大部分经济时间序列都是月度或季度数据，近年来，我国也开始公开发布月度和季度数据。这些经济时间序列的变化常常表现出某种程度的年度内的周期性规律。比如，每逢五月和十月（“黄金周”期间），我国的铁路客运量、旅游业的收入等都出现一个高峰；深圳成分指数的日收益率具有某种程度的“日历效应”，在星期二出现一个高峰，在星期五出现低谷；再比如，通过对广东 1984～1993 年乙型肝炎逐月发病资料进行季节性分布分析，结果表明乙脑发病在每年 6 月或 7 月会出现一个高峰，这些都是季节时间序列。通过研究时间序列的季节（周期）性，我们能够更好地分析影响时间序列的因素以及时间序列之间的关系。

（二）增长率分析

增长率是对某一现象在不同时间的变化状况所作的描述。这里主要介绍增长率、平均增长率和年度化增长率的计算方法。

1. 增长率　增长率（growth rate）也称增长速度，它是时间序列中报告期观察值与基期观察值之比减去 1 后的结果，用% 表示。由于对比的基期不同，增长率也可以分为环比增长率和定基增长率。环比增长率是报告期观察值与前一时期观察值之比减 1，说明现象逐期增长变化的程度；定基增长率是报告期观察值与某一固定时期观察值之比减 1，说明现象在整个观察期内总的增长变化程度。设增长率为 G，则环比增长率和定基增长率分别可表示为：

环比增长率：　　$G_i=\frac{Y_i-Y_{i-1}}{Y_{i-1}}=\frac{Y_i}{Y_{i-1}}-1$ （$i=1$，…，n）　　（式 9-1）

定基增长率：　　$G_i=\frac{Y_i-Y_0}{Y_0}=\frac{Y_i}{Y_{i-1}}-1$ （$i=1$，…，n）　　（式 9-2）

式中，Y_0表示用于对比的固定基期的观察值。

2. 平均增长率　平均增长率（average rate of increase）也称平均增长速度，它是时间序列中逐期环比值（也称环比发展速度）的几何平均数减 1 后的结果，计算公式为：

$$\overline{G}=\sqrt[n]{\frac{Y_1}{Y_0}\times\frac{Y_2}{Y_1}\times\cdots\frac{Y_n}{Y_{n-1}}}-1=\sqrt[n]{\frac{Y_n}{Y_0}}-1 \qquad (\text{式 } 9-3)$$

式中，$\overline{G}$ 表示平均增长率；n 为环比值的个数。

例 9.1：某制药公司二月份某种药品的销售额为 100 万元，三月份的销售额下降了 20%，公司市场部从四月份起改进经营措施，销售额稳步增长，五月份销售额达到 135.2 万元，求四、五月份两个月的平均增长率。

解：根据式（9-3）可得平均增长率：

$$\overline{G}=\sqrt[n]{\frac{Y_1}{Y_0}\times\frac{Y_2}{Y_1}\times\cdots\frac{Y_n}{Y_{n-1}}}-1=\sqrt[n]{\frac{Y_n}{Y_0}}-1=\sqrt[2]{\frac{135.2}{100\ (1-20\%)}}-1=30\%$$

即该药品四、五月份销售额的平均增长率为 30%。

3. 年度化增长率

增长率可根据年度数据计算，例如本年与上年相比的增长率，称为年增长率；也可根据月份数据或季度数据计算，例如本月与上月相比或本季度同上季度相比计算得到的增长率，称为月增长率或季增长率。若所观察的时间跨度多于一年或少于一年，这时用年增长率进行比较具有非常重要的意义。通常将月或季增长率换算成年增长率，从而使增长率具有相同的比较基础。一般来说，当增长率用一年来表示时，称为年度化增长率或年率（annualized rate）。

年度化增长率的计算公式为：

$$G_A=\left(\frac{Y_i}{Y_{i-1}}\right)^{m/n}-1 \qquad (\text{式 } 9-4)$$

式中 G_A为年度化增长率；m 为一年中的时期个数；n 为所跨的时期总数。

如果是月增长率被年度化，则 $m=12$（一年有 12 个月），如果是季度增长率被年度化，则 $m=4$，其余类推。显然，当 $m=n$ 时，即为年增长率。

例 9.2：已知某地区的如下数据，计算年度化增长率。

（1）2009 年 1 月份某地区医药产业总产值为 250 亿元，2010 年 1 月份的总产值为 300 亿。

（2）2008 年 3 月份某地区医疗器械大类总产值为 240 亿元，2010 年 6 月份的总产值为 300 亿元。

（3）2010 年 1 季度某地区药品销售收入达 500 亿元，2 季度销售收入达 510

亿元。

（4）2007 年 4 季度完成的医药产业工业增加值为 28 亿元，2010 年 4 季度完成的医药产业工业增加值为 35 亿元。

解：（1）由于是月份数据，所以 $m=12$，从 2009 年 1 月到 2010 年 1 月所跨的月份总数为 12，所以 $n=12$，根据式（9－4）得：

$$G_A=\left(\frac{300}{250}\right)^{12/12}-1=20\%$$

即年度化增长率为 20%，这实际上就是年增长率，因为所跨的时期总数为一年。也就是该地区医药产业总产值的年增长率为 20%。

（2）由于是月份数据，所以 $m=12$，从 2008 年 3 月到 2010 年 6 月所跨月份总数为 27，所以 $n=27$，年度化增长率为

$$G_A=\left(\frac{300}{240}\right)^{12/27}-1=10.43\%$$

结果表明，该地区医疗器械大类总产值增长率按年计算为 10.43%。

（3）由于是季度数据，所以 $m=4$，从 1 季度到 2 季度所跨的时期总数为 1，所以 $n=1$，年度化增长率为

$$G_A=\left(\frac{510}{500}\right)^{4/1}-1=8.24\%$$

结果表明，第 2 季度的药品销售收入增长率按年计算为 8.24%。

（4）$m=4$，从 2007 年 4 季度到 2010 年 4 季度所跨的季度总数为 12，所以 $n=12$。年度增长率为：

$$G_A=\left(\frac{35}{28}\right)^{4/12}-1=7.72\%$$

表明工业增加值的增长率按年计算为 7.72%，这实际上就是医药产业工业增加值的年平均增长率。

（三）增长率分析中应注意的问题

对于大多数时间序列，不管是有关医药管理还是社会经济现象的时间序列，会经常利用增长率描述其增长状况。尽管增长的计算与分析都比较简单，但在实际应用中，有时也会出现误用乃至滥用的情况。因此，在应用增长率分析医药管理统计实际问题时，应注意以下几点：

首先，当时间序列中的观察值出现 0 或负数时，不宜计算增长率。例如，假定某制药公司连续 5 年的利润额（万元）分别为 5，2，0，－3，2，对这一序列计算增长率，要么不符合数学公理，要么无法解释其实际意义。在这种情况下，适宜直接用绝对数进行分析。

其次，在有些情况下，不能单纯就增长率论增长率，要注意增长率与绝对水平的结合分析。

例 9.3：假设两个制药企业各年的利润额及增长率数据如表 9－2 所述。

表 9－2　甲、乙两个制药企业 2010－2011 年的主要经济指标

A	B	C	D	E
年份	甲企业		乙企业	
	利润额（万元）	增长率（%）	利润额（万元）	增长率（%）
2010	1000	－	120	－
2011	1200	20	168	40

如果不看利润额的绝对值，仅就增长率对甲、乙两个制药企业进行对比，可以看出乙企业的利润增长率比甲企业高出一倍，就会得出乙企业的生产经营业绩优于甲企业，但事实上，这样的结论是不切实际的。因为增长率是一个相对值，它与对比的基期值的大小有很大关系。高增长率背后，隐含的绝对值可能很小；低增长率背后，隐含的绝对值可能很大。也就是说，由于对比的基点不同，可能会造成增长率数值上的较大差异。

增长 1% 的绝对值表示增长率每增长一个百分点而增加的绝对数量，其计算公式为：

$$\text{增长 1\% 的绝对值} = \frac{\text{前期水平}}{100} \qquad \text{（式 9－5）}$$

根据表 9－2 的数据计算，甲企业利润增长一个百分点增加的利润额为 10 万元，而乙企业则为 1.2 万元，甲企业远高于乙企业。这说明甲企业的生产经营业绩并不比乙企业差，而是更好。

二、长期趋势分析

长期趋势是时间序列中主要的构成因素，它是指现象在一段时期内持续上升或下降的发展趋势。例如，医药行业报告显示，十年来我国医药行业整体呈现增长趋势。研究长期趋势的意义主要体现在三方面：①有利于认识现象随时间变化的趋势，掌握现象活动的规律；②有利于对现象未来的发展作出预测；③有利于从时间序列中剔除它的影响，进而更好地分析其他因素产生的影响。时间序列的长期趋势可表现为线性趋势和非线性趋势，非线性趋势可以理解为无数线性趋势的组合，在研究方法上可采用基于线性趋势的分析方法。测定长期趋势的方法有许多，如时距扩大法、半数平均法、部分平均法、移动平均法、最小二乘法等。本书主要介绍两种常用的方法：移动平均法和最小二乘法。

（一）移动平均法（moving average method）

移动平均法是趋势变动分析的一种较简单的方法。该方法的基本思想和原理是，通过扩大原时间序列的时间间隔，并按一定的间隔长度逐期移动，分别计算出一系列移动平均数，这些平均数形成的新的时间序列对原时间序列的波动起到一定的修匀作用，削弱了原序列中短期偶然因素的影响，从而呈现出现象发展的变动趋势。该方法可以用来分析预测销售情况、库存、股价或其他趋势。该方法又可分为简单

移动平均法和加权移动平均法两种。

1. 简单移动平均法 它是直接用简单算术平均数作为移动平均趋势值的一种方法。

设移动间隔长度为 K，则移动平均数序列为：

$$\overline{Y_i}=\frac{Y_i+Y_{i+1}+\cdots Y_{i+k-1}}{K} \quad \text{（式 9-6）}$$

式中，$\overline{Y_i}$为移动平均趋势值；Y_i为时间序列中第 i 期的实际值；K 为移动时期项数，为大于 1 小于 n 的正整数。

例 9.4：某制药公司 2011 年各月的销售额资料见表 9－3，分别计算 3 个月，5 个月的移动平均趋势值，并进行比较。

表 9－3 某制药公司 2011 年各月销售额 单位：万元

月份	实际销售额	趋势值（$K=3$）	趋势值（$K=5$）
1	28	—	—
2	30	31	—
3	35	34	34. 4
4	37	38	37. 6
5	42	41	41. 4
6	44	45	44. 0
7	49	47	46. 6
8	48	49	48. 6
9	50	50	52. 4
10	52	55	58. 0
11	63	64	—
12	77	—	—

解：根据简单移动平均公式，当 $K=3$ 时，移动平均趋势值 $Y_1=31$；$K=5$ 时，$Y_1=34.4$，其余各期同理，结果见表 9－3。

2. 加权移动平均预测法 这是在简单移动平均法的基础上赋予近期数据以较大的权数，赋予远期的数据以较小的权数，计算加权移动平均数作为下一期的移动平均趋势值的一种方法。公式为：

$$\overline{Y_i}=\frac{Y_if_i+Y_{i+1}f_{i+1}+\cdots+Y_{i+k-1}f_{i+k-1}}{f_i+f_{i+1}+\cdots+f_{i+k-1}} \quad \text{（式 9-7）}$$

仍以表 9－3 中的已知数据为例，设 $K=3$，则

$$\overline{Y_1}=\frac{28\times1+30\times2+35\times3}{6}=32.17$$

其余以此类推。

3. 利用移动平均法分析趋势变动时，注意以下几个问题

（1）移动间隔的长度应长短适中。分析表 9－3 中各列数据，不难看出，通过移

动平均所得到的移动平均数数列，要比原始数据序列匀滑，并且5项移动平均数数列又比3项移动平均数数列匀滑，因此，为更好地消除不规则波动，达到修匀的目的，可适当增加移动的步长。移动的步长越大，所得趋势值越少，个别观察值影响作用就越弱，移动平均序列所表现的趋势越明显，但移动间隔过长，有时会脱离现象发展的真实趋势；若移动间隔越短，个别观察值的影响作用就越大，有时又不能完全消除序列中短期偶然因素的影响，从而不易发掘现象发展的变动趋势。一般来说，如果现象的发展具有一定周期性，应以该周期长度为移动间隔的长度；若时间序列是季度资料，则应采用4项移动平均。

（2）在利用移动平均法分析趋势变动时，要注意应把移动平均后的趋势值放在各移动项的中间位置。如3项移动平均的趋势值应放在第2项对应的位置上，5项移动平均的趋势值应放在第3项对应的位置上，其余类推。因此，若移动间隔长度 K 为奇数时，一次移动即得趋势值；若 K 为偶数时，需将第一次得到的移动平均值再作一次2项移动平均，才能得到最后的趋势值。因此，该趋势值也可以叫移正趋势值。

例如，若 $K=4$ 时，$\bar{Y}_1=\dfrac{28+30+35+37}{4}=32.5$

$$\bar{Y}_2=\frac{30+35+37+42}{4}=36$$

故

$$\bar{Y}=\frac{32.5+36}{2}=34.25$$

需要说明的是，对于只包含趋势和不规则变动的数列，如果移动平均的目的只是为了得到数列的趋势估计值，也可以将移动平均值直接对准第N期的后一期。例如，三项移动平均时，第一个移动平均值对准第三期，第二个移动平均值对准第四期，以此类推；四项移动平均时，第一个移动平均值对准第四期，第二个移动平均值对准第五期，以此类推。

例9.5：我国2000～2009年医药产品（包括化学原料药和中成药）产量序列见表9－4，对其进行3、4、5年的移动平均，并作图观察。

解：

表9－4　2000～2009年我国医药产品（包括化学原料药和中成药）产量序列表

年份	药品产量（万吨）	3年移动平均	4年移动平均		5年移动平均
			一次平均	二次平均	
2000	44624.0	—	—	—	—
2001	43529.0	44139.60	44516.90	—	—
2002	44265.8	44481.20	44488.43	44502.66	44515.54
2003	45648.8	44808.23	45271.63	44880.03	44923.10
2004	44510.1	45606.90	46818.55	46045.09	46308.00

续表

年份	药品产量（万吨）	3 年移动平均	4 年移动平均		5 年移动平均
			一次平均	二次平均	
2005	46661.8	47208.47	47760.63	47289.59	47338.26
2006	50453.5	48844.13	49440.48	48600.55	48454.40
2007	49417.1	50366.70	50484.68	49962.58	49720.10
2008	51229.5	50495.07	—	—	—
2009	50838.6	—	—	—	—

作图如下：

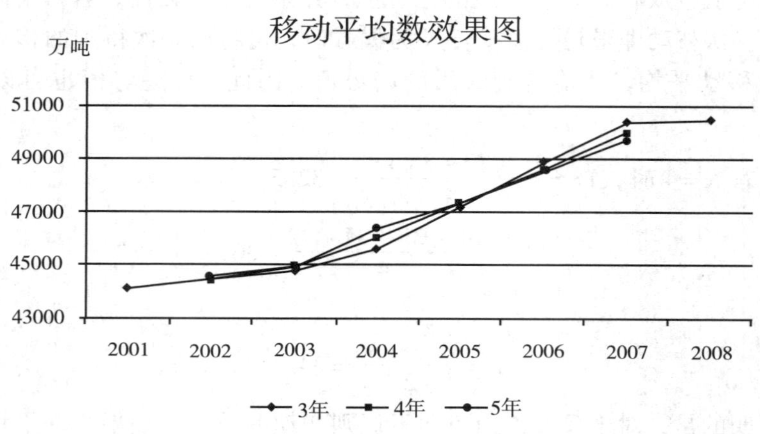

图 9－4　3、4、5 年的移动平均图

通过以上例题，我们可以发现：①移动平均项数越多，平均的结果越平滑；②新数列的项数比原数列要少。

（二）指数平滑法（exponential smoothing，ES）

指数平滑法是用过去时间数列值的加权平均数作为趋势值，它是加权移动平均法的一种特殊情形。其基本形式是根据本期的实际值 Y_t 和本期的趋势值 $\hat{Y}_t$，分别给以不同权数 α 和 1－α，计算加权平均数作为下期的趋势值 $\hat{Y}_{t+1}$。基本指数平滑法模型如下：

$$\hat{Y}_{t+1} = \alpha Y_t + (1-\alpha)\hat{Y}_t \qquad \text{（式 9－8）}$$

式中：$\hat{Y}_{t+1}$ 表示时间数列 $t+1$ 期趋势值，Y_t 表示时间数列 t 期的实际值，$\hat{Y}_t$ 表示时间数列 t 期的趋势值，α 为平滑常数（$0<\alpha<1$）。

若利用指数平滑法进行预测，从基本模型中可以看出，只需一个 t 期的实际值 Y_t，一个 t 期的趋势值 $\hat{Y}_t$ 和一个 α 值，所用数据量和计算量都很少，这是移动平均法所不能及的。

例 9.6：某制药公司 2011 年前 8 个月销售额资料见表 9－5，用指数平滑法进行长期趋势分析。已知1月份预测值为150.8万元，α分别取0.2和0.8。

解：利用指数平滑法公式9-8，α分别取0.2和0.8，计算该制药公司2011年各月销售额预测值，如表9-5所示。

表9-5 某制药公司2011年各月销售额预测表 单位：万元

月份	实际销售额	一次指数平滑预测数	
		α=0.2	α=0.8
1	154	150.80	150.80
2	148	151.44	153.36
3	142	150.75	149.07
4	151	149.00	143.41
5	145	149.40	149.48
6	154	148.52	145.90
7	157	149.62	152.38
8	151	151.10	156.08
9	—	151.08	152.02

一次指数平滑法比较简单，一般适用于预测呈长期趋势变动和季节变动的评估对象。但也存在问题，从例9.6中也可看出，α值和初始值的确定是关键，它们直接影响着趋势值误差的大小。通常对于α和初始值的确定可按以下方法：

1. α值的确定 α的选择原则是使预测值与实际观察值之间的误差最小。从理论上讲，α取0-1之间的任意数据均可。具体如何选择，要视时间序列的变化趋势而定。

（1）当时间序列呈较稳定的水平趋势时，应取较小值，如0.1-0.3，以减小修正幅度，同时各期观察值的权数差别不大，预测模型能包含更长时间序列的信息。

（2）当时间序列波动较大时，宜选择居中的α值，如0.3-0.5。

（3）当时间序列波动很大，呈现明显且迅速的上升或下降趋势时，α的取值应稍大，如0.5-0.8，以使预测模型灵敏度高些，能迅速跟上数据的变化。

（4）在实际预测中，可取几个α值进行试算，比较预测误差，选择误差较小的α值。

2. 初始值的确定 如果资料总项数N大于50，经过长期平滑链的推算，初始值的影响变小，为简便起见，可用第一期水平作为初始值。但是如果N小到15或20，则初始值的影响较大，可以选用最初几期的平均数作为初始值。

（三）数学曲线拟合法

假定有一个数据序列，为了算出逐年的趋势值，可以考虑将原始数据拟合成一条数学曲线。假如趋势是线性的，就可以用最小二乘法拟合直线方程；如果趋势是指数曲线型的，则可考虑拟合指数曲线方程。在用数学曲线拟合法测定趋势值时首先要解决的问题是曲线方程的选择。选择曲线方程有两个途径：一是在以时间 t 为横轴，变量 Y 为纵轴的直角坐标图上作时间序列数值的散点图，根据散点的分布形状来确定应拟合的曲线方程；二是对时间序列的数值进行分析，根据分析的结果来确定应选择的曲线方程。选择合适的方程，是评估人员在分析预测时应特别注意的问题。下面将结合一些典型和常用的趋势曲线来讨论曲线方程的选择和拟合。

1. 直线趋势的拟合 直线趋势的拟合是选择合适的趋势线，并利用回归分析的方法建立趋势方程来拟合时间序列的方法。线性趋势方程的一般公式为：

$$\hat{y} = a + bt \qquad \text{（式 9-9）}$$

式中：$\hat{y}$ 表示时间序列 y 的长期趋势值；t 为时间标号；a、b 为待定参数。

两个待定参数可以通过最小二乘法求出。根据最小二乘原理，对时间序列配合一条趋势线，使之满足：$\sum(y-\hat{y})^2 = \min$。由此条件，我们可以推导出 a、b 的计算公式：

$$\sum(y-\hat{y})^2 = \min$$

$$\sum(y-\hat{y})^2 = \sum(y-a-bt) = 0$$

$$\frac{\partial \sum(y-a-bt)^2}{\partial a} = -2\sum(y-a-bt)t = 0$$

$$\frac{\partial \sum(y-a-bt)^2}{\partial b} = -2\sum(y-a-bt) = 0$$

$$\sum y = na + b\sum t$$

$$\sum ty = a\sum t + b\sum t^2$$

解得：

$$b = \frac{n\sum ty - \sum t\sum y}{n\sum t^2 - (\sum t)^2} \qquad \text{（式 9-10）}$$

$$a = \bar{y} - b\bar{t}$$

例 9.7：利用例 9.5 的数据，建立时间序列的直线趋势方程，并画出效果图。

表 9-6 直线趋势方程计算表

年份	时间标号/t	医药产品产量（万吨）/y	t^2	ty	趋势值 $\hat{y}$
2000	1	44624.0	1	44624	42968.06
2001	2	43529.0	4	87058	43890.23
2002	3	44265.8	9	132797.4	44812.4
2003	4	45648.8	16	182595.2	45734.57
2004	5	44510.1	25	222550.5	46656.74

续表

年份	时间标号/t	医药产品产量（万吨）/y	t^2	ty	趋势值 $\hat{y}$
2005	6	46661. 8	36	279970. 8	47578. 91
2006	7	50453. 5	49	353174. 5	48501. 08
2007	8	49417. 1	64	395336. 8	49423. 25
2008	9	51229. 5	81	461065. 5	50345. 42
2009	10	50838. 6	100	508386	51267. 59
总计	55	471178. 2	385	2667559	—

解：根据公式 9－10 计算得：

$$b=\frac{n\sum ty-\sum t\sum y}{n\sum t^2-(\sum t)^2}=\frac{10\times 2667559-55\times 471178.2}{10\times 385-55^2}=922.17$$

$$a=\bar{y}-b\bar{t}=\frac{471178.2}{10}-922.17\times\frac{55}{10}=420445.885$$

$$y=42045.885+922.17t$$

作图如下：

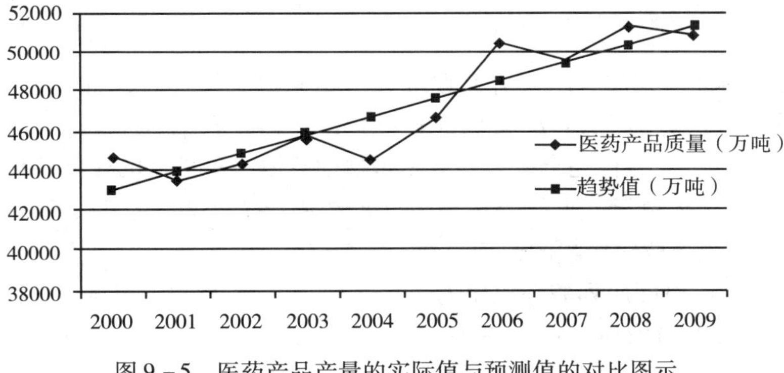

图 9－5　医药产品产量的实际值与预测值的对比图示

时间标号 t 的设定较为灵活，顺序可设为 1，2，…；也可使时间序列的中间时期为原点，使 $\sum t=0$，方便计算。在使用这种方法时需注意：当时间序列有奇数项数值时，t 的取值为：－3，－2，－1，0，1，2，3，当时间序列含有偶数项数值时，t 的取值为为：－5，－3，－1，1，3，5。

特别要注意的是，这里的直线方程 $Y=a+bt$，不涉及变量 t 与变量 Y 之间的任何因果关系，也不考虑误差的任何性质，仅仅是一个直线拟合公式，并不是回归模型。还需要指出的是，作为一种较长期的趋势，利用所拟合的数学方程式进行预测时，必须假定趋势变化的因素到预测年份仍然起作用。由于例题只是为了说明分析计算的方法，所以为简便起见，一般选用的数据都比较少，实际应用时，数据应更丰富才能更好地反映长期趋势。

2. 指数趋势线的拟合　指数趋势线用于描述以几何级数递增或递减的现象，即时间序列的观测值 Y_t按指数规律变化，或者说时间序列的逐期观测值按一定的增长率增长或衰减。指数曲线的一般形式为：

$$\hat{Y}_t = ab^t \qquad (式 9-11)$$

式中，a，b 为未知数。

若 $b>1$，增长率随时间 t 的增加而增加；若 $b<1$，增长率随着时间 t 的增加而降低；若 $a>0$，$b<1$，预测值 $\hat{Y}_t$ 逐渐降低到以 0 为极限。

为确定指数曲线中的常数 a 和 b，可采取"线性化"手段将其化为对数直线形式，即两端取对数得：

$$\lg\hat{Y}_t = \lg a + t\lg b$$

然后根据最小二乘法原理，按直线形式的常数确定方法，得到求解 $\lg a$ 和 $\lg b$ 的标准方程如下：

$$\sum \lg Y = n\lg a + \lg b \sum t,$$

$$\sum t\lg Y = \lg a \sum t + \lg b \sum t^2$$

求出 $\lg a$ 和 $\lg b$ 后，再取其反对数，即得到 a 和 b。

由于指数曲线具有如下特性：

$$Y = Y_t = ab^t, Y_{t+1} = ab^{t+1}, \frac{Y_{t+1}}{Y_t} = \frac{ab^{t+1}}{ab^t} = b, \qquad (式 9-12)$$

所以，当时间序列的各期数值大致按某一相同比率增长时，可以考虑配合指数方程。联系常用的复利公式：$P_n = P_0\ (1+r)^n$，令：$Y_t = P_t$，$a = P_0$，$b = 1+r$，$n = t$，则复利公式与指数方程完全一致，可见指数曲线是一种常用的典型趋势线。

例 9.8：现有某制药企业 2005～2010 年的销售额依次为 53，72，96，129，171，232 万元，试求该企业销售额的长期趋势。

解：由于这个时间序列的环比序列为：

$Y_2/Y_1 = 72/53 = 1.358$，$Y_3/Y_2 = 96/72 = 1.333$，

$Y_4/Y_3 = 129/96 = 1.344$，$Y_5/Y_4 = 171/129 = 1.326$，

$Y_6/Y_5 = 232/171 = 1.357$。

即各年销售额几乎按同一比例增长，所以，可以考虑拟合指数曲线，$Y = ae^{bt}$

首先将上式转换为直线方程，取对数 $\ln Y = \ln a + b^t$，令 $Y' = \ln Y$，$a' = \ln a$，然后利用最小平方法求解参数。具体计算见表 9－7：

表 9－7　指数趋势函数计算表

年份	序号/t	t^2	Y	$Y' = \ln Y$	tY'	趋势值 Y_t
2005	1	1	53	3.97	3.97	53.79
2006	2	4	72	4.23	8.55	71.89
2007	3	9	96	4.56	13.69	96.07

续表

年份	序号/t	t^2	Y	$Y'=\ln Y$	tY'	趋势值 Y_t
2008	4	16	129	4.86	19.44	128.39
2009	5	25	171	5.14	25.71	171.59
2010	6	36	232	5.45	32.68	229.32
合计	21	91	—	28.26	104.04	—

根据上面的结果，有：

$$b=\frac{n\sum ty'-\sum t\sum y'}{n\sum t^2-(\sum t)^2}=0.29$$

$$a'=\overline{Y'}-b\bar{t}=3.695$$

$$a=e^{a'}=40.25$$

因此得到销售额的长期趋势函数为 $Y=40.25e^{0.29t}$。将 t 代入方程即得，2005～2010 年销售额的趋势值，见表 9－7。若要预测 2011 年销售额，则有：

$$Y_{2001}=40.25e^{0.29\times 7}=306.47\ （万元）$$

3. 修正指数曲线的拟合 在指数方程右边增加一个常数 k，即可得到修正指数方程：$Y=k+ab^t$，取 $a<0$，$0<b<1$ 时，随着 t 的增加，Y 趋于 k，若 k 大于零，该曲线可描述一种常见的成长现象。如某种药品投入市场，初期迅速增长，随后增长率逐渐降低，最后接近最高限 k。该曲线如图 9－6 所示。

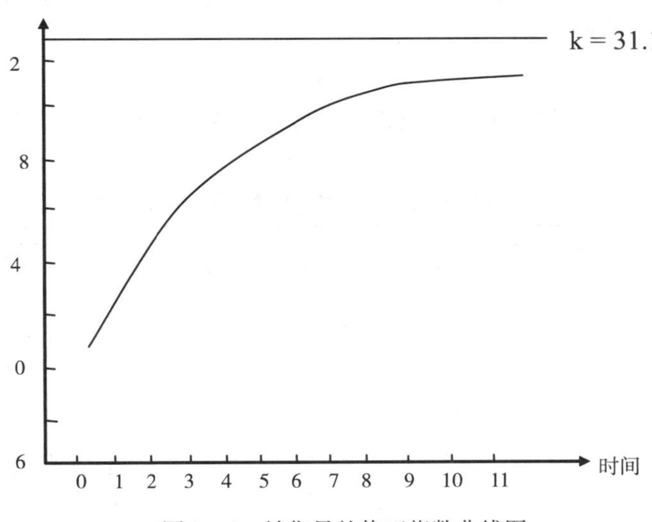

图 9－6　销售量的修正指数曲线图

根据修正指数曲线的性质，若时间序列中相邻两个时期数值的一阶差之比（Δ_t/Δ_{t-1}）接近于一常数，则可对其拟合修正指数曲线。

由于修正指数曲线不易转变为线性形式，所以不能用最小平均方法估计参数。可考虑用下述方法：

第一步，将时间序列分成 3 个相等的部分，每部分包括 m 个数据。

第二步，求出每部分的和，得到 S_1，S_2，S_3：

$$S_1 = \sum_{t=1}^{m} Y_t, S_2 = \sum_{m+1}^{2m} Y_t, S_3 = \sum_{2m+1}^{3m} Y_t$$

第三步，根据 S_1，S_2，S_3联立的 3 个等式，便可以求出 3 个未知数 k，a 和 b。

$$\begin{cases} b = \left(\dfrac{S_3 - S_2}{S_2 - S_1}\right)^{\frac{1}{m}} \\ a = (S_2 - S_1)\dfrac{b-1}{(b^m - 1)^2} \\ k = \dfrac{1}{m}\left(S_1 - a\dfrac{b^m - 1}{b - 1}\right) \end{cases} \quad (式 9-13)$$

需要指出，这种方法是基于趋势值的 3 个局部总数分别等于原资料的 3 个局部总数而得到的。

例 9.9：表 9-8 中数据是某公司的某种型号的医疗器械 1998 年至 2009 年销售量，试据此资料拟合趋势线。

表 9-8　某公司某种医疗器械销售量　单位：百台

年度	1998	1999	2000	2001	2002	2003	2004	2005	2006	2007	2008	2009
销量	9.0	15.0	17.0	20.0	22.0	23.5	24.0	26.8	27.6	27.0	29.0	28.4

解：根据对表中数据的分析，其一阶差之比大致相似，可以考虑拟合修正的指数曲线。设所求趋势方程为：

$$Y_t = k + ab^t \ (a<0, 0<b<1)$$

由于原始数据共 12 项，可以分成 3 段，每段为 4 年。有关计算过程如表 9-9 所示。

表 9-9　某公司医疗器械销售量修正曲线计算表

年度	时间序号/T	销售量 Y_t	趋势值 $\hat{Y}_t$
1998	1	9.0	10.16
1999	2	15.0	14.21
2000	3	17.0	17.15
2001	4	20.0	19.71
S_1	-	61.0	61.23
2002	5	22.0	21.81
2003	6	23.5	23.52
2004	7	24.0	24.92
2005	8	26.8	26.07
S_2	-	96.3	96.32

续表

年度	时间序号/T	销售量 Y_t	趋势值 $\hat{Y}_t$
2006	9	27.6	27.0
2007	10	27.0	27.76
2008	11	29.0	28.39
2009	12	28.4	28.90
S_3	–	112.0	112.05

故有：

$$b=\left(\frac{S_3-S_2}{S_2-S_1}\right)^{\frac{1}{4}}=\left(\frac{112.0-96.3}{96.3-61.0}\right)^{\frac{1}{4}}=0.817;$$

$$a=(S_2-S_1)\frac{b-1}{(b^4-1)^2}=(96.3-61.0)\frac{0.817-1}{(0.817^4-1)^2}$$

$$=-21.01$$

$$k=\frac{1}{4}(S_1-a\times\frac{b^4-1}{b-1})$$

$$=\frac{1}{4}\left[61-(-21.01)\times\frac{0.817^4-1}{0.817-1}\right]$$

$$=31.17$$

于是得到趋势方程为：$Y_t=31.17-21.01\times(0.817)^t$。

将 t 代入方程即得该公司这种医疗器械各年销售量的趋势值，见表 9－9。将 $t=14$ 代入方程，得 2012 年该企业医疗器械销售量为：

$$\hat{Y}_{2012}=31.17-21.01\ (0.817)^{14}=29.93\text{（百台）}$$

这一方程也说明，从 1998～2009 年这一时期的统计数据来看，该企业医疗器械销售量最终将以 31.17 百台作为极限。可以看出，产品销售量在经过前几年的迅速增长后，逐渐接近于增长上限 k。

4. 龚柏兹曲线的拟合 龚柏兹曲线，是美国统计学家和数学家龚柏兹首先提出的用于控制人口增长率的一种数学模型。其模型为：

$$\hat{Y}_t=k\cdot a^{b^t}$$

式中：k、a、b—参数；

t—时间。

它的图形呈一条 S 形曲线，反映了某些经济变量开始增长缓慢，随后增长加快，达到一定程度后，增长率逐渐减慢，最后达到饱和状态的过程。对于具有这种发展趋势的预测目标，可考虑用龚柏兹曲线来描述。

为了确定模型中的参数，通常把模型改写为对数形式：

$$\lg\hat{Y}_t=\lg k+(\lg a)b^t$$

若令 $\hat{Y}_t=\lg\hat{Y}_t, K=\lg k, A=\lg a$，则上式变为：

$$\hat{Y}_t=K+A^{bt}$$

这正是修正指数曲线模型。依照修正指数曲线估计参数的方法，可得 b、$\lg a$ 和 $\lg k$ 的计算公式：

$$\hat{b}=\sqrt[n]{\frac{\sum_3 \lg Y_t-\sum_2 \lg Y_t}{\sum_2 \lg Y_t-\sum_1 \lg Y_t}}$$

$$\lg\hat{a}=\left(\sum_2 \lg Y_t-\sum_1 \lg Y_t\right)\frac{\hat{b}-1}{(\hat{b}^n-1)^2} \quad \text{（式 9－14）}$$

$$\lg\hat{k}=\frac{1}{n}\left[\sum_1 \lg Y_t-\left(\frac{\hat{b}^n-1}{\hat{b}-1}\right)\lg\hat{a}\right]$$

这里 n 为总数据的 1/3。$\sum_1 \lg Y_t$、$\sum_2 \lg Y_t$ 和 $\sum_3 \lg Y_t$ 分别为总数据三等分后的各部分之和。

由于龚柏兹曲线的对数形式为修正指数曲线，因而根据修正指数曲线模型的特点，可知龚柏兹曲线模型的特点是，其对数一阶差分的环比为一常数。因此，当时间序列 $\{Y_t\}$ 的对数一阶差分的环比近似一常数时，可配合龚柏兹曲线模型来预测。

例 9.10：某一新建医药产品生产线工程项目于 2000 年底正式投产，构成一个独立的企业，其运行十年来的有关财务资料见表 9－10。以净现金流量作为收益值（净现金流量＝利润总额＋折旧－税金－每年增加投资），拟合曲线模型。

表 9－10　该企业运行十年的财务资料表　单位：万元

t	年度	利润总额	折旧	税款	每年增加投资	净现金流量 y_t
1	2001	89.05	17.81	26.7	22.25	57.89
2	2002	91.02	22.75	27.31	20.93	65.53
3	2003	90.58	20.83	27.17	23.53	60.71
4	2004	110.04	31.40	33.01	26.40	82.03
5	2005	112.06	26.88	33.62	24.64	80.68
6	2006	105.73	27.48	31.72	22.19	79.30
7	2007	113.07	28.25	33.92	25.96	81.44
8	2008	107.05	31.59	25.12	29.25	84.27
9	2009	119.05	32.13	35.73	28.52	86.93
合计		937.6	239.12	274.32	223.67	678.78

解：（1）对净现金流量实际值 Y 的对数分为三组，并分别求出：

$$\sum_1 \lg Y_t=\lg Y_1+\lg Y_2+\lg Y_3=5.3623$$

$$\sum_2 \lg Y_t=\lg Y_4+\lg Y_5+\lg Y_6=5.7201$$

$$\sum_3 \lg Y_t=\lg Y_7+\lg Y_8+\lg Y_9=5.7757$$

（2）将计算出的三组对数和代入 $\hat{b}$ 计算公式，求 $\hat{b}$ 值：

$$\hat{b}=\sqrt[3]{\frac{5.7757-5.7201}{5.7201-5.3623}}=0.53762$$

（3）计算参数 a。首先根据公式计算 $\lg\hat{a}$，然后求反对数即参数 a 的值。

$$\lg\hat{a} = \left(\sum_2 \lg Y_t - \sum_1 \lg Y_t\right)\frac{\hat{b}-1}{(\hat{b}^n-1)^2} = -0.23192$$

$$\hat{a} = 0.58625$$

（4）利用上述对数，反对数理论根据 $\lg\hat{k}$ 的公式计算参数 k：

$$\lg\hat{k} = \frac{1}{n}\left[\sum_1 \lg Y_t - \left(\frac{\hat{b}^n-1}{\hat{b}-1}\right)\lg\hat{a}\right] = 1.92865$$

$$k = 84.85$$

因此，龚柏兹曲线模型为：

$$\hat{Y}_t = 84.85 \times 0.58625^{(0.53762^t)}$$

三、季节变动分析

季节变动往往会给社会生产和人们的经济生活带来一定影响。例如，健脑类的保健品的销售量，会因时间的变化而分为淡季旺季，旺季一般为高考前三个月。研究季节变动，就是为了认识变动的周期性规律，以便更好地安排、组织社会生产与生活。

季节变动的测定主要是计算一系列季节指数，又称季节比率，其基本思想是：以总平均水平为对照物，用各季节的平均数与之比较，来反映季节变动的高低程度。季节指数是各季（月）平均数与全时期总平均数的比率，它由一系列数值组成，个数由资料的时间间隔决定，且季节指数之和也与所掌握资料有关。如掌握资料为月份资料，则有 12 个季节指数，季节指数之和为 1200%，如为季度资料，则有 4 个季节指数，季节指数之和为 400%。

季节变动的测定方法按是否排除长期趋势的影响可分为两种：一是不包含长期趋势的时间序列；二是包含长期趋势的时间序列。前者常用简单平均法，后者常用移动趋势剔除法。不管采用哪种方法，都需具备连续多年的各月（季）资料，以保证所求的季节比率具有代表性，从而较为客观地描述现象的季节变动。现将详细介绍两种测定季节变动的方法。

（一）不包含长期趋势的时间序列——按月（季）平均法

若时间序列中不包含长期趋势和循环变动，则可直接利用原序列进行同期平均和总平均，消除不规则变动，计算出季节指数，常用按月（季）平均法。基本步骤如下：

（1）计算同月（或同季）的平均数；

（2）计算全部数据的总月（总季）平均数；

（3）计算季节指数（S）；

例 9.11：美国某类医疗器械 2003 年至 2010 年月度销售量资料如下：

表 9-11　按季（月）平均法计算表

年份	一月	二月	三月	四月	五月	六月	七月	八月	九月	十月	十一月	十二月
2003	16.1	14.4	14.2	15.1	15.5	14.3	13.8	14.7	17.2	18.4	20.2	19.9
2004	16.2	15.0	15.1	14.2	13.4	13.7	14.5	15.6	17.5	17.9	18.7	19.0
2005	16.7	16.3	15.3	14.5	14.5	13.9	14.6	15.8	18.0	19.3	21.4	20.3
2006	17.0	17.8	16.7	16.3	15.6	15.2	15.9	17.1	18.4	20.0	21.6	19.6
2007	17.1	17.3	16.5	16.4	15.6	15.7	16.2	17.4	18.8	20.3	21.9	19.8
2008	17.4	16.1	15.2	15.4	15.0	14.3	13.2	12.8	14.2	16.3	17.8	17.5
2009	14.8	15.0	15.1	14.8	14.6	15.3	14.9	15.5	16.2	17.0	17.8	17.8
2010	13.6	13.2	12.7	13.1	13.6	13.0	14.2	14.7	15.6	17.2	18.2	18.1
合计	128.9	125.1	120.8	119.8	117.8	115.4	117.3	123.6	135.9	146.4	157.6	152.0
季节平均数	16.11	15.64	15.1	14.98	14.73	14.43	14.66	15.45	16.99	18.3	19.7	19.0
季节指数（%）	99.1	96.2	92.9	92.1	90.6	88.8	90.1	95.0	104.5	112.6	121.2	116.9

解：

（1）计算同月的平均数，计算结果见上表“季节平均数”一栏

（2）计算全部数据的总月平均数，即$\frac{1560.6}{8 \times 12} = 16.26$

（3）计算季节指数（S），即季节指数 $= \frac{\text{各月平均数}}{\text{总平均数}}$，计算结果见上表“季节指数”一栏。

从季节指数上可以判断九、十、十一、十二月份是该医疗器械的销售旺季，尤其是后三个月，而六月份是销售淡季。需要注意的是，如果季节指数之和不等于400%或1200%，就需要调整，调整的方法是首先计算调整系数，然后用调整系数分别乘以各月（季）季节指数，即得调整后的季节指数。调整系数的计算公式为：

$$\text{调整系数} = \frac{1200}{\text{各月季节指数之和}}$$

或：$\text{调整系数} = \frac{400}{\text{各季季节指数之和}}$

例 9.12：如表 9-12 为某药店某种药品销售量的季节变动分析情况。

表 9-12　某药店某药品销售量的季节变动分析　单位：盒

	1月	2月	3月	4月	5月	6月	7月	8月	9月	10月	11月	12月	平均
2007	40	34	36	34	35	32	28	34	34	37	38	40	35.17
2008	38	32	40	32	32	30	30	33	36	36	36	42	34.75
2009	32	36	37	31	31	29	31	33	32	35	37	52	34.67
2010	30	26	35	29	30	28	28	33	32	32	35	36	31.17
合计	140	128	128	126	128	119	119	133	134	140	146	170	1629
月平均	35	32	32	31.5	32	29.75	29.75	33.25	33.5	35	36.5	42.5	33.94
季节比率%	103.13	94.29	109.02	92.82	94.29	87.66	86.19	97.97	98.71	103.13	107.55	125.23	100.00

由表 9－12 的资料可知，某药店某药品销售的季节比率以 12 月份的 125.23% 为最高，2 月份的 109.02% 次之；而 7 月份的 86.19% 为最低，6 月份的 87.66% 为次低。

$$月份季节比率=\frac{一月份某商品销售平均数}{各月平均商品销售平均数}=\frac{35}{33.9375}\times 100\%=103.13\%$$

其余各月的季节比率依次类推。表 9－12 右下角的 100% 是将各月的季节比率加总后除以一年的 12 个月份数求得。

（二）包含长期趋势的时间序列——趋势剔除法

当时间序列包含长期趋势和循环变动时，用按季平均法计算季节指数就不够准确，应采用趋势剔除法。假定时间序列各影响因素以乘法模型形式存在，趋势剔除法的基本步骤如下：

1. 用移动平均法、趋势线法等方法消除季节变动（S）和不规则（I）变动，计算出长期趋势和循环变动值（$T\times C$）；

2. 再从乘法模型中剔除（$T\times C$），从而得到不存在长期趋势的（$S\times I$），即：

$$S\times I=\frac{Y}{T\times C}$$

3. 再用按季（月）平均法消除 I，得到季节指数。

例 9.13：某制药公司 2006～2011 年各季度的药品零售额（单位：万元）资料如表 9－13 所示，试用趋势剔除法求季节指数。

表 9－13　趋势剔除法求季节指数计算表

时间	药品零售额 Y	趋势值 T	Y/T
2006 年 1 月	82.40	—	—
2006 年 2 月	108.00	—	—
2006 年 3 月	99.90	94.34	105.90
2006 年 4 月	83.00	94.95	87.41
2007 年 1 月	90.50	95.75	94.52
2007 年 2 月	104.80	97.65	107.32
2007 年 3 月	109.50	99.01	110.59
2007 年 4 月	88.60	102.83	86.17
2008 年 1 月	95.80	106.96	89.56
2008 年 2 月	130.00	107.90	120.48
2008 年 3 月	117.40	107.86	108.84
2008 年 4 月	88.20	107.38	82.14
2009 年 1 月	95.90	106.75	89.84
2009 年 2 月	126.00	106.94	117.83
2009 年 3 月	116.40	108.41	107.37
2009 年 4 月	90.70	111.34	81.46

续表

时间	药品零售额 Y	趋势值 T	Y/T
2010 年 1 月	105.20	114.71	91.71
2010 年 2 月	140.10	117.30	119.44
2010 年 3 月	129.30	118.41	109.19
2010 年 4 月	98.50	120.31	81.87
2011 年 1 月	106.30	122.94	86.47
2011 年 2 月	154.20	125.28	123.09
2011 年 3 月	136.20	—	—
2011 年 4 月	110.30	—	—

解：首先利用四项移动平均法求得该序列的长期趋势值 T，并将长期趋势从时间序列中剔除，求得 Y/T，计算结果见表 9－14；其次将表中 Y/T 重新排列，利用按季平均法求得季节指数。

表 9－14　趋势剔除法求季节指数计算表

年份	一季度	二季度	三季度	四季度	合计
2006	—	—	105.90	87.41	193.31
2007	94.52	107.32	110.59	86.17	398.6
2008	89.56	120.48	108.84	82.14	401.02
2009	89.84	117.83	107.37	81.46	396.5
2010	91.71	119.44	109.19	81.87	402.21
2011	86.47	123.09	—	—	209.56
合计	452.1	588.16	541.89	419.05	2001.2
季节平均数	90.42	117.632	108.378	83.81	100.06
季节指数（%）	90.37	117.56	108.31	83.76	400

从季节指数上判断该地区每年二、三季度零售额高于一、四季度。

上述两种方法的区别不在于结果的精确度，而在于它们的应用条件。如果数据资料没有长期趋势，需用第一种方法；如果有长期趋势，需用第二种方法。一组数据只能有一种适用方法。

四、循环波动分析

循环波动是指现象在一个较长时期内涨落起伏的变动。测定循环变动的目的在于认识经济波动的某些规律，预测下一个循环变动中可能产生的各种影响，以便充分利用有利因素，避免不利因素，这对于保持经济持续稳定的发展有重要意义。但是循环变动预测和长期趋势预测不同，循环变动主要为景气预测，在很大程度上要依靠经济分析，仅仅对历史资料进行统计处理是不够的。

测定循环波动的思路与前面基本一致，先将 S、T、I 从原始数据 Y 中剔除，剩余的部分作为循环波动的估计值，常用的方法是剩余法。

仍然假定时间序列各影响因素满足乘法模型 $Y = T \times S \times C \times I$，剩余法的基本步骤如下：

计算季节指数（S），用 Y 除以季节指数 S，得无季节变动数据 $T \times C \times I$；

1. 求长期趋势 T；

2. 用（$T \times C \times I$）除以 T，得无季节长期趋势的数据（$C \times I$）；

3. 利用移动平均法来消除 I，得循环变动 C。

例 9.14：根据表：9－15 关于药品零售额数据进行循环波动分析。

表 9－15　循环变动计算表

时间	标号/t	零售额 Y	季节指数 $S\%$	Y/S（%）	趋势值 T	$C \times I$（%）	C（%）
1998 年 1 月	1	82.40	90.37	91.18	91.05	100.14	
1998 年 2 月	2	108.00	117.56	91.87	92.58	99.23	
1998 年 3 月	3	99.90	108.31	92.24	94.11	98.01	100.61
1998 年 4 月	4	83.00	83.76	99.09	95.64	103.61	99.87
1999 年 1 月	5	90.50	90.37	100.14	97.17	103.06	99.11
1999 年 2 月	6	104.80	117.56	89.15	98.70	90.32	99.51
1999 年 3 月	7	109.50	108.31	101.10	100.22	100.87	99.50
1999 年 4 月	8	88.60	83.76	105.78	101.75	103.96	101.35
2000 年 1 月	9	95.80	90.37	106.01	103.28	102.64	103.38
2000 年 2 月	10	130.00	117.56	110.58	104.81	105.51	102.72
2000 年 3 月	11	117.40	108.31	108.39	106.34	101.93	101.22
2000 年 4 月	12	88.20	83.76	105.30	107.87	97.62	99.40
2001 年 1 月	13	95.90	90.37	106.12	109.40	97.00	97.50
2001 年 2 月	14	126.00	117.56	107.18	110.93	96.62	96.37
2001 年 3 月	15	116.40	108.31	107.47	112.46	95.57	96.52
2001 年 4 月	16	90.70	83.76	108.29	113.99	95.00	97.64
2002 年 1 月	17	105.20	90.37	116.41	115.51	100.78	98.93
2002 年 2 月	18	140.10	117.56	119.17	117.04	101.82	99.93
2002 年 3 月	19	129.30	108.31	119.38	118.57	100.68	99.79
2002 年 4 月	20	98.50	83.76	117.60	120.10	97.92	99.87
2003 年 1 月	21	106.30	90.37	117.63	121.63	96.71	100.47
2003 年 2 月	22	154.20	117.56	131.17	123.16	106.50	101.30
2003 年 3 月	23	136.20	108.31	125.75	124.69	100.85	
2003 年 4 月	24	110.30	83.76	131.69	126.22	104.33	

解：（1）先消去季节变动，得无季节变动资料。见表 9－15 中“Y/S”栏；

（2）利用原始资料建立的趋势方程：$\hat{y}$将 $t=1$，2，…，24 代入方程得“趋势值 T”；

（3）将前两项结果相除即得无季节无趋势资料，见表 9－15 中“$C \times I$”栏；

（4）最后通过移动平均消除不规则变动，得循环波动值，即表中的最后一栏。将循环波动值绘图如下：

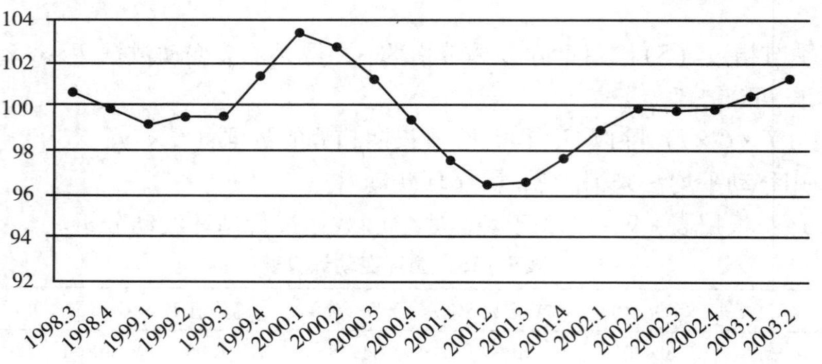

图 9－7　药品零售额循环波动值分析图示

对一些经济现象的循环波动，我们一般先用一系列指标对其特征进行把握，主要有以下指标：

（1）峰值（P），即经济周期顶点的指标值。从上图可以看出，峰值＝103.38。

（2）谷值（C），即经济周期谷底的指标值。上述示例中，谷值＝96.37。

（3）周期长度（L），即经济周期从起点到终点所跨越的时间长度。也就是从一次周期顶点前的谷底到顶点后的谷底所经过的时间长度。如图 9－7 中所经过的时间长度是 5 年。

（4）衰退转折点（D^1），即周期峰值所处的时刻。上述示例中，衰退转折点为 2000 年 1 月。

（5）扩张转折点（D^2），又称为景气转折点，即周期谷底所处的时刻。上述示例中，扩张转折点为 2001 年 2 月。

以上各项指标反映某一周期的基本特征，对循环波动的分析不仅如此，更重要的是测定客观现象在较长时间的发展过程中多次波动的一般特征，这就需要计算平均周期长度、平均峰值、平均谷值、平均扩张差、平均收缩差等一系列平均指标，以此来刻画循环波动的一般规律。

第三节　Excel 进行时间序列分析

一、时间序列描述性分析

（一）测定增长量与平均增长量

例 9.15：根据我国 1998～2003 年社会消费品零售总额，计算逐期增长量、累计增长量和平均增长量，如图 9－8 所示。

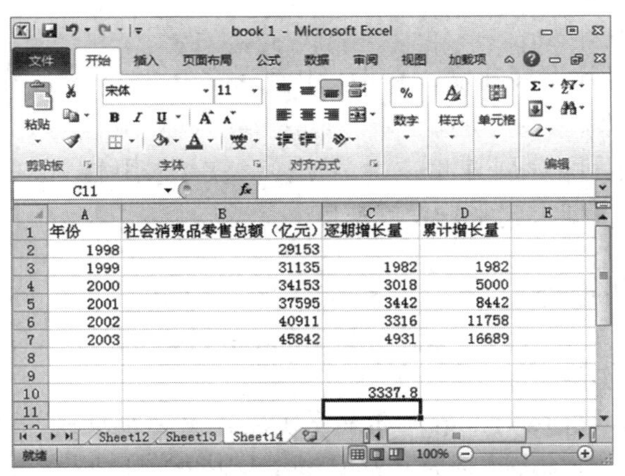

	A	B	C	D	E
1	年份	社会消费品零售总额（亿元）	逐期增长量	累计增长量	
2	1998	29153			
3	1999	31135	1982	1982	
4	2000	34153	3018	5000	
5	2001	37595	3442	8442	
6	2002	40911	3316	11758	
7	2003	45842	4931	16689	
8					
9					
10			3337.8		
11					

图 9－8　用 Excel 计算增长量和平均增长量资料及结果

使用 Excel 进行计算，具体操作如下：

第一步：新建 Excel 工作表，在 A 列输入年份，在 B 列输入社会消费品零售总额。

第二步：计算逐期增长量，在 C3 中输入“＝B3－B2”，并用鼠标拖曳将公式复制到 C3：C7 区域。

第三步：计算累计增长量，在 D3 中输入“＝B3—＄B＄2”，并用鼠标拖曳将公式复制到 D3：D7 区域。

第四步：计算平均增长量（水平法），在 C10 中输入“＝（B7－B2）/5”，按回车键，即得到平均增长量。

（二）测定发展速度和平均发展速度

例 9.16：以 1998～2003 年社会消费品零售总额为例，说明如何计算定基发展速度、环比发展速度和平均发展速度。如图 9－9 所示。

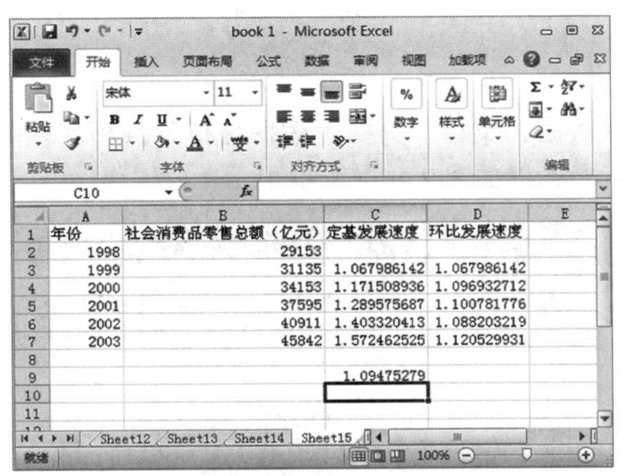

	A	B	C	D	E
1	年份	社会消费品零售总额（亿元）	定基发展速度	环比发展速度	
2	1998	29153			
3	1999	31135	1.067986142	1.067986142	
4	2000	34153	1.171508936	1.096932712	
5	2001	37595	1.289575687	1.100781776	
6	2002	40911	1.403320413	1.088203219	
7	2003	45842	1.572462525	1.120529931	
8					
9			1.09475279		
10					
11					

图 9－9　用 Excel 计算发展速度和平均发展速度资料和结果

第一步：新建 Excel 工作表，在 A 列输入年份，B 列输入社会消费品零售总额。

第二步：计算定基发展速度，在 C3 中输入“＝B3/＄B＄2”，并用鼠标拖曳将公式复制到 C3：C7 区域。

第三步：计算环比发展速度，在 D3 中输入“ = B3/B2”，并用鼠标拖曳将公式复制到 D3：D7 区域。

第四步：计算平均发展速度（水平法），在 C9 中输入“ = GEOMEAN（D3：D8)”，按下回车键，即得到平均发展速度。

二、计算长期趋势

（一）移动平均法

例 9. 17：根据我国 1990 ~ 2003 年的国内生产总值的数据（单位：亿元），用移动平均法计算预测我国国内生产总值的长期发展趋势。如图 9 – 10 所示。

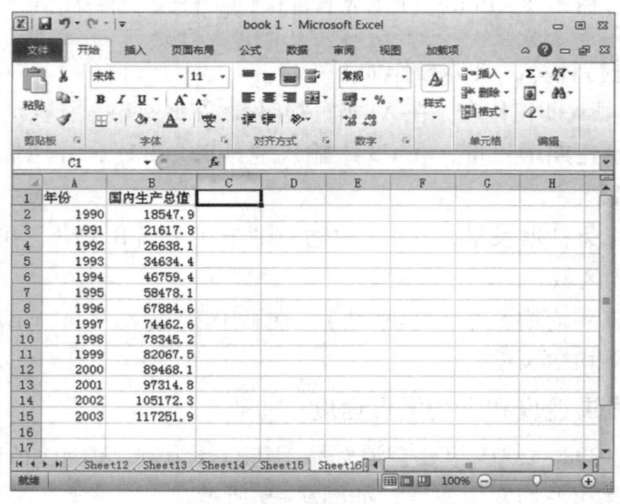

	A	B
1	年份	国内生产总值
2	1990	18547.9
3	1991	21617.8
4	1992	26638.1
5	1993	34634.4
6	1994	46759.4
7	1995	58478.1
8	1996	67884.6
9	1997	74462.6
10	1998	78345.2
11	1999	82067.5
12	2000	89468.1
13	2001	97314.8
14	2002	105172.3
15	2003	117251.9

图 9 – 10　1990 ~2003 年国内生产总值数据表

具体操作如下：

第一步：打开“数据”菜单，选择“数据分析”选项，在分析工具中选择“移动平均”选项。显示对话框如图 9 – 11 所示。

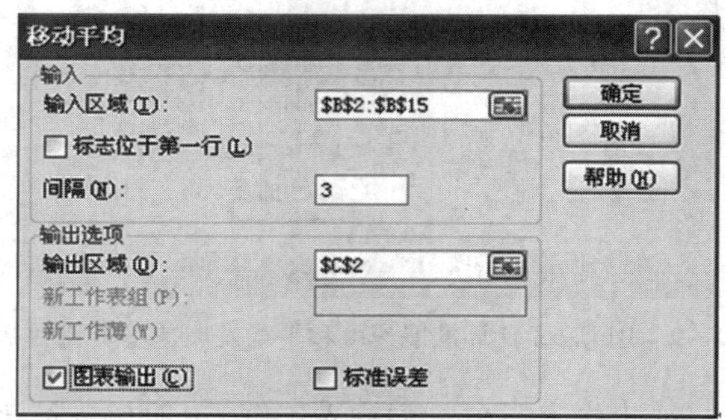

图 9 – 11　“移动平均”对话框

第二步：在“移动平均”对话框中进行设置，在“输入区域”中输入数据单元格区域“＄B＄2：＄B＄15”，在“输出区域”中输入数据单元格区域“＄C＄2”，在“间隔”框内输入“3”，并选中“图表输出”，单击“确定”，即得到移动平均计算结果（如图9－12）。

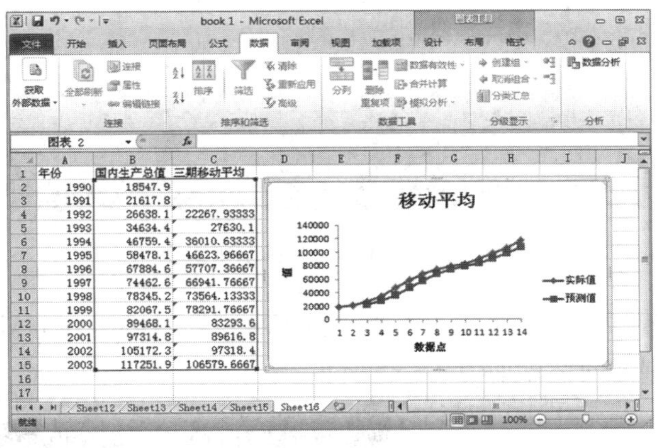

年份	国内生产总值	三期移动平均
1990	18547.9	
1991	21617.8	
1992	26638.1	22267.93333
1993	34634.4	27630.1
1994	46759.4	36010.63333
1995	58478.1	46623.96667
1996	67884.6	57707.36667
1997	74462.6	66941.76667
1998	78345.2	73564.13333
1999	82067.5	78291.76667
2000	89468.1	83293.6
2001	97314.8	89616.8
2002	105172.3	97318.4
2003	117251.9	106579.6667

图9－12　移动平均法计算结果

（二）指数平滑法

例9.18：某从事汽车租赁业务的经理着手调查客户对防雪汽车的需求情况。下表是调查后得到的数据，试利用前10天调查的数据推断第10天应该储备多少辆防雪汽车以备第11天使用。

具体操作如下：

第一步：新建Excel工作表，输入数据如图9－13所示。

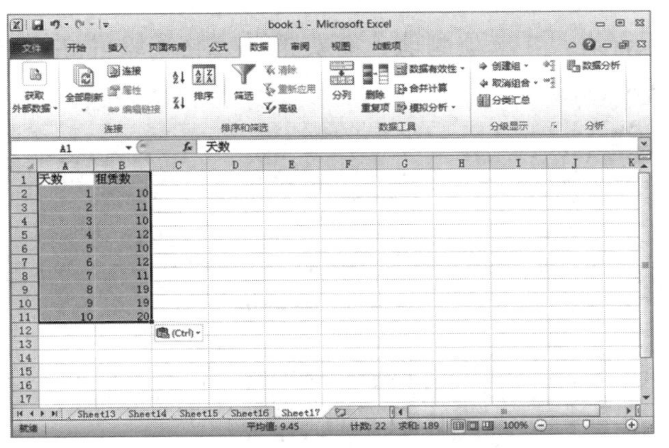

天数	租赁数
1	10
2	11
3	10
4	12
5	10
6	12
7	11
8	19
9	19
10	20

图9－13　数据输入界面

第二步：把区域A2：B11内容下移一行，在空白单元格B2中输入“＝AVERAGE（B3：B7）”。如图9－14所示。

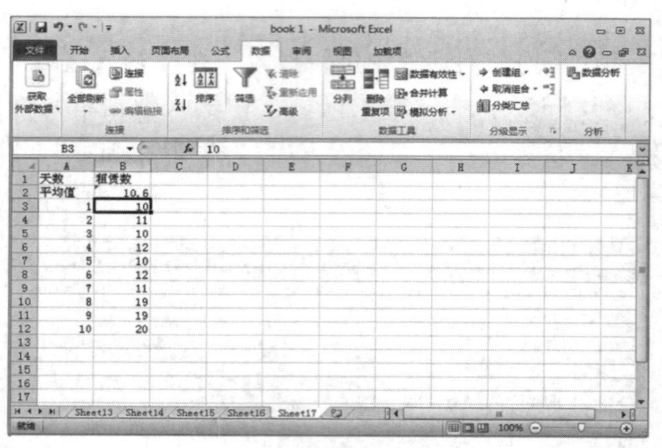

图 9－14　输入 AVERAGE 公式

第三步：打开“数据”菜单，选择“数据分析”选项，在分析工具中选择“指数平滑”选项。显示对话框如图 9－15 所示。

第四步：在“指数平滑”对话框中进行设置，在“输入区域”框中输入数据单元格区域“$B$2:$B$12”，在“输出区域”框中输入数据单元格区域“$C$2”，在“阻尼系数”框中输入“0.7”，选中“图表输出”，单击“确定”。

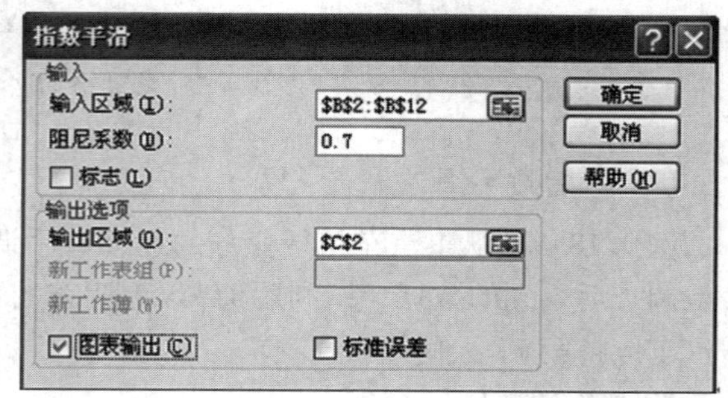

图 9－15　“指数平滑”对话框

第五步：除了单元格 C2 中显示的公式为“= B2”外，单元格 C3：C12 中显示的公式均为平滑公式形式，这些是拟合值。要求预测值，需要把单元格 C12 中的公式复制到 C13 中，得到结果如图 9－16 所示。

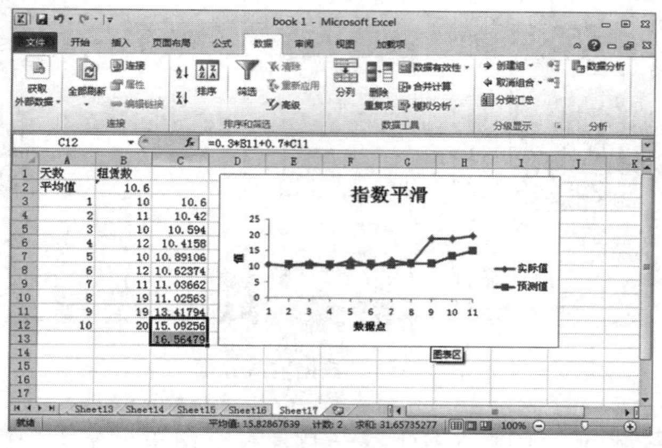

图 9－16　指数平滑法计算结果

三、计算季节变动

（一）按月平均法

例 9.19：某啤酒厂近五年全年及分月啤酒销售量数据如图 9－17 所示。结合五年分月数据，利用 Excel 按月平均法测定季节变动。

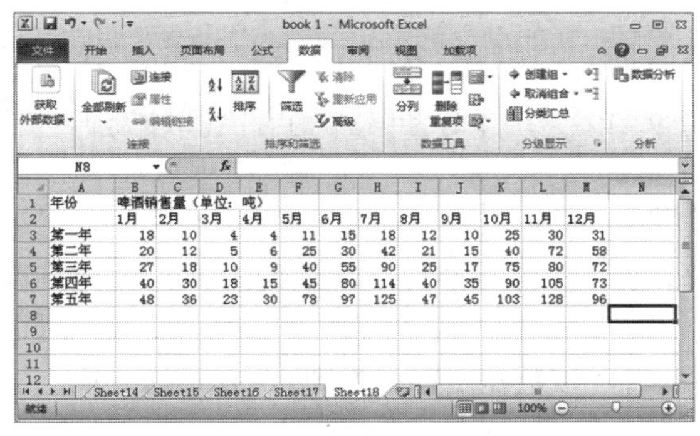

年份	啤酒销售量（单位：吨）											
	1月	2月	3月	4月	5月	6月	7月	8月	9月	10月	11月	12月
第一年	18	10	4	4	11	15	18	12	10	25	30	31
第二年	20	12	5	6	25	30	42	21	15	40	72	58
第三年	27	18	10	9	40	55	90	25	17	75	80	72
第四年	40	30	18	15	45	80	114	40	35	90	105	73
第五年	48	36	23	30	78	97	125	47	45	103	128	96

图 9－17　某酒厂近五年全年及分月啤酒销售量

第一步：计算各年合计与各年同月数值之和。计算每年的啤酒销量总数，在单元格 N3 中输入“＝SUM（B3:M3）”，并用鼠标拖曳将公式复制到 N4:N7 区域。计算各年同月销售总数，在单元格 B8 中输入“＝SUM（B3:B7）”，并用鼠标拖曳将公式复制到 C8:N8 区域。

第二步：计算同月平均数与总的月平均数。计算同月平均数，在单元格 B9 中输入“＝B8/5”，并用鼠标拖曳将公式复制到 C9:M9 区域。计算总的月平均数，在单元格 N9 中输入“＝N8/60”，按下回车键得到结果。

第三步：计算季节比率，在单元格 B10 中输入“＝B9＊100/43.21667”，并用鼠标拖曳将公式复制到 C10:M10 区域。

第四步：计算季节比率之和，绘制季节变动曲线。在单元格 N10 中输入“＝SUM（B10:M10）”，按下回车键，得到季节比率之和为 1200。按月平均法计算结果如图 9－18 所示。根据季节比率，可绘制季节变动曲线，如图 9－19 所示。

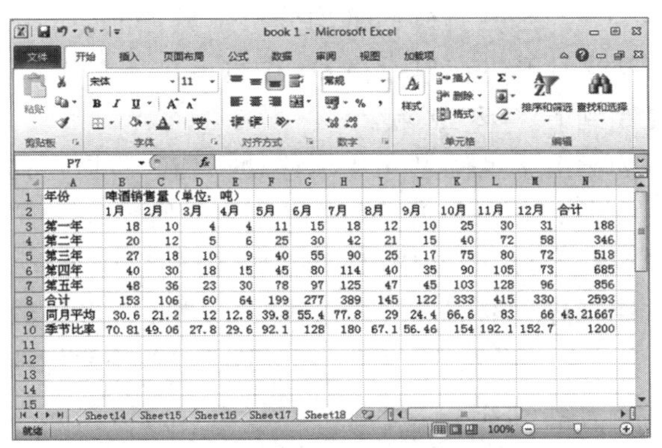

年份	啤酒销售量（单位：吨）												
	1月	2月	3月	4月	5月	6月	7月	8月	9月	10月	11月	12月	合计
第一年	18	10	4	4	11	15	18	12	10	25	30	31	188
第二年	20	12	5	6	25	30	42	21	15	40	72	58	346
第三年	27	18	10	9	40	55	90	25	17	75	80	72	518
第四年	40	30	18	15	45	80	114	40	35	90	105	73	685
第五年	48	36	23	30	78	97	125	47	45	103	128	96	856
合计	153	106	60	64	199	277	389	145	122	333	415	330	2593
同月平均	30.6	21.2	12	12.8	39.8	55.4	77.8	29	24.4	66.6	83	66	43.21667
季节比率	70.81	49.06	27.8	29.6	92.1	128	180	67.1	56.46	154	192.1	152.7	1200

图 9－18　按月平均法分析季节变动结果

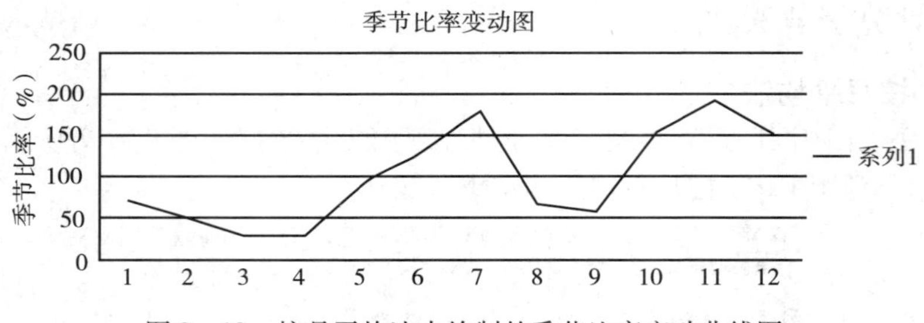

图 9－19　按月平均法中绘制的季节比率变动曲线图

（二）趋势剔除法

例 9. 20：下面仍以例 9. 19 的资料，采用乘法型的时间序列变动分析说明趋势剔除法的操作。

第一步：输入各年各季度数据资料，如图 9－20 所示。

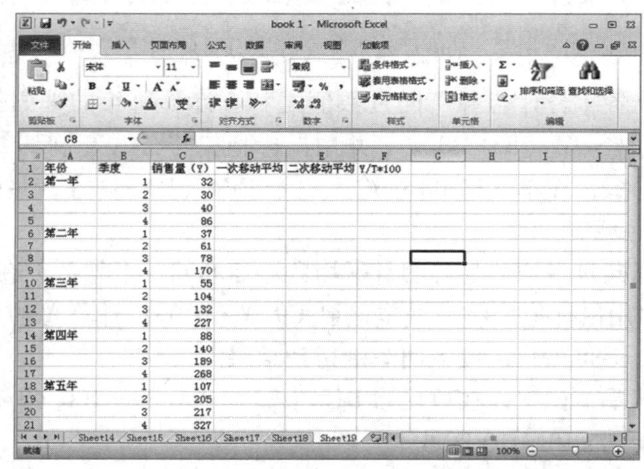

年份	季度	销售量（Y）	一次移动平均	二次移动平均	Y/T*100
第一年	1	32			
	2	30			
	3	40			
	4	86			
第二年	1	37			
	2	61			
	3	78			
	4	170			
第三年	1	55			
	2	104			
	3	132			
	4	227			
第四年	1	88			
	2	140			
	3	189			
	4	268			
第五年	1	107			
	2	205			
	3	217			
	4	327			

图 9－20　某酒厂近五年全年分季啤酒销售量

第二步：计算四个季度的移动平均数。计算移动平均数，可以采用移动平均分析工具，也可以使用公式与函数。移动平均分析工具在前面的内容中已经讲过，本例采用公式与函数方法来计算。在单元格 D4 中输入“＝AVERAGE（C2: C5）”，并用鼠标拖曳将公式复制到 D5: D20 区域。

第三步：移正平均。由于本例是偶数项移动平均，所以还需将四项移动平均值再进行两项“移正”平均，如果是奇数项移动平均，则该步骤省去。在单元格 E4 中输入“＝AVERAGE（D4: D5）”，并用鼠标拖曳将公式复制到 E5: E19 区域。

第四步：消除长期趋势。本例采用乘法模型，因此，将原数列除以趋势值以消除长期趋势，在单元格 F4 中输入“＝C4＊100/E4”，并用鼠标拖曳将公式复制到 F5 : F19 区域。结果如图 9－21 所示。

	年份	季度	销售量（Y）	一次移动平均	二次移动平均	Y/T*100
1	年份	季度	销售量（Y）	一次移动平均	二次移动平均	Y/T*100
2	第一年	1	32			
3		2	30			
4		3	40	47	47.625	83.9895
5		4	86	48.25	52.125	164.988
6	第二年	1	37	56	60.75	60.90535
7		2	61	65.5	76	80.26316
8		3	78	86.5	88.75	87.88732
9		4	170	91	96.375	176.3943
10	第三年	1	55	101.75	108.5	50.69124
11		2	104	115.25	122.375	84.98468
12		3	132	129.5	133.625	98.78391
13		4	227	137.75	142.25	159.5782
14	第四年	1	88	146.75	153.875	57.18928
15		2	140	161	166.125	84.27389
16		3	189	171.25	173.625	108.8553
17		4	268	176	184.125	145.5533
18	第五年	1	107	192.25	195.75	54.66156
19		2	205	199.25	206.625	99.21355
20		3	217	214		
21		4	327			

图 9－21　移动平均及剔除趋势数据

第五步：计算季节比率。将图 9－21 中 Y/T ∗ 100 得到的数据重新编排，得到如图 9－22 中 Excel 工作表中前五行的基本数据（本例将图 9－21 中 Y/T ∗ 100 的数据四舍五入，保留两位小数）。最后利用按月平均法计算季节比率，具体步骤参见按月平均法，此处省略，最终结果如图 9－22 所示。

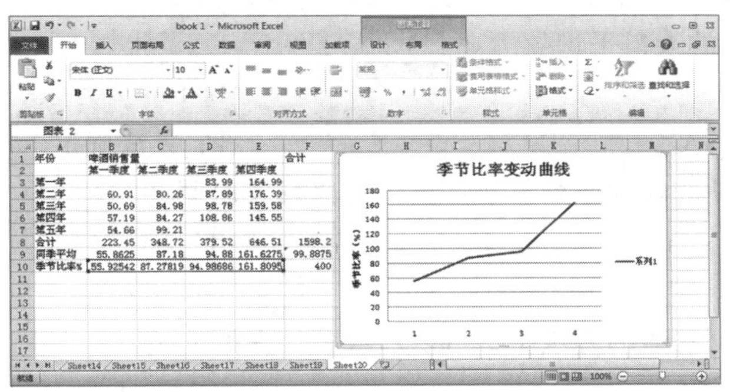

年份	啤酒销售量				合计
	第一季度	第二季度	第三季度	第四季度	
第一年			83.99	164.99	
第二年	60.91	80.26	87.89	176.39	
第三年	50.69	84.98	98.78	159.58	
第四年	57.19	84.27	108.86	145.55	
第五年	54.66	99.21			
合计	223.45	348.72	379.52	646.51	1598.2
同季平均	55.8625	87.18	94.88	161.6275	99.8875
季节比率%	55.92542	87.27819	94.98686	161.8095	400

图 9－22　利用移动平均趋势剔除法分析季节变动数据图

本章小结

通过在保险业务中时间序列的应用，体现出时间序列可以客观反映事物的规律以及随时间演变的趋势。本章对时间序列的概念、构成因素以及数学模型进行了介绍，并对其描述性分析、长期趋势、季节变动和循环波动分析做出了详尽的分析；最后，介绍了利用 Excel 进行时间序列描述性分析、长期趋势和季节变动的方法。

课后习题

一、名词解释

1. 时间序列数据 2. 时间序列 3. 长期趋势 4. 季节变动 5. 循环变动 6. 不规则变动 7. 时间序列的分解模型 8. 平稳时间序列、非平稳时间序列 9. 数据的季节性 10. 增长率、环比增长率、定基增长率 11. 平均增长率 12. 简单移动平均法、指数平滑法 13. 季节指数

二、选择题

1. 计算发展速度的分母是（ ）

A. 报告期水平　　B. 基期水平

C. 实际水平　　D. 计划水平

2. 某车间月初工人人数资料如下：

月份	1	2	3	4	5	6	7
月初人数（人）	280	284	280	300	302	304	320

则该车间上半年的平均人数约为（ ）

A. 296 人　　B. 292 人

C. 295 人　　D. 300 人

3. 某地区某年 9 月末的人口数为 150 万人，10 月末的人口数为 150. 2 万人，该地区 10 月的人口平均数为（ ）

A. 150 万人　　B. 150. 2 万人

C. 150. 1 万人　　D. 无法确定

4. 由一个 9 项的时间序列可以计算的环比发展速度（ ）

A. 有 8 个　　B. 有 9 个

C. 有 10 个　　D. 有 7 个

5. 在测定长期趋势的方法中，可以形成数学模型的是（ ）

A. 时距扩大法　　B. 移动平均法

C. 最小平方法　　D. 季节指数法

6. 某企业的科技投人，2010 年比 2005 年增长了 58. 6%，则该企业 1996 ~ 2000 年间科技投入的平均发展速度为（ ）

A. $\sqrt[5]{58.6\%}$　　B. $\sqrt[5]{158.6\%}$

C. $\sqrt[6]{58.6\%}$　　D. $\sqrt[6]{158.6\%}$

7. 采用几何平均法计算平均发展速度的依据是（ ）

A. 各年环比发展速度之积等于总速度

B. 各年环比发展速度之和等于总速度

C. 各年环比增长速度之积等于总速度

D. 各年环比增长速度之和等于总速度

8. 如果移动时间长度适当，采用移动平均法能有效地消除（　）

A. 循环变动　　B. 季节变动

C. 不能消除　　D. 循环变动和季节变动

9. 某制药厂 2006 年之 2010 年的利润（万元）为：922，1086，1655，1982 和 2389。则该企业 2009 年和 2010 年利润增长 1% 的绝对值为（　）

A. 1982 万元和 2389 万元　　B. 19.82 万元和 23.89 万元

C. 1655 万元和 1982 万元　　D. 16.55 万元和 19.82 万元

10. 藿香正气水的销售一般在暑期前后到达旺季，7 月份、8 月份的季节指数将（　）

A. 小于 100%　　B. 大于 100%

C. 等于 100%　　D. 大于 1200%

11. 时间数列中的发展水平（　）

A. 只能是绝对数　　B. 只能是相对数

C. 只能是平均数　　D. 上述三种指标均可以

三、判断题

1. 均值和协方差随时间的平移而均匀变化，那么这个时间序列为平稳时间序列。

2. 时间序列中的发展水平都是统计绝对数。

3. 由于时点序列和时期序列都是绝对数时间序列，所以，它们的特点是相同的。

4. 季节比率 = 同月平均水平/总的月水平平均。

5. 只有增长速度大于 100% 才能说明事物的变动是增长的。

6. 采用几何平均法计算平均发展速度时，每一个环比发展速度都会影响到平均发展速度的大小。

7. 移动平均法是测定不规则变动的一种较为简单的方法。

8. 所有平均发展水平的计算采用的都是算术平均数方法。

9. 指数平滑法是一种特殊的加权移动平均法。

10. 移动平均法的准确程度主要取决于跨越期的选择是否合理。

四、问答题

1. 简述构成时间数列的两个基本要素。

2. 简述影响时间数列变动的四大因素。

3. 时间序列的分解模型有哪两类？

4. 季节变动的测定常用什么方法？简述其基本原理。

5. 长期趋势的研究意义在哪里？

6. 进行数学曲线拟合法时有哪些方法来选择曲线方程？

五、计算题

1. 某医药公司某年 9 月末有职工 250 人，10 月上旬的人数变动情况是：10 月 4 日新招聘 12 名大学生上岗，6 日有 4 名老职工退休离岗，8 日有 3 名青年工人应征入伍，同日又有 3 名职工辞职离岗，9 日招聘 7 名营销人员上岗。试计算该公司 10 月上旬的平均在岗人数。

2. 某医疗器械制造厂 2008 年生产牙科包产量为 30 万件。请问：

（1）若规定 2009 ~ 2011 年年递增率不低于 6%，其后年递增率不低于 5%，2013 年该厂牙科包的产量将达到多少？

（2）若规定 2018 年牙科包产量在 2008 年的基础上翻一番，而 2009 年的增长速度可望达到 7.8%，问以后 9 年应以怎样的速度增长才能达到预定目标？

（3）若规定 2018 年牙科包产量在 2008 年的基础上翻一番，并要求每年保持 7.4% 的增长速度，问能提前多少时间达到预定目标？

3. 某医药企业上半年职工人数统计资料如下：

时间	1 月 1 日	2 月 1 日	4 月 1 日	6 月 30 日
人数（人）	1002	1050	1020	1008

要求计算：

（1）第一季度平均人数；

（2）上半年平均人数。

4. 某医药上市公司近 10 年间股票的每股收益如下（单位：元）：

0.64，0.73，0.94，1.14，1.33，1.53，1.67，1.68，2.10，2.50

（1）用趋势方程预测该公司下一年的收益；

（2）通过时间序列的数据和发展趋势判断，是否是该公司应选择的合适投资方向？

5. 某公司 2000 ~ 2010 年的产品销售数据如下（单位：万元）：

年份	2000	2001	2002	2003	2004
销售额	80	83	87	89	95
年份	2006	2007	2008	2009	2010
销售额	107	115	125	134	146

要求：

（1）应用三年和五年移动平均法计算趋势值。

（2）应用最小平方法配合趋势直线，并计算各年的趋势值。

6. 某医药企业某产品连续四年各季度的出口额资料如下（单位：万元）：

季度	一	二	三	四
第一年	16	2	4	51
第二年	28	4.3	6.7	77.5
第三年	45	7.1	14.2	105
第四年	50	5.1	16.8	114

要求计算该产品出口额的季节指数，并对其季节变动情况做简要分析。

7. 某地区 2007 ~2011 年医药生产总值数据如下：

年份		2007	2008	2009	2010	2011
医药生产总值（亿元）		40.9		68.5	58	
发展速度（%）	环比	—				
	定基	—				151.34
增长速度（%）	环比	—	10.3			
	定基	—				

要求：

（1）计算并填列表中所缺数字。

（2）计算该地区 2007 ~2011 年间的平均医药生产总值。

（3）计算 2007 ~2011 年间医药生产总值的平均发展速度和平均增长速度。

8. 某地区医药生产总值在 2001 ~2003 年平均每年递增 12%，2004 ~2007 年平均每年递增 10%，2008 ~2010 年平均每年递增 8%。试计算：

（1）该地区医药生产总值在这 10 年间的发展总速度和平均增长速度；

（2）若 2010 年的医药生产总值为 500 亿元，以后平均每年增长 6%，请问到 2012 年可达多少？

（3）若 2012 年的医药生产总值的计划任务为 570 亿元，一季度的季节比率为 105%，则 2002 年一季度的计划任务应为多少？

第十章

统计指数

为了从事实际工作，我们必须掌握数字，而中央统计局应该比谁都更早掌握这些数字。

——俄·列宁

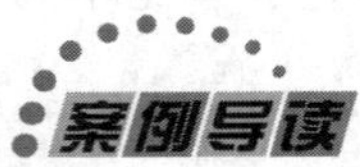

医药管理统计学的应用：中国·成都中药材指数

2011 年 4 月 16 日在成都国际商贸城荷花池中药材专业市场，商务部批准立项全国首个中药材指数——“中国·成都中药材指数”，以更好地促进中药材在培育、种植、销售、储藏等各个环节走向现代化、产业化、信息化。这是继义乌小商品指数、中关村电子信息产品指数、叠石桥家纺指数等专业指数之后，商务部发布的又一权威市场指数，也是全国乃至全球唯一的中药材指数。据统计，全国中药材资源共计 6000 多种，其中四川就有 5000 多种。中药材分类是指数编制的基础，对品类繁杂、良莠不齐的中药材进行分类是一项琐碎、艰苦的工作，而以往中药材市场出现的一些问题往往与分类标准不规范有关。商务部近年来着力建设完整的商品指数体系，2010 年“中国·成都中药材指数”被正式批准立项，中药材指数被纳入生活必需品、重要生产资料市场监测系统。2010 年 6 月，成都市金牛区和成都国际商贸城荷花池中药材市场开始着手编制指数。经过专家论证和试运行，传统的中药材行业如今进入了“指数时代”。

人们常常用“风向标”、“晴雨表”来形容指数的作用，其实不同社会层面的人士可以从不同的角度从中各取所需。通过中药材指数，政府和行业主管部门可以及时了解和掌握中药材的贸易动态、了解中药材市场的运行状况，为制定相关政策和发展规划提供依据；中药材种植者可以从中了解品种与价格信息，选择种植适销对路的药材、合适的收割与售卖时机；经营者可以及时了解商情，合理调配进货、销售、库存环节，提高资源的有效配置；市场管理者也可以及时掌控流通信息，提升管理形式和水平；专家学者则可以从中提取有价值的数据信息，比较、分析、判断，为行业发展提供理论建树。中药材指数就是中药材市场的“脉象”，它既牵涉国计，又直通民生。

【学习目标】 本章主要介绍医药管理统计学中可以综合反映事物变动的——指数。通过本章的学习希望读者对指数的概念、含义、作用等方面有基本的了解，重点掌握简单综合指数、简单平均比率指数、拉式指数、派氏指数、加权平均比率指数的的计算方法及其实际表示的经济内涵。

【学习要求】

1. 重点掌握：简单综合指数、简单平均比率指数、拉式指数、派氏指数、加权平均比率指数、总指数、类指数；
2. 掌握：消费价格指数、商品零售价格指数、股票价格指数，指数体系；
3. 熟悉：指数的调整作用，利用 Excel 进行指数分析的方法；
4. 了解：指数的概念、作用。

第一节　指数基本概念

统计指数，简称指数，起源于人们对价格变动的研究。18 世纪中叶，由于金银大量流入欧洲，引起大面积商品价格的飞涨，并造成了社会的不安定，于是有了反映物价变动的要求，这就是物价指数产生的历史背景。随着历史的推移，现如今我们能够经常听到或者看到各种统计指数，统计指数的应用已经不断推广到经济领域的各个方面。

一、指数的概念

指数是一个有效的描述工具，它可以综合说明事物的变动方向和变动程度。例如，板蓝根的价格由原来的每统 50 元增加到 60 元，则价比 60 / 50 =120%，即板蓝根的价格上涨了 20%，从广义上说，这就是指数，由于反映的是价格变化，所以也称作物价指数（price index）。指数不仅可以反映价格的变化状况，也可以反映物量的变化，还可以反映价值量的变化。由于指数反映的是变化状况，所以在编制时一定有一个可对比的参照系，称为基期（base period）。

指数计算的基础是所反映事物的原始数据，如要编制药品零售价格指数，理论上需要所有零售药品在两个不同时间的价格资料。指数的计算结果一般都用百分比表示，百分比的值大于或小于 100%，表示上升或下降变动的方向，比 100% 大或小的幅度，就是升降变动的程度。例如药品零售价格指数为 110%，说明药品零售价格总体上涨了10%，虽然这其中可能有的药品的零售价格上升而有的降低。可见指数担负着类似于平均数的职能，它代表许多变量作为一个整体在不同时间或不同地点数值大小变动的一般水平。

目前，统计界认为，指数的概念有广义和狭义两种理解。广义的指数泛指所有研究社会经济现象数量变动的相对数，是用来表明现象在不同时间、不同空间、不同总体等相对变动情况的统计指标。例如动态相对数，比较相对数、计划完成程度相对数等。狭义指数仅指反映不能直接相加的复杂社会经济现象在数量上综合变动情况的相对数。例如零售物价指数，消费价格指数、股价指数等。这里的复杂总体是指总体单位和标志值不能直接相加的总体。如不同产品的产量、不同商品的价格等。经济分析中狭义指数的概念应用得更为广泛，旨在研究复杂总体综合变动情况。

本章主要基于统计指数的狭义概念探讨指数的作用、构造方法及其在医药管理统计分析中的运用。

二、指数的作用

1. 综合反映事物总体的变动方向和程度 指数分析法的首要任务就在于对这些不同使用价值的多种产品或商品的数量关系，由不能直接相加过渡到可以综合对比。例如，不同药品的价格变动无法直接相加看出趋势，可以计算零售药品物价总指数，通过指数的方法可以实现对其变动规律的分析，借以反映总体变动。

2. 分析各因素对总体指数变动的影响 分析和测定受多因素影响的现象的总变动中，各个因素的影响方向和影响程度往往不尽相同。任何一个复杂现象的总体，一般是由多种因素构成的，可以利用综合指数或平均指标指数，从相对数和绝对数两个方面分析各因素对总体指数变动的影响。如医药经营企业销售额的变动受销售量和物价两个因素的影响，我们可以利用指数分析法，分析计算出销售量和物价变动对销售额变动的影响程度。

3. 研究现象的长期变动趋势 指数分析法的任务之一，就是要根据影响事物的主要因素的内在联系，通过编制相应的指数数列，分析现象发展变化的程度和趋势。特别是分析相互联系而性质不同的时间数列之间的变动关系。

4. 对经济现象进行综合评价和测定 随着指数法在实际应用中的不断发展，许多医药产业的经济现象都可以运用指数进行综合评价和测定，从而对其发展水平做出综合的判断。如利用综合经济动态指数法评价和测定某地区医药产业或某制药企业经济效益的高低；利用平均指数法测定新药研发技术进步的程度及其在经济增长中的作用；利用指数原理建立对医药产业经济发展变动的评价和预警系统等。

第二节　指数的构造方法

为了说明方便，本节首先介绍本章所使用的一些基本符号。

用P表示价格指数：

$$_{0}P_{1} = \frac{\sum_{i=1}^{n} p_{1i}q_{0i}}{\sum_{i=1}^{n} p_{0i}q_{0i}}$$

P 左边的下标0代表基期；P 右边的下标1代表给定的时期（或称“报告期”）。上式是按拉氏公式计算的价格指数，可记为：$_{0}P_{1}^{La}$，p 表示价格，下标0、1分别代表基期和报告期。下标i代表众多商品1、2、……、n 中的某一个。

用 Q 表示数量指数：

$$_{0}Q_{1} = \frac{\sum_{i=1}^{n} q_{1i}p_{1i}}{\sum_{i=1}^{n} q_{0i}p_{1i}}$$

这是按派氏公式计算的数量指数，可记为：$_{0}Q_{1}^{La}$。q表示数量，下标0、1分别代表基期和报告期。下标i代表众多商品1、2、……、n 中的某一个。

用 V 代表价值指数，统计学中又称为是动态相对数，它表示为：

$$_{0}V_{1} = \frac{\sum_{i=1}^{n} p_{1i}q_{1i}}{\sum_{i=1}^{n} p_{0i}q_{0i}}$$

为了方便理解，下面通过一个简单的数据集来完成对所构造的各种指数的数据模拟。

例如，某药厂的3种药品2010年和2011年的销售价格和销售数量资料如表10－1：

表10－1　3种药品两年的销售价格和销售数量表

商品名称	单位	价格（元）		销售量	
		2010年	2011年	2010年	2011年
甲	克	4	5	12000	10000
乙	千克	8	10	100	90
丙	毫克	600	500	15	25

按照指数从简单到复杂的构造顺序，分别介绍两种指数形式，并分析最常使用的拉氏公式和派氏公式的特点。

一、简单综合指数

简单综合指数（simple aggregate index number）是编制多种价格或数量指数最简单的方法，它直接将衡量一种商品价格或数量报告期的指标总和与基期的指标综合相对比。所谓“综合”实际上就是先加总再对比，即总计数的比率。

$$ {}_0P_1 = \frac{\sum_{i=1}^{n} p_{1i}}{\sum_{i=1}^{n} p_{0i}} \times 100\% \qquad (式 10-1) $$

$$ {}_0Q_1 = \frac{\sum_{i=1}^{n} q_{1i}}{\sum_{i=1}^{n} q_{0i}} \times 100\% \qquad (式 10-2) $$

用表 10-1 的数据计算价格指数为例，分别加总 2010 年与 2011 年的价格，代入式 10-1，得：

$$ {}_0P_1 = \frac{\sum_{i=1}^{n} p_{1i}}{\sum_{i=1}^{n} p_{0i}} \times 100\% = \frac{\sum_{i=1}^{3} p_{1i}}{\sum_{i=1}^{3} p_{0i}} \times 100\% = \frac{5+10+500}{4+8+600} \times 100\% = 84.15\% $$

该指数的含义是：3 种药品的销售价格 2011 年比 2010 年下降了 15.85%。

同理代入（10-2）可以计算出数量指数：

$$ {}_0Q_1 = \frac{\sum_{i=1}^{n} q_{1i}}{\sum_{i=1}^{n} q_{0i}} \times 100\% = \frac{\sum_{i=1}^{3} q_{1i}}{\sum_{i=1}^{3} q_{0i}} \times 100\% = \frac{10000+90+25}{12000+100+15} \times 100\% = 83.49\% $$

该指数的含义是：3 种药品的销售数量 2011 年比 2010 年下降了 16.51%。

简单综合价格指数是最早出现的指数，简单指数计算公式简单，其计算结果受计量单位的影响，如果把甲药品的计量单位由“克”改为“毫克”，则这时的价格指数将是：

$$ {}_0P_1 = \frac{\sum_{i=1}^{3} p_{1i}}{\sum_{i=1}^{3} p_{0i}} \times 100\% = \frac{5000+12+400}{4000+10+500} \times 100\% = 120.00\% $$

该指数的含义是：3 种药品的销售价格 2011 年比 2010 年上涨了 20.00%。

可见，改变了药品的计量单位，则计算出来的指数有可能改变价格升降的变动方向，显然这种计算指数的方法存在很大的缺陷，事实上，这种错误违背了一个基本常识，即不同单位的事物相加无意义。对这种方法的一个改进就是简单平均比率指数。

二、简单平均比率指数

简单平均比率指数（simple average of relatives index number）是先计算各种商品的比率，然后再对比率进行简单平均。由于比率是无计量单位的，所以就避免的不同计量单位相加的缺陷。

$$ {}_0P_1 = \frac{\sum_{i=1}^{n} \frac{p_{1i}}{p_{0i}}}{n} \quad \text{（式 10－3）} $$

$$ {}_0Q_1 = \frac{\sum_{i=1}^{n} \frac{q_{1i}}{q_{0i}}}{n} \quad \text{（式 10－4）} $$

仍用表 10－1 的数据代入式 10－3 计算价格指数：

$$ {}_0P_1 = \frac{\sum_{i=1}^{n} \frac{p_{1i}}{p_{0i}}}{n} \times 100\% = \frac{\sum_{i=1}^{3} \frac{p_{1i}}{p_{0i}}}{3} \times 100\% = \frac{\frac{5}{4} + \frac{10}{8} + \frac{500}{600}}{3} \times 100\% = 111.11\% $$

该指数的含义是：3 种药品的销售价格 2011 年比 2010 年上升了 11.11%。

同理代入式 10－4 可以计算出数量指数：

$$ {}_0Q_1 = \frac{\sum_{i=1}^{n} \frac{q_{1i}}{q_{0i}}}{n} \times 100\% = \frac{\sum_{i=1}^{3} \frac{q_{1i}}{q_{0i}}}{3} \times 100\% = \frac{\frac{10000}{12000} + \frac{90}{100} + \frac{25}{15}}{3} \times 100\% = 113.44\% $$

该指数的含义是：3 种药品的销售数量 2011 年比 2010 年上升了 13.44%。

可见，指数形式的变化会改变指数计算的结果。价格指数为 111.11% 的含义是消费者在 2010 年用 100 元购买的 3 种药品，在 2011 年要用 111.11 元才能购买到同样数量的这 3 种药品。显然要表达这个含义，必须考虑我们购买每种药品的数量，购买数量大的那种药品，其价格差异在指数中起着较大的作用，而购买数量较小的药品，其价格差异在指数所起作用也较小。

然而，上述的两种形式的简单价格指数都没有考虑数量因素，把各药品的价格差异同等对待，所以无法全面反映市场变化情况。下面介绍的拉氏指数和派氏指数是指数公式进一步改进的产物，它们都把销售量作为权数加入到了价格指数当中。

三、拉氏指数和派氏指数

（一）拉氏指数

将销售量作为权数有两种选择：一是以基期，二是以报告期。

以基期数量作为权数的综合价格指数是由德国的拉斯拜尔（Laspeyres）首先提出的，故以后将以基期为权数的综合指数统称为拉氏指数，其公式形式称为拉氏公式。

$$ {}_0P_1^{La} = \frac{\sum_{i=1}^{n} p_{1i}q_{0i}}{\sum_{i=1}^{n} p_{0i}q_{0i}} \times 100\% \quad \text{（式 10－5）} $$

将表 10－1 的数据代入公式 10－5 计算：

$$ {}_0P_1^{La} = \frac{\sum_{i=1}^{n} p_{1i}q_{0i}}{\sum_{i=1}^{n} p_{0i}q_{0i}} \times 100\% = \frac{\sum_{i=1}^{3} p_{1i}q_{0i}}{\sum_{i=1}^{3} p_{0i}q_{0i}} \times 100\% = \frac{5\times12000+10\times100+500\times15}{4\times12000+8\times100+600\times15} = 118.51\% $$

指数含义是：3 种药品的销售价格 2011 年比 2010 年上涨了 18.51 %。更为详尽的解释是：销售 2010 年的商品数量，以 2011 年的价格销售比以 2010 年的价格销售，使总销售额增加了 18.51%。

（二）派氏指数

以报告期数量作为权数的综合价格指数是由德国的派煦（Paasche）首先提出的，故以后将以报告期为权数的综合指数统称为派氏指数，其公式形式称为派氏公式。

$$ {}_0P_1^{Pa} = \frac{\sum_{i=1}^{n} p_{1i}q_{1i}}{\sum_{i=1}^{n} p_{0i}q_{1i}} \times 100\% \qquad \text{（式 10－6）} $$

将表 10－1 的数据代入公式 10－6 计算：

$$ {}_0P_1^{La} = \frac{\sum_{i=1}^{n} p_{1i}q_{1i}}{\sum_{i=1}^{n} p_{0i}q_{1i}} \times 100\% = \frac{\sum_{i=1}^{3} p_{1i}q_{1i}}{\sum_{i=1}^{3} p_{0i}q_{1i}} \times 100\% = \frac{5\times10000+10\times90+500\times25}{4\times10000+8\times90+600\times25} = 113.78\% $$

指数含义是：3 种药品的销售价格 2011 年比 2010 年上升了 13.78%。更为详尽的解释是：销售 2011 年的药品数量，以 2011 年的价格销售比以 2010 年的价格销售，使总销售额增加了 13.78%。

在这里 q 有两个作用：一个作用就是权衡轻重，也就是在计算价格指数的时候考虑销售数量的影响，如果甲种药品的销售数量在 2010 年不是 12000 克，而是 1200 克；2011 年不是 10000 克，而是 1000 克。那么拉氏和派氏的价格指数就分别是：

$$ {}_0P_1^{La} = \frac{\sum_{i=1}^{3} p_{1i}q_{0i}}{\sum_{i=1}^{3} p_{0i}q_{0i}} \times 100\% = \frac{5\times1200+10\times100+500\times15}{4\times1200+8\times100+600\times15} = 99.32\% $$

$$ {}_0P_1^{La} = \frac{\sum_{i=1}^{3} p_{1i}q_{1i}}{\sum_{i=1}^{3} p_{0i}q_{0i}} \times 100\% = \frac{5\times1000+10\times100+500\times15}{4\times1000+8\times100+600\times15} = 97.83\% $$

由于某个药品销售量的变化，权数随之发生变化，将会改变指数的方向。前面的价格指数反映的是物价上涨，而后面的则是物价下跌。

q 的第二个作用是统一计量单位，p 的单位往往是克/元、千克/元，各不相同。p、q 相乘之后则单位就统一为“元”，这样就避免了简单综合指数的缺陷，其经济意义也十分明确，q 也被称为同度量因素。

（三）拉氏指数和派氏指数的关系

拉氏公式和派氏公式在指数计算中是最常用的两类公式。可是它们计算出来的指数值却有所不同，显然这是由于权数不同而造成的，那么拉氏指数与派氏指数数值的大小是否有规律可寻呢？

1. 若所有药品的价格均按同一比率变化，由于变化率相同，因此，不管怎样加权，结果都是：

$$_0P_1^{Pa} = {_0P_1^{La}}$$

2. 若所有药品的数量均按同一比率变化，即用 q_0 加权和用 q_1 加权的作用相同，结果也都是：

$$_0P_1^{Pa} = {_0P_1^{La}}$$

上面的这两个关系，有兴趣的同学可以自己设计数据作模拟计算。

3. 上述两例是特殊情况，在一般情况下，商品价格不太可能按同一比率变化，并且价格与数量之间往往存在着负相关。在前面的例题中，我们得到了两组数据，反映价格上涨的是：拉氏价格指数为 118.51%，派氏价格指数为 113.78%，拉氏价格指数大于派氏价格指数；反映价格下跌的是：拉氏价格指数为 99.32%，派氏价格指数为 97.83%，拉氏价格指数也同样大于派氏价格指数，这一结果并非偶然现象。

在正常的经济行为下，即商品价格普遍下降的时候，消费者会将购买量从价格下降幅度小的商品转移到价格下降幅度大的商品；而商品价格普遍上涨的时候，消费者则将购买量从价格上涨幅度大的商品转移到价格上涨幅度小的商品。由于升幅较大或降幅较小的商品价格的权重在拉氏指数公式中比在派氏指数公式中大，而升幅较小或降幅较大的商品价格的权重在拉氏指数公式中比在派氏指数公式中小，所以用拉氏公式计算出的指数值会大于用派氏公式计算的指数值。

如果违背了一般的经济规律，比如丙药品的价格下降，其销售量也减少，假定 2011 年的销售量不是 25，而仅有 12，则拉氏指数不变还是 118.51%，而派氏指数则是：

$$_0P_1^{Pa} = \frac{\sum_{i=1}^{n} p_{1i}q_{1i}}{\sum_{i=1}^{n} p_{0i}q_{1i}} \times 100\% = \frac{\sum_{i=1}^{3} p_{1i}q_{1i}}{\sum_{i=1}^{3} p_{0i}q_{1i}} \times 100\% = \frac{5 \times 10000 + 10 \times 90 + 500 \times 12}{4 \times 10000 + 8 \times 90 + 600 \times 12} = 118.74\%$$

此时，派氏指数大于拉氏指数。

拉氏公式与派氏公式的构造思路清晰，经济意义明确，从而都成为广泛使用的指数公式。但是我们在计算过程中会发现，两类公式都需要三个系列的数据，如要计算拉氏价格指数，必须要有 p_1、p_0、q_0资料作为计算基础；要计算派氏数量指数，必须要有 q_1、q_0、p_1资料作为计算基础。但在实际工作中有时不一定能够直接得到这三个系列的数据，获得价格比率的资料往往比获得价格资料更容易些，因此可考虑对公式进行变形改造。

四、加权平均比率指数

加权平均比率指数（weighted average of relatives index number）是先计算各种商

品的比率，然后再对比率进行加权平均。这里的关键是权数。以价格指数为例，对价格比率进行加权平均，显然不能以实际数量为权重，因为这样会像简单综合指数一样，产生不同计量单位的相加问题。我们只能选择销售额作为权数，就经济意义的合理性而言，选择基期或报告期的销售额更为合适，并且这两项资料实际应用时，也比较容易收集。

以基期销售额p_0q_0为权重和以报告期销售额p_1q_1为权重的加权平均比率指数分别如下：

$$_0P_1 = \frac{\sum_{i=1}^{n} \frac{p_{1i}}{p_{0i}} p_{0i} q_{0i}}{\sum_{i=1}^{n} p_{0i} q_{0i}}; \quad \text{（式 10－7）}$$

$$_0P_1 = \frac{\sum_{i=1}^{n} p_{1i} q_{1i}}{\sum_{i=1}^{n} \frac{1}{p_{1i}/p_{0i}} p_{1i} q_{1i}} \quad \text{（式 10－8）}$$

前者在代数形式上与拉氏公式等价；后者在代数形式上与派氏公式等价。

上面的两个公式都是价格指数，同理，我们可以写出两个数量指数：

$$_0Q_1 = \frac{\sum_{i=1}^{n} \frac{q_{1i}}{q_{0i}} p_{0i} q_{0i}}{\sum_{i=1}^{n} p_{0i} q_{0i}}; \quad \text{（式 10－9）}$$

$$_0Q_1 = \frac{\sum_{i=1}^{n} p_{1i} q_{1i}}{\sum_{i=1}^{n} \frac{1}{q_{1i}/q_{0i}} p_{1i} q_{1i}} \quad \text{（式 10－10）}$$

从理论上讲，还有其他形式的加权平均比率指数，但拉氏公式和派氏公式变形而来的两类公式经济意义明确、资料相对容易采集，故使用得最为广泛。加权平均比率指数看上去公式很复杂，其实计算起来比较简单，因为只有两个系列的原始数据参与计算。

例 10.2：某药厂 3 种药品的销售价格比及其销售总额资料如表 10－2（见例 10.1），要求计算价格指数。

表 10－2　3 种药品的销售价格比及销售总额表

商品名称	单位	价比（2011 年价格比 2010 年价格）	2010 年销售额
甲	克	1.25	48000
乙	千克	1.25	800
丙	毫升	0.83	9000

解：将有关数据代入公式 10－7 得：

$$ {}_0P_1 = \frac{\sum_{i=1}^{n} \frac{p_{1i}}{p_{0i}} p_{0i} q_{0i}}{\sum_{i=1}^{n} p_{0i} q_{0i}} = \frac{\sum_{i=1}^{3} \frac{p_{1i}}{p_{0i}} p_{0i} q_{0i}}{\sum_{i=1}^{3} p_{0i} q_{0i}} = \frac{1.33 \times 30000 + 1.20 \times 1000 + 0.80 \times 1000}{30000 + 1000 + 10000} = \frac{49200}{41000} $$

$$ = 118.51\% $$

五、指数体系

由价值指数及其若干个因素指数构成的数量关系式，称为指数体系（index system）。

仍以表 10 - 1 为例：

$$ {}_0V_1 = \frac{\sum_{i=1}^{3} p_{1i} q_{1i}}{\sum_{i=1}^{3} p_{0i} q_{0i}} = \frac{63400}{57800} = 109.69\% ; $$

$$ \sum_{i=1}^{3} p_{1i} q_{1i} - \sum_{i=1}^{3} p_{0i} q_{0i} = 63400 - 57800 = 5600(\text{元}) $$

这个价值指数表明销售额增长了 9.69%；且 2011 年的销售额比 2010 年的增加 5600 元。对造成这样的结果的原因进一步分析如下：

$$ {}_0P_1^{La} = \frac{\sum_{i=1}^{3} p_{1i} q_{0i}}{\sum_{i=1}^{3} p_{0i} q_{0i}} = \frac{68500}{57800} = 118.51\% ; $$

$$ \sum_{i=1}^{3} p_{1i} q_{0i} - \sum_{i=1}^{3} p_{0i} q_{0i} = 68500 - 57800 = 10700(\text{元}) $$

$$ {}_0Q_1^{Pa} = \frac{\sum_{i=1}^{3} q_{1i} p_{1i}}{\sum_{i=1}^{3} q_{0i} p_{1i}} = \frac{63400}{68500} = 92.55\% ; $$

$$ \sum_{i=1}^{3} q_{1i} p_{1i} - \sum_{i=1}^{3} q_{0i} p_{1i} = 63400 - 68500 = -5100(\text{元}) $$

销售额增长了 9.69%，是由于价格上涨 18.51% 和销售量下降 7.45% 共同引起的；销售额增加 5600 元是由于价格上涨导致销售额增加 10700 元和销售量下降导致销售额减少 5100 元而共同引起的。

这里我们利用了“指数体系”对销售额的变化从相对数和绝对数两个方面进行了因素分析。然而，我们又发现这个所谓的“指数体系”并不唯一，${}_0P_1^{Pa}\,{}_0Q_1^{La} = {}_0V_1$，也是一个指数体系。显然用不同的指数体系做因素分析，会产生不同的结果，如程度的不同，亦或是因素变动方向的不同，这就无法为决策提供依据。

至今人们对指数孰优孰劣的争论还没有结果，不同学者从不同的角度对指数的形式提出看法，就不可能有统一的认识。其实指数的优劣不仅取决于公式本身的合理性，还必须考虑公式所要求的数据系列的可获得性，在实际运用中需根据具体情况选用合适的指数计算方法。

第三节　指数的应用与调整

一、指数的调整作用

在许多经济分析中，我们往往希望能排除价格的影响。最常见的是在考察国民经济运行时，我们会对国内生产总值（GDP）这个指标进行分析，由于它是按现行价格计算的，所以按现行价格计算的每个 GDP 数据中包含着两个因素，一是生产量的变化，二是价格的变化。因为我们注重生产量的变化，因此要排除价格因素，即计算不变价格的 GDP：

$$\text{不变的价格的 GDP} = \frac{\text{现行价格的 GDP}}{\text{价格指数}}$$

另外一个典型的例子就是名义工资与实际名义工资的调整。由于工资是用来购买消费品以维持生计的，其与消费品的价格相联系。因此在考察生活水平是否提高时不能只关注名义工资是否增长，而应该关注实际工资是否变化。实现名义工资与实际工资的转换：

$$\text{实际工资} = \frac{\text{名义工资}}{\text{价格指数}}$$

有些西方国家为了保障劳工的利益，往往要求资方实行工资指数化，以保证劳动者的利益不会因为物价的上涨而受损。

上面的两个例子都反映了指数随价调整的作用。在上面两个转换中我们都使用了“价格指数”，但实际上这两个价格指数所包含的范围是不同的。前者对应于 GDP，包含的范围广泛，涉及到国民经济的各个方面，一般来说它总是大于 1 的，所以除以它，按现行价格计算的 GDP 会变小，故该指数又称为“减缩指数”；而后者对应于消费者的购买项目，包含的范围相对较小。

二、指数数列与基期更换

单个指数只能反映静态的状况，若想知道整个变化的动态趋势，就需要有指数数列。将各期的指数按时间先后顺序排列就构成了指数数列，它是一种时间序列，反映事物总体的变动过程和变化趋势。

指数数列按基期选择的不同分为定基指数数列和环比指数数列。前者是各期指数都以固定的时期为基期；后者则以前一期为基期，基期随着计算期的变动而变动。将这两种构建数列的方式应用于拉氏和派氏指数，可以产生八个序列的数据。下面将重点考察这八个序列的权数问题。如表 10－3 所示，观察其指数的变化情况。

表 10－3　指数序列类型与权数

指数类型（定基）	可变权数	不变权数	指数类型（环比）	可变权数	不变权数
拉氏价格指数		√	拉氏价格指数	√	
拉氏数量指数		√	拉氏数量指数	√	
派氏价格指数	√		派氏价格指数	√	
派氏数量指数	√		派氏数量指数	√	

显而易见，可变权数指数数列在计算时需要比较全面的原始资料，而不变权数的指数数列实际上在完成第一个指数计算之后，只需要收集相应变化因素的序列即可。

在编制产量指数数列时通常采用不变权数的方式，即确定某年为基期，将该年的价格作为不变价格，再采用拉氏公式进行编制。不变价格在使用一段时间之后也会有所调整，以适应现实状况的变化，这就是基期更换。更换基期后，为了保证数列的延续，需要进行数列编接。

数列一（以 1995 年为 100）：

年份	2001	2002	2003	2004	2005
指数	105	108	113	117	125

数列二：（以 2005 年为 100）

年份	2005	2006	2007	2008	2009
指数	100	105	106	108	110

调整的结果可以有两个，一是按 1995 年为基期的，一是按 2005 年为基期的。以后者为例，先计算调整换算系数，即：125/100＝1.25；然后将数列一的各指数除以该系数，即可得新数列。

新数列：（以 2005 年为 100）

年份	2001	2002	2003	2004	2005	2006	2007	2008	2009
指数	83	86.4	90.4	93.6	100	105	106	108	110

三、拉氏指数与固定权数

由于拉氏指数具有不变权数的特点，故往往把采用固定权数的指数公式统称为“拉氏指数”或“拉氏指数的变形”。

$$
{}_0P_1 = \frac{\sum_{i=1}^{n} p_{1i}q_i}{\sum_{i=1}^{n} p_{0i}q_i} \qquad \text{（式 10－13）}
$$

式中的 q_i 一般是根据 q_{0i} 编制的，但也可以不等于 q_{0i}，比如农产品价格指数在编制时通常采用几年的平均值作为 q_i。

固定权数的指数数列还存在着这样的特点：各期环比指数的连乘积等于相应时期的定基指数；相邻两个时期的定基指数之比等于环比指数。

利用这个性质，编制连环指数（${}_0P_t^{ch}$）用来反映 t 期对 0 期的价格水平的变化：

$$
{}_0P_t^{ch} = {}_0P_m \cdot {}_mP_n \cdot {}_nP_t \qquad \text{（式 10－14）}
$$

另外，拉氏公式可以转变为比率的平均数形式，其权数仍然不变，而且可以用百分比来表示，以物价指数为例：

$$
{}_0P_1^{La} = \frac{\sum_{i=1}^{n} \frac{p_{1i}}{p_{0i}} p_{0i}q_{0i}}{\sum_{i=1}^{n} p_{0i}q_{0i}} = \sum_{i=1}^{n} \left[\frac{p_{1i}}{p_{0i}} \left(\frac{p_{0i}q_{0i}}{\sum_{i=1}^{n} p_{0i}q_{0i}} \right) \right]
$$

令 $W = \frac{p_{0i}q_{0i}}{\sum_{i=1}^{n} p_{0i}q_{0i}}$，则：

$$
{}_0P_1^{La} = \sum_{i=1}^{n} \left[\frac{p_{1i}}{p_{0i}} W_i \right] \qquad \text{（式 10－15）}
$$

W 就是固定权数，而这种形式的拉氏公式在计算宏观价格指数时运用得特别多。

四、总指数与类指数

在医药管理统计中，总指数往往是在计算类指数的基础上合并产生。比如计算甘草芦荟半夏总指数，可以先计算甘草、芦荟、半夏三个类指数，然后再将三者合计成总指数。

总指数与类指数的关系推导如下：

用 ${}_0P_t^G$ 表示类指数，设：${}_0P_t^G \frac{\sum_{i=1}^{m} p_{ti}q_i}{\sum_{i=1}^{m} p_{0i}q_i}$

令 $C_t^G = \sum_{i=1}^{m} p_{ti}q_i$，$C_0^G = \sum_{i=1}^{m} p_{0i}q_i$，则：${}_0P_t^G = \frac{C_t^G}{C_0^G}$

用 ${}_0P_t$ 表示总指数，则有：

$$ {}_0P_t = \frac{\sum_{i=1}^{n} C_t^G}{\sum_{i=1}^{n} C_0^G} = \frac{\sum_{i=1}^{n} \left[\frac{C_t^G}{C_0^G} \cdot C_0^G\right]}{\sum_{i=1}^{n} C_0^G} = \sum_{i=1}^{n} \left[\frac{C_t^G}{C_0^G} \cdot \frac{C_0^G}{\sum_{i=1}^{n} C_0^G}\right] = \sum_{i=1}^{n} \left[{}_0P_t^G \cdot \frac{C_0^G}{\sum_{i=1}^{n} C_0^G}\right] $$

上式表明：总指数等于相应各类指数与其基期价值所占比重乘积之和。宏观指数的计算经常采用这个公式，将类指数合并为总指数。

再设${}_0P_t{}^G = k$，$\frac{C_0^G}{\sum_{i=1}^{n} C_0^G} = w$；

则：

$$ {}_0P_t = \sum_{i=1}^{n} k_i w_i \quad \text{（式 10-16）} $$

第四节　几种常用的经济指数

在国家统计局网站的统计资料页上（http：//www. stats. gov. cn/tjsj/）有几个以“指数”冠名的指标，其中有：居民消费价格指数、商品零售价格分类指数和宏观经济景气指数。前两个指数是本章涉及到的指数，而宏观经济景气指数虽名为“指数”却只是一个综合指标，并非真正意义上的指数。

一、消费价格指数（CPI）

消费价格指数（consumer price index，简称 CPI）是世界各国普遍编制的一种指数，是政府制定物价政策和工资政策的重要依据，也是政府和广大人民最为关注的重要指标。CPI 涉及经济的许多方面，如在美国，当 CPI 增加 1%，政府开支就自动地增加 60 亿美元；所得税的分级标准也会随之改动；还能够买到价值与 CPI 同步上升的美国储蓄公债。CPI 往往会影响到政府政策，在大选时它也是一个敏感指标。

不同国家赋予 CPI 的名称会有所不同，我国称之为居民消费价格指数。居民消费价格指数是反映一定时期内城乡居民所购买的生活用品价格和服务项目价格变动情况的一种相对数。通过它可以观察消费价格的变动水平及其对消费者货币支出的影响，通常也作为观察通货膨胀水平的重要指标。

在 2001 年以前，我国根据调查资料直接计算月环比、月同比、及年度同比价格指数。自 2001 年起，改用国际通用方法，计算定基价格指数。即以 2000 年平均价格作基准，计算出各月定基价格指数后，再推算月环比、月同比及年度同比价格指数，同时可推算任意时间间距的多种价格指数，价格资料更丰富。经国务院批准，国家统计局城调总队负责全国居民消费价格指数的编制及相关工作，并组织、指导和管理各省区市的消费价格调查统计工作。

消费者价格指数是对一个固定的消费品篮子价格的衡量。我国编制价格指数的商品和服务项目，根据全国城乡近11万户居民家庭消费支出构成资料和有关规定确定，目前共包括食品、烟酒及用品、衣着、家庭设备用品及服务、医疗保健及个人用品、交通和通讯、娱乐教育文化用品及服务、居住八大类，263个基本分类（国际分类标准），约700个代表品种。居民消费价格指数就是参照抽样调查原理，在对全国500多个样本市县、5万多个调查网点进行价格调查的基础上，根据国际规范的流程和公式算出来的。如表10－4所示，包括三个口径的资料：全国、城市和农村，并按月同比及年度同比给出居民消费价格的分类指数。

表10－4　国家统计局提供的居民消费价格分类指数（2012年1月）

项目名称	上年同月=100			上年同期=100		
	全国	城市	农村	全国	城市	农村
居民消费价格指数	104.5	104.5	104.6	104.5	104.5	104.6
一、食品	110.5	110.7	109.9	110.5	110.7	109.9
粮食	106.1	106.3	105.6	106.1	106.3	105.6
肉禽及其制品	118.7	119.3	117.4	118.7	119.3	117.4
蛋	98.0	98.4	97.1	98.0	98.4	97.1
水产品	113.2	113.5	112.4	113.2	113.5	112.4
鲜菜	123.0	123.3	122.3	123.0	123.3	122.3
鲜果	102.3	102.1	103.0	102.3	102.1	103.0
二、烟酒及用品	103.7	104.0	103.1	103.7	104.0	103.1
三、衣着	103.3	103.2	103.7	103.3	103.2	103.7
四、家庭设备用品及服务	102.6	102.8	101.7	102.6	102.8	101.7
五、医疗保健及个人用品	102.6	102.5	102.9	102.6	102.5	102.9
六、交通和通信	100.2	99.9	101.2	100.2	99.9	101.2
七、娱乐教育文化用品及服务	100.7	100.7	100.7	100.7	100.7	100.7
八、居住	101.9	101.9	102.1	101.9	101.9	102.1

二、商品零售价格指数

零售价格指数（retail price index）是反映城乡商品零售价格变动趋势和变动程度的一种经济指数，如表10－5所示，包括三个口径的资料：全国、城市和农村，并按月同比及年度同比给出商品零售价格的分类指数。

表 10－5　国家统计局提供的商品零售价格分类指数（2012 年 1 月）

项目名称	上年同月＝100			上年同期＝100		
	全国	城市	农村	全国	城市	农村
商品零售价格指数	104.1	103.9	104.5	104.1	103.9	104.5
一、食品	110.5	110.9	109.9	110.5	110.9	109.9
二、饮料、饮酒	104.1	104.5	103.3	104.1	104.5	103.3
三、服装、鞋帽	103.2	103.1	103.5	103.2	103.1	103.5
四、纺织品	102.6	102.3	103.4	102.6	102.3	103.4
五、家用电器及音像材料	97.3	96.9	98.4	97.3	96.9	98.4
六、文化办公用品	98.0	97.6	99.4	98.0	97.6	99.4
七、日用品	102.9	103.1	102.4	102.9	103.1	102.4
八、体育娱乐用品	101.2	101.3	100.6	101.2	101.3	100.6
九、交通、通信用品	95.6	95.1	97.7	95.6	95.1	97.7
十、家具	102.3	102.5	101.4	102.3	102.5	101.4
十一、化妆品	101.7	101.7	101.5	101.7	101.7	101.5
十二、金银珠宝	106.0	104.8	111.4	106.0	104.8	111.4
十三、中西药品及医疗保健用品	103.2	103.1	103.8	103.2	103.1	103.8
十四、书报杂志及电子出版物	101.2	101.3	100.8	101.2	101.3	100.8
十五、燃料	104.4	104.3	105.0	104.4	104.3	105.0
十六、建筑材料及五金电料	102.1	102.2	102.1	102.1	102.2	102.1

居民消费价格指数和商品零售价格指数都属于价格指数，在编制的方法上也没有本质区别，但两者反映了两种不同领域，编制目的不同。居民消费价格指数属于消费领域的价格指数，它是反映一定时期居民生活消费品及服务项目价格变动趋势和程度的一种相对数，为各级政府掌握居民消费状况，研究和制定居民消费价格政策、工资政策以及为新国民经济核算体系中消除价格变动因素的核算提供科学依据。商品零售价格指数则属于流通领域的价格指数。它是反映一定时期市场零售价格变动趋势和变动程度的一个相对数，据此掌握零售商品的平均价格水平，为各级政府制定经济政策，研究市场流通提供科学依据。

在权数来源和调查范围上两者也有不同：

（1）编制居民消费价格指数的权数来源于居民用于各类商品和服务项目的消费支出额以及各种商品、服务项目的实际消费支出额的构成比重，根据居民住户调查资料计算。编制商品零售价格指数的权数来源于各类消费品零售额和各种消费品零售额的构成比重，主要根据社会消费品零售额资料计算。商品零售价格指数是以社会消费品零售额构成作为权数，居民消费价格指数则以居民消费支出构成作为权数。如食品类在商品零售价格指数中的权数约 35%，而在居民消费价格指数中约为 49%。

（2）居民消费价格的调查范围是居民用于日常生活消费的商品和服务项目价格，它既包括商品，如食品、衣着、家庭设备及用品、医疗保健等，也包括非商品与服务，如学杂费、保育费等。但不包括居民一般不消费而主要供集团消费的商品，如办公用品、轿车等。而商品零售价格只反映商品，包括居民消费和集团消费，而不反映非商品与服务的价格。

三、股票价格指数

在股票市场中，每时每刻都有许多股票在进行交易。在同一时间里，这些股票价格各异，并且随着股市供求行情变化而涨落。在如此千变万化的市场中，用任何一种股票价格的变动来描述整个股票市场的情况，都是不合理的。那么，怎样来衡量整个股票市场行情的变化呢？股票价格指数就是综合反映股票市场行情的一种有效方法。

股票价格指数一般也采用与基期比较法，即将选样股票计算期的价格总和与基期选样股票的价格总和进行比较，反映各个时期价格水平的变动情况，简称股价指数。指数单位一般用“点（point）”表示，“点”是衡量股票价格起落的尺度，即将基期指数作为100，每上升或下降一个百分点称为“1点”。

（一）股票指数的一般知识

1. 股价指数的特性 由于上市股票种类繁多，计算全部上市股票的价格平均数或指数的工作是艰巨而复杂的，因此人们常常从上市股票中选择若干种富有代表性的样本股票，并计算这些样本股票的价格平均数或指数，用以表示整个市场的股票价格总趋势及涨跌幅度。

首先是综合性，要表示一般股价水准就必须选取许多股票价格作为计算基础。股价指数所代表的是整个大市，而不能代表每一种单个股票的价格。选择样本对应综合考虑其行业分布、市场影响力、股票等级、适当数量等因素。其次是代表性，股价指数的编制必须在各类股票中均匀抽取样本股。再次是敏感性，股票价格上升或下跌时，股价指数能敏感地反映其变化。为更敏锐地反映股价变动，计算方法应具有高度的适应性，能对不断变化的股市行情作出相应的调整或修正。最后是连续性，股价指数应当反映长期的股市变化进程，不同时期的股价指数应当具有历史的参照作用。这就要求股价指数的编制方法一旦确定就不能随意地更改。若存在非市场因素的变化，如：股票分割、增资发行等，一般应当对指数公式进行修正或调整，以维持股价指数的连续变动的走势。

2. 股价指数的作用 股价指数是反映股市行情变化的指示器，是表明股市变动的重要指标，它不仅是证券投资者进行投资决策分析的重要依据，而且也被视为一个地区或国家宏观经济态势的“晴雨表”。因为股价指数的编制是选择有代表性、实力雄厚的上市公司的股票为代表，这些公司的股价变动反映股市的股价水平，而这些公司的经营业绩又反映了该国家或地区的经济状况，因此股价指数是观察分析经济的重要参考依据。世界各地的股票市场都有各自的股票价格指数。

3. 选择权数的方法 一般方法是以采样股股票发行量为权数，以求得市价总值，报告期市价总值与基期市价总值之比，即求得指数。该方法以市价总值股价指数显示采样股整体资产价值的变化，相对地降低了某些股票市价暴涨暴跌对指数的影响。当股票分割、配股发生时，采样股数量相应地逐渐膨胀，权数增大，以致出现失真现象，故以发行量为权重较适合于观察平均股价水准变动。另一种方法是以采样股股票成交量为权数，但该种权数是不固定的，当股价上涨而成交量骤变时，股价指数容易使投资者产生误解，但以成交量为权重，反映了平均每股成交额，可用以测定股票市场的投资者心态。

（二）道·琼斯和纳斯达克股价指数

以华尔街为象征的美国股票市场，是世界上规模最大、法规和管理最完善的资本市场。道·琼斯工业平均指数（Dow Jones Industrial Average）和纳斯达克综合指数（Nasdaq Composite Index），是美国股市最具代表意义的指数，也是美国经济最敏感的神经。图 10 – 1 是 2008 年 3 月 11 日纽约时报上两个指数的趋势图：

Dow Jones Industrial Average INDU (INDEX) 12,156.81 +416.66 +3.55%
3/11/2008 4:04 PM ET
Open 11,741.33
High 12,160.80
Low 11,741.01
52-Wk Low 11,508.74
52-Wk High 14,279.96
P/E Ratio n/a
Volume 372,325,855
50 day Avg Vol 309,216,100
50 day Avg 12,463.77
Time Frame
3 months
Refresh Chart
Interactive Charting
14,000
13,500
13,000
12,500
12,000
11,500
08
Feb
Mar
3/11/08
Nasdaq Composite Index COMP (INDEX) 2,255.76 +86.42 +3.98%
3/11/2008 5:16 PM ET
Open 2,209.65
High 2,255.76
Low 2,192.50
52-Wk Low 2,168.67
52-Wk High 2,861.51
P/E Ratio n/a
Volume -1,969,120,474
50 day Avg Vol 2,342,563,700
50 day Avg 2,367.70
Time Frame
3 months
Refresh Chart
Interactive Charting
2,800
2,700
2,600
2,500
2,400
2,300
2,200
2,100
08
Feb
Mar
3/11/08

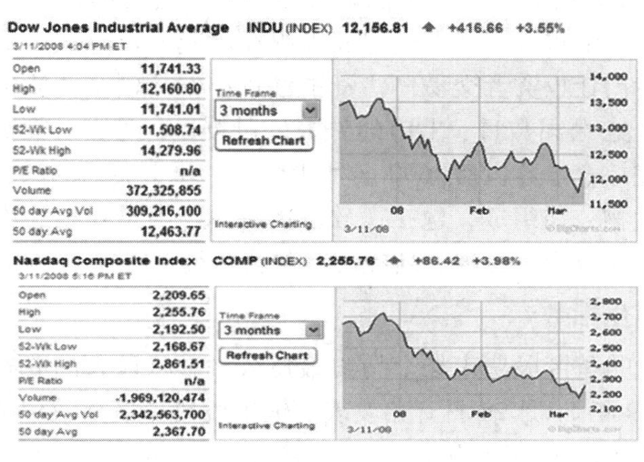

图 10 – 1　纽约时报提供的股票指数

道·琼斯指数是世界上历史最为悠久的股票指数，它的全称为道·琼斯股票价格平均指数。它以在纽约证券交易所挂牌上市的一部分有代表性的公司股票作为编制对象，由四种股价平均指数构成，一是工业股票价格平均指数。它由 30 种有代表性的大工商业公司的股票组成，且随经济发展而变大，大致可以反映美国整个工商业股票的价格水平，这也就是人们通常所引用的道·琼斯工业股票价格平均数；二是运输业股票价格平均指数。它包括着 20 种有代表性的运输业公司的股票，即 8 家铁路运输公司、8 家航空公司和 4 家公路货运公司；三是公用事业股票价格平均指数，是由代表着美国公用事业的 1 5 家煤气公司和电力公司的股票所组成；四是平均价格综合指数。它是综合前三组股票价格平均指数 65 种股票而得出的综合指数，这组综合指数虽然为优等股票提供了直接的股票市场状况，但现在最常引用的是第一组——工业股票价格平均指数。在四种道·琼斯股价指数中，以道·琼斯工业股价平均指数最为著名，它被大众传媒广泛地报道，并作为道·琼斯指数的代表加以引用。道·琼斯指数由美国报业集团道·琼斯公司负责编制并发布，登载在其属下的《华尔街日报》上。历史上第一次公布道·琼斯指数是在 1884 年 7 月 3 日，当时的指数样本包括 11 种具有代表性的铁路公司的股票，由道·琼斯公司的创始人之一、《华尔街日报》首任编辑查尔斯·亨利·道（Charles Henry Dow）编制。1928 年 10 月 1 日起其样本股增加到 30 种工业股并保持至今，道·琼斯指数为算术平均股价指数，其公式为：

$$ {}_0P_1 = \frac{1}{n}\sum_{i=1}^{n} p_i $$

将样本股的收盘价格加总，然后除以样本股的数量。

道·琼斯工业平均指数问世当天收盘指数为 41.74 点，1906 年首度突破 100 点，1972 年首度突破 1000 点，1999 年 3 月 16 日首度突破 1 万点。该指数时常会做调整，而从头至尾一直保留在指数中的只有通用电气公司。目前指数抛弃了联合碳化等 4 家工业时代的大公司，而把信息时代的微软和英特尔等 4 家高科技公司吸纳进来。

纳斯达克（NASDAQ）全名为全国证券交易商协会自动报价系统，1971 年才问世。它通过计算机网络将全国证券经纪商组织在一起，及时准确地向其提供场外交易行情。其最初专门让投资者交易一些资本额较小的新创企业股票，但在经过短短 20 多年的发展，上市公司数目、上市的外国公司数目、月交易额都已超过纽约证券交易所。纳斯达克综合指数包括 4600 多种股票，主要由美国的数百家发展最快的先进技术、电信和生物公司组成，包括微软、英特尔、美国在线、雅虎这些家喻户晓的高科技公司，因而成为了美国“新经济”的代名词。

（三）香港恒生指数

香港恒生指数是香港股票市场上历史最悠久、影响最大的股票价格指数，由香港恒生银行于 1969 年 11 月 24 日开始发表。恒生股票价格指数包括从香港 500 多家上市公司中挑选出来的 33 家有代表性且经济实力雄厚的大公司股票作为成份股，分为四大类—— 4 种金融业股票、6 种公用事业股票、9 种房地产业股票和 14 种其他工商业（包括航空和酒店）股票。

恒生指数是加权股价指数，它是根据各种采样股票的相对重要性予以加权，公式如下：

$$ {}_0P_1 = \frac{\sum_{i=1}^{n} p_{1i}q_{0i}}{\sum_{i=1}^{n} p_{0i}q_{0i}} $$

下面将要介绍的上证指数和深证指数也是根据此公式计算而来的。

（四）上海证券股票指数

由上海证券交易所编制的股票指数，简称上证指数，以 1990 年 12 月 19 日为基准日，1991 年 7 月 15 日正式开始发布。该股票指数的样本为所有在上海证券交易所挂牌上市的股票，其中新上市的股票在挂牌的第二天纳入股票指数的计算范围。该股票指数的权数为上市公司的总股本。由于我国上市公司的股票有流通股和非流通股之分，其流通量与总股本并不一致，所以总股本较大的股票对股票指数的影响就较大。

（五）深圳综合股票指数

由深圳证券交易所编制的股票指数，简称深证指数，以1991年4月3日为基期。该股票指数的计算方法基本与上证指数相同，其样本为所有在深圳证券交易所挂牌上市的股票，权数为股票的总股本。由于以所有挂牌的上市公司为样本，其代表代表性非常广泛，且它与深圳股市的行情同步发布。

第五节　Excel统计指数分析

一、Excel计算总指数

例10.3：图10－2所示为某制药企业甲、乙、丙三种产品的生产情况，以基期价格 p 作为同度量因素，计算生产量指数。

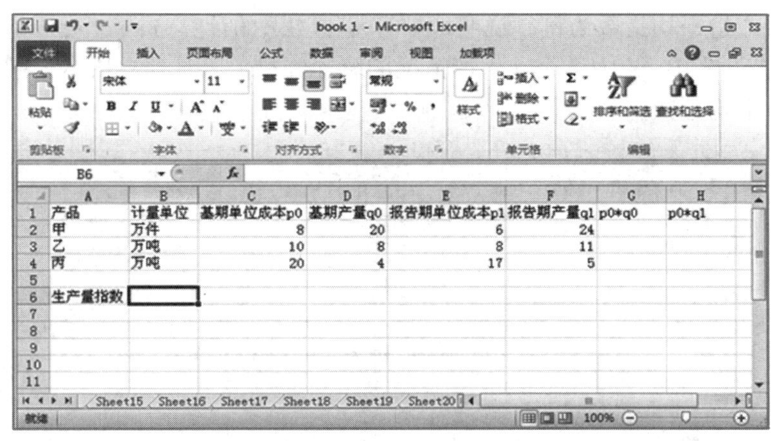

	A	B	C	D	E	F	G	H
1	产品	计量单位	基期单位成本p0	基期产量q0	报告期单位成本p1	报告期产量q1	p0*q0	p0*q1
2	甲	万件	8	20	6	24		
3	乙	万吨	10	8	8	11		
4	丙	万吨	20	4	17	5		
5								
6	生产量指数							

图10－2　用Excel计算总指数数据

具体操作如下：

第一步：计算各个 p_0q_0。在单元格G2中输入“＝C2＊D2”，并用鼠标拖曳将公式复制到G2：G4区域。

第二步：计算各个 p_0q_0。在单元格H2中输入“＝C2＊F2”，并用鼠标拖曳将公式复制到H2：H4区域。

第三步：计算 $\sum p_0q_0$ 和 $\sum p_0q_1$。选定G2：G4区域，单击工具栏上的“Σ”选项，在G5出现该列的求和值。选定H2：H4区域，单击工具栏上的“Σ”选项，在

H5 出现该列的求和值。

第四步：计算生产量总和指数 $Iq = \sum p_0 q_1 / \sum p_0 q_0$。在单元格 C6 中输入“=H5/G5”即可得到生产量总和指数。分析结果如图 10－3 所示。

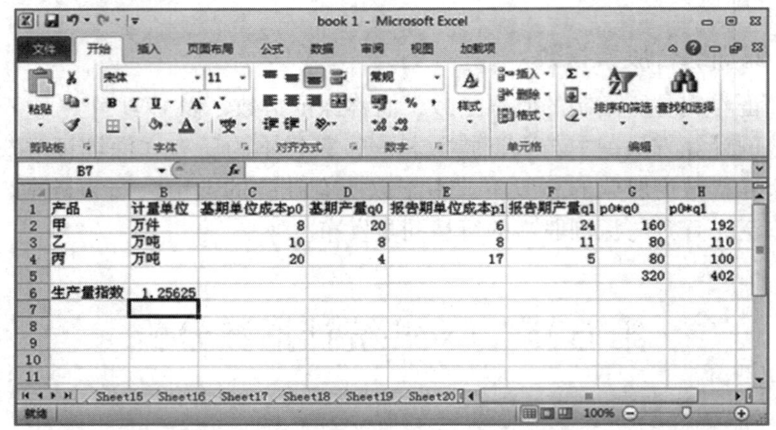

	A	B	C	D	E	F	G	H
1	产品	计量单位	基期单位成本p0	基期产量q0	报告期单位成本p1	报告期产量q1	p0*q0	p0*q1
2	甲	万件	8	20	6	24	160	192
3	乙	万吨	10	8	8	11	80	110
4	丙	万吨	20	4	17	5	80	100
5							320	402
6	生产量指数	1.25625						

图 10－3　Excel 计算总指数结果

二、Excel 计算平均指数

现以生产量平均指数为例，说明加权算术平均法的计算方法。

例 10.4：图 10－4 为某企业生产情况的统计资料，以基期总成本为同度量因素，计算生产量平均指数。

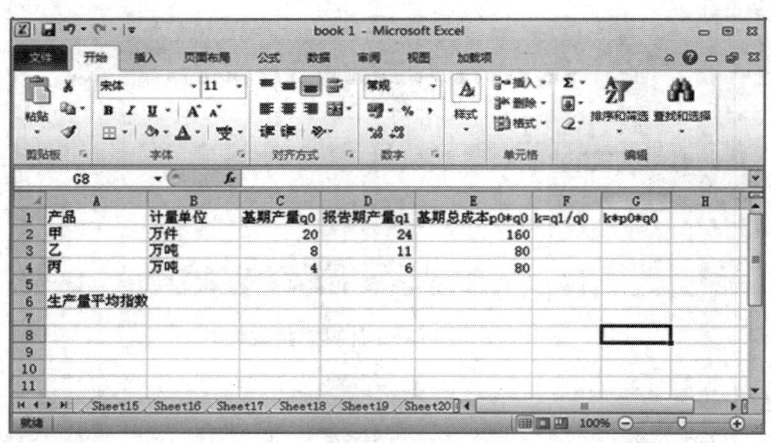

	A	B	C	D	E	F	G
1	产品	计量单位	基期产量q0	报告期产量q1	基期总成本p0*q0	k=q1/q0	k*p0*q0
2	甲	万件	20	24	160		
3	乙	万吨	8	11	80		
4	丙	万吨	4	6	80		
5							
6	生产量平均指数						

图 10－4　Excel 计算平均指数数据

具体操作如下：

第一步：计算个体指数 $k = q_1/q_2$。在单元格 F2 中输入“=D2/C2”，并用鼠标拖曳将公式复制到 F1：F4 区域。

第二步：计算 $k * p_0 * q_0$ 并求和。在单元格 G2 中输入“ = F2 * E2”，并用鼠标拖曳将公式复制到 G2：G4 区域。选定 G2：G4 区域，单击工具栏上“Σ”选项，在 G5 列出现该列的求和值。

第三步：计算生产量平均指数。在单元格 C6 中输入“ = G5/E5”即得到所求的值。结果如图 10 – 5 所示。

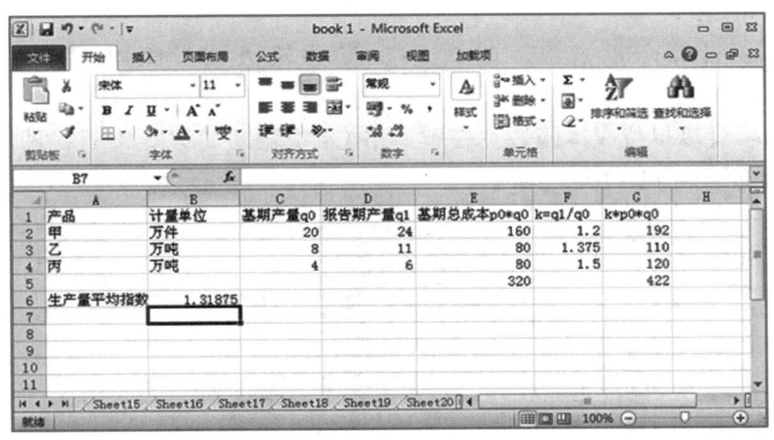

	A	B	C	D	E	F	G
1	产品	计量单位	基期产量q0	报告期产量q1	基期总成本p0*q0	k=q1/q0	k*p0*q0
2	甲	万件	20	24	160	1.2	192
3	乙	万吨	8	11	80	1.375	110
4	丙	万吨	4	6	80	1.5	120
5					320		422
6	生产量平均指数	1.31875					

图 10 – 5　Excel 计算平均指数结果

三、Excel 进行因素分析

例 10.5：资料同例 10.3，有关资料及运算结果如图 10 – 6 所示。

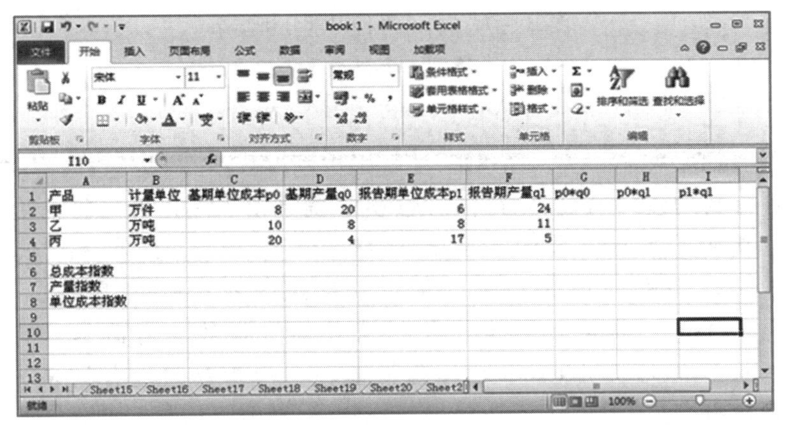

	A	B	C	D	E	F	G	H	I
1	产品	计量单位	基期单位成本p0	基期产量q0	报告期单位成本p1	报告期产量q1	p0*q0	p0*q1	p1*q1
2	甲	万件	8	20	6	24			
3	乙	万吨	10	8	8	11			
4	丙	万吨	20	4	17	5			
5									
6	总成本指数								
7	产量指数								
8	单位成本指数								

图 10 – 6　Excel 进行因素分析数据

第一步：计算各个 p_0q_0 和 $\sum p_0q_0$。在单元格 G2 中输入“ = C2 * D2”，并用鼠标拖曳将公式复制到 G2：G4 区域。选定 G2：G4 区域，单击工具栏上的“Σ”选项，在 G5 出现该列的求和值。

第二步：计算各个 p_0q_1 和 $\sum p_0q_1$。在单元格 H2 中输入“ = C2 * F2”，并用鼠标拖曳将公式复制到 H2：H4 区域。选定 H2：H6 区域，单击工具栏上的“Σ”选项，在 H5 出现该列的求和值。

第三步：计算各个 p_1q_1 和 $\sum p_1q_1$。在 I2 中输入“=E2*F2”，并用鼠标拖曳将公式复制到 I2：I4 区域。选定 I2：I4 区域，单击工具栏上的“Σ”选项，在 I5 出现该列的求和值。

第四步：计算总成本指数。在单元格 C6 中输入“=I5/G5”，即求得总成本指数。

第五步：计算产量指数。在单元格 C7 中输入“=H5/G5”，即求得产量指数。

第六步：计算单位成本指数。在单元格 C8 中输入“=I5/H5”，即求得单位成本指数。全部结果如图 10-7 所示。

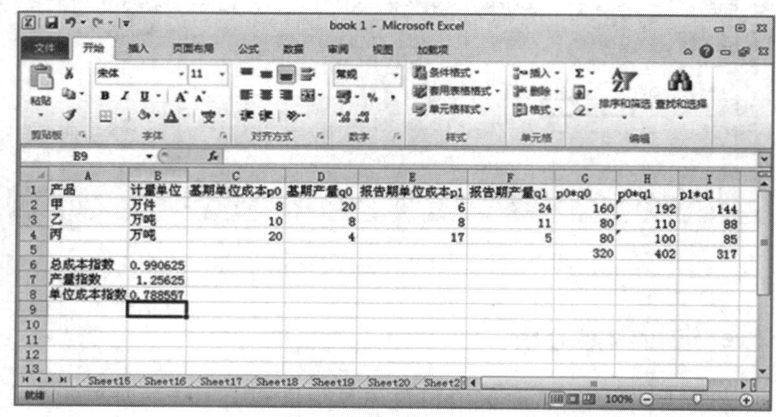

	A	B	C	D	E	F	G	H	I
1	产品	计量单位	基期单位成本p0	基期产量q0	报告期单位成本p1	报告期产量q1	p0*q0	p0*q1	p1*q1
2	甲	万件	8	20	6	24	160	192	144
3	乙	万吨	10	8	8	11	80	110	88
4	丙	万吨	20	4	17	5	80	100	85
5							320	402	317
6	总成本指数	0.990625							
7	产量指数	1.25625							
8	单位成本指数	0.788557							

图 10-7　Excel 进行因素分析结果

本章小结

本章对指数的基本概念及其作用做出了简单介绍；其次，重点介绍了简单综合指数、简单平均比率指数、拉氏指数、派氏指数、加权平均比例指数以及指数体系；对指数的调整作用、总指数以及类指数等内容作出详尽介绍；结合实际介绍了与日常生活紧密相关的消费价格指数、商品零售价格指数和股票指数；最后，对利用 Excel 计算总指数、平均指数和进行因素分析的方法步骤做了详细分析。

课后习题

一、名词解释

1. 指数　2. 简单综合指数　3. 简单平均比率指数　4. 加权平均比率指数　5.

指数体系　6. 指数数列　7. 总指数　8. 居民消费价格指数　9. 零售价格指数　10. 股价指数

二、选择题

1. 广义的指数是指反映（　）
   A. 价格变动的相对数　　B. 物量变动的相对数
   C. 总体数量变动的相对数　　D. 各种动态相对数
2. 狭义的指数是反映哪一总体数量综合变动的相对数（　）
   A. 有限总体　　B. 无限总体
   C. 简单总体　　D. 复杂总体
3. 按指数对比基期不同，指数可分为（　）
   A. 个体指数和总指数　　B. 定基指数和环比指数
   C. 简单指数和加权指数　　D. 动态指数和静态指数
4. 拉氏指数的同度量因素时期固定在（　）
   A. 基期　　B. 报告期
   C. 假定期　　D. 任意时期
5. $\sum p_1 q_1 - \sum p_0 q_1$ 表明（　）
   A. 由于销售量的变化对销售额的影响
   B. 由于价格的变化对销售额的影响
   C. 由于销售量的变化对价格的影响
   D. 由于价格的变化对销售量的影响
6. 零售物价增长 3%，零售商品销售量增长 6%，则零售商品销售额增长（　）
   A. 9%　　B. 9.18%
   C. 18%　　D. 2.91%
7. 某企业生产费用报告期比基期增长了 50%，产品产量增长了 25%，则单位成本增长了（　）
   A. 25%　　B. 2%
   C. 75%　　D. 20%
8. 平均指数是计算总指数的另一种形式，其计算基础（　）
   A. 数量指标指数　　B. 质量指标指数
   C. 综合指数　　D. 个体指数
9. 我国现行的零售物价指数的编制主要采用（　）
   A. 个体指数的形式
   B. 综合指数变形的平均指数形式
   C. 综合指数形式主义
   D. 固定权数的算术平均数指数形式
10. 若产量增加，而生产费用不变，则单位成本指数（　）
   A. 减少　　B. 增加

C. 不变　　　　　　　　　　　　　　D. 无法确定

11. 综合指数和平均指数的联系表现在（　）

A. 在一般条件下，两类指数间有变形关系

B. 在权数固定条件下，两类指数间有变形关系

C. 在一定权数条件下，两类指数间有变形关系

D. 在同度量因素固定条件下，两类指数间有变形关系

12. 假如播种面积报告期比基期下降 5%，而平均亩产量却增长 5%，则总产量报告期比基期（　）

A. 增长　　　　　　　　　　　　　　B. 下降

C. 没有变化　　　　　　　　　　　　D. 无法确定

三、判断题

1. 统计指数是综合反映社会经济现象总体总变动方向及变动程度的相对数。

2. 香港恒生指数是由香港证券交易所编制的股票指数，于 1969 年 11 月 24 日开始发表。

3. 在特定的权数条件下，综合指数与平均数指数之间具有变形关系。

4. 综合指数就是由两个不同时期的综合指标对比形成的。

5. 将以基期为权数的综合指数统称为派氏指数。

6. 某医药商业企业商品销售额报告期比基期增长 50%，销售量增长 25%，则商品销售价格增长 20%。

7. 固定权数的指数数列存在着相邻两个时期的定基指数之比等于环比指数的特点。

8. 某地区零售物价指数为 117%，则用同样多的人民币比以前少购买 17% 的商品。

9. 若销售量增长 10%，价格下降 10%，则销售额不变。

10. 一般地说，平均数指数不仅能反映现象变动的方向和程度，而且还能用于对现象进行因素分析。

四、问答题

1. 指数在经济分析中有何作用?

2. 指数数列按基期选择的不同可以分为哪两类?

3. 拉氏指数与派氏指数数值的大小是否有规律可寻呢?

4. 什么是指数体系? 它有什么作用?

5. 居民消费价格指数和商品零售价格指数的联系与区别?

6. 股价指数的特性有哪些?

7. 股价指数的作用有哪些?

8. 简述构成道 · 琼斯指数的四种股价平均指数。

五、计算题

1. 已知某商店三种药品的销售量及销售价格资料如下:

药品	计量单位	销售额		销售价格（元）	
		基期	报告期	基期	报告期
甲	盒	5000	5500	20	21
乙	瓶	3000	3600	25	28
丙	袋	1800	2000	30	35

试计算：

（1）销售量个体指数和销售价格个体指数；

（2）销售量总指数及由于销售量变动而增减的销售额；

（3）销售价格总指数及由于销售价格变动而增减的销售额。

2. 给出某市场上四种中药材的销售资料如下表：

品种	销售量（公斤）		销售价格（元/公斤）	
	基期	计算期	基期	计算期
甘草	550	560	1.60	1.80
金银花	224	250	2.00	1.90
板蓝根	308	320	1.00	0.90
柴胡	168	170	2.40	3.00
合计	1250	1300	—	—

试计算：

（1）用拉氏公式编制四种中药材的销售量总指数和价格总指数；

（2）再用派氏公式编制四种中药材的销售量总指数和价格总指数；

（3）比较两种公式编制出来的销售量总指数和价格总指数的差异。

3. 已知某医药公司2010年商品零售额为760万元，2011年比2010年增加40万元，零售物价指数上涨8%，试计算该公司商品零售额变动中，由于零售价格和零售量变动的影响程度和影响额。

4. 根据以下资料计算单位成本总指数以及由于单位成本变动而增减的总成本。

医疗器械	计量单位	总成本（万元）		单位成本降低率（%）
		基期	报告期	
甲	件	80	75	10
乙	米	90	95	5
丙	公斤	100	105	15

5. 已知某医药企业有关资料如下：

车间	平均职工人数（人）		全员劳动生产率（元）	
	基期	报告期	基期	报告期
甲	900	800	1600	1800
乙	1000	1200	3000	3500

试从相对数和绝对数两方面简要分析该企业全员劳动生产率变动所受的因素影响。

6. 已知某医药企业工人数工资和人数资料如下：

类别	工资总额（万元）		平均工人数（人）		平均工资（元）	
	基期	报告期	基期	报告期	基期	报告期
技术工人	26.40	31.50	330	350	800	900
普通工人	23.52	26.66	420	430	560	620
合计	49.92	58.16	750	780	665.6	745.6

试分析：

（1）工资总额变动受总平均工资变动及工人总数变动影响的相对程度及影响额；

（2）全厂工人总平均工资变动受各组工人工资水平变动及工人结构变动影响的相对程度及绝对额。

第十一章

相关与回归

不要过于教条地对待研究的结果，尤其当数据的质量受到怀疑时。

——美·达摩达尔·N·古扎拉蒂

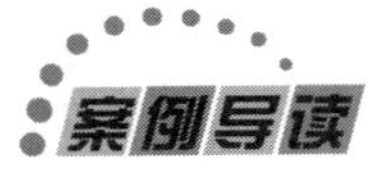

医药管理统计学应用：回归分析在生物医药产业研发投入与企业绩效相关性研究中的应用

生物医药产业是研发投入密度最大的行业之一，生物医药产业的核心竞争力就是研发生产力，“高投入、高风险、高回报、周期长”是医药产品研发的主要特征。从国际发展趋势来看，美国、日本、德国等发达国家对新药研发的投入力度越来越大，研发经费占医药制造业工业销售总额比例超过2.5%，而我国研发经费的占比虽有所提升，但仍不及发达国家的一半。例如，葛兰素史克、赛诺菲和辉瑞等制药巨头每年的研发支出占销售收入的比例高达13%~20%；2011年，诺华制药公司则以95.8亿美元的研发支出登上了2011年度全球生物制药行业研发投入排行榜榜首。引起各制药巨头纷纷斥巨资进行新药研发的根本原因在于专利药具有长达20年的市场独占期，而在独占期内，企业不仅能够收回之前的研发经费，还将获取源源不断的超额利润。例如，美国辉瑞公司巨资研发的心脑血管药物立普妥以全球销售总额高达123亿美元成为2009年世界头号畅销药品，为辉瑞公司带来了巨额的利润。

那么，研发投入与企业绩效之间是否存在相关性？研发投入力度越大，企业的经营业绩就越好吗？运用医药管理统计学中的回归分析，我们能够回答这个问题。

第一步，构建回归分析的指标体系。一个制药企业的绩效可以通过以下两个层面来反映，包括企业的盈利能力和成长能力。其中，盈利能力可以通过企业主营业务收入、主营业务利润、基本每股收益三个指标来体现；企业成长能力则可以通过主营业务收入增长率、主营业务利润增长率来体现。

第二步，提出研究假设。基于以上指标体系的构建，我们可以提出以下系列假设：

H1：研发投入与主营业务收入绩效指标正向相关

H2：研发投入与主营业务利润绩效指标正向相关

H3：研发投入与基本每股收益绩效指标正向相关

H4：研发投入与主营业务收入增长率绩效指标正向相关

H5：研发投入与主营业务利润增长率指标正向相关

第三步，构建一元线性回归模型。根据之前的讨论与假设，建立相应的一元线性回归模型来描述企业研发投入与企业绩效之间的相关性：

$$y_i = \alpha + \beta x_i + \varepsilon_i$$

上述模型解释如下：x_i为解释变量，是指企业第 i 年的研发投入，（$i=1, 2, 3$），y_i为因变量，是指企业绩效中各种财务指标第 i 年的表现值，（$i=1, 2, 3$）。ε_i则是随机误差项，它作为企业研发投入所不能解释的那部分企业绩效改变的代表。

第四步，实证分析。搜集 2007～2009 年三年来在沪深证券交易所上市的医药公司，共计 132 个样本。将这些样本带入一元线性回归模型中，运用 Excel 软件进行回归分析，得到以下回归方程：

（1）研发投入与主营业务收入的回归方程如下：

$$y_1 = 29.872x_1 + 1590742305.172$$

从回归方程中可以看出，解释变量的回归系数为正数，说明研发投入与主营业务收入绩效指标之间呈正向相关，且显著性概率为 0.013，小于5%，具有较强的显著性。

（2）研发投入与主营业务利润的回归方程如下：

$$y_2 = 13.901x_2 + 521822282.928$$

从回归方程中可以看出，解释变量的回归系数为正数，说明研发投入与主营业务收入绩效指标之间呈正向相关，且显著性概率为 0.001，小于5%，具有较强的显著性。

（3）研发投入与基本每股收益相关性的回归方程如下：

$$y_3 = 6.672E^{-9}x_3 + 0.341$$

从回归方程中可以看出，解释变量的回归系数为正数，说明研发投入与主营业务收入绩效指标之间呈正向相关，且显著性概率为 0.023，小于5%，具有较强的显著性。

（4）研发投入与主营业务收入增长率相关系的回归方程如下：

$$y_4 = 6.161E^{-9}x_4 + 0.236$$

从回归方程中可以看出，解释变量的回归系数为正数，说明研发投入与主营业务收入绩效指标之间呈正向相关，且显著性概率为 0.019，小于5%，具有较强的显著性。

（5）研发投入与主营业务利润增长率相关系的回归方程如下：

$$y_5 = 3.371E^{-9}x_5 + 0.205$$

从回归方程中可以看出，解释变量的回归系数为正数，说明研发投入与主营业务收入绩效指标之间呈正向相关，且显著性概率为 0.042，小于5%，具有较强的显著性。

最后，我们通过以上实证分析结果可以得出这样的结论：

(1) 研发投入能够帮助企业增强核心竞争力并最终帮助企业提高经济效益指标，因而生物医药企业的研发投入与其盈利能力绩效指标正向相关。

(2) 研发投入可以带给企业良好的成长性，研发投入与生物医药企业成长能力指标呈正相关关系。

综上所述，研发投入与企业绩效之间存在正相关性，也就是说，企业在新药研发方面的投入力度越大，企业的业绩表现将越好。因此，加大对新药研发的投入力度，将有效提高企业的营业绩效，增加企业的主营业务收入、主营业务利润等。

【学习目标】 本章主要介绍医药管理统计学中相关分析与回归的内容。通过本章的学习希望读者对相关分析及回归的的含义有基本的了解，重点掌握相关分析的识别、相关的种类、相关系数的意义、一元线性回归模型的建立、参数的最小二乘估计方法以及残差分析的内容。

【学习要求】

1. 重点掌握：一元线性回归模型、参数的最小二乘估计法、一元回归方程的评价、估计与预测；

2. 掌握：利用残差对异常值和观测值进行检查；

3. 熟悉：相关关系的概念、种类，相关关系的识别，利用 Excel 进行相关分析和一元线性回归分析的方法；

4. 了解：相关分析、回归分析、残差分析、拟合优度、判定系数的概念、含义。

第一节 相关分析

现实世界中的各种现象之间存在着相互联系、相互制约、相互依存的关系，当一些现象发生变化时，另一现象也会随之发生变化。如增加新药研发经费的投入会提升医药企业的经营业绩，而医药调查公司员工素质的高低会影响医药调查公司的声誉等等。在医药管理领域，对所搜集、整理过的统计数据进行数据分析，并找出这些现象之间的变化规律，能够为医药管理研究者、政策制定者提供科学、客观的参考依据。运用相关分析，可以判断两个或两个以上的变量之间是否存在相关关系、相关关系的方向、形态及相关关系的密切程度。本节，将对相关分析的基本概念、种类和方法进行详细介绍。

一、相关关系的概念及种类

（一）相关关系的概念

在医药管理统计中，相关关系（correlation）是指两种现象之间存在着不严格对应的依存关系。在这种关系中，对于某一现象的每一数值，可以有另一现象的若干数值与之对应，例如新药研发经费的高低与主营业务利润之间存在显著正相关性，然而，某一确定的研发支出经费所对应的主营业务利润却是不确定的。因为影响主营业务利润的因素不仅只有研发支出经费，还包括主营业务成本、药品价格、政策环境以及新药研发周期等。与相关关系对应的是函数关系，函数关系是指变量之间保持着严格的、确定的关系。例如，圆的面积（S）与半径（R）之间的函数关系可表示为 $S=\pi R^2$，一旦确定了一个变量的值，就能准确计算出另一变量的值。然而，在医药管理领域内，由于研究问题的复杂性和难预测性，不可能准确确立两个现象之间的函数关系，所以，我们主要研究两种现象之间的相关关系。

两个变量之间的相关关系可以表现为因果关系，即一个变量的变化是引起另一个变量变化的原因，我们把前者称为自变量（independent variable），后者称为因变量（dependent variable）。自变量的值往往是能够控制的，给定的值，而因变量的值随着自变量的变化而改变。比如，药品广告的投入与其销售总额之间存在因果关系，在药品广告投放初期，药品销售额随着药品广告投入的增加而增加，因此，药品广告的投入力度就是自变量，销售额为因变量。不过，并非所有具有相关关系的现象都表现为因果关系，如药品具有被动消费性，因此药品的供求关系与药品价格之间并不存在明显的因果关系。

（二）相关关系的种类

现象之间的相关关系从不同的角度可以分为不同的类型。

1. 按照相关程度不同 可分为完全相关、不相关和不完全相关。

（1）完全相关（completely correlation）是指一个变量数值的变化完全取决于另一个变量，即两个变量之间存在严格的函数关系。在医药管理领域内，由于社会学科的复杂性和多样性，很少存在完全相关的两种现象。一般情况下，为了简化社会现象，我们往往会限定一些条件不变，从而确定两个变量之间的函数关系。举例来说，假定股票的成交价格不变，那么股票的成交额 y 与该股票的成交量 x 之间存在完全相关，用函数关系表示即为 $y=Px$（P 代表价格）。

（2）不相关（zero correlation）又称零相关，即两个变量之间彼此互不影响，两个变量的数值发生变化时相互独立。例如，化学药品价格的变化与季节的变化一般情况下是不相关的。

（3）不完全相关（incompletely correlation）是介于完全相关与不相关之间的相关关系。在医药管理领域内，大多数现象之间的相关关系都是属于这种不完全相关关系，而医药管理统计学中相关分析的主要研究对象就是不完全相关。例如，研究医药产业发展速度与经济效益之间的关系，或者税收优惠政策与生物医药产业集聚之间的关系等。

2. 按照相关形式不同

可分为线性相关和非线性相关。

（1）线性相关（linear correlation）又称直线相关，是指当一个变量变动时，另一变量随之发生大致均等的变动，从图形上看，其观察点的分布近似地表现为一条直线（如图 11－1）。例如，人均药品费用与人均收入水平通常呈线性关系。

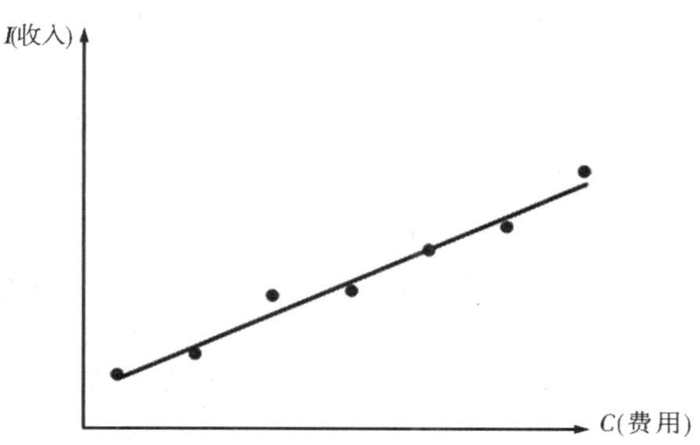

图 11－1　人均收入与药品费用的线性相关关系

（2）非线性相关（nonlinear correlation）又称曲线相关，是指一个变量随着另一个变量的变化发生不均等的变化，从图形上看，其观察点的分布近似地表现为一条曲线，如抛物线、指数曲线等。例如，政府多次实行药品降价政策，从而引起社会福利的增加，然而这种变化是非线性的，如图 11－2 所示。

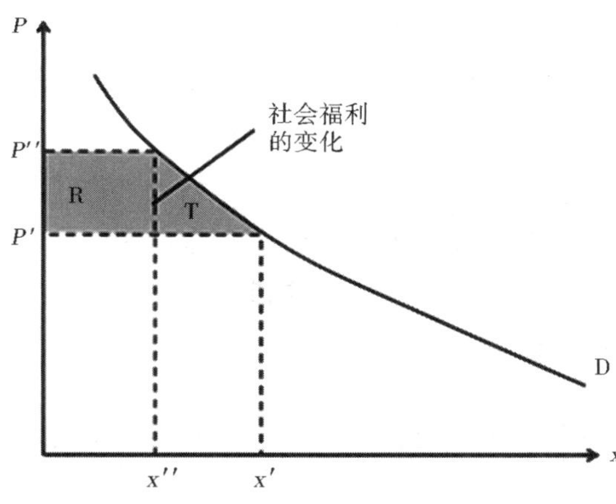

图 11－2　社会福利与药品降价政策的非线性相关关系

3. 按照相关现象变化的方向不同可分为正相关和负相关。

（1）正相关（positive correlation），是指当一个变量的数值增加或减少时另一变量的数值也随之增加或减少的相关关系。如图 11－1 中，人均药品费用随着人均收入的增加而增加，二者之间具有正相关。

（2）负相关（negative correlation），是指当一个变量的数值增加或减少时另一变量的数值也随之减少或增加的相关关系。如药品单价与药品产量之间的关系就是一个典型的负相关例子，即随着药品产量的增加，药品单价随之下降，原因之一是随着产量的增加，制药企业对供应商的议价能力加强，单位成本下降，因此药品单价随之下降（见图 11－3）。

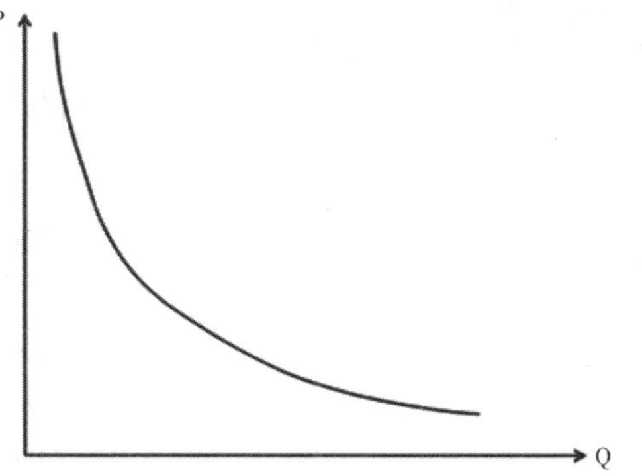

图 11－3　药品单价与药品产量的负相关关系

4. 按照相关关系涉及变量的多少

可分为单相关、复相关和偏相关。

（1）单相关（simple correlation）又称一元相关，是指两个变量之间的相关关系。如之前所列举的图 11－1、图 11－2 和图 11－3 中的三个例子都是单相关关系，换句话说，单相关分析就是对两个变量之间的关系进行的相关分析过程。

（2）复相关（multiple correlation）又称多元相关，是指三个或三个以上变量之间的相关关系。如研发支出经费、科研人员比例、制药企业主营业务收入、主营业务利润增长率等经济指标的相关性就是一个复相关的相关分析过程。

（3）偏相关（partial correlation），是指在一个变量与两个或两个以上的变量相关的条件下，假定其他变量不变时，其中两个变量的相关关系。如影响人均药品费用的影响因素可能包括人均收入、药品价格、地区经济发展水平等多个因素，为简化分析，我们往往在假定药品价格不变的基础上，搜集同一地区内历年来人均药品费用与人均收入的数据，在此情况下这两个变量之间的关系就称为偏相关。

二、相关关系的识别

在分析两种现象之间的相关性之前，我们往往对这两种现象进行相关关系的识别，如果具有相关性，则运用统计学相关方法进行分析；若不具有相关性，则没有继续研究必要。一般而言，相关关系的识别方法有两种，一是定性分析，二是定量分析。

（一）定性分析

定性分析是指依据研究者的理论知识、专业知识和实践经验，对客观现象之间是否具有相关关系以及是何种关系做出判断的过程。在医药管理实践中，为方便研究者直观清晰地判别两种现象之间的相关关系，需要用到一些表格或者图形来直观反映变量之间的相关性。

1. 表格法　所谓表格法就是将研究变量的观察值在表格中一一列出，从而使得变量之间的变化直观地显示在读者面前。

例 11.1：在分析我国各地区医药产业技术创新能力差异性时，从 2011 年中国高新技术统计年鉴中获取各地区 2010 年医药制造业的研发人员数以及拥有的发明专利数，并在表格中一一列出。从表格中，我们可以看到江苏、山东拥有的科研人员数量较大，且发明专利数最多，直观地反映了这两个省份具有较强的新药研发能力。

表 11－1　我国各地区医药产业技术创能力差异性

地区	R&D 人员（万人）	拥有发明专利数（件）
北京	1366. 96	146
天津	1497. 34	137
河北	2211. 09	113
山西	30. 6	34

续表

地区	R&D 人员（万人）	拥有发明专利数（件）
辽宁	792.62	47
吉林	780.04	105
黑龙江	1576.01	60
上海	1228.79	125
江苏	3967.04	425
浙江	6001.92	254
安徽	1080.53	39
福建	770.74	22
江西	1244.81	100
山东	5201.58	438
河南	1760.14	72
湖北	2048.62	87
湖南	655.71	42
广东	2392.17	278
广西	317.24	52
重庆	1288.83	81
四川	1089.99	68
云南	417.07	148
陕西	632.78	83
甘肃	567.6	13
宁夏	542.52	6

2. 图形法 表格法是定性分析中识别变量间相关关系最简单的方法，然而准确性和直观性较差，需要研究者具有丰富的统计学理论知识、专业知识以及实践经验。因此，较为常用的定性分析方法是图形法。所谓图形法，就是将所研究变量的观察值以散点的形式绘制在相应的坐标系中，通过散点呈现出的特征，来判断变量之间是否存在相关关系，以及相关的方向、形式和程度等。

例 11.2：为分析研发投入与产出之间是否具有相关性，并判断相关性的方向、形式和程度如何，我们选取江苏省 2006～2010 年科研人员数量与发明专利数量两组数据（见表 11－2），并绘制散点图（见图 11－4）。

表 11－2 2006～2010 年江苏科研人员数与发明专利数

时间	R&D 人员（人年）	发明专利（件）
2006	2382	248
2007	2967	247
2008	3967	425
2009	8699	412
2010	7327	337

从图 11－4 中散点图的数据分布趋势来看，科研人员数与发明专利数之间存在相关关系，随着科研人员数的增加，专利发明数亦有所增加，因此二者呈正相关。而二者之间的相关程度无法直接从散点图中看出，因此，需要运用定量分析。

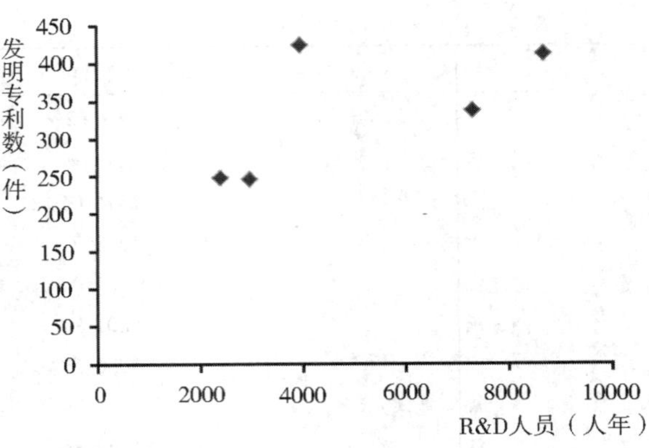

图 11－4　研发投入与产出相关关系散点图

（二）定量分析

定性分析虽然能够反映两个变量之间的相关关系及其相关关系方向，但无法确切地表明两个变量之间相关的程度。而在医药管理实践中，我们不仅仅需要知道两个变量之间是否具有相关关系，还需要知道二者之间的相关程度是多少。比如，我们已经知道研发投入与专利产出之间具有正相关性，然而二者的相关性是否显著，研发投入对专利产出的影响程度究竟能否引起企业重视研发，还需要通过进一步的定量分析来更准确地回答这个问题。

1. 相关系数的概念　在定量分析中，相关系数有广义和狭义两个含义。其中，广义上的相关系数是指用于反映两个变量之间相关关系密切程度的统计指标。依据相关现象的不同特征，其统计指标的名词有所不同。而狭义上的相关系数（correlation coefficient）或者判定系数（coefficient of determination）（相关系数的平方）主要是用于反映两个变量之间线性相关关系；非线性相关系数（nonlinear correlation coefficient）或者非线性判定系数（nonlinear coefficient of determination）则是用于反映两变量间曲线相关关系的统计指标。此外，复相关系数（multiple correlation coefficient）或者复判定系数（multiple coefficient of determination）是用于反映多元线性相关关系的统计指标。相关系数是最为常用的统计指标之一，本书将主要介绍狭义上的相关系数。

相关系数用 r 表示，其基本公式为：

$$r = \frac{n\sum xy - \sum x\sum y}{\sqrt{n\sum x^2 - (\sum x)^2}\sqrt{n\sum y^2 - (\sum y)^2}} \quad \text{（式 11－1）}$$

相关系数的取值在［－1，＋1］的区间内，有如下性质：

（1）当 $r>0$ 时，表示两变量正相关，$r<0$ 时，两变量为负相关；

（2）当 $|r|=1$ 时，表示两变量为完全线性相关；

（3）当 $r=0$ 时，表示两变量间无线性相关关系；

（4）当 $0<|r|<1$ 时，表示两变量存在一定程度的线性相关。且 $|r|$ 越接近 1，两变量间线性关系越密切；$|r|$ 越接近于 0，表示两变量的线性相关越弱；

（5）一般情况下，根据相关系数的取值，可以将相关程度分为三个级别：①当

$|r|<0.4$ 时，两个变量之间为低度线性相关；②当 $0.4\leqslant|r|<0.7$ 时，两个变量之间为显著性相关；③当 $0.7\leqslant|r|<1$ 时，两个变量之间为高度线性相关。

例 11.3：根据表 11－3 中的两组数据，求出人均药品费用与人均收入的相关系数。

表 11－3　人均药品费用与人均收入的相关性

时间	人均药品费用（元/人）	人均收入（元/人）
2004	168.5	1534.1
2005	178.1	2480.4
2006	183.6	4073.3
2007	189.6	4300.5
2009	235.0	5177.0
2010	243.7	5325.0
2011	337.4	6140.5

根据公式 11－1，计算得到：

$$r=\frac{7\times6849590-29030.8\times1535.9}{\sqrt{7\times136454614-29030.8^2}\sqrt{7\times358222.4-1535.9^2}}=0.82$$

计算结果为 $r=0.82>0.7$，说明两个变量高度线性相关。

2. 相关系数的检验　由例 11.3 可以看到，基于人均药品费用与人均收入两组数据，计算得到的相关系数很大，$r=0.82$，但这并不意味着这两个变量之间一定存在相关关系。因为受到抽样误差的影响，仅仅基于 7 个样本所计算的相关系数可能无法反映两个变量之间的真实相关程度。因此，我们还需要对相关系数进行检验，以反映抽样误差对相关系数的影响。相关系数的检验过程具体如下：

假定总体变量 (x,y) 服从二元正态分布 $N(\mu_x,\mu_y,\sigma_x,\sigma_y,\rho)$（其中，$\rho$ 为变量 x 与变量 y 之间的相关系数），(X_1,Y_1)，…，(X_n,Y_n) 是来自该总体的一个随机样本。原假设为 H_0：$\rho=0$；H_1：$\rho\neq0$（备择假设或者为 H_1：$\rho>0$，H_1：$\rho<0$）。构建检验统计量

$$t=\frac{|r|\sqrt{n-2}}{\sqrt{1-r^1}}\qquad\text{（式 11－2）}$$

可以证明在原假设成立的条件下，上式的统计量 t 服从自由度为 $n-2$ 的 t 分布。计算检验的 t 统计量 $t=|r|\sqrt{n-2}/\sqrt{1-r^2}$，根据给定的显著性水平 α 和自由度 $n-2$，查找 t 分布表中的相应临界值 $t_{\alpha/2}$，若 $|t|\geqslant t_{\alpha/2}$，则拒绝原假设，接受备择假设，认为总体相关系数 ρ 显著不为零，总体变量间确实存在线性相关关系；反之，则不能拒绝原假设。或者计算 p 值 $P_{H_0}(|T|\geqslant t)$，若 p 值小于显著性水平 α，则拒绝原假设。若备择假设为 H_1：$\rho>0$，则当 $t\geqslant t_\alpha$ 时，拒绝原假设，接受备择假设，否则不能拒绝原假设；若备择假设为 H_1：$\rho<0$，则当 $t\leqslant-t_\alpha$ 时，拒绝原假设，接受备

择假设，否则不能拒绝原假设。

例 11.4：根据例 11.3 的计算结果，检验在 $\alpha=0.05$ 的显著性水平下，人均药品费用与人均收入是否具有线性相关关系。

取显著性水平 $\alpha=0.05$，查表得到临界值得：$t_{\alpha/2}(9-2)=1.89$

检验统计量的值为：$t=\dfrac{0.972\sqrt{9-2}}{\sqrt{1-0.972^2}}=2.72$，$|t|>t_{\alpha/2}$，所以拒绝原假设，接受备择假设，表明总体相关系数不为零，因此人均药品费用与人均收入存在显著线性相关关系。

3. 定量相关分析中需要注意的问题

（1）相关系数不能解释两变量间的因果关系　相关系数只是用于表明两个变量间互相影响的程度与方向，因此无法体现出两个变量之间是否具有因果关系，更不能指出哪个变量是因变量或者自变量。例如，根据一些人的研究，发现抽烟与学习成绩有负相关关系，但不能由此推断是抽烟导致了成绩变差。

此外，因果关系在很多情况下是可以互换的，不能仅仅凭借两个变量之间具有显著相关性，就认为其中一个变量是另一个变量的原因或结果。举例来说，研发投入与企业绩效之间存在显著正相关性，但不能简单认为研发投入是引起企业绩效提升的原因，因为随着企业经营绩效的提升，企业获取的利润越来越多，那么企业将会加大对研发的投入，而加大研发投入力度又进一步刺激企业绩效的提升。

（2）警惕虚假相关导致的错误结论　有时两变量之间并不存在相关关系，却有可能出现较高的相关系数，因此，在相关分析时应当对两个变量的理论意义进行定性分析，以确认二者之间具有相关关系后才能进行定量相关分析。这种现象在医药管理领域并不鲜见，如存在另一个共同影响两个变量的因素时，这两个变量之间并不存在相关关系，却受到这个共同变量的影响而出现了较高的相关系数。在时间序列资料中往往就会出现这种情况，对人口增长与药品费用的上涨进行相关分析，计算得到一个较大的相关系数，但不能据此就推断人口增长导致了药品费用上涨。仔细分析会发现，事实上是由于经济繁荣导致的人口增长，亦导致药品费用的上涨，而人口增长和药品费用上涨之间并没有直接相关关系。

另外，注意不要在相关关系据以成立的数据范围以外，推论这种相关关系。例如治愈率与用药量之间在一定范围内存存在着正相关关系，但在超剂量用药时，治愈率反而可能会下降。正相关达到某个极限，就可能变成负相关，这一点在分析实际运用中容易被忽视。

第二节　一元线性回归分析

在分析变量之间的关系时，常用的方法有两种，即相关分析和回归分析。相关分析是回归分析的基础和前提，回归分析则是相关分析的深入和继续。相关分析需要依靠回归分析来表现变量之间数量相关的具体形式，而回归分析则需要依靠相关分析来表现变量之间数量变化的相关程度。回归分析与相关分析有所不同，相关分析所研究的变量都被视为随机变量，变量 x 和变量 y 服从二元分布；而在回归分析中，变量 x 不是随机变量，一般被设定为自变量，而变量 y 是随机变量，是变量 x 的给定取值处所对应的观测值。本节主要介绍一元线性回归分析。

一、回归分析的含义

回归分析（regression analysis）是确定两种或两种以上变量间相互依赖的定量关系的一种统计分析方法。回归分析侧重于考察变量之间的数量伴随关系，并通过一定的数学表达式将这种关系描述出来，进而确定一个或几个变量（自变量）的变化对另一个特定变量（因变量）的影响程度。回归分析通过一个变量或一些变量的变化解释另一变量的变化。

（一）回归分析的步骤

1. 根据理论和对问题的分析判断，将变量分为自变量和因变量；
2. 构建回归模型，并估计回归模型中的参数以确定变量之间的关系；
3. 对回归模型进行统计检验，以检验变量不确定性带来的影响；
4. 通过统计检验后，利用回归模型，根据自变量估计或预测因变量。

（二）回归分析的种类

1. 根据自变量的多少，可以将回归分析分为一元回归和多元回归。其中，一元回归（simple regression）是指只有一个自变量的回归分析；多元回归（multiple regression）则是指含有两个或两个以上自变量的回归分析。

2. 根据回归曲线的不同，可以将回归分析分为线性回归和非线性回归。其中，线性回归（linear regression）是指回归曲线为直线的回归分析；而非线性回归（non-linear regression）是指回归曲线为曲线（非直线）的回归分析。

在医药管理统计中，研究者可以根据客观现象的性质、特点、研究目的和任务选取相应的回归分析方法。如本章引例中，在研究研发投入与主营业务收入之间的关系时，运用的就是一元线性回归模型，其中，研发投入是自变量，主营业务收入是因变量。

二、一元线性回归模型

一元线性回归（linear regression）是指回归中只涉及一个自变量，且该自变量与因变量之间的相关关系为线性关系。医药管理领域的社会现象之间往往具有错综复杂的关系，为了简化研究问题，研究者往往会基于单一的社会现象，寻找对其影响最大的因素，构建一元线性回归模型，以研究该社会现象与其最大影响因素之间的关系。

（一）回归模型

回归模型（regression model）是指描述因变量 y 如何依赖于自变量 x 和随机误差项 ε 的方程。一元线性回归是描述两个变量之间相互联系的最简单的回归模型。

一元线性回归模型可表示为：

$$y=\beta_0+\beta_1x+\varepsilon \quad \text{（式 11－3）}$$

其中，y 为因变量，x 是为自变量。y 是 x 的线性函数。$\beta_0+\beta_1x$ 反映了由于 x 的变化而引起的 y 的线性变化，ε 是被称为误差项的随机变量，它反映了除 x 和 y 之间的线性关系之外的随机因素对 y 的影响，是不能由 x 和 y 之间的线性关系所解释的变异性。公式 11－3 表达了变量 x 与 y 之间密切相关，而 x 不是唯一确定 y 的因素，在统计学中，我们把公式 11－3 这样的方程称为回归模型。公式 11－3 中的 β_0 和 β_1 称为未知参数，亦成为回归系数。

与数学中的函数关系相比，我们不难发现公式 11－3 的显著特点在于增加了一项随机误差项 ε。在一元线性回归模型中，随机误差项 ε 是为包括在模型中而又影响 y 的全部变量的代替物，因此随机误差项 ε 在回归模型中扮演着重要角色。在利用回归模型分析变量之间的关系之前，我们需要了解随机误差项 ε 的来源以及回归模型的几个基本假定。

1. 随机误差项的来源 随机误差项 ε 包含着丰富的内容，产生随机误差项的原因主要包括以下几个方面。

（1）模型中被忽略掉的影响因素造成的误差 在一般情况下，每一个医药管理领域的变量都会受到多种因素的影响。然而，为了简化分析，突出主要矛盾，研究者或管理者在构造回归模型时，通常只选取最重要的自变量和因变量从而构成一元线性回归模型。在此过程中，次要的影响因素便被忽略掉。这些被忽略的影响因素对因变量 y 的影响就归入了随机误差项 ε 中。以新药研发投入为例，制药公司的新药研发投入力度 y 除了受到公司上年度营业收入 x 的影响之外，还可能受到公司总资产、公司上年度营业利润、公司发展战略变化等多种因素的影响。在构建回归模型时，若未能全面考虑到这些因素或者认为这些因素的作用较小，那么这些因素往往会被忽略而不会作为变量引入模型中，于是，这些被遗漏的或被忽略的影响因素被归为随机误差项 ε。

（2）模型关系设定不准确造成的误差 在医药管理领域内，自变量与因变量之间的关系多数情况下是复杂的非线性关系，在构造模型时，为了简化模型，我们往往会用线性模型代替非线性模型，从而造成了模型关系不准确的误差。此外，由于研究者或管理者对医药领域经济规律的认识不足，可能会形成与客观经济规律不一致的模型假设，从而引起模型关系不准确的误差。

（3）变量的测量误差 测量误差是在搜集和整理变量数据过程中形成的，也称为观测误差。例如，同一个患者进行血压测量，用同一台血压计测量 3 次，可能会出现 3 次不同结果。这是因为测量值与真实值之间存在误差，即为测量误差。由于测量工具的精确度和测量方法不正确的问题，观察值与真实值不完全一致，造成测量误差。

（4）随机误差 以上三种误差可以通过改变模型形式、改进测量仪器和测量方法减小相应的误差。但是医药管理领域的经济变量本身还受到很多随机因素的影响（如自然灾害、重大疫情等），不具有确定性和重复性；同时，医药管理领域的经济问题涉及人的思维和行为，也涉及政府单位、医疗机构、消费者等多方利益，人的行为具有很多不确定因素，由此造成的误差是随机的，随机误差无法减小，这些随机误差也归入随机误差项 ε 中。

总之，随机误差项 ε 的存在是医药管理统计学回归模型的特点，是回归模型与数学中完全确定的函数关系的主要区别。在医药管理统计学中，随机误差项 ε 可能引起各种困难问题，因此管理者或研究者在构建回归模型时应当尽量减小随机误差项 ε 引起的误差。

2. 一元线性回归模型的基本假定 在医药管理统计学中，对公式 11－3 这一模型，有以下几个主要假定：

假定 1 零均值假定。在给定自变量值的条件下，随机误差项 ε 的数学期望（均值）为零，即 $E(\varepsilon)=0$；

假定 2 同方差假定。随机误差项 ε 的方差与自变量无关，为一个常数 σ^2，即 $var(\varepsilon)=E[\varepsilon-E(\varepsilon)]^2=E(\varepsilon^2)=\sigma^2$；假定 2 表示无论自变量 x 随时间如何变化，随机误差项 ε 的方差都不会发生变化。满足同方差假设，将使检验和预测简化。

假定 3 无自相关假定。表示不同的随机误差项 ε 之间相互独立，意味着产生干扰的因素是完全随机、相互独立、互不相关的。

假定 4 自变量 x 与随机误差项 ε 不相关假定。即模型中自变量 x 与随机误差项 ε 相互独立、互不相关，模型中的自变量 x 和随机误差项 ε 对因变量 y 的影响是完全独立的。

假定 5 正态性假定。随机误差项 ε 服从均值为 0，方差为 σ^2 的正态分布，即 $\varepsilon \sim N(0,\sigma^2)$。这意味着对于一个给定的 x 值，它所对应的 ε 与其他 x 值所对应的 ε 不相关。因此，对于一个特定的 x 值，他所对应的 y 值与其他 x 所对应的 y 值也不相关。这表明，在 x 取某个确定值的情况下，y 的变化由随机误差项 ε 的方差 σ^2 来决定。当 σ^2 较小时，y 的观测值非常靠近直线，当 σ^2 较大时，y 的观测值将偏离直线。由于自变量 x 在数据收集前假设是固定的，因此，对于任何一个给定的 x 值，y 都服从 $E(y)=\beta_0+\beta_1 x$，$var(y)=\sigma^2$ 的正态分布，且对于不同的 x 都具有相同方差。

（二）回归方程

根据以上回归模型的 5 个假定，我们知道 y 的期望值是 x 的线性函数。所谓回归方程（regression equation）就是指描述因变量 y 的期望值如何依赖于自变量 x 的方程。

一元线性回归方程的形式为：

$$E(y)=\beta_0+\beta_1 x+\varepsilon \qquad (式 11-4)$$

一元线性回归方程的图示是一条直线，因此也称为直线回归方程。其中 β_0 是回归直线在 y 轴上的截距，是当 $x=0$ 时 y 的期望值；β_1 是直线的斜率，它表示当 x 每变化一个单位时，y 的平均变化值。

（三）估计的回归方程

如果回归方程中的回归系数 β_0 和 β_1 已知，对于一个给定的 x 值，利用公式 11－4 就能计算出 y 的期望值。但总体回归系数 β_0 和 β_1 是未知的，必须利用样本数据去估计它们。用样本统计量 $\hat{\beta}_0$ 和 $\hat{\beta}_1$ 代替回归方程中的未知参数 β_0 和 β_1，这时就得到了估计的回归方程。据此，根据样本数据求出的回归方程的估计，称之为估计的回归方程（estimated regression equation）。

对于一元线性回归，估计的回归方程形式为：

$$\hat{y} = \hat{\beta}_0 + \hat{\beta}_1 x \qquad （式 11－5）$$

其中，$\hat{\beta}_0$ 是估计的回归直线在 y 轴上的截距；$\hat{\beta}_1$ 是直线的斜率，它代表对于一个给定的 x 值，$\hat{y}$ 是 y 的估计值；$\hat{\beta}_1$ 表示 x 每变化一个单位时，y 的平均变化值。

三、参数的最小二乘估计

对于 x 和 y 的 n 对观测值，用于描述其关系的直线有多条，在统计学中，通常以距离各观测点最近的一条直线来代表这两个变量之间的关系，因为这条直线代表 x 与 y 之间的关系与实际数据的误差比其他任何直线都小。最小二乘法是确定这条直线的常用方法之一，最小二乘估计是获取总体回归系数估计值 $\hat{\beta}_0$ 和 $\hat{\beta}_1$ 的过程。所谓最小二乘法（method of least squares），就是使因变量的观察值 y_i 与估计值 $\hat{y}_i$ 之间的离差平均和达到最小来估计 β_0 和 β_1 的方法。

最小二乘法的基本思想就是希望线性回归直线与所有样本数据点都比较靠近（如图 11－5）。

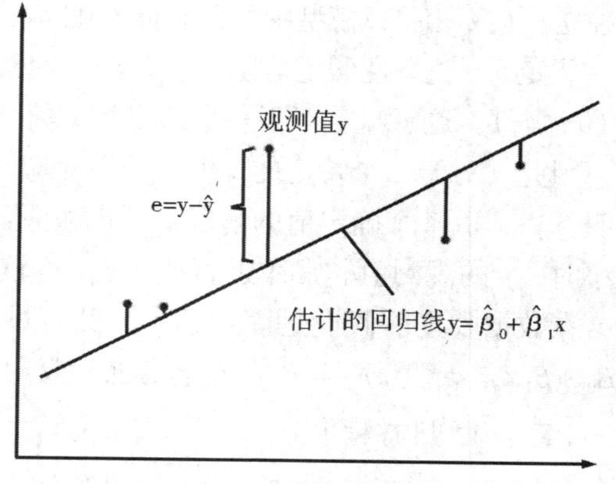

图 11－5　最小二乘法示意图

运用最小二乘法拟合直线具有以下优点：

（1）根据最小二乘法得到的回归直线离差平方和达到最小，虽然得到的回归直线可能不是拟合数据的最佳直线，但却具有良好拟合应有的性质，即运用最小二乘法得到的参数估计具有线性；

（2）根据最小二乘法得到的参数估计值 $\hat{\beta}_0$ 和 $\hat{\beta}_1$ 的均值（期望值）分别等于总体参数值 β_0 和 β_1，即运用最小二乘法得到的参数估计具有无偏性；

（3）在一些情况下，使用最小二乘法得到的 β_0 和 β_1 的估计值与其他估计量相比，其抽样分布具有较小的标准差，即运用最小二乘法得到的参数估计具有有效性（最小方差性）。

正是基于线性、无偏性、有效性这三个优点，最小二乘法被广泛应用于回归模型参数的估计。

根据最小二乘法，得到公式 11 -6

$$Q = \sum (y_i - \hat{y}_i)^2 = \sum_{i=1}^{n} (y_i - \hat{\beta}_0 - \hat{\beta}_0 x_i)^2 \qquad (式 11-6)$$

由于 Q 是关于 $\hat{\beta}_0$ 和 $\hat{\beta}_1$ 的非负二次函数，因而它的最小值总是存在的。根据微积分求极值的原理，令 $Q(\beta_0, \beta_1)$ 分别对 $\hat{\beta}_0$ 和 $\hat{\beta}_1$ 求偏导，且令这两个偏导都为 0，得公式 11 -7：

$$\begin{cases} \dfrac{\partial Q}{\partial \beta_0} |_{\beta_0 - \hat{\beta}_0} = -2\sum_{i=1}^{n} [y_i - (\hat{\beta}_0 + \hat{\beta}_1 x_i)]^2 = 0 \\ \dfrac{\partial Q}{\partial \beta_1} |_{\beta_1 - \hat{\beta}_1} = -2\sum_{i=1}^{n} x_i [y_i - (\hat{\beta}_0 + \hat{\beta}_1 x_i)]^2 = 0 \end{cases} \qquad (式 11-7)$$

经简化得到求解 $\hat{\beta}_0$ 和 $\hat{\beta}_1$ 的标准方程组（见公式 11 -8）：

$$\begin{cases} \sum_{i=1}^{n} y_i = n\hat{\beta}_0 + \hat{\beta}_1 \sum_{i=1}^{n} x_i \\ \sum_{i=1}^{n} x_i y_i = \hat{\beta}_0 \sum_{i=1}^{n} x_i + \hat{\beta}_1 \sum_{i=1}^{n} x_i^2 \end{cases} \qquad (式 11-8)$$

求解方程组 11 -8，得公式 11 -9：

$$\begin{cases} \hat{\beta}_1 = \dfrac{n\sum_{i=1}^{n} xiyi - \sum_{i=1}^{n} xi \sum_{i=1}^{n} yi}{n\sum_{i=1}^{n} xi^2 - (\sum_{i=1}^{n} xi)^2} = \dfrac{\sum_{i=1}^{n} (xi - \bar{x})(yi - \bar{y})}{\sum_{i=1}^{n} (xi - \bar{x})^2} \\ \hat{\beta}_0 = \dfrac{\sum yi}{n} - \hat{\beta}_1 \dfrac{\sum xi}{n} = \bar{y} - \hat{\beta}_1 \bar{x} \end{cases} \qquad (式 11-9)$$

由公式 11 -9 可知，当 $xi = \bar{x}$ 时，$\hat{y} = \bar{y}$，即回归直线 $\hat{y}i = \hat{\beta}_0 + \hat{\beta}_1 xi$ 通过点（$\bar{x}$，$\bar{y}$）。

例 11.5：根据例 11.3 中的数据，求人均药品费用对人均收入的估计方程。

根据公式 11 -9 得：

$$\begin{cases} \hat{\beta}_1 = \dfrac{7 \times 6849590 - 29030.8 \times 1535.9}{7 \times 136454614 - 112394952} = 0.030 \\ \hat{\beta}_0 = 2194143 - 0.0298832 \times 4147.2571 = 94.65 \end{cases}$$

所以得到人均药品费用对人均收入的估计方程为 $\hat{y} = 94.65 + 0.030x$。回归系数 $\hat{\beta}_1 = 0.030$ 表示人均收入每增加 1 元，人均药品费用平均增加 0.030 元。在回归分析中，对截距 $\hat{\beta}_0$ 常常不能赋予任何真实意义，一般不做解释。

回归分析中的计算量极大，特别是多元回归，用人工计算较为复杂，几乎不能完成，因此，在实际中，我们常常借助于计算机的各种数据处理软件，如 Excel，本章第四节中将对该过程进行详细介绍。将例 11.5 中的数据输入 Excel 工作表中，进行回归分析后，最终得到以下回归结果，见图 11 -6。

	A	B	C	D	E	F	G	H	I
2									
3	回归统计								
4	Multiple R	0.809752288							
5	R Square	0.655698769							
6	Adjusted R S	0.586838522							
7	标准误差	38.70552435							
8	观测值	7							
9									
10	方差分析								
11		df	SS	MS	F	Significance F			
12	回归分析	1	14265.32621	14265.32621	9.522167059	0.027289216			
13	残差	5	7490.588077	1498.117615					
14	总计	6	21755.91429						
15									
16		Coefficients	标准误差	t Stat	P-value	Lower 95%	Upper 95%	下限 95.0%	上限 95.0%
17	Intercept	94.65464636	42.64750862	2.219464851	0.077180163	-14.97426464	204.2835574	-14.9742646	204.2835574
18	X Variable 1	0.029806877	0.009659365	3.085800878	0.027289216	0.004976689	0.054637065	0.004976689	0.054637065
19									

图 11－6　一元线性回归结果

四、一元线性回归方程的评价

获得回归方程 $\hat{y}=\hat{\beta}_0+\hat{\beta}_1x$ 后，该方程还不能直接用于分析和预测，因为 $\hat{y}=\hat{\beta}_0+\hat{\beta}_1x$ 只是在一定程度上描述了变量 x 和 y 之间的数量关系，对于这种关系的可靠性和显著性还缺乏检验。因此，还需要对该一元线性回归方程进行评价，一元线性回归模型的评价包括拟合优度检验和方程的显著性检验。

（一）一元线性回归方程拟合优度的评价

拟合优度（goodness of fit）是指样本观测值聚集在样本回归线周围的紧密程度。根据回归方程 $\hat{y}=\hat{\beta}_0+\hat{\beta}_1x$，可根据自变量 x 的取值来估计或预测因变量 y 的取值，而估计或预测的精度如何则将取决于回归直线对观测数据的拟合程度。各观察点越是靠近直线，说明直线对观测数据的拟合程度越好，反之则越差。回归直线与各观测点的接近程度称为回归直线对数据的拟合优度。为说明直线的拟合优度，则需要计算判定系数。

1. 判定系数　判定系数（coefficient of determination）是对估计的回归方程拟合优度的度量，是判断回归模型拟合程度好坏最常用的指标。判定系数是建立在对总变差平方和进行分解的基础之上的。由于因变量 y 的取值是不同的，所谓变差就是指 y 取值的这种波动性。产生变差的原因有两个方面：一者自变量 x 的取值是不同的；二者除了 x 以外的其他因素也会引起 y 的取值发生变动。

对于一个具体的观测值来说，变差的大小可以用实际观测值 y 与其均值 $\bar{y}$ 之差 $(y-\bar{y})$ 来表示。而 n 次观测值的总变差可由这些离差的平方和来表示，称为总平方和（total sum of squares），记为 SST，其公式如 11－10 所示。

$$SST=\sum_{i=1}^{n}(yi-\bar{y})^2 \quad \text{（式 11－10）}$$

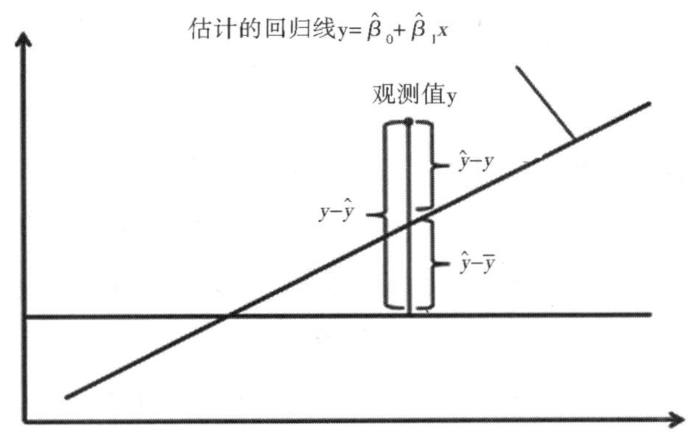

图 11－7　离差分解图

从图 11－7 可以看出，每个观测点的离差可以分解为：

$$y-\bar{y}=(y-\hat{y})+(\hat{y}-\bar{y}) \quad （式 11－11）$$

对公式 11. 11 等式两边平方，并对所有 n 个点求和，得到：

$$\sum_{i=1}^{n}(y_i-\bar{y})^2=\sum_{i=1}^{n}(y_i-\hat{y}_i+\hat{y}_i-\bar{y})^2$$

$$=\sum_{i=1}^{n}(y_i-\hat{y}_i)^2+2\sum_{i=1}^{n}(y_i-\hat{y}_i)(\hat{y}_i-\bar{y})+\sum_{i=1}^{n}(\hat{y}_i-\bar{y})^2 \quad （式 11－12）$$

其中，$\sum_{i=1}^{n}(y_i-\hat{y}_i)(y_i-\bar{y})=0$，因此有：

$$\sum_{i=1}^{n}(y_i-\bar{y})^2=\sum_{i=1}^{n}(y_i-\hat{y}_i)^2+\sum_{i=1}^{n}(\hat{y}_i-\bar{y})^2 \quad （式 11－13）$$

由公式 11－13 可以看出，等式左边是总平方和 SST，等式右边可以分解为两部分，其中 $\sum_{i=1}^{n}(y_i-\bar{y})^2$ 称为回归平方和 SSR（regression sum of squares），$\sum_{i=1}^{n}(y_i-\hat{y}i)^2$ 称为残差平方和 SSE（residual sum of squares）。SSR 是回归值 $\hat{y}_i$ 与均值 $\bar{y}$ 的离差平方和，根据估计的回归方程，估计值 $\hat{y}=\hat{\beta}_0+\hat{\beta}_1 x$，因此可以把（$\hat{y}_i-\bar{y}$）看作是由自变量 x 的变化引起的 y 的变化，而其平方和 $\sum_{i=1}^{n}(\hat{y}_i-\bar{y})^2$ 则反映了 y 的总方差中由 x 与 y 之间的线性关系引起的 y 的变化部分，即 SSR 是回归直线来解释的 y_i 变差部分。此外，SSE 是各实际观测点和回归值的残差（$\hat{y}_i-\bar{y}$）的平方和，它是除 x 对 y 的线性影响之外的其他因素对 y 变差的作用，是不能由回归直线来解释的 y_i 变差部分。因此，公式 11－13 可以看成是：

总平方和（SST）＝回归平方和（SSR）＋残差平方和（SSE）

（式 11－14）

总的来说，回归直线拟合的好差取决于 SSR 以及 SSE 的大小，或者说取决于回归平方和 SSR 占总平方和 SST 比例 SSR/SST 的大小。各观测点越是靠近直线，SSR/SST 的值越大，直线拟合的效果越好。

据此，我们把回归平方和 SSR 占总平方和 SST 的比例 SSR/SST 称为判定系数，记为 R^2。其计算公式为：

$$R^2 = \frac{SSR}{SST} = \frac{\sum_{i=1}^{n}(\hat{y}i - \bar{y})^2}{\sum_{i=1}^{n}(yi - \bar{y})^2} = 1 - \frac{\sum_{i=1}^{n}(yi - \hat{y}i)^2}{\sum_{i=1}^{n}(yi - \bar{y})^2} \qquad (式 11-15)$$

判定系数 R^2 测度了回归直线对观测数据的拟合程度。若所有观测点都落在直线上，残差平方和 SSE = 0，$R^2 = 1$，拟合是完全的；如果 y 的变化与 x 无关，则 $\hat{y}i = \bar{y}$，$R^2 = 0$。可见 R^2 的取值范围是［0，1］。总之，R^2 越接近于 1，表明回归平方和占总平方和的比例越大，回归直线与各观测点越接近，回归直线的拟合程度就越好；反之，R^2 越接近于 0，回归直线的拟合程度就越差。

在一元线性回归方程中，判定系数 R^2 就是相关系数 r 的平方值。具体计算过程如下：

首先，将公式 11-5 代入 $SSR = \sum_{i=1}^{n}(\hat{y}_i - \bar{y})^2$ 中，得到：

$$\begin{aligned} SSR &= \sum_{i=1}^{n}(\hat{y}_i - \bar{y})^2 = \sum_{i=1}^{n}(\hat{\beta}_0 + \hat{\beta}_1 x_i - \hat{\beta}_0 - \hat{\beta}_1 \bar{x})^2 \\ &= \hat{\beta}_1^2 \sum_{i=1}^{n}(x_i - \bar{x})^2 \\ &= \hat{\beta}_1^2 \sum_{i=1}^{n}(x_i - \bar{x})(y_i - \bar{y}) \end{aligned} \qquad (式 11-16)$$

然后，将公式 11-16 代入 11-15 中，得到：

$$\begin{aligned} R^2 &= \frac{\sum_{i=1}^{n}(\hat{y}_i - \bar{y})^2}{\sum_{i=1}^{n}(y_i - \bar{y})^2} \\ &= \frac{\hat{\beta}1 \sum_{i=1}^{n}(x_i - \bar{x})(y_i - \bar{y})}{\sum_{i=1}^{n}(y_i - \bar{y})^2} \\ &= \left[\frac{n\sum xy - \sum x \sum y}{\sqrt{n\sum x^2 - (\sum x)^2}\sqrt{n\sum y^2 - (\sum y)^2}}\right]^2 \end{aligned}$$

(式 11-17)

从公式 11-17 中可以看出，一元线性回归中，相关系数是判定系数的平方根。因此，相关系数 r 也从另一个角度说明了回归直线的拟合优度，即 $|r|$ 越接近 1，表明回归直线对观测数据的拟合程度就越高。尽管相关系数 r 也能一定程度上反映拟合优度，但在一元线性回归分析中，并不用相关系数 r 来反映拟合程度，因为 r 值总是大于 R^2 值（当 $r \neq 0$ 且 $r \neq 1$ 时）。举例来说，当 $r = 0.5$ 时，$R^2 = 0.25$，因此，在

一元线性回归分析中，常用判定系数来描述回归直线的拟合优度。

例 11.6：根据例 11.3 的数据，计算人均药品费用对人均收入回归的判定系数。

$$解:R^2 = \frac{SSR}{SST} = \frac{\sum_{i=1}^{n}(\hat{y}_i - \bar{y})^2}{\sum_{i=1}^{n}(y_i - \bar{y})^2} = \frac{\sum_{i=1}^{7}(\hat{y}_i - 218.27)^2}{\sum_{i=1}^{7}(y_i - 218.27)^2} = \frac{14265.33}{21755.91} = 0.66$$

2. 估计标准误差 判定系数反映了 SSR/SST 的比例，而 SSE 则说明实际观测值 y_i 与回归估计值 $\hat{y}_i$ 之间的差异程度。对于一个变量的诸多观测值，可以用标准差来测度各观测值在其平均数周围的分散程度。以此类推，估计标准误差（estimated standard error），亦称估计量的标准差，就是指用来测度各实际观测点在直线周围的散布状况的一个量。估计标准误差是均方残差（MSE）的平方根，记为 S_e。其计算公式为：

$$S_e = \sqrt{\frac{\sum_{i=1}^{n}(y_i - \hat{y}_i)^2}{n-2}} = \sqrt{\frac{SSE}{n-2}} = \sqrt{MSE} \qquad (式 11-18)$$

从公式 11－18 中可以看出，估计标准误差是残差平方根 SSE 除以其自由度 $n-2$ 后的平方根。估计标准差 S_e 可以看作是在排除了 x 对 y 的线性影响后，y 随机波动大小的一个估计量。从估计标准误差的实际意义看，S_e 反映了用估计的回归方程预测因变量 y 时预测误差的大小。如果各观测点越接近回归直线，则 S_e 越小，回归直线对各观测点的代表性就越好，根据估计的回归方程进行预测也就越准确，如果各观测点全部落在直线上，则 $S_e=0$。因此，S_e 也从另一角度说明了回归直线的拟合优度。

例 11.7：根据例 11.6 的结果，计算人均药品费用对人均收入的估计标准误差。

$$解:S_e = \sqrt{\frac{SSE}{n-2}} = \sqrt{\frac{21755.91 - 14265.33}{7-2}} = \sqrt{\frac{7490.59}{5}} = 38.71$$

（二）一元线性回归方程的显著性检验

回归分析的目的在于根据构建的估计回归方程，用自变量 x 来估计或预测因变量 y 的取值。然而，由于存在抽样误差，该估计方程可能并不能真实反映变量 x 和 y 之间的关系，因此需要对该估计回归方程进行显著性检验。

对线性回归模型的显著性检验包括两个方面的内容：一是对整个回归方程的显著性检验（亦称 F 检验），二是对回归系数的显著性检验（亦称 t 检验）。就一元线性回归模型而言，F 检验和 t 检验是等价的。

1. F 检验（F－test）

线性关系的检验是检验自变量 x 和因变量 y 之间的线性关系是否显著。为检验两个变量之间的线性关系是否显著，需要构造用于检验的一个统计量，我们这个统计量记为 F 值，其构造是以 SSR 与 SSE 为基础的，具体计算过程如下：

（1）计算均方回归：$MSR = \frac{SSR}{k}$，其中，k 表示自变量的个数，在一元线性回归模型中，自变量只有一个，因此，

$$MSR = \frac{SSR}{1} \quad \text{（式 11-19）}$$

（2）计算均方残差：

$$MSE = \frac{SSE}{n-2} \quad \text{（式 11-20）}$$

其中，n 表示样本数，$n-2$ 表示一元线性回归方程的自由度。

（3）计算检验统计量 F 值：

$$F = \frac{MSR}{MSE} \quad \text{（式 11-21）}$$

F 检验的步骤：

（1）提出假设：H_0：$\beta_1 = 0$，两个变量之间的线性关系不显著

（2）计算检验统计量 F：$F = \frac{MSR}{MSE}$

（3）给定显著性水平 α，并根据分子自由度 $df_1 = 1$ 和分母自由度 $df_2 = n-2$ 查 F 分布表，找到临界值 $F_\alpha(1, n-2)$。

（4）若 $F \geqslant F_\alpha(1, n-2)$，拒绝 H_0，表明两个变量之间的线性关系是显著的；若 $F \leqslant F_\alpha(1, n-2)$，不拒绝 H_0，表明两个变量之间的线性关系不显著。

例 11.7：根据例 11.6 的结果，对人均药品费用与人均收入之间进行 F 检验。

解：（1）提出假设：H_0：$\beta_1 = 0$，两个变量之间的线性关系不显著

（2）计算检验统计量 F：$F = \frac{MSR}{MSE} = 9.522 > F_\alpha(1,5) = 6.61$

拒绝原假设，表明人均药品费用与人均收入之间存在显著的线性关系。

运用 Excel2010 处理数据，亦得到相同的结论，见图 11-8。方程分析部分给出了线性关系显著性检验的全部结果。首先，方差分析给出了统计量 F 值为 9.522，拒绝原假设。此外，方差分析表还给出了检验的显著性 F，即 Significance F，相当于用于检验的 P 值。利用 Significance F 与显著性水平 α 的比较结果，可以得到同样的结论：若 Significance F 值小于 α 值，则拒绝原假设，表明两个变量之间具有显著的线性关系；如果 Significance F 值大于 α 值，则不拒绝原假设，没有证据表明两个变量之间具有显著的线性关系。从图 11-8 中，可以看出药品费用与人均收入之间存在显著的线性关系。

	A	B	C	D	E	F
9						
10	方差分析					
11		df	SS	MS	F	Significance F
12	回归分析	1	14265.32621	14265.32621	9.522167059	0.027289216
13	残差	5	7490.588077	1498.117615		
14	总计	6	21755.91429			
15						

图 11-8　方差分析表

2. t 检验（T－test）

回归系数的显著性检验的目的是检验自变量对因变量的影响是否显著。在一元线性回归模型 $\hat{y} = \hat{\beta}_0 + \hat{\beta}_1 x$ 中，如果回归系数 $\beta_1 = 0$，回归线是一条水平线，表明因变量 y 不会随着自变量 x 的变化而变化，即自变量对因变量没有影响，两个变量之间没有线性关系。

t 值的计算过程如下：

（1）计算 $\hat{\beta}_1$ 的估计标准差：

$$S_{\hat{\beta}_1} = \frac{Se}{\sqrt{\sum_{i=1}^{n} x_i^2 - \frac{1}{n}\left(\sum_{i=1}^{n} x_i\right)^2}} \qquad \text{（式 11－22）}$$

（2）计算检验统计量 t 值：

$$t = \frac{\hat{\beta}1}{S_{\hat{\beta}_1}} \qquad \text{（式 11－23）}$$

t 检验的步骤：

（1）提出假设：H_0：$\beta_1 = 0$

（2）计算检验统计量 t 值：$t = \dfrac{\hat{\beta}_1}{S_{\hat{\beta}_1}}$

（3）给定显著性水平 α，并根据自由度 $df = n - 2$ 查 t 分布表，找到相应的临界值 $t_{\alpha/2}$。

（4）若 $|t| > t_{\alpha/2}$，拒绝 H_0，回归系数等于 0 的可能性小于 α，表明自变量 x 对因变量 y 的影响是显著的，即两个变量之间存在显著的线性关系；若 $|t| > t_{\alpha/2}$，则不拒绝 H_0，说明自变量 x 对因变量 y 的影响不显著，二者之间不存在显著的线性关系。

例 11.9：根据例 11.5 的结果，检验回归系数的显著性（$\alpha = 0.05$）。

（1）提出假设：H_0：$\beta_1 = 0$

（2）计算检验统计量 t：

$t = \dfrac{\hat{\beta}1}{S_{\hat{\beta}1}} = \dfrac{0.030}{0.0097} = 3.09 > t_{\alpha/2} = 2.571$。拒绝原假设，表明人均药品费用与人均收入之间存在显著的线性关系，这与例 11.7 中 F 检验的结果相一致。

运用 Excel 2010 处理数据，亦得到相同的结论，见图 11－9。如图所示，参数估计部分直接给出了检验的统计量 t 值，还给出了用于检验的 P 值（P－value）。检验时可直接将 P 值与给定的显著性水平 α 值进行比较：若 P 值小于 α，则拒绝原假设；若 P 值大于 α，则不拒绝原假设。从图 11－9 中可以看出，$P = 0.0273 < \alpha = 0.05$，因此，拒绝原假设。

	A	B	C	D	E	F	G	H	I
15									
16		Coefficients	标准误差	t Stat	P-value	Lower 95%	Upper 95%	下限 95.0%	上限 95.0%
17	Intercept	94.65464636	42.6475086	2.21946485	0.07718016	-14.97426464	204.283557	-14.974265	204.283557
18	X Variable	0.029806877	0.00965936	3.08580088	0.02728922	0.004976689	0.05463706	0.00497669	0.05463706

图 11－9　参数估计表

在进行显著性检验时，需要注意以下两点：

（1）在对回归系数进行检验时，如果拒绝了假设 H_0：$\beta_1=0$，仅仅表明在 x 的样本观测值范围内，x 与 y 之间存在线性关系。

（2）在一元线性回归中，自变量只有一个，因此 F 检验和 t 检验是等价的。如果，H_0：$\beta_1=0$ 被 t 检验拒绝，它势必也被 F 检验拒绝。

五、利用一元线性回归方程进行估计与预测

最后，通过显著性检验的估计回归方程可以用于估计与预测。在回归模型经过拟合优度检验、F 检验和 t 检验之后，若该线性回归方程符合预定的要求，就可以进行估计与预测。

预测是指通过自变量 x 的取值来预测因变量 y 的取值，例如，之前建立的人均药品费用对人均收入的估计回归方程，给出一个人均收入的数值，就能够得到人均药品费用的一个预测值。本部分主要介绍点估计和区间估计两种估计与预测的方法。

（一）点估计

利用估计的回归方程，对于 x 的一个特定值 x_0，求出 y 的一个估计值就是点估计（point estimation）。点估计包括平均值的点估计和个别值的点估计。

1. 均值的点估计 平均值的点估计（point estimation of average value），是指利用估计的回归方程，对于 x 的一个特定值 x_0，求出 y 的平均值的一个估计值 E（y_0）。

例 11.10：例 11.5 中，得到估计的回归方程为 $\hat{y}=94.65+0.030x$，如果要估计人均收入为 5000 元时，所有人均药品费用的平均值，就是平均值的点估计。根据估计的回归方程得到：

$$E(y_0)=94.65+0.030\times5000=244.90\text{（元）}$$

2. 个别值的点估计 个别值的点估计（point estimation of individual values），是指利用估计的回归方程，对于 x 的一个特定值 x_0，求出 y 的一个个别值的估计值 $\hat{y}_0$。

例 11.11：例 11.5 中，得到估计的回归方程 $\hat{y}=94.65+0.030x$，如果要知道人均收入为 4073.3 元，2006 年人均药品费用是多少，则属于个别值的点估计。根据估计的回归方程得到：

$$\hat{y}_0=94.65+0.030\times40733=217.20\text{（元）}$$

（二）区间估计

由于抽样波动的影响，以及随机误差项 ε 的零均值假定不完全与实际相符，因此，点估计值 $\hat{y}_0$ 与因变量实际值 y_0 和其均值 $E(y_0)$ 的估计值都存在误差。虽然点估计值给出了一个预测值，然而不能反映该预测值的精确度，因此，我们还需要确定该预测值的变动范围，从而确定 y_0 和其均值 $E(y_0)$ 可能取值的范围，这就是区间估计（interval estimate）。区间估计包括置信区间估计和预测区间估计。从例 11.10 和例 11.11 可以看出，在点估计条件下，对于同一个特定值 x_0，平均值的点估计和个别值的点估计的计算结果是一致的，然而在区间估计中却不相同。

1. 置信区间估计 置信区间估计（confidence interval estimate），是指对 x 的一个给定值 x_0，求出 y 的平均值的估计区间。

对于估计的方程 $\hat{y}=\hat{\beta}_0+\hat{\beta}_1 x$，当 $x=x_0$时，有 $\hat{y}=\hat{\beta}_0+\hat{\beta}_1 x_0$ 为 $E(y_0)$ 估计值。一般来说，估计值 $\hat{y}_0$ 不可能精确地等于 $E(y0)$。因此，通过 $\hat{y}_0$ 推断 $E(y_0)$ 时，必须考虑根据估计的回归方程得到 $\hat{y}_0$ 的方差，对于给定的 x_0，可以得出估计 $\hat{y}_0$ 方差的公式，用 $S_{\hat{y}_0}$表示 $\hat{y}_0$ 方差的估计量，其计算公式为：

$$S_{\hat{y}_0}=S_e^2\left[\frac{1}{n}+\frac{(x_0-\bar{x})^2}{\sum_{i=0}^{n}(xi-x)^2}\right] \qquad \text{（式 11－24）}$$

$\hat{y}_0$ 标准差的估计量计算公式为：

$$S_{\hat{y}_0}=S_e^2\left[\frac{1}{n}+\frac{(x_0-\bar{x})^2}{\sum_{i=0}^{n}(xi-\bar{x})^2}\right] \qquad \text{（式 11－25）}$$

有了 $\hat{y}_0$ 的标准差之后，对于给定的 x_0，E（y_0）在 $1-\alpha$ 置信水平下的置信区间可表示为：

$$\hat{y}_0 \pm t_{\alpha/2}S_e\sqrt{\frac{1}{n}+\frac{(x_0-\bar{x})^2}{\sum_{i=0}^{n}(xi-\bar{x})^2}} \qquad \text{（式 11－26）}$$

例 11.12：例 11.5 中，得到估计的回归方程 $\hat{y}=94.65+0.030x$，取 $x_0=5000$ 元，建立人均药品费用 95% 的置信区间。当人均收入为 5000 元时，人均药品费用的点估计值为：

$$E(y_0)=94.65+0.030\times 40733=244.90\text{（元）}$$

已知 $n=7$，$S_e=37.1080$，查表得 $t_{\alpha/2}=2.571$，根据公式 11－26 得到 E（y_0）的置信区间为：

$$244.90\pm 2.571\times 37.11\times\sqrt{\frac{1}{7}+\frac{(5000-4147.26)^2}{16056421.7}}$$

$$=244.90\pm 41.38$$

即 203.52≤E（y_0）≤286.28，也就是说，当人均收入为 5000 元，人均药品费用的平均值在 203.52 元在 286.28 元之间。

2. 预测区间估计 预测区间估计（prediction interval estimate），是指对 x 的一个给定值 x_0，求出 y 的一个个别值的估计区间。对于任一给定样本，估计值 $\hat{y}_0$ 只能作为 y_0 的估计值，作为 E（y_0）的无偏估计量，不可能真实等于 y_0 和 E（y_0），也就说这两者之间存在误差，这个误差称为预测误差。预测区间估计的目的就是在于估计这个误差。

在求出预测区间之前，必须知道用于估计的方差。统计学家已给出了 y 的一个个别值 y_0的方差估计量，用 S_{ind}^2表示，其计算公式为：

$$S_{ind}^2=S_e^2+S_{\hat{y}_0}^2=S_e^2+S_e^2\left[\frac{1}{n}+\frac{(x_0-\bar{x})^2}{\sum_{i=0}^{n}(xi-\bar{x})^2}\right]$$

$$= S_e^2\left[1 + \frac{1}{n} + \frac{(x_0 - \bar{x})^2}{\sum_{i=0}^{n}(xi - \bar{x})^2}\right] \qquad (式 11-27)$$

y 的一个个别估计值 y_0 的标准差的估计量为：

$$S_{\text{ind}}^2 = S_e^2\left[1 + \frac{1}{n} + \frac{(x_0 - \bar{x})^2}{\sum_{i=0}^{n}(xi - \bar{x})^2}\right] \qquad (式 11-28)$$

因此，对于给定的 x_0，y 的一个个别值 y_0 在 $1-\alpha$ 置信水平下的预测区间表示为：

$$\hat{y}_0 \pm t_{\alpha/2}S_e\sqrt{1 + \frac{1}{n} + \frac{(x_0 - \bar{x})^2}{\sum_{i=0}^{n}(xi - \bar{x})^2}} \qquad (式 11-29)$$

公式 11－29 与公式 11－26 相比，公式 11－29 的根号内多了一个 1，因此，在给定的 x_0，置信区间和预测区间的宽度是不一样，预测区间要比置信区间宽一些。

例 11.13：例 11.5 中，得到估计的回归方程，$\hat{y} = 94.65 + 0.030x$，取 $x_0 =$ 4073.3 元，建立人均药品费用在 95% 置信水平下的预测区间。

当人均收入为 4073.3 元时，人均药品费用的点估计值为：

$$\hat{y}_0 = 94.65 + 0.030 \times 40733 = 217.20\ (元)$$

已知 $n=7$，$S_e=37.1080$，查表得 $t_{\alpha/2}=2.571$，根据公式 11.26 得到人均药品费用 $\hat{y}_0$ 在 95% 置信水平下的置信区间为：

$$217.20 \pm 2.571 \times 37.11 \times \sqrt{\frac{1}{7} + \frac{(4073.3 - 4147.26)^2}{16056421.7}}$$

$$= 217.20 \pm 36.10$$

即 $181.10 < \hat{y}_0 < 253.30$，也就是说，2006 年，人均药品费用的预测区间在 181.10 元至 253.30 元之间。

根据公式 11－29 得到人均药品费用 $\hat{y}_0$ 在 95% 置信水平下的预测区间为：

$$217.20 \pm 2.571 \times 37.11 \times \sqrt{1 + \frac{1}{7} + \frac{(4073.3 - 4147.26)^2}{16056421.7}}$$

$$= 217.20 \pm 102.01$$

即 $115.19 < \hat{y}_0 < 319.21$，也就是说，2006 年，人均药品费用的预测区间在 115.19 元至 319.21 元之间，从两组计算结果可以明显看出对于同一个估计值，预测区间的范围要比置信区间的更宽。

第三节　残差分析

在建立了估计的回归方程后，利用 F 检验和 t 检验确定了 x 和 y 之间的线性关系显著后，就可以利用回归方程进行估计和预测了。然而，这一切都建立在回归模型 $\mathrm{y} = \beta_0 + \beta_1 x$

+ε 中的 ε 是期望值为0，方差相等且符合正态分布的一个随机变量这样一个假定的基础上。因此，如果这个假定不成立，那么，所做的一切检验、估计和预测则有可能也不成立。本节将介绍一种用于检验关于 ε 的假定是否成立的方法，即为残差分析。

一、利用残差证实模型的假定

（一）残差与残差图

残差（residual）是指因变量的观测值 y_i 与根据估计的回归方程求出的预测值 $\hat{y}_i$ 之间的差值，用 e 表示。残差反映的是利用估计的回归方程预测时引起的误差。对于第 i 个观测值的残差可以表示为：

$$e_i = y_i - \hat{y}_i \quad \text{（式 11 - 30）}$$

一般而言对误差项 ε 的假定是否成立，可以通过残差图的分析来完成。常用的残差图包括关于 x 的残差图、关于 $\hat{y}$ 的残差图、标准化残差图等。

残差与残差图都能够通过 Excel 软件处理获得，在本章第四节中将会详细介绍。结合例 11.5 的数据，我们可以得到残差分析的相关结果，见图 11 - 10 和图 11 - 11。

	A	B	C	D
46	RESIDUAL OUTPUT			
47				
48	观测值	预测 Y	残差	标准残差
49	1	140.3813759	28.11862413	0.795814292
50	2	168.5876233	9.512376727	0.269219622
51	3	216.0669971	-32.46699713	-0.918882098
52	4	222.8391195	-41.23911952	-1.167151015
53	5	248.9648469	-13.96484693	-0.39523359
54	6	253.3762647	-9.676264674	-0.273857984
55	7	277.6837726	59.71622739	1.690090773

图 11 - 10　预测值、残差与标准残差

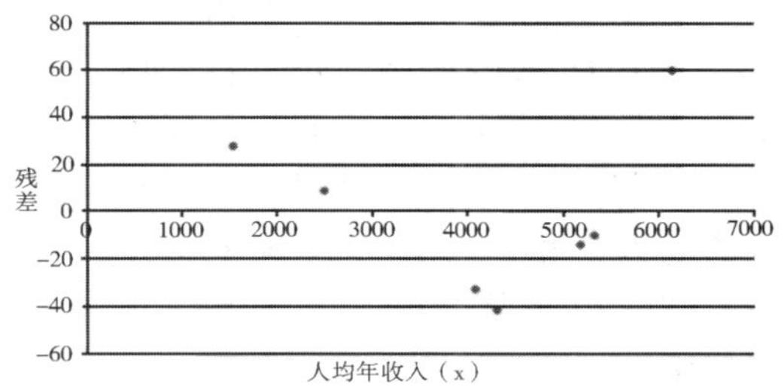

图 11 - 11　人均药品费用对人均年收入回归的残差图

根据残差图可以判断变量 x 与 y 之间关系的回归模型是否合理。如图 11 - 12（a）所示，若对所有的 x 值，ε 的方差都相同，而且假定变量 x 与 y 之间关系的回归模型是合理的，那么残差图中的所有点都应落在一条水平带中间。若 ε 随着 x 的变化而变化，如图 11 - 12（b）所示，显然违背了 ε 的方差相同的假定。若残差图如图 11 - 12（c）所示，说明假定变量 x 与 y 之间关系的回归模型不合理，此时，应当考虑多元回归模型。根据图 11 - 11 可以看出，各残差基本上位于一条水平带之间，这表明关于人均年收入和药品费用回归的线性假定以及对误差项 ε 的假定是成立的。

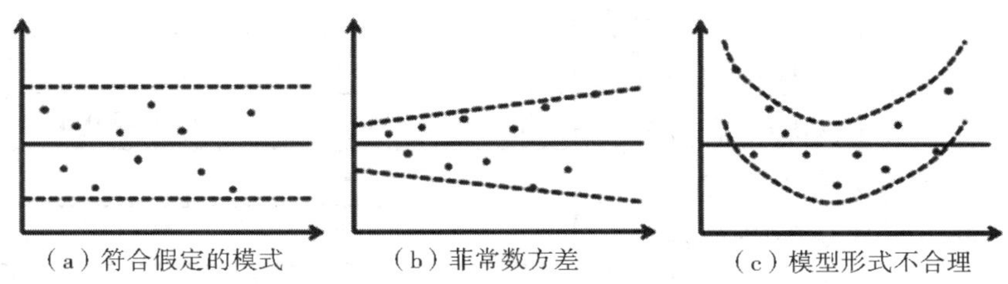

（a）符合假定的模式　　（b）非常数方差　　（c）模型形式不合理

图 11 - 12　不同形态的残差图

ε 的正态性假定检验则可以通过正态概率图来进行分析。一般来说，若残差的正态概率图若是一条直线，则说明该残差符合正态分布如图 11－13（a）所示。若残差的正态概率图是一条开口朝上的 U 型曲线，则说明残差符合右偏态分布，如图 11－13（b）所示。若残差的正态概率图是一条开口朝下的倒 U 型曲线，则说明残差符合左偏态分布，如图 11－13（c）所示。

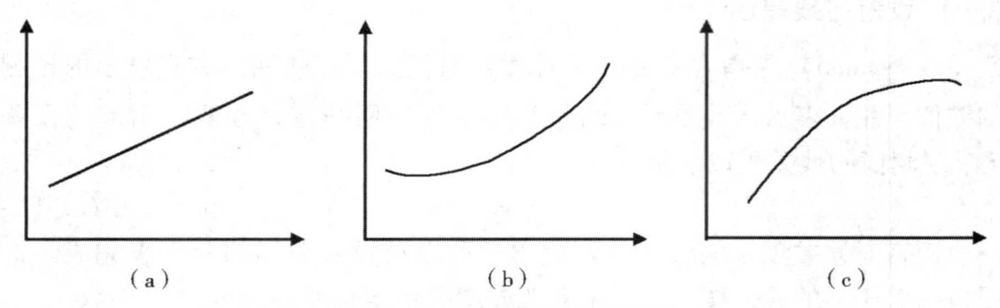

图 11－13　残差的正态概率图

在 Excel 中，可以在回归分析的输出选项中勾选正态概率图即可获取例 11.13 残差的正态概率图，如图 11－14 所示。从图 11－14 中可以看出，关于人均收入与药品费用的回归中，期望标准值与残差值构成的正态概率图是一条直线，说明误差项 ε 基本符合正态性假定。

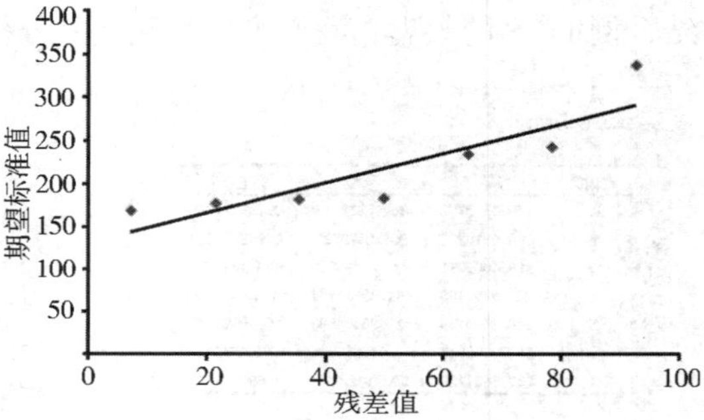

图 11－14　残差的正态概率图

（二）标准化残差

通过分析标准化残差也可以实现对 ε 的正态性假定检验。标准化残差（standardized residual）是指将残差除以它的标准差之后得到的数值，也称为 Pearson 残差或半学生化残差（semi－studentized residuals），用 Z_e 表示。即第 i 个观测值的标准化残差可以表示为：

$$z_e = \frac{e_i}{s_e} = \frac{y_i - \hat{y}_i}{s_e} \qquad \text{（式 11－31）}$$

其中 S_e 是残差的标准差。

根据标准化残差图亦可以判断误差项 ε 是否服从正态分布。如果误差项 ε 服从正态分布，那么标准化残差势必也符合正态分布，那么在标准残差图中的表现为约有 95% 的标准化残差在［－2，＋2］区间内。

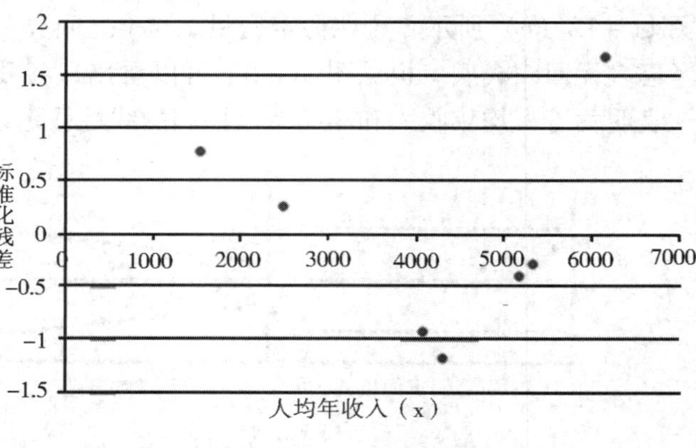

图 11－15　标准化残差

根据式 11－31 计算标准化残差，并绘制成标准化残差图，如图 11－15 所示。从图 11－15 中，可以看出所有的标准化残差都在［－2，＋2］区间内，说明误差项 ε 服从正态分布的假定成立。

二、利用残差检验异常值和有影响的观测值

残差分析除了可以用于判断模型的假定是否成立之外，还可以用于分析回归中的异常值和对模型有影响的观测值。

（一）检测异常值

在散点图中，如果有某一点与其他点所呈现的趋势不相吻合，那么这个点就有可能是异常值（abnormal values），又称为离群点。如图 11－16 所示，其中第三点就是离群点。我们除了可以通过观察散点图的形式发现异常值之外，还可以通过标准化残差来识别。一般情况下，如果当一个观测值所对应的标准化残差在［－2，＋2］区间之外，那么该值就可以视为异常值。

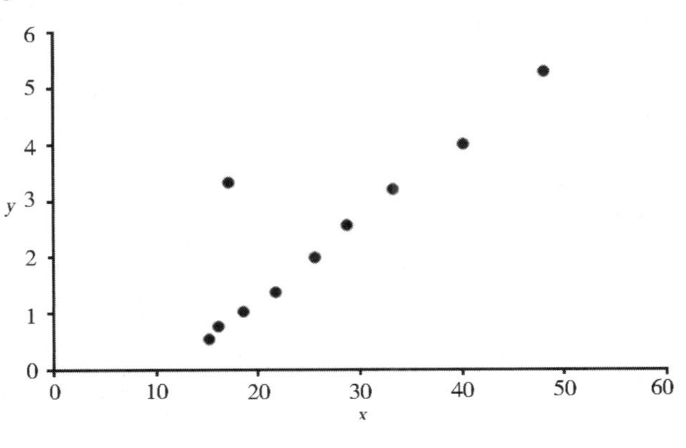

图 11－16　存在异常值的散点图

异常值的出现可能是不同原因造成的。

1. 错误数据　如果异常值是记录错误等主观原因而导致的错误数据，则应当修正数据，重新进行一元回归分析。

2. 模型假定不合理　如果模型的设定有误，可能会引起标准化残差增大，从而出现异常值，这时应当考虑其他形式的模型。

3. 随机因素　如果异常值所对应的原始数据是正确的，模型的假定亦符合经济理论，那么异常值就很有可能是随机因素造成的，这时应当保留异常值。研究者甚至可以通过对异常值的分析找到新的发现。一般来说，当异常值是一个有效的观测值时，就不应当将其从数据中剔除。

（二）检测有影响的观测值

如果若干个观测值对回归结果具有强烈的影响作用，那么这些观测值就是有影响的观测值。对有影响的观测值剔除前后分别进行回归分析，若发现两条回归

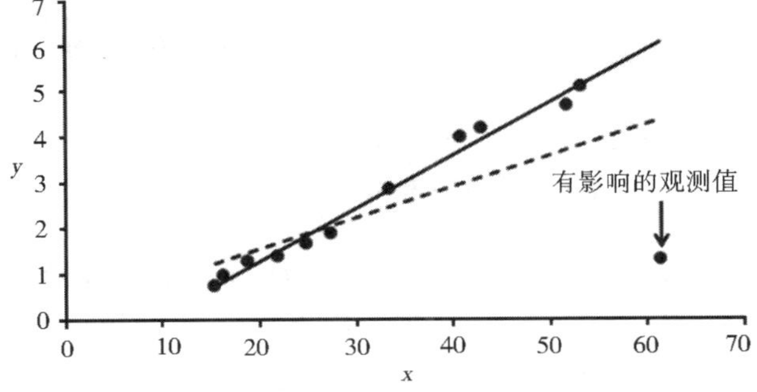

图 11－17　存在与不存在一个有影响值的散点图比较

线的斜率差别较大，这就表明有影响的观测值对回归结果的影响比其他任何值都要大得多。

在一元线性回归中，有影响的观测值可以从散点图中识别出来，见图 11－17。有影响的观测值可能是一个异常值；也有可能是对应一个远离自变量 x 的平均值的观测值；或者是同时具备这两种情况的观测值。与异常值的处理类似，面对有影响的观测值，研究者应当分清楚它的来源，从而采取不同的应对策略。若该观测值是无效的数据，那么应当对其进行修正或者剔除，相反地，若该观测值是有效的数据，那么应当保留该观测值。

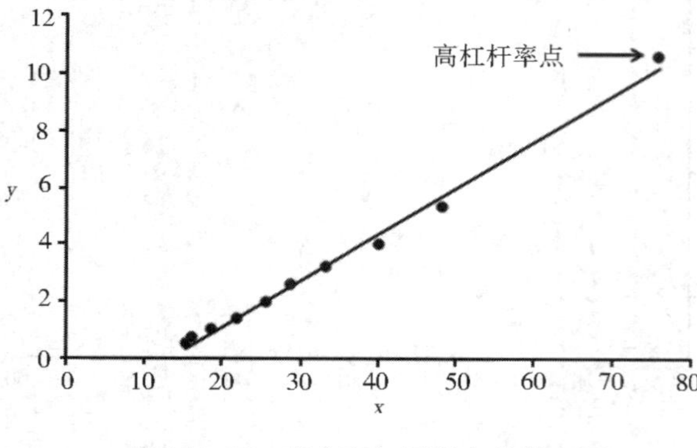

图 11－17　存在高杠杆率点的散点图

如果自变量存在一个极端值，该观测值则成为高杠杆率点（high leverage point），如图 11－18 所示，含有高杠杆率点的散点图。

观测值的杠杆率可以通过自变量的值与其平均值距离的远近来确定，杠杆率用 h_i 表示，计算公式为：

$$h_i = \frac{1}{n} + \frac{(x_i - \bar{x})^2}{\sum (x_i - \bar{x})^2} \qquad (式 11－32)$$

在一元回归中，如果一个观测值的杠杆率 $h_1 > \frac{6}{n}$，就可以将此观测值定为高杠杆率的点。

一个有影响的观测值可能是由于大的残差和高杠杆率的交互作用而产生的。然而，一个高杠杆率点不一定就是有影响的观测值。如图 11－18 中的高杠杆率点就不是一个有影响的观测值，对回归直线的斜率没有影响。因此，高杠杆率点不能用来识别一个观测值是否是有影响的观测值。

第四节　Excel 进行相关分析和一元线性回归分析

一、Excel 进行相关分析

用 Excel 进行相关分析有两种方法，一是利用相关系数函数，另一种是利用相关分析宏。

（一）利用函数计算相关系数

在 Excel 中，提供了两个计算变量之间相关系数的方法，CORREL 函数和 PERSON 函数，这两个函数的作用是相同的，这里我们介绍用 CORREL 函数计算相关系数的操作。

下面使用例 11.3 的数据，通过 Excel 2010 中的函数操作计算人均药品费用与人均收入的相关系数（图 11－19）。

	A	B	C	D	E	F
1	时间	人均药品费用（元/人）	人均收入（元/人）			
2	2004	168.5	1534.1			
3	2005	178.1	2480.4			
4	2006	183.6	4073.3			
5	2007	181.6	4300.5			
6	2009	235	5177			
7	2010	243.7	5325			
8	2011	337.4	6140.5			

图 11－19　2004～2011 年人均药品费用与人均收入数据

第一步：选定任一空白单元格，打开“公式”菜单，选择“插入函数”选项，在选择类别中选择“统计”，然后在选择函数中选择“CORREL”。单击“确定”，显示对话框如图 11－20 所示。

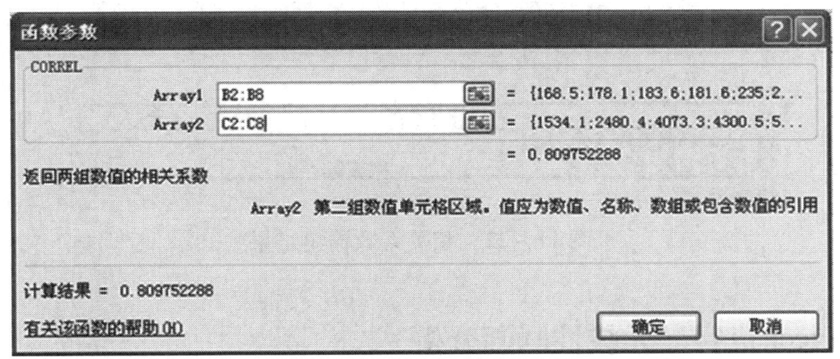

图 11－20　“CORREL”函数参数对话框

第二步：在 Array1 中输入“B2：B8”，在 Array2 中输入“C2：C8”。单击确定，得到人均药品费用与人均收入的相关系数为 0.809752。计算结果说明两个变量高度线性相关。

（二）用相关系数宏来计算相关系数

仍使用例 11.3 的数据，操作步骤如下：

第一步：打开“数据”菜单，选择“数据分析”选项，在对话框中选择“相关系数”，显示“相关系数”对话框（如图 11－21 所示）。

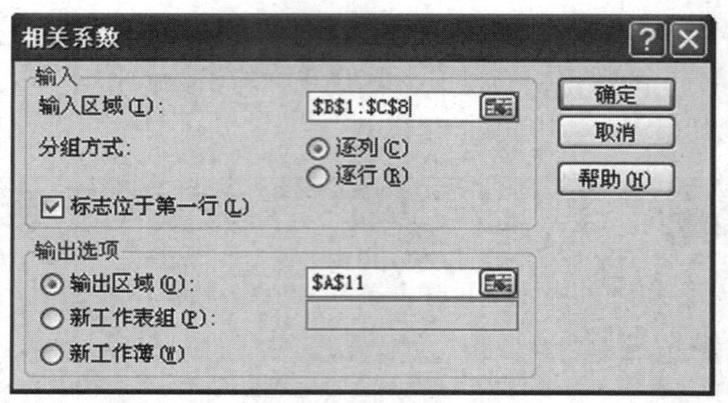

图 11 －21　“相关系数”对话框

第二步：在“输入区域”框中输入“＄B＄1：＄C＄8”，在“分组方式”中选择“逐列”，选中“标志位于第一行”，在“输出区域”框中输入“＄A＄1”。单击“确定”，得到相关系数的输出结果（图 11 －22）。

A15

	A	B	C
1	时间	人均药品费用（元/人）	人均收入（元/人）
2	2004	168.5	1534.1
3	2005	178.1	2480.4
4	2006	183.6	4073.3
5	2007	181.6	4300.5
6	2009	235	5177
7	2010	243.7	5325
8	2011	337.4	6140.5
9			
10			
11		人均药品费用（元/人）	人均收入（元/人）
12	人均药品费用（元/人）	1	
13	人均收入（元/人）	0.809752288	1
14			

图 11 －22　相关系数输出结果

二、Excel 进行一元线性回归分析

下面结合例 11 －5 演示如何使用 Excel 2010 进行回归分析，具体操作步骤如下：

第一步：打开工作表，录入数据。打开“数据”菜单，选择“数据分析”选项，在显示的“数据分析”对话框中选择“回归”。单击“确定”，显示“回归”对话框（图 11 －23）。

第二步：在“回归”对话框中进行设置。在“Y 值输入区域”框中输入“＄B＄2：＄B＄8”，在“X 值输入区域”框中输入“＄C＄2：＄C＄8”，选中“输出区域”然后输入“＄A＄10”。单击确定后在新工作表中显示回归分析结果（图 11 －24）。

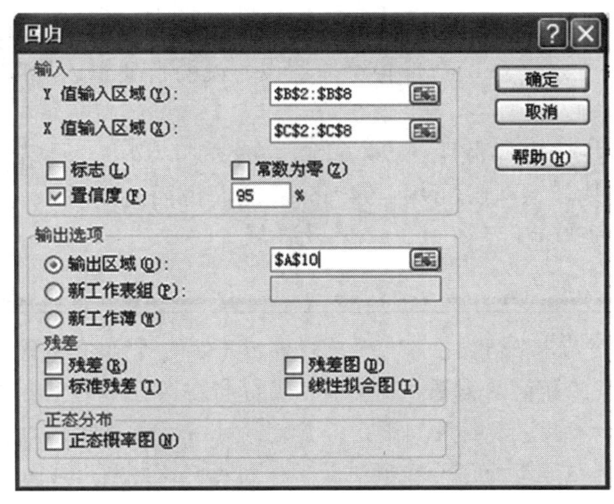

图 11－23 “回归”对话框

K34

	A	B	C	D	E	F	G	H	I
10	SUMMARY OUTPUT								
11									
12		回归统计							
13	Multiple	0.809752288							
14	R Square	0.655698769							
15	Adjusted	0.586838522							
16	标准误差	38.70552435							
17	观测值	7							
18									
19	方差分析								
20		df	SS	MS	F	gnificance F			
21	回归分析	1	14265.32621	14265.33	9.522167	0.027289			
22	残差	5	7490.588077	1498.118					
23	总计	6	21755.91429						
24									
25		Coefficients	标准误差	t Stat	P-value	Lower 95%	Upper 95%	下限 95.0%	上限 95.0%
26	Intercept	94.65464636	42.64750862	2.219465	0.07718	-14.9743	204.2836	-14.9743	204.2836
27	X Variabl	0.029806877	0.009659365	3.085801	0.027289	0.004977	0.054637	0.004977	0.054637

图 11－24 一元线性回归结果

Excel 输出的一元线性回归结果包含以下几个部分：

（1）回归统计部分：如图 11－24 所示，该部分包含相关系数（Multiple R）、判定系数（R Square）、调整后判定系数（Adjusted R Square）、标准误差和观测值个数等回归分析中常用的一些统计量。

（2）方差分析部分：该部分包括自由度（*df*），回归平方和、残差平方总平方和（*SS*），回归和残差的均方（*MS*），检验统计量（*F*），*F* 检验的显著性水平（Significance *F*）。方差分析部分的主要作用是对回归方程的线性关系进行显著性检验。

（3）参数估计部分：包括回归方程的截距（Intercept）、斜率（*X* Variable 1），截距和斜率的标准误差，用于回归系数的 *t* 统计量（*t* Stat）、*P*－值（*P*－value），以及截距和斜率的置信区间（Lower 95%、Upper 95%）。

第三步：分析回归结果。由回归统计一栏中可知判定系数约为 0.66，调整后的判定系数约为 0.59，说明回归分析的拟合程度较好。

从方差分析一栏中可知 F 检验值约为9.5，说明总体显著；回归的 P 值为0.027289小于显著性水平0.05，应拒绝原假设，说明自变量人均收入对因变量人均药品费用有显著影响。

从参数估计一栏中可知截距为94.655，斜率为0.0298，回归公式就可以写成：人均药品费用 = 人均收入 * 0.0298 + 94.655。因而说明人均收入每增加1元，人均药品费用就会增加近0.03元。

本章小结

本章引用生物医药产业研发投入与企业绩效相关性的研究,在研究中运用回归分析找出了研发投入与企业绩效间的关系。说明了回归分析在实际中的重要作用。本章首先简单介绍了相关分析的概念、种类及其识别；其次，对一元线性回归的含义、参数的最小二乘估计方法以及回归方程的评价和预测做了详细说明；对利用残差证实模型假定、检验异常等进行了分析；最后，对利用Excel进行一元线性回归的方法做了详细介绍。

课后习题

一、名词解释

1. 相关关系　2. 自变量　3. 因变量　4. 完全相关、不相关、不完全相关　5. 线性相关、非线性相关　6. 正相关、负相关　7. 单相关、负相关、偏相关　8. 定性分析　9. 一元线性回归　10. 判定系数

二、选择题

1. 从变量之间相互关系的方向来看，相关关系可以分为（　）
   A. 不相关、不完全相关、完全相关
   B. 正相关、负相关
   C. 单相关、复相关、偏相关
   D. 线性相关、非线性相关
2. 从变量之间相互关系的密切程度不同，相关关系可以分为（　）
   A. 正相关、负相关
   B. 不相关、不完全相关、完全相关
   C. 单相关、复相关、偏相关
   D. 线性相关、非线性相关
3. 从变量之间相互关系的表现形式不同，相关关系可以分为（　）
   A. 正相关、负相关
   B. 不相关、不完全相关、完全相关
   C. 线性相关、非线性相关
   D. 单相关、复相关、偏相关

4. 从变量数量的角度来看，相关关系可以分为（　）

A. 正相关、负相关

B. 不相关、不完全相关、完全相关

C. 线性相关、非线性相关

D. 单相关、复相关、偏相关

5. 下列现象之间的关系，哪一个属于相关关系？（　）

A. 播种量与中药材收获量之间关系

B. 圆半径与圆周长之间关系

C. 圆半径与圆面积之间关系

D. 某一种原料药单位成本与总成本之间关系

6. 相关关系的主要特点是两个变量之间（　）

A. 存在着确定的依存关系

B. 存在着不完全确定的关系

C. 存在着严重的依存关系

D. 存在着严格的对应关系

7. 当变量 X 值增加时，变量 Y 值都随之下降，则变量 X 和 Y 之间存在着（　）

A. 正相关关系　　B. 直线相关关系

C. 负相关关系　　D. 曲线相关关系

8. 两个变量之间的相关关系称为（　）

A. 单相关　　B. 复相关

C. 不相关　　D. 负相关

9. 假设某制药企业阿司匹林的产量与其单位成本之间的相关系数为 -0.89，则说明这两个变量之间存在（　）

A. 高度相关　　B. 中度相关

C. 低度相关　　D. 显著相关

10. 当相关系数 r = 0 时，（　）

A. 现象之间完全无关

B. 相关程度较小

B. 现象之间完全相关

D. 无直线相关关系

11. 在回归直线方程 $y = a + b\mathrm{x}$ 中 b 表示（　）

A. x 每增加一个单位时，y 增加 a 的数量

B. y 每增加一个单位时，x 增加 b 的数量

C. x 每增加一个单位时，y 的平均增加量

D. y 每增加一个单位时，x 的平均增加量

12. 某大型医药企业的年劳动生产率（千元）和工人工资（元）之间存在回归方程 $y = 7 + 56x$，这意味着年劳动生产率每提高一千元时，工人工资平均

( )

A. 增加 56 元　　B. 减少 56 元

C. 增加 7 元　　D. 减少 7 元

13. 用来衡量因变量估计值代表性高低的指标称作（ ）

A. 相关系数　　B. 回归参数

C. 剩余变差　　D. 估计标准误差

判断题

1. 正相关是指两个变量之间的变动方向都是上升的。

2. 相关系数是测定变量之间相关关系密切程度的唯一方法。

3. 在进行相关分析时要求所分析的两个变量都是随机的；而在回归分析中要求自变量是随机的，因变量是非随机的。

4. 相关系数数值越大，说明相关程度越高；相关系数数值越小，说明相关程度越低。

5. $|r|$ 越接近 1，表明回归直线对观测数据的拟合程度就越高。

6. 当回归系数大于零时，两个变量的关系是正相关；而当回归系数小于零时，两个变量的关系是负相关。

7. 相关系数 r 的符号与回归系数的符号，可以相同也可以不相同。

8. 平均值的点估计是指利用估计的回归方程，对于 x 的一个特定值 x_0，求出 y 的平均值的估计值 $E(y_0)$。

9. 回归分析中计算的估计标准误差就是因变量的标准差。

10. 估计标准误差反映了各观察值与估计值平均数之间的离差程度。

问答题

1. 相关关系与函数关系之间有什么区别。

2. 定量相关分析中需要注意哪些问题?

3. 请谈谈相关分析与回归分析两者之间的区别和联系。

4. 请简述回归分析的步骤。

5. 哪些原因有可能导致随机误差项的产生?

6. 运用最小二乘法拟合直线具有哪些优点?

五、计算题

1. 某连锁药店想要估计每位顾客平均在感冒药上的花费金额，在为期 3 周的时间里选取 49 名购买过感冒药的顾客组成了一个简单随机样本。

（1）假定总体标准差为 2 元，求样本均值的抽样标准误差；

（2）如果样本均值为 12 元，求总体均值的置信水平为 95% 的置信区间。

2. 从医药行业随机抽取 6 家企业进行调查，它们分别的生产设备年均价值和工业总产值资料如下表所示：

企业编号	产品销售额（万元）	销售利润（万元）
1	50	12
2	15	4
3	25	6
4	37	8
5	48	15
6	65	25
合计	240	70

根据所给条件，试求：（1）建立直线回归方程，即拟合销售利润（y）对产品销售额（x）的回归直线，并说明回归系数的实际意义；（2）当销售额为 200 万元时，销售利润估计为多少？

3. 已知 $\overline{xy}=146.5$，$\overline{x}=12.6$，$\overline{y}=11.3$，$\overline{x}^2=164.2$，$\overline{y}^2=134.1$，a = 1.7575。据此：（1）建立回归直线方程；（2）计算相关系数。

4. 下表所列是 y 对 x^2 和 x^3 回归的结果：

离差来源	平方和（SS）	自由度（df）	平方和的均值（MSS）
来自回归（ESS）	65965		
来自残差（RSS）			
总离差（TSS）	66042	14	

试求：（1）该回归分析中样本容量是多少？（2）计算 RSS；（3）ESS 和 RSS 的自由度是多少？（4）计算可决系数和修正的可决系数；（5）怎样检验 x^2 和 x^3 对 y 是否有显著影响？根据以上信息能否确定 x^2 和 x^3 各自对 y 的贡献为多少？

5. 某一生产医疗器械的企业其近六年来的产量和单位产品情况如下图所示：

年份	产量（千件）	单位产品成本（元/件）
2006	5	70
2007	7	69
2008	9	67
2009	8	68
2010	9	66
2011	10	64

试求：（1）定量判断产量与单位产品成本间的相关系数；（2）用最小二乘法建立线性回归方程，并说明回归系数的经济含义。

第十二章

多元线性回归分析

数字骗不了人，但骗子好玩弄数字游戏。

——查·格罗夫纳

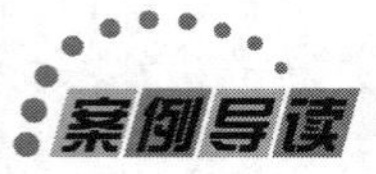

医药管理统计学应用：在医药产业集中度实证分析的应用

改革开放以后，随着市场化的逐步推进，我国医药产业从建国时期的一穷二白发展到如今工业总产值超过一万亿元的繁荣产业。2010 年，我国规模以上医药工业企业已超过 7000 家。如此众多的企业争夺有限的市场容量使得产业过度竞争，企业利润下降，甚至出现不同程度的亏损。我国医药产业的集中度水平一直处于较低水平，大企业的市场占有率不高，一定程度上影响了产业整体的研发创新能力。就医药产业而言，产业集中到什么程度才最有利于推动产业发展，且不损害社会公共利益？又是哪些因素导致目前我国医药产业集中度低水平呢？学者顾海结合了集中度影响因素的相关理论，提出了一系列的因素，并采用多元回归分析法加以实证分析。

第一步：构建影响医药产业集中度的指标集。

（1）市场容量增长率 M，即各年度医药制造业销售收入的增长率。

（2）生产企业进入率 E，即各年度医药企业个数的增长率。

（3）产品差异性 D，用各年度医药制造业新产品产值与工业总产值之比来表示。

（4）经济规模 S，用医药制造业各年度总产值与企业数目之比来表示。

（5）产业政策 P，虚拟变量，若发挥作用则取值为 1，否则为 0。

以上 5 项因素均为多元回归方程中的自变量，在本例中，研究对象医药产业集中度 C_t 则为因变量。

第二步：计算各指标的值。根据《高技术产业统计年鉴》相关数据，计算因变量、各自变量的值，见表12-1。

表12-1 1997~2004年我国医药产业集中度及其决定因素

时间（年）	C_t（%）	M（%）	E（%）	D（%）	S（亿元）	P
1997	8	7.6	-3.5	9	0.25	0
1998	7.2	7.3	-34.8	9.1	0.42	0
1999	8.6	9.1	-0.2	9.7	0.46	0
2000	9.5	18	0.9	11.4	0.54	1
2001	9.7	18.2	5.7	10.8	0.59	1
2002	9.1	18.5	5.5	10.9	0.65	1
2003	9.5	20.6	10.4	11.5	0.71	1
2004	9.7	10.3	17.3	12.9	0.68	1

第三步：设定多元回归模型。

$C_t=\beta_0+\beta_1M+\beta_2E+\beta_3D+\beta_4S+\beta_5P+\varepsilon$，其中，$\varepsilon$为误差项，服从$N$（0，σ）分布。

第四步，得到的回归方程为：

$\hat{C}_t=5.16+0.054M+0.027E+0.28D-0.88S+0.13P$

(5.00)　(0.09)　(0.02)　(0.52)　(2.57)　(1.47)

[1.12]　[0.59]　[1.60]　[0.53]　[-0.34]　[0.09]

其中，圆括号内是各项因素的标准差，方括号内是各项因素的t值。可见，所有回归系数的t统计量均为通过显著性水平5%的统计学检验。

最后，修订模型。运用逐步回归分析法，可进一步得到以下多元回归方程：

$C_t=8.33+0.33E+0.92P$

(0.20)　(0.01)　(0.92)

[42.65]***　[3.42]***　[3.35]***

通过逐步回归分析法，我们得到的这个多元回归方程既符合经济理论，亦通过统计学检验。回归结果显示只有生产企业进入率E和产业政策P两个变量被引入回归方程中。

【学习目标】本章主要介绍医药管理统计学中多元线性回归分析以及利用回归方程进行置信区间、预测区间估计的内容。通过本章的学习希望读者基本掌握多元线性回归的模型，重点掌握多元线性回归方程的建立与检验、多重共线性的消除以及利用回归方程进行估计的方法。

【学习要求】

1. 重点掌握：多重共线性的判别及解决方法，利用回归方程对置信区间、预测区间进行估计。

2. 掌握：多元线性回归方程的拟合优度检验、显著性检验，变量选择与逐步回归；

3. 熟悉：多元线性回归模型、方程，参数的最小二乘估计法，多重共线性产生的原因、影响，利用Excel进行多元线性回归分析的方法；

4. 了解：多元线性回归分析、多重共线性的含义；

第一节　多元线性回归模型

在上一章中，我们介绍了一元线性回归的基本知识，一元线性回归分析是在一个自变量的基础上所做的分析过程，然而现实问题中，往往存在多个自变量，在医药管理统计实践中，更常见的是多元线性回归分析。所谓多元线性回归（multiple linear regression）是指一个因变量同两个以及两个以上的自变量之间进行回归，且该因变量与每个自变量之间都为线性关系。多元线性回归分析的原理与一元线性回归的原理基本一致，只是在计算过程上要复杂得多，往往需要借助计算机以及各种统计软件来完成。

一、多元线性回归模型与多元线性回归方程

（一）多元线性回归模型的含义

多元线性回归模型（multiple linear regression model），是描述因变量 y 如何依赖于自变量 x_1，x_2，…，x_k和随机误差项 ε 的方程。多元线性回归模型的一般形式为：

$$y=\beta_0+\beta_1x_1+\beta_2x_2+\cdots\beta_kx_k+\varepsilon \qquad \text{（式 12-1）}$$

公式 12－1 中，y 是因变量，x_1，x_2，…，x_k是 k 个自变量，β_0，β_1，β_2，…，β_k是回归模型的回归系数，ε 为随机误差项。与一元线性回归相同，多元线性回归模型的设定也需要符合以下几个假定条件：

假定 1　随机误差项 ε 的期望为零，即 $E(\varepsilon)=0$；

假定 2　不同的随机误差项之间相互独立；

假定 3　随机误差项 ε 的方差与时间无关，为一个常数，即 $\mathrm{Var}(\varepsilon)=\sigma^2$；

假定 4　随机误差项 ε 与自变量不相关；

假定 5　随机误差项 ε 为服从正态分布的随机变量，即 $\varepsilon\sim N(0,\sigma^2)$；

假定 6　自变量之间不存在多重共线性，即假定各自变量之间不存在线性关系，或者说各自变量的观测值之间无线性关系。

（二）多元线性回归方程

多元线性回归方程（multiple linear regression equation），是描述因变量 y 的期望值如何依赖于自变量 x_1，x_2，…，x_k的方程。根据多元线性回归模型，得到多元线性回归方程的形式如下：

$$E(y)=\beta_0+\beta_1x_1+\beta_2x_2+\cdots\beta_kx_k+\varepsilon \qquad \text{（式 12-2）}$$

一元线性回归在二维图像上是一条直线，可以在直角坐标系中画出来，然而多元线性回归却不能以这种方式显示。为使公式 12－2 更加形象，我们假设只有两个自变量 x_1和 x_2，则多元线性回归方程的形式如下：

$$E(y)=\beta_0+\beta_1x_1+\beta_2x_2+\varepsilon \qquad \text{（式 12-3）}$$

上公式 12－3 在三维空间中可以以一个平面的图像呈现，如图 12－1 所示。

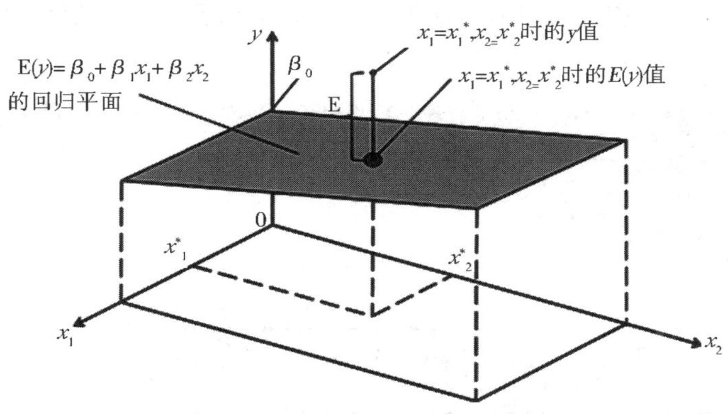

图 12－1　二元线性回归方程的示意图

（三）估计的多元线性回归方程

多元线性回归方程中的回归系数 β_0，β_1，β_2，…，β_k 与一元线性回归方程类似，都是未知参数，需要利用样本数据去估计这些回归系数。因此，估计的多元回归方程（estimated multiple regression equation），是指根据样本数据得到的多元回归方程的估计。估计的多元线性回归方程的一般形式为：

$$\hat{y}=\hat{\beta}_0+\hat{\beta}_1x_1+\hat{\beta}_2x_2+\cdots+\hat{\beta}_kx_k \qquad \text{（式 12－4）}$$

公式 12－4 中 $\hat{\beta}_0$，$\hat{\beta}_1$，$\hat{\beta}_2$，…，$\hat{\beta}_k$ 是回归系数 β_0，β_1，β_2，…，β_k 的估计值，$\hat{y}$ 是因变量 y 的估计值。需要注意的一点是，$\hat{\beta}_0$，$\hat{\beta}_1$，$\hat{\beta}_2$，…，$\hat{\beta}_k$ 称为偏回归系数，如 $\hat{\beta}$ 的含义是指当 x_2，x_3，…，x_k不变时，x_1 每变化一个单位因变量 y 的平均变化量；$\hat{\beta}_2$ 是指当 x_1，x_3，…，x_k不变时，x_2每变化一个单位因变量 y 的平均变化量；依此类推其余的偏回归系数的含义。

二、参数的最小二乘估计

在多元线性回归中，回归系数的估计值 $\hat{\beta}_0$，$\hat{\beta}_1$，$\hat{\beta}_2$，…，$\hat{\beta}_k$ 仍然能够运用最小二乘估计法求得，即求得残差平方和的最小值，以公式表示：

$$Q\sum_{i=1}^{1}(yi-\hat{y}i)^2=\sum_{i=1}^{1}(yi-\hat{\beta}_0-\hat{\beta}_1x_1-\cdots-\beta kxk)^2=\min \qquad \text{（式 12－5）}$$

由此可以得到 $\hat{\beta}_0$，$\hat{\beta}_1$，$\hat{\beta}_2$，…，$\hat{\beta}_k$ 的标准方程组为：

$$\begin{cases}\dfrac{\partial Q}{\partial \beta_0}\Big|_{\beta_0=\hat{\beta}_0}=0\\ \dfrac{\partial Q}{\partial \beta_i}\Big|_{\beta_i-\hat{\beta}_i}=0, i=1,2,3,\cdots,k\end{cases} \qquad \text{（式 12－6）}$$

例 12.1：以本章引例为例，并利用 Excel 2010 进行多元线性回归分析。原始数据见表 12－1，设多元回归方程为：

$$C_i=\beta_0+\beta_1 M+\beta_2 E+\beta_3 D+\beta_4 S+\beta_5 P+\varepsilon$$

将表 12－1 中的数据输入 Excel 2010 软件中，输出多元回归结果，见图 12－2。

	A	B	C	D	E	F	G	H	I
11	SUMMARY OUTPUT								
12									
13	回归统计								
14	Multiple R	0.97282							
15	R Square	0.946379							
16	Adjusted R S	0.812326							
17	标准误差	0.395313							
18	观测值	8							
19									
20	方差分析								
21		df	SS	MS	F	Significance F			
22	回归分析	5	5.516206	1.103241	7.059747	0.128710259			
23	残差	2	0.312544	0.156272					
24	总计	7	5.82875						
25									
26		Coefficient	标准误差	t Stat	P-value	Lower 95%	Upper 95%	下限 95.0%	上限 95.0%
27	Intercept	5.613539	4.995336	1.123756	0.377879	-15.87965699	27.10673	-15.8797	27.10673
28	X Variable 1	0.054376	0.092453	0.588151	0.615999	-0.343415214	0.452167	-0.34342	0.452167
29	X Variable 2	0.026671	0.016625	1.604288	0.249853	-0.044860172	0.098203	-0.04486	0.098203
30	X Variable 3	0.276171	0.521126	0.52995	0.649097	-1.966052448	2.518394	-1.96605	2.518394
31	X Variable 4	-0.88173	2.569155	-0.3432	0.764168	-11.93590944	10.17246	-11.9359	10.17246
32	X Variable 5	0.12629	1.466001	0.086146	0.939198	-6.181403933	6.433984	-6.1814	6.433984

图 12－2　Excel 输出的多元回归分析结果

从图 12－2 中，可以得到市场容量增长率、生产企业进入率、产品差异性、经济规模以及产业政策与产业集中度之间的估计多元回归方程，为：

$$\hat{C}_t=5.16+0.054M+0.027E+0.28D-0.88S+0.13P$$

其中，回归系数 $\hat{\beta}_1=0.054$，$\hat{\beta}_2=0.027$，$\hat{\beta}_3=0.28$，$\hat{\beta}_5=0.13$，这 4 个回归系数都是正数，说明市场容量增长率、生产企业进入率、产品差异性以及产业政策 4 个自变量与产业集中度之间具有正相关性。而 $\hat{\beta}_4=-0.88$，为负数，说明经济规模与产业集中度之间存在负相关性，这样的计算结果与经济理论相违背，与我们预期的结果相反，可能是因为本案例采用的经济指标之间存在多重共线性，此部分内容将在本章第三节中详细介绍。

第二节　多元线性回归方程的评价

一、多元线性回归方程的拟合优度评价

在一元线性回归方程的评价中，评价回归直线的拟合优度常用到判定系数和估计标准误差两个统计量。类似地，在多元线性回归方程中，有多重判定系数以及估计标准误差两个统计量来评价多元回归方程的拟合优度。

（一）多重判定系数

一元线性回归方程的判定系数 $R^2 = SSR/SST$，在多元线性回归中可以将因变量离差平方和做同样的分解。因此，可以这样定义多重判定系数：多重判定系数（multiple coefficient of determination）是指在多元回归中，回归平方（SSR）和占总平方和（SST）的比例。多重判定系数是估计的多元线性回归方程拟合优度的度量，反映了在因变量 y 的变差中被估计的回归方程所解释的比例。其计算公式如下：

$$R^2 = \frac{SSR}{SST} = 1 - SSE \qquad \text{（式 12－7）}$$

与一元回归方程的判定系数所不同的是，在多元回归中，随着自变量个数的增加，多重判定系数 R^2 的数值随之增大。这是因为，随着自变量个数的增加，因变量中被估计回归方程所解释的变差数量将增加，而预测误差减小，因此残差平方和 SSE 的数值减小，而使得回归平方和 SSR 变大，因而 R^2 变大。所以，为避免高估 R^2，在统计学中，需要对多重判定系数进行修正。

修正的多重判定系数（adjusted multiple coefficient of determination）是指用模型中自变量的个数和样本量进行调整的多重判定系数，记为 R_a^2。其计算公式如下：

$$R_a^2 = 1 - (1 - R^2)\frac{n-1}{n-k-1} \qquad \text{（式 12－8）}$$

将公式 12－8 与公式 12－7 相比，可以看出，修正的多重判定系数考虑了样本量的个数（n）和自变量的个数（k）的影响，因此 R_a^2 的数值将永远小于 R^2，且不会随着自变量的增加而不断接近 1。因此，在多元线性回归中，修正的多重判定系数更为常用。

（二）估计标准误差

在多元线性回归方程中，估计标准误差是对误差项 ε 的方差 σ^2 的一个估计值，在衡量多元线性回归方程的拟合优度方面亦起着重要作用。其计算公式为：

$$S_e = \sqrt{\frac{\sum_{i=1}^{n}(yi - \hat{y}i)^2}{n-k-1}} = \sqrt{\frac{SSE}{n-k-1}} = \sqrt{MSE} \qquad \text{（式 12－9）}$$

与一元线性回归中 S_e 的含义一致，在多元线性回归中，S_e 反映了根据自变量 x_1，x_2，…，x_k 预测因变量 y 的评价预测误差。

在 Excel 输出的多元回归分析结果中，可以直接得到多重判定系数、调整后的多重判定系数以及估计标准误差。如图 12－2 所示：多重判定系数 $R^2 = 0.946$，其实际意义是，在产业集中度的变差中，能被市场容量增长率、生产企业进入率、产品差异性、经济规模、产业政策与产业集中度构成的多元回归方程所解释的比例为 94.6%。

$R_a^2 = 0.812$，表示用模型中样本量和自变量个数进行调整后，在产业集中度的变差中，能被市场容量增长率、生产企业进入率、产品差异性、经济规模、产业政策与产业集中度构成的多元回归方程所解释的比例为 81.2%。

从修正的多重判定系数来看，其值接近1，说明该回归方程的拟合优度较好。$S_e=0.395$，表示用市场容量增长率、生产企业进入率、产品差异性、经济规模和产业政策来预测产业集中度时，平均的预测误差为0.395。

二、多元线性回归方程的显著性检验

在一元线性回归中，F 检验和 t 检验是等价的，然而，在多元线性回归中，这两种检验不再等价。因为，在一元线性回归中，只有一个自变量，只要这个自变量通过了 F 检验，其回归系数就不可能等于0，也就通过了 t 检验。而在多元线性回归中，F 检验的目的是检验多个自变量与因变量 y 之间的整体线性关系是否显著，而只要有一个自变量与因变量 y 的线性关系是显著的，F 检验就能通过，但这不代表所有自变量与因变量之间都具有线性关系。而 t 检验是对每个回归系数分别进行单独的检验，其目的在于检验每个自变量对因变量的影响是否显著，如果某个自变量没有通过 t 检验，意味着该自变量对因变量的影响不显著，就没有必要放在回归模型中。

（一）F 检验

在多元线性回归中，F 检验的过程如下：

1. 提出假设　H_0：$\beta_1=\beta_2=\cdots=\beta_k=0$；

H_1：β_1，β_2，…，β_k 中至少有一个不等于0。

2. 计算检验统计量 F 值

$$F=\frac{SSR/k}{SSE/(n-k-1)} \qquad \text{（式 12-10）}$$

其中，n 代表样本数量，k 代表自变量个数。

（1）给定显著性水平 α，分子的自由度为 k，分母的自由度为 $n-k-1$，查 F 分布表，找出临界值 F_α。

（2）若 $F>F_\alpha$，则拒绝原假设；若 $F<F_\alpha$，则不拒绝原假设。在Excel软件输出的回归方程分析表中，能够直接得到 p 值（即Significance F 值），将 p 值与 α 相比较：若 $p>\alpha$，则拒绝原假设；若 $p<\alpha$，则不拒绝原假设。

例12.2：根据例12.1构建的多元线性回归方程，对回归方程的线性关系进行检验。

解：

（1）提出假设：H_0：$\beta_1=\beta_2=\beta_3=\beta_4=\beta_5=0$；

H_1：β_1，β_2，β_3，β_4，β_5 中至少有一个不等于0。

（2）计算检验的统计量 F：从图12-2中输出的回归分析结果中，可以直接得到 F 值：

$$F=7.06$$

（3）根据图12-2输出的回归分析结果，找到回归方程表中的Significance F 值，与给定的显著性水平 α 进行比较，Significance $F=0.129>\alpha=0.05$，则不拒绝原假设

H_0。

F 检验表明，市场容量增长率、生产企业进入率、产品差异性、经济规模、产业政策与产业集中度之间没有显著的线性关系，不过，这并不意味着每个自变量与产业集中度之间都不具有显著关系，在本章的医药管理统计学的应用实例中，研究者进一步采用逐步回归的分析方法最终找出了与产业集中度具有显著关系的两个自变量，如何实现这一过程，将在本章第四节中详细介绍。

（二）t 检验

在多元回归中，t 检验的具体过程如下：

1. 提出假设：对于任意回归系数 β_i（$i=1，2，\cdots，k$）

$$H_0: \beta_i = 0$$

$$H_1: \beta_i \neq 0$$

2. 计算检验统计量 t 值：

$$t = \frac{\hat{\beta}_\mathrm{i}}{S_{\hat{\beta}_\mathrm{i}}} \qquad （式 12-11）$$

3. 给定显著性水平 α，根据自由度为 $n-k-1$ 查 t 分布表，找出 $t_{\alpha/2}$ 的值。

4. 若 $|t| > t_{\alpha/2}$，则拒绝原假设；若 $|t| < t_{\alpha/2}$，则不拒绝原假设。

例 12.3：根据例 12.1 中的回归方程，以及图 12-2 中输出的回归分析结果，对各回归系数的显著性进行检验。

（1）提出假设：对于任意回归系数 β_i（i=1，2，3，4，5）

$$H_0: \beta_i = 0$$

$$H_1: \beta_i \neq 0$$

（2）计算检验统计量 t 值：可以直接运用图 12-2 输出的回归结果中的 p 值与给定的显著性水平 α 进行比较。比较结果是：5 个回归系数的 p 值均大于 0.05，未通过检验。

t 检验的结果表明，市场容量增长率、生产企业进入率、产品差异性、经济规模、产业政策与产业集中度之间无显著关系。需要注意的是，虽然 5 个自变量都没有通过检验，却并不意味着这些自变量对因变量的影响都不显著，有可能是因为这 5 个自变量之间存在较高的相关性，导致多重共线性的问题，因此造成 5 个自变量均未通过检验。

换言之，我们在构建多元线性回归模型时，应当满足多元线性回归模型的 5 个基本假设。然而，医药管理领域内的现象往往错综复杂，现象之间存在着千丝万缕的关系，因此在选择自变量时，难免会存在多重共线性的问题。通过深入的计量分析，我们可以分析出现这些问题的原因，并找出具体的解决方案来，从而得到基本符合经典假设的多元线性回归模型。

第三节　多重共线性

当回归模型中包含两个或者两个以上的自变量时，这些自变量之间可能彼此相关。当两个或多个自变量之间存在较高的相关关系时，这些自变量所提供的预测信息就是重复且多余的，从而产生了多重共线性的问题。若回归模型违反了假定6，即会产生多重共线性。所谓多重共线性（multicollinearity），是指当回归模型中两个或两个以上的自变量彼此相关时，则称回归模型中存在多重共线性。

一、多重共线性产生的原因

一般来说，多重共线性产生的经济背景和原因有以下几个方面。

（一）经济变量之间存在同方向的变化趋势

在医药管理领域内，往往存在着这样的现象，即不同的经济变量会因为受到相同因素的影响而出现相同的上升或下降趋势，从而这些经济变量之间产生多重共线性。例如，在医药产业迅速发展的时期，各项基本产业指标（如工业总产值、利润总额、利税总额、资产总额、医药企业数目等）都呈现增长的趋势。当医药产业迅速发展时，进入医药领域的企业数目便逐渐增多，随着企业数目的增加，工业总产值、利润总额、资产总额等便相应地增加，于是带动利税总额的增加。所以，当这些经济变量被引入同一个模型成为自变量时，就容易产生多重共线性。

（二）经济变量之间存在密切的关联度

在截面数据中，往往容易出现多重共线性，这是因为构建的经济函数中，自变量之间往往存在着密切的关联度。比如在医药领域内，我们常常利用投入、产出的样本数据建立生产函数，从投入的要素看，医药制造企业的投入可以分为从业人员、科研活动人员、固定资产和新产品开发经费等，这些都与企业的生产规模密切有关。一般来说，规模较大的企业拥有较多的资产，同时也拥有较多的劳动力，在科研经费上的投入也较充裕；相反地，小企业拥有较少的资产，较少的员工，所以，在科研经费上的投入也较少。事实上，医药管理领域内诸多现象之间都存在着较为密切的关系，各经济要素之间存在着相互依存、相互制约的关系，因此，在数量关系上必然有一定的联系。也就是说，多重共线性是医药管理领域内多元回归模型中不可避免的问题，只是影响程度有所不同而已，而我们所需要做的就是尽可能降低多重共线性的影响，找出最能反映经济现象的多元回归方程。

（三）在模型中采取滞后变量产生多重共线性

在医药管理领域内，广泛存在着这样的经济现象，某些经济变量不仅受到当期各种因素的影响，还可能受到过去某时期的各种因素甚至自身的过去值的影响，我们把这些过去时期的变量所产生的影响称为滞后效应（lag effect）。所谓滞后变量

(lagged variable) 就是指这种过去时期的并具有滞后效应的变量，如本章引例中设立的期初产业集中度（C_{t-1}）。滞后变量从经济性质上与原来的变量没有本质上的不同，只是时间上有所不同，从经济意义上看，这些变量之间的关联度比较紧密。比如，在研究企业研发投入与企业业绩之间的关系时，我们不仅需要在模型中引入当期的企业主营业务收入、主营业务利润、基本每股收益，还需要引入以往各期的研发投入，如 x_{t-1}，x_{t-2}等。这是因为专利的申请与上市需要审批时间，在取得经济效益的时候往往有 1－2 年的滞后期，所以研发投入往往具有滞后效应。当模型中引入了这些滞后变量，就有可能产生多重共线性。

（四）选择的自变量不恰当引起多重共线性

在建模过程中，医药管理研究者可能为了尽可能减少变量的遗漏，有可能把其认为相关的所有因素都作为自变量引入模型中，然而，引入过多变量，容易产生变量自相关的问题，因而引起多重共线性。比如，在例 12.1 中，由于不恰当变量的引入，使得模型中存在了彼此之间具有较强相关性的自变量，而产生多重共线性。多重共线性产生了一系列的问题，包括影响 F 检验和 t 检验，影响模型的估计与预测。

二、多重共线性的影响

多元线性回归模型的经典假设之一即是各自变量之间不存在线性关系，然而，在医药管理研究领域内，自变量之间常常存在相关关系的现象，究其原因是由社会问题的复杂性和不可预测性所导致的，显然，多重共线性违反了自变量之间不相关的假设，从而引起一些问题，不利于统计分析。

（一）影响回归系数估计值

多重共线性会影响回归系数的估计值，可能得到与预期结果正负号相反的回归系数。

如图 12－2 中，看出市场容量增长率、生产企业进入率、产品差异性、经济规模、产业政策与产业集中度的多元回归方程中，经济规模的回归系数是－0.88173，为负数。然而，从经济理论上看，经济规模与产业集中度之间应当存在正相关性，即在不完全竞争的市场关系下，随着产业经济规模的增大，产业集中度应当不断提高。显然，例 12.1 得到负值的回归系数与经济理论相违背，即例 12.1 所构建的多元线性回归模型存在不合理之处，而这种不合理主要是由于多重共线性引起的，我们还可以通过具体的检验方法以检测模型中是否存在多重共线性，详见后续内容。

（二）影响其他自变量回归系数的检验

此外，多重共线性还会影响回归系数的 t 检验。简单来说，由于存在多重共线性，使得估计误差增大，从而导致 t 统计量的减少，使得原来显著的 t 值变成不显著的，因此，容易将有重要影响的变量误认为不显著的变量。

如从图 12－2 中，可以看出市场容量增长率、生产企业进入率、产品差异性、经济规模、产业政策与产业集中度的多元回归方程，既没有通过 F 检验，亦没有通过 t 检验，然而，本章引例中，最终得到了一个生产企业进入率、产业政策与产业集中度的二元线性回归模型，该模型中生产企业进入率、产业政策的回归系数均通过了 95% 置信水平下的 t 检验。可见，不恰当变量的引入而引起的多重共线性会影响模型中其他变量回归系数的 t 检验结果。

（三）回归模型缺乏稳定性

从同一总体中抽取不同的样本估计模型，得到的估计值会有所不同，但不应该有显著差异，此时称模型是稳定的。但是当模型存在多重共线性时，虽然可以得到模型的最小二乘估计值，但估计值极不稳定。当样本观测数据发生微小变化时，会造成模型参数估计值的很大变化，因而建立的回归模型的可靠程度降低。自变量多重共线性程度越高，模型最小二乘估计值度稳定性就越差。

三、多重共线性的判别

（一）定性判别

一般来说，可以通过以下两种情况从定性角度判断一个模型是否存在多重共线性：

1. 当模型的线性关系 F 检验显著时，几乎所有回归系数的 t 检验不显著；
2. 回归系数的正负号与预期的相反。

从例 12.1 和图 12-2 中可以看出，经济规模的回归系数为负数，我们可以初步断定例 12.1 中所构建的多元线性回归模型存在多重共线性。

（二）定量检验

多重共线性导致的如回归系数估计值出现负值、回归系数 t 检验不显著等问题，也可能由自相关、异方差性等其他不符合假定的情况引起，因此，定性判别只能给出一个初步的判断，还需要进一步利用定量分析的手段进行检验。

检测多重共线性的定量方法较多，包括相关系数检验法、辅助回归模型检验、方差膨胀因子检验、特征值检验等。其中，相关系数检验法是最简单的一种检验方法，即计算出模型中各自变量之间的相关系数，并对各相关系数进行显著性检验，以检测这些自变量之间是否相关，只要有一组自变量之间存在显著相关性，那么回归模型就会存在多重共线性的问题。其他检验方法属于计量经济学领域的检验方法，在此不作介绍。

如利用例 12.1 中的相关数据与图 12-2 输出的回归分析结果，我们得出自变量之间存在多重共线性的初步判别。为进一步判断例 12.1 所构建的多元线性回归模型中各自变量之间是否存在显著相关性，利用 Excel 软件，我们可以得到市场容量增长率、生产企业进入率、产品差异性、经济规模与产业政策的相关矩阵，见表 12-2。

表 12-2　市场容量增长率、生产企业进入率、产品差异性、经济规模与产业政策的相关矩阵

	M（%）	E（%）	D（%）	S（亿元）	P
M（%）	1				
E（%）	1.467	1			
D（%）	1.524	2.873	1		
S（亿元）	2.512	1.886	4.020	1	
P	3.814	2.346	4.250	4.125	1

表 12-3　各相关系数的 t 统计量

	M（%）	E（%）	D（%）	S（亿元）	P
M（%）	1				
E（%）	1.467	1			
D（%）	1.524	2.873**	1		
S（亿元）	2.512**	1.886*	4.020***	1	
P	3.814***	2.346*	4.250***	4.125***	1

在 Excel 软件输出的回归系数结果中，可以通过 p 值与置信水平 $\alpha = 0.05$ 进行比较，能够直接获得 t 统计量的检验结果。如表 12-3 所示，市场容量增长率与产业政策的 t 统计量为 3.814***，其含义为：$p < 0.01$，即市场容量增长率与产业政策之间存在非常显著的正相关性；市场容量增长率与经济规模的 t 统计量为 2.512**，其含义为：$p < 0.05$，即市场容量增长率与经济规模之间存在显著的正相关性；生产企业进入率与经济规模的 t 统计量为 1.886*，其含义为：$p < 0.1$，即生产企业进入率与经济规模之间存在较为显著的正相关性；此外，若 t 统计量的右上角无“*”，则表示两个自变量之间无显著相关性。因此，总体来看，例 12.1 所构建的回归方程中存在多重共线性问题。

需要特别注意的是：在医药管理领域内，由于所使用的大多数数据都是非试验性质的，是反映客观存在的，因此无法避免样本的多重共线性，我们所能做的就是尽可能降低多重共线性带来的影响，避免引入过多的自变量，从而找到最优的模型。

四、多重共线性问题的解决

根据多重共线性问题的严重程度，存在不同的解决方案：

1. 保留重要的自变量，去掉可替代的自变量　根据经济理论和实际经验设定计量经济模型时容易考虑过多的自变量，其中有些可能是无显著影响的次要变量，还有一些变量的影响可以用模型中的其他变量来代替。所以在估计模型之前，为避免多重共线性的影响，应该从模型中略去不重要的、经济意义不明显的自变量，这是一种简单的、有效的解决多重共线性的方法。

从例 12.1 中，我们可以看出具有显著相关的几个自变量为市场容量增长率与经济规模、产业政策有显著相关性，产品差异性与经济规模、产业政策有显著相关性，经济规模与产业政策有显著相关性。从经济理论上分析，市场容量增长率、产品差异性以及经济规模均能够通过生产企业进入率反映出来，而产业政策对产业集中度有着直接影响作用，因此，我们只保留生产企业进入率和产业政策两个自变量，而剔除其他自变量，最终得到一个二元回归线性模型为：$C_t = 8.33 + 0.33E + 0.92P$，回归结果见图 12－3。

	K	L	M	N	O	P	Q	R	S
11	SUMMARY OUTPUT								
12									
13	回归统计								
14	Multiple R	0.967979							
15	R Square	0.936983							
16	Adjusted R	0.911776							
17	标准误差	0.27104							
18	观测值	8							
19									
20	方差分析								
21		df	SS	MS	F	Significance F			
22	回归分析	2	5.461437	2.730718	37.17154	0.000996902			
23	残差	5	0.367313	0.073463					
24	总计	7	5.82875						
25									
26		Coefficien	标准误差	t Stat	P-value	Lower 95%	Upper 95%	下限 95.0%	上限 95.0%
27	Intercept	8.333589	0.195404	42.64798	1.34E-07	7.831286552	8.835891	7.831287	8.835891
28	X Variable	0.031189	0.009119	3.42021	0.018834	0.007747718	0.05463	0.007748	0.05463
29	X Variable	0.918149	0.274105	3.34963	0.020337	0.213540683	1.622757	0.213541	1.622757

图 12－3　生产企业进入率、产业政策与产业集中度的二元线性回归分析结果

2. 变换模型的形式　对原设定的模型进行适当的变换，也可以消除或削弱原模型中自变量之间的相关关系。具体三种变换方式，一是变换模型的函数形式，如将线性模型转换为对数模型、半对数模型和多项式模型等；二是变换模型的变量形式，如引入差分变量、相对数变量等；三是改变变量的统计指标，如将生产过程中的资金投入量去成固定资金、流动资金或二者之和等。

例 12.4：利用引入一阶差分变量变化模型。假设原模型为：

$$y_t = \beta_0 + \beta_1 x_{1t} + \beta_2 x_{2t} + \cdots + \beta_k x_{kt} + \varepsilon_t - 1$$

将 t 换成 $t-1$，即引入滞后变量，则原模型变换为：

$$y_t - 1 = \beta_0 + \beta_1 x_{1t} - 1 + \beta_2 x_{2t} - 1 + \cdots + \beta_k x_{kt} - 1 + \varepsilon_t - 1$$

令一阶差分为：

$$\begin{cases} \Delta \mathrm{y_t} = \mathrm{y_t} - y_{t-1} \\ \Delta \mathrm{y_{1t}} = \mathrm{x_{1t}} - x_{1t-1} \\ \Delta \mathrm{y_{2t}} = \mathrm{x_{2t}} - x_{2t-1} \\ \qquad \vdots \\ \Delta \mathrm{x_{kt}} = \mathrm{x_{kt}} - x_{kt-1} \\ \Delta \varepsilon_t = \varepsilon_t - \varepsilon_{t-1} \end{cases}$$

则得到一阶差分模型为：

$$\Delta y_t = \beta_0 + \beta_1 \Delta x_{1t} + \beta_2 \Delta x_{2t} + \cdots + \beta_k x \Delta_{kt} + \Delta \varepsilon t$$

一般来说，变换后模型的多重共线性会消除或减轻。

3. 综合使用时序数据与截面数据　在多元回归模型的参数估计中，如果模型利

用的是时间序列数据，而模型又存在多重共线性，那么就可以用时间序列数据与截面数据相结合的办法来修正多重共线性。如果能同时获得变量的时序数据和截面数据，则先利用某类数据估计出模型中的部分参数，再利用另一类数据估计模型的其余参数。

例 12.5：设求某类商品的需求函数为：

$$y = \beta_0 + \beta_1 x + \beta_2 p + \varepsilon$$

其中，y 为商品需求量，x、p 分别为居民收入和该商品价格。

解：首先，收集最近一年该商品的销售量和居民收入的统计数据（为截面数据），由于商品价格在一年内变化不会太大，因此，需求函数可以写成：

$$y = \alpha_0 + \alpha_1 x + \varepsilon$$

利用截面数据估计该模型，得到需求收入弹性 α_1 的估计值 $\hat{\alpha}_1$。

据此，推定 $\beta_1 \approx \alpha_1$，故原模型可以转换为：$y = \beta_0 + \hat{\alpha}_1 x + \beta_2 p + \varepsilon$

即 $y - \hat{\alpha}_1 x = \beta_0 + \beta_2 p + \varepsilon$，设 $y^* = y - \hat{\alpha}_1 x$，则原模型可变换为：

$$y^* = \beta_0 + \beta_2 p + \varepsilon$$

最后，利用历年商品销售量、居民收入和价格的统计资料（时序数据）估计模型，得到参数估计值 $\hat{\beta}_0$ 和 $\hat{\beta}_1$，从而在消除多重共线性影响的情况下，估计出需求函数为：

$$\hat{y} = \hat{\beta}_0 + \hat{\beta}_1 x + \hat{\beta}_2 p$$

4. 逐步回归法　逐步回归法是一个选择自变量“由少到多”的过程，即从所有自变量中先选择影响最为显著的变量建立模型，然后再将模型之外的变量逐步引入模型；每引入一个变量，就对模型中的所有变量进行一次显著性检验，并从中剔除不显著的变量；逐步引入——剔除——引入，直到模型之外所有变量均不显著时为止。具体运算过程见第四节。

5. 对因变量 y 值的推断限定在自变量样本值的范围内　多重共线性引起的主要问题是难以对单个回归系数进行解释与检验，而在求因变量的置信区间和预测区间时一般不会受其影响，所以只要确保用于估计或预测的自变量的值是在样本数据的范围之内，就可以保留回归模型中的所有自变量。因此，当需要保留所有自变量的时候，只要确保在自变量样本值范围内对 y 进行估计或预测即可。

第四节　利用回归方程进行估计与预测

在上一章中，我们介绍了利用自变量来估计因变量的方法。在多元线性回归分析中，同样可以利用给定的 k 个自变量，求出因变量 y 的平均值的置信区间和个别值的预测区间。

一、置信区间与预测区间的估计

由于多元线性回归的置信区间和预测区间的计算公式过于复杂，本书将不作介绍。但是，我们可以利用统计软件进行求解，如SAS、SPSS、STATISTICA等统计软件都有回归分析程序，可以直接给出因变量的置信区间和预测区间。

二、变量选择与逐步回归

由于多元回归模型的构建需要引入多个自变量，因此不可避免地产生多重共线性、自相关、异方差性等问题，使得构建的模型不能进行有效地解释。在医药管理领域内，这些问题更为常见，由于医药产品的特殊性，许多经典的经济理论并不完全适用于医药管理领域的研究。由此构建的多元回归模型在用于解决医药管理领域的相关问题时，就会出现不符合经典假设的问题。因此，在建立模型之前，应当对所搜集的自变量进行科学地筛选，选择最具有解释力的自变量，这样不仅能够简化模型，还能使得模型更加符合经济现象，具有可行性。

（一）变量选择过程

在建立多元回归模型时，总是希望用尽可能少的变量来建立模型，那么究竟需要引入多少自变量？该不该引入某个变量？这都需要通过对自变量进行筛选后才能决定。在进行回归时，每次只增加一个自变量，将新变量与模型中原有的变量进行比较，若引入的新变量使得原有变量的 t 统计量不显著，那么就从模型中剔除这个不显著的变量，从而避免多重共线性，这就是回归中的搜寻过程。

在进行变量的选择过程时，一般遵循这样的检验依据：将一个或一个以上的自变量引入到回归模型中，检验残差平方和（SSE）是否显著增加。具体来说，如果增加一个自变量使得残差平方和（SSE）发生显著性增加的话，则说明有必要将这个自变量引入回归模型中，否则，就没有必要将这个自变量引入回归模型。一般来说，我们可以利用 F 统计量的值作为判断 SSE 是否显著性增加的一个标准，以此确定是否引入新增加的自变量。

变量的选择方法主要有向前选择（forward selection）、向后剔除（backward elimination）、逐步回归（stepwise regression）、最优子集（best subset）等。

（二）向前选择

向前选择法是以不存在自变量的模型作为起点，然后逐步增加自变量并筛选自变量的过程。具体过程如下：

1. 对 k 个自变量（x_1，x_2，…，x_k）分别拟合对因变量 y 的一元线性回归模型，即得到 k 个一元线性回归模型，然后找出 F 统计量值最高的模型及对应的 x_i，并将该自变量首先引入模型中。在此过程中，需要注意的是：如果所有模型的 F 统计量均未通过检验，说明所搜集的自变量与因变量之间均为不显著，说明模型构建不适合，应当考虑换其他模型，本方法的运算过程也就终止了。

2. 在已经引入 x_i 的模型上，分别引入剩余的 $k-1$ 个自变量，分别得到 $k-1$ 个二元线性回归模型，即变量组合为 x_i+x_1，…，x_i+x_{i-1}，x_i+x_{i+1}，…，x_i+x_k 的 $k-1$ 个二元线性回归模型，继而得到 $k-1$ 个新的 F 统计量，并从中找出 F 统计量的值为最高的模型，此时，该模型中含有两个自变量，新增加的自变量即为经过筛选出来的应当引入模型的自变量。同样地，如果在此过程中，没有 F 统计量通过检验，则运算终止。

3. 按照第二步的筛选方法，不断引入新的自变量，直到引入的新的自变量也不能使得残差平方和（SSE）显著增加为止（F 统计量均为通过检验）。向前选择法就是这样一个不断引入新变量，进行 F 统计量检验的过程，由此可见，只要某个自变量增加到模型中，该自变量就一定会保留在模型中。

例 12.6：根据例 12.1 和表 12.1 的数据，运用向前选择法选择变量。

解：将例 12.1 中的各个自变量（市场容量增长率、生产企业进入率、产品差异性、经济规模、产业政策）与因变量（产业集中度）分别进行拟合，得到各自的 F 统计量，见表 12－4。将 Significance F 与置信度水平 95%，$\alpha=0.05$ 进行比较，显然，五个一元线性回归模型均通过了检验，选择其中 F 统计量的值最高的模型及其对应的自变量为起始模型及自变量，从表 12－4 可看出，应当选择生产企业进入率（E）作为起始自变量，对应的一元线性回归方程为：

$$\hat{C}_t=8.904+0.052E$$

表 12－4　各一元线性回归方程的 F 统计量值

自变量	M（%）	E（%）	D（%）	S（亿元）	P
F 统计量值	7.0188	23.3501	17.1331	8.9330	22.5102
Significance F	0.0381	0.0029	0.0061	0.0244	0.0032

在模型 $\hat{C}_t=8.904+0.052E$ 中引入新的自变量，并求得各自的 F 统计量，如表 12－5 所示。从表 12－5 中可以明显看出，各 F 统计量均通过了检验，其中，F 统计量值最大的是引入了产业政策（P）的二元线性回归方程，因此，我们在模型中引入产业政策（P），得到二元线性回归方程为：

$$\hat{C}_t=8.33+0.03E+0.92P$$

表 12－5　各二元线性回归方程的 F 统计量值

自变量	E（%）$+M$（%）	E（%）$+D$（%）	E（%）$+S$（亿元）	E（%）$+P$
F 统计量值	22.2688	17.3609	18.2161	37.1715
Significance F	0.00324	0.00562	0.00506	0.00100

继续加入第三个自变量，得到各回归模型的 F 统计量，见表 12－6 所示。根据向前选择法筛选原理，我们选择加入自变量市场容量增长率（M），得到多元线性回归模型为：

$$\hat{C}_t=8.24+0.013M+0.032E+0.79P。$$

表 12-6 各多元线性回归模型及其 F 统计量

自变量	E（%）$+P+M$（%）	E（%）$+P+D$（%）	E（%）$+P+S$（亿元）
F 统计量值	20.4664	19.8635	19.8271
Significance F	0.00687	0.00726	0.00729

在模型 $\hat{C}_t=8.24+0.013M+0.032E+0.79P$ 的基础上，继续引入自变量，得到各回归模型的 F 统计量，见表 12-7 所示，即可以进一步引入自变量产品差异性（D），得到多元线性回归模型为：

$$\hat{C}_t=6.57+0.037M+0.029E+0.29P$$

表 12-7 多元线性回归模型及其 F 统计量

自变量	E（%）$+P+M$（%）$+D$（%）	E（%）$+P+M$（%）$+S$（亿元）
F 统计量值	12.4591	11.5148
Significance F	0.0327	0.0364

最终，当引入第 5 个自变量经济规模（S）时，得到的 F 统计量值并不显著，见表 12-8，运算终止，即通过向前选择法得到的最终多元线性回归模型为：

$$\hat{C}_t=6.57+0.037M+0.16D+0.029E+0.92P$$

表 12-8 多元线性回归模型及其 F 统计量

自变量	E（%）$+P+M$（%）$+D$（%）$+S$（亿元）
F 统计量值	7.0597
Significance F	0.129

（三）向后剔除

与向前选择法相反，向后剔除法的起点是含有所有自变量的多元回归线性模型，然后，通过 F 检验，剔除使得模型的 SSE 值减少最少的自变量。具体过程如下：

1. 首先，建立起含有 k 个自变量的多元线性回归模型。然后，分别依次剔除一个自变量，得到剩余 $k-1$ 个自变量的 $k-1$ 个多元线性回归模型，选择 SSE 减少最小的多元线性回归模型及其对应的自变量，将其从模型中剔除。

2. 继续按照第一步反复剔除自变量，直至当剔除某一自变量时，SSE 值的减少值未经过 F 检验为止。此时，模型中所剩下的自变量都能通过 F 检验，具有显著性。

例 12. 7：根据例 12.1 和表 12.1 的数据，运用向后剔除法选择变量。

解：根据例 12.1 构建产业集中度（C_t）关于市场容量增长率（M）、生产企业进入率（E）、产品差异性（D）、经济规模（S）、产业政策（P）的多元线性回归模型，即为：

$C_t=5.61+0.05M+0.03E+0.28D-0.88S+0.13P$，SSE 为 0.3953。

在此基础上，分别剔除市场容量增长率（M）、生产企业进入率（E）、产品差异性（D）、经济规模（S）、产业政策（P）后得到5个多元线性回归模型，各自的F统计量值见表12－9所示。将剔除一个自变量后的SSE值与未剔除自变量的起始模型的SSE值进行比较，发现，当剔除市场容量增长率（M）时，SSE值减少量最小，因此，我们选择剔除市场容量增长率（M）。

表12－9　剔除一个自变量后的SSE值

自变量	剔除M	剔除E	剔除D	剔除S	剔除P
SSE	0.3666	0.7147	0.3564	0.3310	0.3137
Significance F	0.0379	0.0995	0.0364	0.0327	0.0302

在上述模型的基础上，按照第二步反复剔除自变量，每次剔除后的SSE值以及Significance F如表12－10所示。可见，在剔除第一个自变量M的基础上，再次剔除自变量S得到的SSE减少值最小，因此进一步剔除经济规模（S）。

表12－10　剔除两个自变量后的SSE值

自变量	剔除M、E	剔除M、D	剔除M、S	剔除M、P
SSE	1.0092	0.3673	0.3666	0.6526
Significance F	0.0529	0.00729	0.00726	0.0226

在剔除M、S的基础上，我们进一步剔除变量E、变量D、变量P后分别得到各自的SSE值，见表12－11所示。可见，应当进一步剔除产品差异性（D）。

表12－11　剔除三个自变量后的SSE值

自变量	剔除M、S、E	剔除M、S、D	剔除M、S、P
SSE	1.0342	0.3673	0.7337
Significance F	0.0133	0.00100	0.00562

在剔除M、S、D的基础上，我们进一步剔除变量E、变量P后分别得到各自的SSE值，见表12－12所示。从表12－12中可以看出，无论是剔除自变量E，还是剔除自变量P都不能使SSE值减少，相反地，SSE值反而增加了。因此，自变量E和P都不需要剔除，应当保留下来。最后，得到二元线性回归模型为：$C_t = 8.33 + 0.03E + 0.92P$

表12－12　剔除三个自变量后的SSE值

自变量	剔除M、S、D、E	剔除M、S、D、P
SSE	1.9157	1.2267
Significance F	0.00290	0.00318

（四）逐步回归

从上述两种方法，我们可以看出，向前选择法仍然存在着引入过多自变量的风险，比如例 12.6 中，最后保留的自变量有 4 个，然而，从回归分析结果看（图 12 - 4），引入的这些自变量存在着通过 F 检验而无法通过 t 检验的问题，从定性判别来看，多重共线性问题仍未得到解决；此外，虽然向后剔除法保留下来的自变量都是显著的，却存在着自变量剔除过多的风险。

	A	B	C	D	E	F	G	H	I
1	SUMMARY OUTPUT								
2									
3	回归统计								
4	Multiple R	0.971196							
5	R Square	0.943221							
6	Adjusted R	0.867516							
7	标准误差	0.33214							
8	观测值	8							
9									
10	方差分析								
11		df	SS	MS	F	Significance F			
12	回归分析	4	5.4978	1.37445	12.45911	0.032671437			
13	残差	3	0.33095	0.110317					
14	总计	7	5.82875						
15									
16		Coefficien	标准误差	t Stat	P-value	Lower 95%	Upper 95%	下限 95.0%	上限 95.0%
17	Intercept	6.572831	3.478494	1.889563	0.155222	-4.497287796	17.64295	-4.49729	17.64295
18	X Variable	0.036576	0.064304	0.568803	0.609286	-0.168068423	0.241221	-0.16807	0.241221
19	X Variable	0.028792	0.012967	2.220359	0.113005	-0.012475682	0.07006	-0.01248	0.07006
20	X Variable	0.155114	0.322302	0.481269	0.663247	-0.870594094	1.180822	-0.87059	1.180822
21	X Variable	0.287985	1.166385	0.246904	0.820914	-3.423971932	3.999942	-3.42397	3.999942

图 12 - 4　多元线性回归分析结果

如果我们把这两种方法结合起来筛选自变量的话，就能避免单纯使用向前选择法或向后剔除法的不足，逐步回归就是上述两种方法的结合。逐步回归的基本过程是向前选择法，从没有自变量的模型开始，逐步引入一个新的自变量，不过，在增加了一个自变量后，我们需要对模型中所有的变量进行考察，看看有没有必要剔除某个不显著的自变量。若新增加的自变量使得已有自变量对模型的贡献变得不显著，那么我们就剔除这个自变量。总之，逐步回归就是按照这样增加自变量、剔除自变量的过程，反复进行，直到增加的变量已经不能导致 SSE 显著增加为止，检验 SSE 是否显著变化的判断依据是 F 检验。需要注意的一点是，逐步回归法中，在前面步骤中增加的自变量在后面的步骤中可能会被剔除，而在前面步骤中剔除的自变量在后面的步骤中也可能重新引入到模型中。

结合向前选择法和向后剔除后，我们同样可以通过 Excel 软件进行逐步回归，然而，当自变量较多时，用 Excel 软件进行运算的过程就过于繁琐与复杂。利用统计学软件 SPSS 就能够直接给出逐步回归的结果，从而省去大量的运算过程。具体过程如下：

1. 将例 12.1 中所搜集的数据，输入 SPSS 中，见图 12 - 5。按照图 12 - 6 与图 12 - 7，依次找到线性回归分析工具，并在线性回归窗口中输入相应的自变量、因变量，在【方法】选项中选择【逐步】，在【统计量】、【绘制】等选项中选择需要输出的内容。

	Ct	M	E	D	S亿元	P
1	8	7.6	-3.5	9	.25	0
2	7	7.3	-34.8	9	.42	0
3	9	9.1	-.2	10	.46	0
4	10	18.0	.9	11	.54	1
5	10	18.2	5.7	11	.59	1
6	9	18.5	5.5	11	.65	1
7	10	20.6	10.4	12	.71	1
8	10	10.3	17.3	13	.68	1

图 12－5　SPSS 数据输入界面

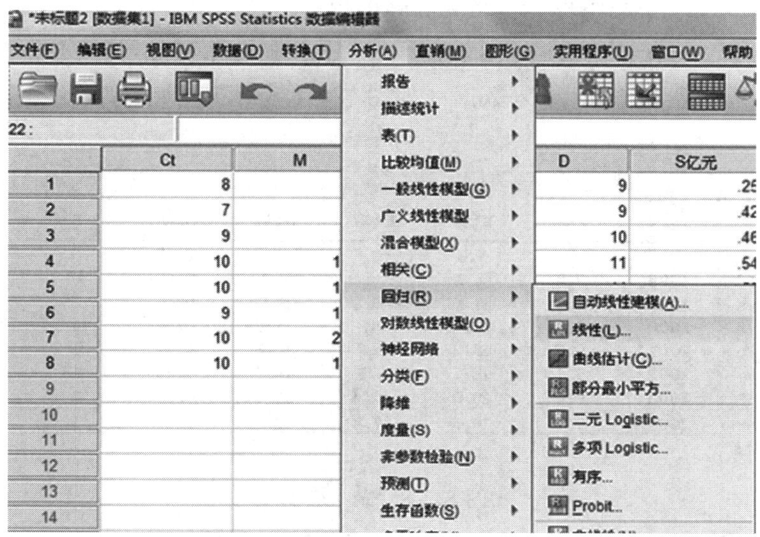

图 12－6　选择线性回归工具

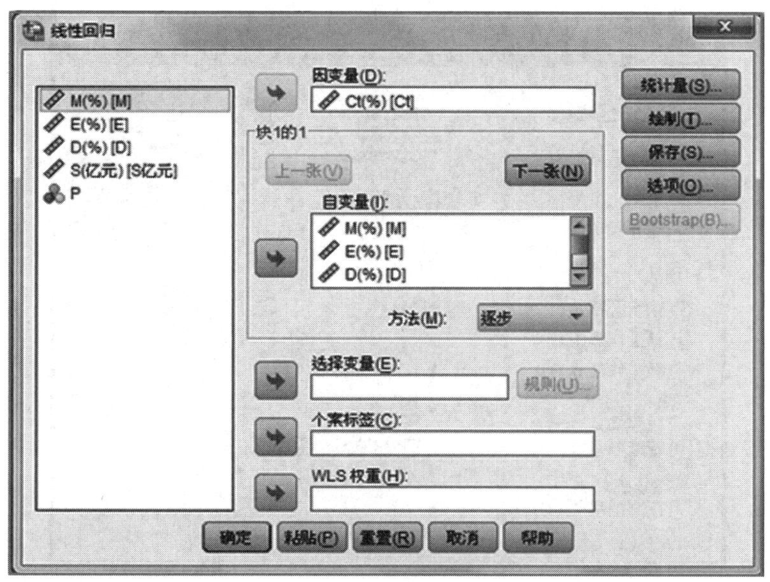

图 12－7　SPSS 的线性回归窗口

第五节　Excel 进行多元线性回归分析

本节将介绍使用 Excel 2010 数据分析工具中的回归分析工具进行多元线性回归分析。

一、多元线性回归

下面使用例 12.1 的数据，设多元回归方程为：

$C_t = \beta_0 + \beta_1 M = \beta_2 E + \beta_3 D + \beta_4 S + \beta_5 P + \varepsilon$，具体操作步骤如下：

第一步：新建工作表，录入数据（如图 12－8 所示）。

I15　　f_x

	A	B	C	D	E	F	G
1	时间（年）	C_t (%)	M(%)	E(%)	D(%)	S(亿元)	P
2	1997	8	7.6	-3.5	9	0.25	0
3	1998	7.2	7.3	-34.8	9.1	0.42	0
4	1999	8.6	9.1	-0.2	9.7	0.46	0
5	2000	9.5	18	0.9	11.4	0.54	1
6	2001	9.7	18.2	5.7	10.8	0.59	1
7	2002	9.1	18.5	5.5	10.9	0.65	1
8	2003	9.5	20.6	10.4	11.5	0.71	1
9	2004	9.7	10.3	17.3	12.9	0.68	1
10							

图 12－8　录入数据

第二步：打开“数据”菜单，选择“数据分析”选项，在显示的“数据分析”对话框中打开“回归”对话框（如图 12－9 所示）。

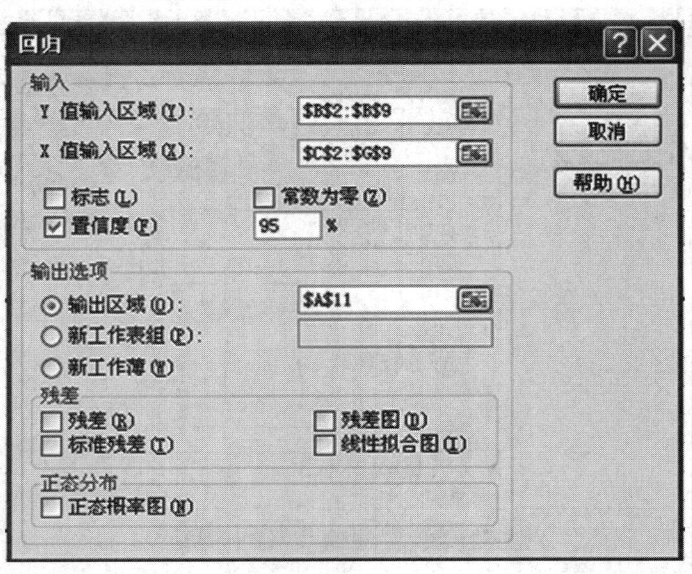

图 12－9　“回归”对话框

第三步：在“回归”对话框中进行设置。在“Y 值输入区域”框中输入“$B$2：$B$9”，在“X 值输入区域”框中输入“$C$2：$G$9”，选中“输出区域”然后输入“$A$11”。单击确定后在新工作表中显示回归分析结果（如图 12－10 所示）。

L36

	A	B	C	D	E	F	G	H	I
11	SUMMARY OUTPUT								
12									
13	回归统计								
14	Multiple	0.97282							
15	R Square	0.946379							
16	Adjusted	0.812326							
17	标准误差	0.395313							
18	观测值	8							
19									
20	方差分析								
21		df	SS	MS	F	gnificance F			
22	回归分析	5	5.516206	1.103241	7.059747	0.12871			
23	残差	2	0.312544	0.156272					
24	总计	7	5.82875						
25									
26		Coefficien	标准误差	t Stat	P-value	Lower 95%	Upper 95%	下限 95.0%	上限 95.0%
27	Intercept	5.613539	4.995336	1.123756	0.377879	-15.8797	27.10673	-15.8797	27.10673
28	X Variabl	0.054376	0.092453	0.588151	0.615999	-0.34342	0.452167	-0.34342	0.452167
29	X Variabl	0.026671	0.016625	1.604288	0.249853	-0.04486	0.098203	-0.04486	0.098203
30	X Variabl	0.276171	0.521126	0.52995	0.649097	-1.96605	2.518394	-1.96605	2.518394
31	X Variabl	-0.88173	2.569155	-0.3432	0.764168	-11.9359	10.17246	-11.9359	10.17246
32	X Variabl	0.12629	1.466001	0.086146	0.939198	-6.1814	6.433984	-6.1814	6.433984

图 12－10　多元回归分析结果

第四步：分析回归结果。从回归统计一栏中可知判定系数约为 0.946，调整后判定系数约为 0.812，说明回归的结果拟合程度较好，回归方程对原始数据的解释能力较强。

二、Excel 检测多重共线性

我们需要继续使用 Excel 检测多重共线性，在此选用最简单的一种检验方法——相关系数检验法。具体操作如下：

第一步：打开“数据”菜单，打开“数据分析”选项，在显示的“数据分析”对话框中打开“相关系数”对话框。在“相关系数”对话框中进行设置，在“输入区域”框中输入“$C$2：$G$9”，分组方式选择“逐列”，“输出区域”框中输入“$A$11”，然后确定显示各自变量之间的相关系数分析结果（如图 12－11 所示）。

		M(%)	E(%)	D(%)	S(亿元)	P
10						
11		M(%)	E(%)	D(%)	S(亿元)	P
12	M(%)	1				
13	E(%)	0.513763	1			
14	D(%)	0.528183	0.760999	1		
15	S(亿元)	0.715996	0.610048	0.853941	1	
16	P	0.841411	0.691756	0.866397	0.859818	1
17						

图 12－11　各自变量间相关系数分析结果

第二步：对相关系数进行 t 检验。在此需要对每两个自变量逐一进行一元线性回归分析，下面以市场容量增长率（M）与生产企业进入率（E）为例说明操作步骤。

打开“数据”菜单，打开“数据分析”选项，在显示的“数据分析”对话框中打开“回归”对话框，并在对话框中进行设置（如图 12－12 所示）。确定得到回归结果（如图 12－13 所示），相关系数的 t 统计量为 1.467，P 值为 0.193。

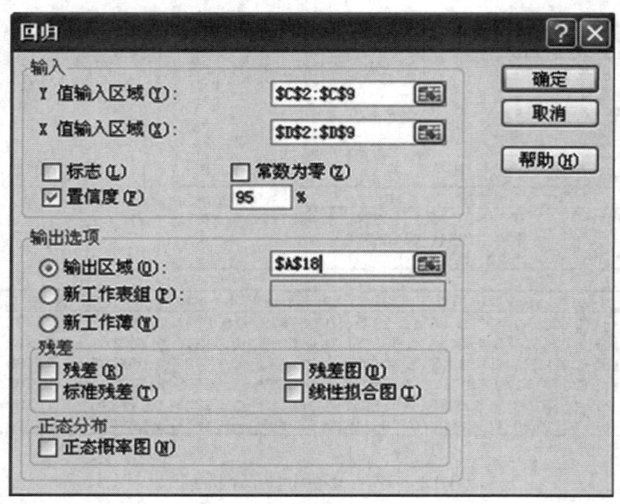

图 12－12　市场容量增长率（M）与生产企业进入率（E）回归分析对话框

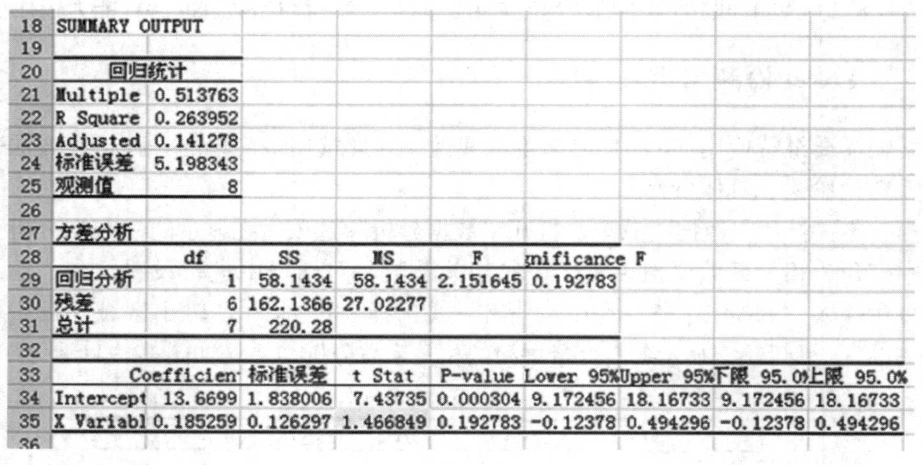

	A	B	C	D	E	F	G	H	I
18	SUMMARY OUTPUT								
19									
20	回归统计								
21	Multiple	0.513763							
22	R Square	0.263952							
23	Adjusted	0.141278							
24	标准误差	5.198343							
25	观测值	8							
26									
27	方差分析								
28		df	SS	MS	F	gnificance F			
29	回归分析	1	58.1434	58.1434	2.151645	0.192783			
30	残差	6	162.1366	27.02277					
31	总计	7	220.28						
32									
33		Coefficien	标准误差	t Stat	P-value	Lower 95%	Upper 95%	下限 95.0%	上限 95.0%
34	Intercept	13.6699	1.838006	7.43735	0.000304	9.172456	18.16733	9.172456	18.16733
35	X Variabl	0.185259	0.126297	1.466849	0.192783	-0.12378	0.494296	-0.12378	0.494296
36									

图 12－13　市场容量增长率（M）与生产企业进入率（E）回归分析结果

第三步：对各自变量逐个进行一元线性回归分析，参见上一章的操作，得出 t 检验的结果如表 12－12 所示。

表 12－12 各相关系数的 t 统计量

	M（%）	E（%）	D（%）	S（亿元）	P
M（%）	1				
E（%）	1.467	1			
D（%）	1.524	2.873**	1		
S（亿元）	2.512**	1.886*	4.020***	1	
P	3.814***	2.346*	4.250***	4.125***	1

表 12－13 各相关系数 t 检验的 P 值

	M（%）	E（%）	D（%）	S（亿元）	P
M（%）	1				
E（%）	0.193	1			
D（%）	0.178	0.028	1		
S（亿元）	0.046	0.108	0.007	1	
P	0.009	0.057	0.005	0.006	1

由表 12－12 与表 12－13 可知，当 $P<0.01$ 时说明两变量间存在非常显著的正相关性；当 $P<0.05$ 时，表明两变量间存在显著的正相关性；当 $P<0.10$ 时，表明两变量间存在较为显著的正相关性；当 $P\geqslant 0.10$ 时，表明两变量间无显著相关性。因此，从总体来看，多重共线性问题是存在的。

三、多重共线性问题的解决

通过以上结果我们可知具有显著相关的几个自变量为：市场容量增长率（M）与经济规模（S）、产业政策（P）有显著相关性，产品差异性（D）与经济规模（S）、产业政策（P）有显著相关性，经济规模（S）与产业政策（P）有显著相关性。

从经济理论上分析，市场容量增长率、产品差异性以及经济规模均能够通过生产企业进入率反映出来，而产业政策对产业集中度有着直接影响作用。因此，我们只保留生产企业进入率和产业政策两个自变量，而剔除其他自变量进行多元回归分析，结果如图 12－14 所示。

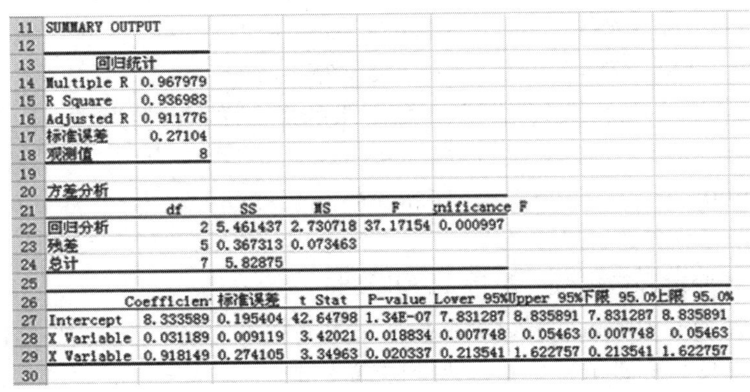

SUMMARY OUTPUT

回归统计	
Multiple R	0.967979
R Square	0.936983
Adjusted R	0.911776
标准误差	0.27104
观测值	8

方差分析

	df	SS	MS	F	nificance F
回归分析	2	5.461437	2.730718	37.17154	0.000997
残差	5	0.367313	0.073463		
总计	7	5.82875			

	Coefficien	标准误差	t Stat	P-value	Lower 95%	Upper 95%	下限 95.0%	上限 95.0%
Intercept	8.333589	0.195404	42.64798	1.34E-07	7.831287	8.835891	7.831287	8.835891
X Variable	0.031189	0.009119	3.42021	0.018834	0.007748	0.05463	0.007748	0.05463
X Variable	0.918149	0.274105	3.34963	0.020337	0.213541	1.622757	0.213541	1.622757

图 12－14 生产企业进入率、产业政策与产业集中度的二元线性回归分析结果

对二元回归的结果进行分析。判断系数为0.937，调整后的判断系数为0.912，说明回归结果的拟合度很好；F 值为37.172，P 值为0.001小于显著性水平，因此可以拒绝原假设，说明生产企业进入率与产业政策对产业集中度有显著影响；t 检验通过，P 值均小于0.05。可以得到一个新的二元回归线性模型：

$$\hat{C}_t = 8.33 + 0.03E + 0.92P$$

本章小结

实际工作中，研究问题的自变量往往不止一个，更加常见的是多元模型。本章详细介绍了多元线性回归模型与方程，对参数运用最小二乘法进行估计，对得出的回归方程进行拟合优度评价和显著性检验；同时，分析了实际中可能遇到的多重共线性问题，对其产生原因、影响、判别和解决方法进行了重点说明；对利用回归方程进行置信区间和预测区间的估计进行了分析；最后，对用Excel进行多元线性回归、检测多重共线性及解决多重共线性的步骤进行了讲解。

课后习题

一、名词解释

1. 多元线性回归　2. 多元线性回归模型　3. 多元线性回归方程　4. 估计的多元回归方程　5. 多重判定系数　6. 修正的多重判定系数　7. 估计标准误差　8. 多重共线性　9. 滞后变量　10. 向前选择　11. 向后剔除

二、选择题

1. 根据可决系数 R^2 与 F 统计量的关系可知，当 $R^2=1$ 时有（　）

A. $F=1$　　B. $F=-1$

C. $F\to+\infty$　　D. $F=0$

2. 总体平方和 TSS、残差平方和 RSS 与回归平方和 ESS 三者的关系是（　）

A. $RSS=TSS+ESS$　　B. $TSS=RSS+ESS$

C. $ESS=RSS-TSS$　　D. $ESS=TSS+RSS$

3. 要使模型能够得出参数估计量，所要求的最小样本容量为（　）

A. $n\geqslant k+1$　　B. $n\leqslant k+1$

C. $n\geqslant 30$　　D. $n\geqslant 3(k+1)$

4. 回归分析中定义的（　）

A. 解释变量和被解释变量都是随机变量

B. 解释变量为随机变量，被解释变量为非随机变量

C. 解释变量和被解释变量都为非随机变量

D. 解释变量为非随机变量，被解释变量为随机变量

5. 修正的多重判定系数 R_a^2 与多重判定系数 R^2 之间有如下关系（　）

A. $R_a^2=1-R^2\dfrac{n-1}{n-k-1}$

B. $R_a^2=1-(1-R^2)\dfrac{n-1}{n-k-1}$

C. $R_a^2=1-(1+R^2)\dfrac{n-1}{n-k-1}$

D. $R_a^2=R^2\dfrac{n-1}{n-k-1}$

6. 在以下模型 $Y=\beta_0+\beta_1\ln X+\mu$ 中，参数 β_1 的含义是（　）

A. Y 关于 X 的弹性

B. X 的绝对量变化，引起 Y 的绝对量变化

C. Y 关于 X 的边际变化

D. X 的相对变化，引起 Y 的期望值绝对量变化

7. 设 k 为回归模型中的参数个数（包括截距项），n 为样本容量，ESS 为残差平方和，RSS 为回归平方和。则对总体回归模型进行显著性检验时构造的 F 统计量为（　）

A. $F=\dfrac{SSR}{SSE}$

B. $F=\dfrac{SSR/k}{SSE/(n-k-1)}$

C. $F=\dfrac{SSR/(k-1)}{SSE/(n-k-1)}$

D. $F=\dfrac{SSR/k}{SSE/(n-1)}$

8. 在某一线性回归模型中，包含 3 个解释变量，$n=30$，计算得出的多重决定系数为 0.8500，则调整后的多重决定系数为（　）

A. 0.8603　　B. 0.8389

C. 0.8655　　D. 0.8327

9. 有两个回归模型包含不同个数的解释变量，对它们进行拟合优度的比较时，应比较它们的（　）

A. 标准误差　　B. 估计标准误差

C. 判定系数　　D. 调整后判定系数

三、判断题

1. 在模型中引入滞后变量，容易产生多重共线性问题。

2. 修正的多重判定系数可以消除拟合优度评价中解释变量多少对决定系数计算的影响。

3. 如果某一参数不能通过显著性检验，则应该果断剔除该解释变量。

4. 多重共线性有可能使回归系数无法通过 t 检验。

5. 修正的多重判定系数 R_a^2 与多重判定系数 R^2 之间恒有如下的关系：$R_a^2 < R^2$。

6. 在 $\hat{y}=\hat{\beta}_0+\hat{\beta}_1x_1+\hat{\beta}_2x_2+\cdots+\hat{\beta}_kx_k+\varepsilon$ 中，$\hat{\beta}_1$ 指的是指当 x_2，x_3，…，x_k不变时，x_1每变化一个单位，因变量 y 的变化量。

7. 总体平方和用以反映由模型中解释变量所解释的那部分离差大小。

8. 在多元线性回归模型的假设条件中，不同的随机误差项之间是相互独立的，且服从于正态分布。

9. 向后剔除法是以不存在自变量的模型作为起点，然后逐步增加自变量并筛选自变量的过程。

10. 逐步回归法是向前选择法或向后剔除法这两种方法的结合。

四、问答题

1. 多元线性回归模型的基本假设有什么？

2. 简述一元线性回归和多元线性回归方程显著性检验的区别。

3. 哪些因素会导致多重共线性的产生？

4. 多重共线性会对多元线性回归模型产生那些影响？

5. 简述向前选择法的几个步骤。

五、计算题

1. 以下是根据 15 个观察值计算得到的数据：

$\overline{Y}=367.693$，$\overline{X}_2=402.760$，$\overline{X}_3=8.0$，

$\sum y_t^2 = 66042269, \sum x_{2t}^2 = 84855090, \sum x_{3t}^2 = 280.0,$

$\sum y_tx_{2t} = 74778346, \sum y_tx_{3t} = 42509, \sum y_{2t}x_{3t} = 47960$

试求三个多元线性回归的系数。

2. 试计算以下三个自由度调整后的决定系数。其中，R^2为决定系数，n 为样本数目，k 为解释变量个数。

试分别在以下三种情况下求调整后的决定系数：（1）$R^2=0.75$，$n=8$，$k=2$；（2）$R^2=0.35$，$n=9$，$k=3$；（3）$R^2=0.95$，$n=31$，$k=5$。

3. 已知 $n=10$，根据两个自变量得到一多元回归方程：$\hat{y}=-18.4+2.01x_1+04.74x_2$，并且 $SST=6724.125$，$SSR=6216.375$。试求：在 $a=0.05$ 的显著性水平下，x_1、x_2与 y 的线性关系是否显著？

4. 设 y 为因变量，同时有一个数值型自变量 x_1和一个具有两个水平（水平 1 和水平 2）的分类型自变量。试求：（1）因变量 y 关于自变量和分类自变量的多元回归方程；（2）对应于分类自变量水平 1 的 y 的期望值是多少？（3）对应于分类自变量水平 2 的 y 的期望值是多少？

5. 下表所列是 Excel 输出的某次多元线性回归分析结果：

SUMMARY OUTPUT

回归分析	
Multiple R	0. 940680238
R Square	0. 88487931
Adjusted R Square	0. 863294181
标准误差	8450. 477657
观测值	20

方差分析

	df	*SS*	*MS*	*F*	Significance *F*
回归分析	3	8782398838	2927466279	40. 99486	9. 76E－08
残差	16	1142569162	71410572. 63		
总计	19	9924968000			

	Coefficients	标准误差	*t* Stat	P－value
Intercept	2531. 695275	6131. 543007	0. 412896929	0. 685162
X Variable 1	0. 765900098	0. 546595679	1. 401218722	0. 180247
X Variable 2	0. 879372077	0. 225442669	3. 900646138	0. 001272
X Variable 3	11. 94382791	7. 028827637	1. 699263167	0. 108626

试求：（1）模型涉及几个自变量；（2）模型有多少个观测值；（3）写出回归方程，并根据 F、R^2、R_a^2、S_e的值讨论模型。

第十三章

综合评价分析

数字不会说谎，但说谎的人会想出办法。

——英·查·格罗夫纳

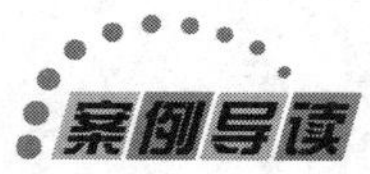

医药管理统计学应用：综合评价法在中南医院的应用

21 世纪以来，随着统计分析的广泛开展，评价对象也越来越复杂，医药管理统计学也常常应用于医院医疗质量的评价。但是，通过单一的指标评价，已不能全面反映医疗质量，需同时运用多个指标来综合反映医院的医疗质量的发展情况。

2006 年，武汉中南医院对该医院 1998 ~2003 年医院的医疗质量进行了评价分析，希望通过评价分析医疗质量水平高低对这六年进行排序并分析其原因。

首先，评价人员统计了 1998 ~2003 年医院医疗质量各指标及数据，如表 13 –1 所示。

表 13 –1　1998 ~2003 医院医疗质量指标

指标名称	年份					
	2003	2002	2001	2000	1999	1998
病床周转次数 X_1	18.7	21.7	21.5	19.1	18.6	18.4
病床利用率 X_2	81.5	93.6	97.8	87.9	89.4	92.3
住院者平均住院日 X_3	15.7	15.6	16.8	16.7	17.9	17.8
出入院符合率 X_4	99.8	99.8	99.7	99.6	99.6	99.4
三日确诊率 X_5	99.2	99.6	99.5	99.4	99.2	99.1
手术前后符合率 X_6	100	100	100	100	100	99.98
治愈率 X_7	72.1	70.1	69.7	67.4	69.5	65.8
死亡率 X_8	1.84	1.81	1.92	2.15	2.02	1.92
抢救成功率 X_9	84.2	84.2	83.6	82.1	81.2	80.3

如果单独使用其中一个评价指标来评价医疗质量，会随着评价指标选取的不同而得出不同的结果，例如：用病床周转次数评价时，医疗质量最高的年份是2002年；用病床利用率来评价时，医疗质量最高的年份是2001年；用治愈率来评价时，医疗质量最高的年份是2003年。

那么，用哪一个指标才是最能反映医院的医疗质量的呢?

中南医院没有采用单一的评价指标，而是将各个指标都考虑进来，综合合成一个指标体系，进行评价分析。而这种评价方法，就是综合评价法。

在确定了评价方法之后，评价人员先对医疗质量指标进行标准化处理，即统一采用实际数据/历史最好数据的百分比形式来消除不同量纲带来的差异。

接着，使用加权平均法对这些数值进行综合计算评价。其中各项指标的权数是通过各方专家评估，根据实际情况考察校正后得出的。这些权数体现了每一项指标在综合评价中的影响力，权数越大，说明它对综合评价的最终结果的影响越大；反之亦然。在加权计算中，病床周转次数、病床利用率、住院者平均住院日、出入院符合率、三日确诊率、手术前后符合率、治愈率、死亡率和抢救成功率这九项评价指标的权数分别为：

0.2，0.07，0.1，0.2，0.07，0.07，0.17，0.06，0.06

通过最终综合值排序，得出结论：在1998－2003年中，医疗质量最好的是2002年，其次是2001年和2003年，1999年、2000年、1998年分列第四、五、六位。

【学习目标】本章主要介绍医药管理统计学中综合评价分析的知识。通过本章的学习希望读者对综合评价分析有基本的了解，掌握综合评价分析的步骤，并对评价指标选择过程以及数据的处理形成初步认识。

【学习要求】

1. 重点掌握：评价指标的选择与数据预处理方法，评价结果综合的方法。
2. 掌握：模糊综合评价法、主成分分析法、数据包络分析法；
3. 熟悉：综合评价分析的构成要素、特点、步骤；
4. 了解：综合评价分析的概念；

第一节　综合评价分析的概念与构成要素

随着我国医药产业发展与医疗技术进步，人们对于医药行业问题的考察越来越多的从单视角拓展到综合视角，而综合评价分析是实现这一转变的有效方法。综合评价分析的科学化、现代化对促进医药产业的进一步蓬勃发展有着积极的意义。本节将介绍综合评价分析的概念与构成要素。

一、综合评价分析的概念

综合评价分析（comprehensive evaluation and analysis）是对所要研究的对象，建立

一个统计指标体系，并利用一定的方法和模型，对反应该现象不同侧面的指标进行综合分析，对被评价的对象从整体上做出定量的总体判断，包括对研究对象的功能评定。

综合地评价客观对象，统计的处理往往要运用多个指标组成指标体系以评价其优劣，而这些指标之间，有的直接加总是没有意义的。例如，消费者对药品的选购一般取决于如下因素：①疗效；②价格；③品牌；④服用方法；⑤副作用等。如何综合地评价消费者对某些特定药品的偏好程度，就需要采用综合评价分析。

二、综合评价分析的构成要素

综合评价分析由评价目的、被评价对象、评价者、评价指标、权重系数、综合评价模型、评价结果七个要素构成。

（一）评价目的（evaluation purpose）

对某一事物开展综合评价，首先要明确为什么要综合评价，评价什么，评价的精确度要求如何，等等。

（二）被评价对象（evaluated object）

评价对象可能是人，是事，是物，也可能是它们的组合。同一类评价对象的个数要大于1。评价对象的特点直接决定着评价的内容、方式以及方法。

（三）评价者（evaluator）

评价者可以是某个人（专家）或某团体（专家小组）。评价目的的确定、被评价对象的确定、评价指标的建立、权重系数的确定、评价模型的选择都与评价者有关。

（四）评价指标（evaluation index）

每个评价指标都是从不同侧面反映对象所具有的某种特征。一系列相互联系的指标所构成的整体称之为指标体系（index system）。它能够根据研究的对象和目的，综合反映出对象各个方面的情况。指标体系不仅受被评价对象与评价目的的制约，而且也受评价者的主观影响。

（五）权重系数（weight coefficient）

对于不同的评价目的，评价指标之间的相对重要性是不同的，评价指标之间的这种相对重要性，即由权重系数来体现。当被评价对象及评价指标都确定时，综合评价的结果就依赖于权重系数，即权重系数的合理与否，关系到综合评价结果的可信程度。因此，对权重系数的确定应特别谨慎。

（六）综合评价模型（comprehesive evalutation model）

对于多指标（或多因素）的综合评价问题，需要通过建立合适的综合评价数学模型将多个评价指标综合成为一个整体的综合评价指标，作为综合评价的依据，从而得到相应的评价结果。

（七）评价结果（evalution result）

输出评价结果并解释其含义，依据评价结果进行决策。应当注意的是，要正确认识综合评价方法，公正看待评价结果，综合评价结果只具有相对意义，即只能用于性质相同的对象之间的比较和排序。

第二节　综合评价分析的特点与一般步骤

在将综合评价分析应用于实际问题时，针对不同的问题会采用不同的综合评价，但是总体来看，这些综合评价分析总有其固有的相似性：对若干对象，按一定意义进行排序，从中挑出最优或最劣对象。这些相似性就是综合评价分析的总体特点和一般步骤的体现。

一、综合评价分析的特点

（一）综合性和整体性

综合评价分析中的指标体系可以从多个角度对被评价对象进行综合反映，而不是从某单一指标进行评价分析。这也避免了评价结果的片面性和局限性，从而能够反映被评价对象的整体情况。

（二）可比性

综合评价分析通过数学建模对各个评价指标的评价结果进行综合，消除量纲等其他因素的影响，最后的评价结果用数值表示，可用于各被评价对象的比较排序。

（三）不稳定性

由于指标权数、综合评价方法乃至指标无量纲方法选择的不同，最后的评价结果也可能不同。在不同的情境下选择最优的综合评价分析方法，是进行每一次综合评价分析时必须考虑的问题。

二、综合评价分析的一般步骤

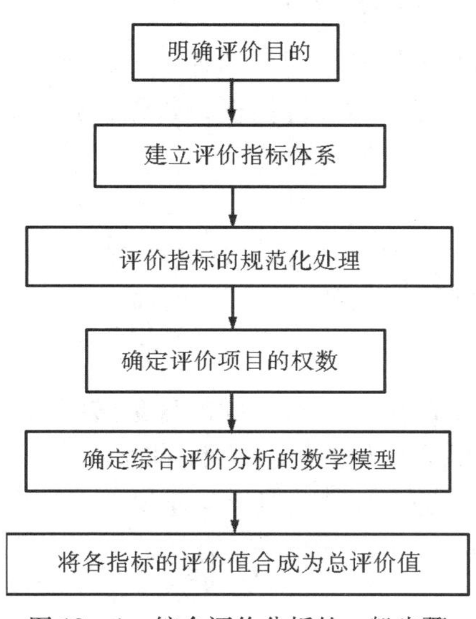

图 13－1　综合评价分析的一般步骤

（一）明确评价目的

在实际医药管理统计中，综合评价分析总是针对某一个或多个特定的统计分析开展的，都是要达到一个特定的目的。同时，评价目的决定了综合评价分析的指标体系和具体方法。因此，要进行综合评价分析，必须首先明确此次评价工作的目的。

（二）建立评价指标体系

在明确综合评价目的之后，就要对被评价对象进行因素分析，找出影响总体被评价对象的各方面因素，建立一套较为完备的包含多个角度反映被评价对象的指标体系。评价指标的选择应注意以下几点：第一，所选指标要尽量涉及被评价对象的各个方面；第二，避免重复性的指标；第三，注意指标搜集的可行性。

（三）评价指标的规范化处理

上述所选指标体系中的各个指标的指标类型、数量级别、计量单位等往往是不一样的。因此，在很多情况下，直接对各指标值相加或相乘都是没有意义的，我们要通过各种不同的指标转换方法进行规范化处理。评价指标的规范化处理主要包括两方面内容：一个是评价指标类型的一致化，另一个是评价指标的无量纲化。

（四）确定评价指标的权数

在建立了指标体系后，需要确定每一项指标的权重。尽管这些指标都可以反映被评价对象的某一方面特征，但是各个指标对于被评价对象的影响程度存在差别。因此，根据每一个指标对于总体的重要性大小，赋予其大小不等的权重系数。需注意的是，各指标的权重系数总和必须等于1。

（五）确定综合评价分析的数学模型

确定数学模型的目的在于将各个指标的评价结果进行汇总，使得所有单独的评价结果整合成为一个最终结果。对于各指标评价结果进行综合的方法有多种，但其共同特点就是构建一个综合评价的函数：

$$y_i = f_{(w,x_i)} \quad (i=1,2,\cdots,n) \qquad \text{（式 13－1）}$$

其中，$w=(w_1, w_2, \cdots, w_m)'$为指标权重向量（共有 m 个指标），$x_i=(x_{i_1}, x_{i_2}, \cdots, x_{i_m})'$为第 i 个被评价对象的指标评价值向量。

（六）计算总评价值

我们进行综合评价的目的是为了对不同的现象进行管理和决策服务的，根据以上步骤确定各被评价对象综合评价值后进行不同时间、空间上对比分析，判定优劣，以便找出薄弱环节，发现问题，并提出对策与建议。

第三节　评价指标选择与数据预处理

在前面两节中，已经提及了选择合适的评价指标的重要性，它关系到指标体系的合理建立，更关系到最终评价结果的准确性。在实际医药管理统计的综合评价分析中，既希望确定的指标体系尽可能全面，又希望能够控制指标数量，而在预选的评价指标中，也可能存在代表性不强或者重复性，这就需要进行筛选剔除。在指标确定之后，不同的指标类型、量纲不一致，无法直接汇总，需要通过对数据进行预处理，消除指标之间的不可比性，才能够综合汇总。本节就将介绍评价指标选择和数据预处理的基本方法。

一、评价指标选择

（一）评价目标的层次

在医药管理统计中，一般要进行综合评价的问题都属于受到多种因素影响的复杂因素构成的现象，在因素分析中，一般至少要分为三个层次来进行总目标的分解，选择合适指标进行综合评价。第一层次是总目标层，说明的是此次综合评价的最终结果所要评价的内容；第二层次是总目标层的主要因素分解，又称为准则层，属于次级综合层，也是对各评价指标的类综合；第三层次是统计指标层，是由各具体的统计分析指标所组成，它反映了复杂现象的各方面具体情况。

例如，对某地区医药企业发展状况进行总体评价有如下简图，见图 13－2。

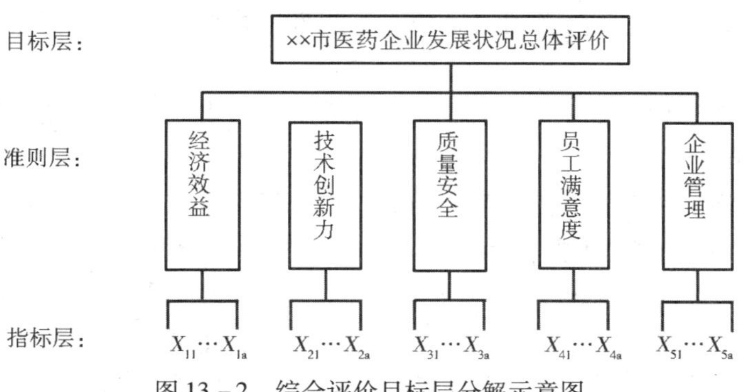

图 13－2　综合评价目标层分解示意图

图 13－2 中，目标层是要说明某市医药企业发展状况的比较；准则层是将评价因素分为经济效益、技术创新能力、质量安全、员工满意度、企业管理五大类；指标层则是对每个准则层构建具体的统计分析评价的指标体系，如经济效益指标可选用工业总产值、主营业务收入、利润总额等，技术创新指标可选用专利数、新药数等，而质量安全可选用事故率、药监处罚率等。

（二）评价指标选择原则

1. 目的性原则 所选择的指标应与研究目的相吻合，指标确实能反映评价对象的内容，对实现评价目的有明确的导向性。

2. 整体性原则 在进行医药管理统计的综合评价时，所选用的指标能够比较全面、科学地包含达到评价目的的各方面内容，形成一个有机的整体。如果有遗漏，评价的结果就会有偏差，因此，要求所选用的指标在不同的侧面有一定的代表性。

3. 独立性原则 尽量选择相关程度低的指标，以减少指标体系的冗余，同时又能避免统计指标反映重复的信息导致最后的综合结果偏离客观实际情况。当然，在实际操作中很难实现各指标间的完全独立，不同的综合评价方法对独立性的程度要求也有所不同。

4. 可比性原则 各个指标的计量范围、口径等须保持一致。同时，要尽量多采用相对指标，便于不同现象间进行比较，当然，为反映不同对象之间规模上的差异，也应有一定数量的绝对指标。

5. 可操作性原则 这要求所选用的指标在获取数据时具有一定的可操作性，尽可能的从现有统计指标中产生，少量需要进行计算的指标也应尽可能从现有统计数据的基础上取得。

（三）评价指标选择方法

1. 定性方法 指标选择的定性方法，即专家意见法，评价者列出一系列预选的评价指标以供筛选，通过研讨会或其他途径征询专家们对这些评价指标的意见，然后进行统计处理，反馈咨询结果。经过几轮咨询后，如果专家的意见趋于集中，则结束咨询，由最后确定的具体指标建立指标体系。该方法充分利用了专家的智力优势和经验，但不可避免地会受到专家个人主观性的影响。此时就需要更为客观的方法予以辅助，弥补不足。

2. 定量方法 相比较于专家意见法，定量方法更为客观，也更容易衡量。以下介绍几种常用的定量方法。

（1）次要指标的删除。需要强调的是，在医药管理统计综合评价分析中的“重要”，与一般意义上的“重要”有所区别：例如，在对某医院 2000 – 2009 年的医疗质量进行综合评价分析时，发现“门诊人次”这一指标在这 10 年内始终在 20 万人次左右波动，可以说，“门诊人次”从理论上讲非常重要，它反映了医院的工作效率，但对于评价结果来说却没有太大影响，因为既然所有年份的门诊人次差距不大，那么有无这项指标对最终评价结果的影响不大。因此，为了减少计算量可以删除这项指标。根据此指导思想，我们可以通过计算各项指标在所有被评价对象中取值的离散程度来确定指标的重要性：离散程度越大，说明该指标对评价结果影响越大，应保留；反之，说明该指标对评价结果影响越小，可以考虑从指标体系中剔除。

由于各评价指标的量纲和均值不一样，为了使不同指标之间的离散性有可比性，应采用变异系数进行比较。分别计算所有备选指标的变异系数，若某项指标变异系数很小，则说明该项指标相对并不重要，可以考虑删除。

（2）重复指标的筛选。在进行医药管理统计的综合评价时，要求所选的指标要尽可能全面反映研究对象的发展状况，然而通常会有若干个指标都能反映事物的某一个侧面，如果把这些指标都纳入到评价指标体系中，就会产生信息的重复，不仅加大了工作量，也会影响评价结果的准确性。因此，有必要对这些重复的指标进行筛选。常用的筛选方法有删除重复指标和选出有代表性指标两种。

①删除重复指标。假设现有 m 个备选指标，某一个指标被其它指标的替代程度可以通过计算这个指标与其余 $m-1$ 个指标的复相关系数来衡量。如果复相关系数越小，说明该指标与其余指标的相关程度越低，不易被其他指标所替代，在综合评价时应保留这一指标；如果复相关系数越大，说明该指标与其余指标的相关程度越高，可用其它指标来替代，在综合评价时可以删除这一指标。当然，指标选择前要先确定一个删除标准，即当某一个指标与其余 $m-1$ 个指标的复相关系数大于这一个标准时才删除这一指标。

②选取代表性指标。在同一类指标中，可以根据某个指标与其它同类指标的单相关系数绝对值的平均数的大小来确定其典型指标。

假设反映研究对象某一侧面的同类指标有 k 个，计算这 k 个指标的相关系数矩阵的绝对值 R，有

$$R=\begin{bmatrix} |r_{11}| & |r_{12}| & \cdots & |r_{1k}| \\ |r_{21}| & |r_{22}| & \cdots & |r_{2k}| \\ \vdots & \vdots & & \vdots \\ |r_{k1}| & |r_{k2}| & \cdots & |r_{kk}| \end{bmatrix}$$

分别计算每一个指标与其他 $k-1$ 个指标相关系数的平均值 $\bar{r}_j$：

$$\bar{r}_j=\frac{\sum_{i\neq j}|r_{ij}|}{k-1}\ (i,\ j=1,\ 2,\ \cdots,\ k) \qquad \text{（式 13-2）}$$

比较 $\bar{r}_j$ 的大小，$\bar{r}_j$ 最大值对应的指标与其它指标的关系最为密切，可以作为同类指标的典型指标。如果所要选择的指标不止一个，则可在剩余指标中选择与典型指标相关系数最小的一个指标，因为与典型指标相关系数大的指标可以由典型指标来代替。

二、数据预处理方法

由于在综合评价中，反映评价对象的各个指标的形式和计量单位不一致，所以，在建立完成评价指标体系并搜集得到数据后还不能对这些数据进行综合，而要可能先对其进行规范化处理，将各个指标数值转化为可以直接相加或相乘的指标评价值，才可进行综合汇总。

（一）评价指标类型一致化

我们常用的评价指标有三种类型，即正指标、逆指标和适度指标。正指标的取值

是越大越好，逆指标的取值是越小越好，而适度指标的取值是越接近某一个理想数值越好。因此，在对各指标值进行综合时，必须要确保各指标的类型相同，才能进行汇总并给出一个合理的评价标准，通常来说是将逆指标和适度指标转化为正指标。

1. 如果评价指标 x_j 为逆指标，各评价对象的指标值分别为 x_{ij}，（$i=1, 2, \cdots, n$），则令

$$x'_{ij}=\frac{1}{x_{ij}}，(x_{ij}>0)\ (i=1, 2, \cdots, n) \quad （式 13-3）$$

或

$$x'_{ij}=\max_{1<i<n}|x_{ij}|-x_{ij}\ （x_{ij}\text{可以是负值}，i=1, 2, \cdots, n） \quad （式 13-4）$$

亦或

$$x'_{ij}=\frac{1}{\max\limits_{1<i<n}|x_{ij}|+x_{ij}}\ （x_{ij}\text{可以是负值}，i=1, 2, \cdots, n） \quad （式 13-5）$$

以上各式中的 x'_{ij} 分别是对各评价对象的逆指标 x_j 进行转化后生成的正指标值。

2. 若评价指标 x_j 为适度指标，各评价对象的指标值分别为 x_{ij}，（$i=1, 2, \cdots, n$），设该适度指标的最佳理想值为 a，则 x_{ij} 与 a 的距离越小越好，即 x_{ij} 与 a 的距离 $|a-x_{ij}|$ 的取值越小越好，这可看成一个逆指标，可以根据式 13-3 将其转化为正指标值，令

$$x'_{ij}=\frac{1}{|a-x_{ij}|}\ (i=1, 2, \cdots, n) \quad （式 13-6）$$

x'_{ij} 的取值越大，表示 x_{ij} 越符合要求，则 x'_{ij} 是对各个评价对象的适度指标 x_j 进行转化后生成的正指标值。

（二）定性指标定量化转换

由于医药管理统计中研究对象总体的复杂性，在综合评价指标中，不仅有对大量的客观的定量评价指标，还会有一部分需要主观定性评价的指标，这样的指标无法直接用数字进行测量。例如，要求对某医药企业进行总体印象评价，形成优、良、中、差变量。

为了便于统一综合汇总，对于这些定性评价指标，可以确定定性与定量关系转化的量化系数，如将“优、良、中、差”分别记为“1.0、0.8、0.6、0.4”的评价系数。在实际工作中，这种评价系数的确定并没有统一的标准，需要根据具体情况灵活确定。

（三）评价指标的无量纲化

在完成评价指标一致化以及定性指标定量转换后，在综合汇总前要消除指标量纲的影响，确定指标评价值与实际值之间的函数关系式，把指标实际值转化为可比的无量纲的指标评价值，这就是指标的无量纲化处理过程。进行无量纲化处理，应保证在无量纲化前后各评价对象在某项指标上的排序不变。常用的指标无量纲化方法有以下几种：

1. 相对化处理法（relativized treatment） 对综合评价的指标进行相对化的无量纲化处理，要事先确定一个对比的基准，然后计算指标的实际值与这个基准值之比，所得结果通常用百分数表示，以此作为指标的评价值。在进行相对化处理之前，通常将逆指标和适度指标转化为正指标使其一致化，这样，相对化处理后得到的指

标评价值就越大越好。其公式为：

$$x_{ij}^{*}=\frac{x_{ij}}{x_{j}^{*}}\ (i=1,\ 2,\ \cdots,\ n;\ j=1,\ 2,\ \cdots,\ m) \qquad （式 13-7）$$

式中 $x_{ij}{}^{*}$ 为经过相对化处理后第 i 个评价对象第 j 个指标的无量纲化评价值，x_{ij} 为第 i 个评价对象第 j 个指标的实际值，$x_{j}{}^{*}$ 为第 j 个指标的对比基准值，该值可以是衡量事物发展变化的一些特殊指标值，如该指标在各评价对象中的平均值、最大值或该指标的基期水平、历史最高水平、计划规定水平等。

若第 j 个指标为逆指标且事先未转化为正指标，则相应的相对化处理公式应为：

$$x_{ij}^{*}=\frac{x_{j}^{*}}{x_{ij}}(i=1,2,\cdots,n;\ j=1,2,\cdots,m) \qquad （式 13-8）$$

相对化处理的另一种形式是比重法，该方法将指标实际值转化为在指标总和中所占的比重，即以指标值总和作为对比的基准计算指标的评价值。当各指标实际值均为正数时，应保证评价值之和为 1，其计算公式为：

$$x_{ij}^{*}=\frac{x_{ij}}{\sum_{i=1}^{n}x_{ij}}(j=1,2,\cdots,m;\ x_{ij}>0) \qquad （式 13-9）$$

当指标的实际值中有负值时，应保证各评价值的平方和为 1，其相对化处理的公式为：

$$x_{ij}^{*}=\frac{x_{ij}}{\sqrt{\sum_{i=1}^{n}x_{ij}^{2}}}(j=1,2,\cdots,m) \qquad （式 13-10）$$

相对化方法进行无量纲化所得的指标评价值含义明确，便于做出评价。用平均数、计划数或理想值作为对比基准时，当 $x_{ij}{}^{*}>1$，说明相应的评价对象在某一个项目上优于平均水平或超额完成计划，当 $x_{ij}{}^{*}<1$，则情况相反。如果以指标值总和作为对比基准适用于对总量指标进行无量纲化处理，所得的结果表明各被评价对象某项指标值在所有被评价对象中所占的比重，此时，$x_{ij}{}^{*}$ 越大，越接近于 1 越好。无论用什么作为对比的基准，只要是正指标，则 $x_{ij}{}^{*}$ 的数值大者为优。值得注意的是，如果用基期水平作为对比的基准，则衡量的是现象发展状况，因而只适用于被评价对象自身的纵向比较；而如果用平均数、计划数、理想值等作为比较的基准，则既可用于被评价对象自身的纵向比较，也可以用于被评价对象之间的横向比较。

2. 功效系数处理法（efficacy coefficient treatment） 所谓功效系数，是指评价对象的各项指标接近、达到满意值的程度。在该方法中会分别对各项评价指标确定一对满意值和不允许值，以满意值为上限，以不允许值为下限，分别计算其功效系数，并转化为相应的功效评分值，作为指标的评价值。此方法可以使各指标值的变动范围保持一致，方便不同指标间的比较。其计算公式为：

$$d_{ij}=\frac{x_{ij}-m_{j}}{M_{j}-m_{j}}\ (i=1,\ 2,\ \cdots,\ n;\ j=1,\ 2,\ \cdots,\ m) \qquad （式 13-11）$$

式中，d_{ij}表示第 i 个评价对象第 j 个指标的功效系数，$M_{j}=\max_{2}\ \{x_{ij}\}$ 为第 j 个指

标的满意值，$m_j = \min_i \{x_{ij}\}$ 为第 j 个指标的不允许值。此式为正指标的功效系数公式，满足 $0 \leqslant d_{ij} \leqslant 1$。当 x_{ij} 达到满意值 M_j 时，$d_{ij}=1$；当 x_{ij} 为不允许值 m_j 时，$d_{ij}=0$。x_{ij} 离满意值 M_j 越近，d_{ij} 就越接近于 1；反之，越接近于 0。

对于逆指标，如果还没有进行正指标化处理，则相应的功效系数计算公式为：

$$d_{ij} = \frac{M_j - x_{ij}}{M_j - m_j} \quad (i = 1, 2, \cdots, n;\ j = 1, 2, \cdots, m) \qquad (式 13-12)$$

上式同样满足 $0 \leqslant d_{ij} \leqslant 1$。由于逆指标的取值越小越好，所以当 x_{ij} 取最小值 m_j 时，$d_{ij}=1$；当 x_{ij} 取最大值 M_j 时，$d_{ij}=0$。x_{ij} 离满意值 m_j 越近，d_{ij} 就越接近于 1；反之，越接近于 0。

我们可以从 d_{ij} 值的大小来比较评价对象 i 接近第 j 个指标满意值的程度，d_{ij} 值越大结果越理想。当实际值达到最差状态时，功效系数为 0，这与我们日常的评分习惯不一致，为解决这个问题，可采用改进后的功效系数法，相应的计算公式为：

正指标：$d_{ij} = \frac{x_{ij} - m_j}{M_j - m_j} \times 40 + 60 \quad (i = 1, 2, \cdots, n;\ j = 1, 2, \cdots, m)$（式 13-13）

逆指标：$d_{ij} = \frac{M_j - x_{ij}}{M_j - m_j} \times 40 + 60 \quad (i = 1, 2, \cdots, n;\ j = 1, 2, \cdots, m)$（式 13-14）

根据改进的功效系数法进行无量纲化，则 d_{ij} 的取值在 60～100 之间，当 x_{ij} 为不允许值时，d_{ij} 的值为 60，当 x_{ij} 取满意值时，d_{ij} 的值为 100。这与我们以 60 分及格，100 为满分的评分习惯相符，直观简明，适用性强。

3. 标准化处理法（standardized treatment） 当评价指标的实际值呈正态分布时，可利用指标的均值和标准差对数据进行标准化处理，使之转化为服从均值为 0、标准差为 1 的标准正态分布的无量纲化指标评价值。一般习惯用 z_{ij} 表示第 i 个评价对象第 j 个指标标准化后的评价值，则公式为：

$$z_{ij} = \frac{x_{ij} - \bar{x}_j}{\sigma_j} \quad (i = 1, 2, \cdots, n;\ j = 1, 2, \cdots, m) \qquad (式 13-15)$$

式中，$\bar{x}_j$、σ_j 分别表示第 j 个指标的均值和标准差。

采用标准化法进行指标的无量纲处理，所得的指标评价值 z_{ij} 总是分布在 0 的两侧，当指标实际值大于均值时，所得的评价值大于 0，反之则小于 0。且实际值离均值越远，所得评价值的绝对值越大。对于正指标而言，z_{ij} 值越大越好，对于逆指标来说，如果事先没有正指标化，则可以令：

$$z_{ij} = \frac{\bar{x}_j - x_{ij}}{\sigma_j} \quad (i = 1, 2, \cdots, n;\ j = 1, 2, \cdots, m) \qquad (式 13-16)$$

以确保不同指标评价值的类型一致化，便于综合汇总。

综上所述，各类评价指标的转换和无量纲化的方法都不是唯一的，在医药管理统计实践中，要根据资料提供的条件，考虑各方法的特点，灵活地加以选择和应用。

第四节　评价结果的综合

在医药管理统计的综合评价中，对评价指标体系中各指标的实际值进行类型一致化和规范化处理后就可得到各指标的评价值。然而，对于不同的研究目的来说，各指标的重要性是不一样的，因此，须对各指标赋予不同的权重系数后再进行综合。本节将介绍常用的几种权重确定的方法及评价结果的综合方法。

一、指标赋权方法

在实际操作中，主要有两类确定权重的方法。一类是主观赋权法，是利用专家或个人的知识的经验来确定权重；另一类是客观赋权法，是通过对评价指标实际观测值的统计分析来确定权重。

（一）主观赋权方法

1. "德尔菲"法（Delphi method）　"德尔菲"法也称专家意见法。其特点在于集中本行业的专家和管理工作者的经验和意见，确定综合评价各指标的权重系数，并在不断的反馈和修改中获得比较满意的结果。其基本步骤是：

（1）准备必要的背景材料，包括综合评价的目的、指标体系的构成、样本的选取、评价的方法及其它的要求等说明，但对背景材料一律不加分析，以免影响专家的判断。

（2）选择一批对本问题有所研究的专家，一般至少为20人左右，包括理论和实践等各方面的专家，并尽量使专家彼此间不产生影响。

（3）制订征徇表，并与背景材料一起寄给专家，确定各个指标的权重。

（4）对返回的意见用一定的统计方法进行归纳综合，并进行定量分析后反馈给专家，让他们据此来审核自己的第一轮意见，可以进行一定的修改。

（5）重复第4步直至专家的意见基本上取得一致。

（6）整理出最终的征徇结果，确定各指标的权重。

在整个专家意见法的过程中，对征徇结果的统计处理是非常重要的一部分内容，它为我们提供了很多有用的综合信息，如揭示了专家意见的集中程度和协调程度。通常用算术平均数来表示专家意见的集中程度，而用变异系数表示专家意见的协调程度。其公式分别为：

$$\overline{w_j} = \frac{\sum_{i=1}^{n} W_{ij}}{n} (j = 1,2,\cdots,m) \qquad (\text{式 } 13-17)$$

$$v_{wj} = \frac{\sigma_{wj}}{\overline{w_j}} = \frac{\sqrt{\sum_{i=1}^{n}(W_{ij} - \overline{W_j})^2}}{\overline{W_j}} (j = 1,2,\cdots,m) \qquad (\text{式 } 13-18)$$

式中，m 为指标体系中的指标个数，n 为专家的人数，w_{ij}表示第 i 个专家对第 j

个指标给出的权重，$\overline{W}_j$表示某一轮征徇中所有专家对第j个指标赋权的平均数，V_{wj}表示专家们对第j个指标权重的协调程度。当各指标权重的变异系数逐轮变小的时候，说明专家的意见趋于一致，当此变异系数值小于给定的标准时，就可用各专家对第j个指标赋权的平均数$\overline{W}_j$作为该指标在综合评价中的权重的估计值。

2. 指标两两比较法（indicators pairwise comparison method） 本方法是请专家对评价体系中各指标的权重大小进行赋值。首先，各专家对m个评价指标对目标层的重要程度按大小排序；然后，逐对比较指标的重要性并作出比值系数，经简单计算后得到各指标的权重系数；最后综合各位专家的结果，计算各评价指标权重的平均值作为权重的估计值。

例：某专家对制药企业发展的六个评价指标，根据重要性大小排序如下：

指标 B ＞ 指标 F ＞ 指标 D ＞ 指标 A ＞ 指标 C ＞ 指标 E

（1）　（2）　（3）　（4）　（5）　（6）

该专家还对两两比较的指标作出相对重要程度的比值判断，如：

指标 B：指标 F =1.5

指标 F：指标 D =2

指标 D：指标 A =1.5

指标 A：指标 C =1.1

指标 C：指标 E =1.2

指标 E：指标 E =1

在上述此专家意见的基础上，作归一化处理，即可得出此专家赋予的各评价指标的权重系数。具体计算过程见表 13 - 2。

表 13 - 2　两两指标比较法权重系数计算表

相比较的指标	专家判定相对重要性比值	未归一化权重系数 T_j	归一化指标权重系数 $w_j=\frac{T_j}{\sum T_j}$
B：F	1.5	1×1.2×1.1×1.5×2×1.5=5.94	0.3857
F：D	2	1×1.2×1.1×1.5×2=3.96	0.2571
D：A	1.5	1×1.2×1.1×1.5=1.98	0.1286
A：C	1.1	1×1.2×1.1=1.32	0.0857
C：E	1.2	1×1.2=1.2	0.0779
E：E	1	1	0.0649
合计	—	15.4	1

表 13 - 2，反映出某一位专家对该问题的各指标的权重，根据这位专家的意见，指标 B，F，D，A，C，E 的权重系数分别为 0.3857，0.2571，0.1286，0.0857，0.0779，0.0649。对n位专家评价权重分别按上式计算，最后，对于各个指标采用算术平均或几何平均的方法求各位专家意见的平均数，得到各指标权重系数的平均值。此外，还要对专家意见的均衡性进行检验，如果专家评价权重间离差值过大，

说明意见不统一，这样需经几轮反复，直至各专家意见相对一致。

3. 层次分析法（analytic hierarchy process），简称 AHP 该方法是美国运筹学家 T. L. Saaty 等在 20 世纪 70 年代末提出了一种定性和定量相结合，系统化、层次化的分析方法。它是将半定性、半定量的问题转化为定量问题的一种行之有效的方法，是分析多目标、多准则的复杂系统的强有力工具。该方法具有思路清晰、方法简便、实用面广、系统性强等特点，使人们的思维层次化，通过逐层比较多种关联因素来为分析、决策、预测或控制事物发展提供定量的依据。

在评价指标赋权时，可以采用 AHP 的方法建立有序的递阶指标系统，并对系统中的各个指标进行两两指标比较评判，对这种比较综合评判的结果进行计算处理，通过一致性检验的，即可确定指标权重系数，具体的使用步骤如下：

（1）构造判断矩阵。在 m 个评价指标内，分别比较第 i 个元素与第 j 个元素重要性程度之比，使用数量化的相对权重 a_{ij}（其中 $i=1,2,\cdots,m$；$j=1,2,\cdots,m$）来描述。将指标间重要性程度的比值用矩阵的形式表示就可以形成判断矩阵 A。

$$A=\begin{bmatrix} a_{11} & a_{12} & \cdots & a_{1m} \\ a_{21} & a_{22} & \cdots & a_{2m} \\ \vdots & \vdots & & \vdots \\ a_{m1} & a_{m2} & \cdots & a_{mm} \end{bmatrix}$$

判断矩阵 A 中 a_{ij} 的取值可参考 Satty 的提议，按下述标度进行赋值。a_{ij} 在 1 ~ 9 及其倒数中间取值。

$a_{ij}=1$，指标 i 与指标 j 的重要性相同；

$a_{ij}=3$，指标 i 比指标 j 略重要；

$a_{ij}=5$，指标 i 比指标 j 重要；

$a_{ij}=7$，指标 i 比指标 j 重要得多；

$a_{ij}=9$，指标 i 比指标 j 的极其重要；

$a_{ij}=2n$，$n=1,2,3,4$，指标 i 与指标 j 相比重要性介于 $a_{ij}=2n-1$ 与 $a_{ij}=2n+1$ 之间；

判断矩阵 A 中的元素满足以下的特点：$a_{ij}>0$，$a_{ii}=1$，$a_{ji}=\frac{1}{a_{ij}}$，（$i=1,2,\cdots,m$；$j=1,2,\cdots,m$）。判断矩阵 A 是一个正互反矩阵，每次判断时，只需要作 $\frac{m(m-1)}{2}$ 次判断即可。

（2）计算权重向量。分别计算判断矩阵 A 中每一行元素的几何平均值，得

$$\bar{a}_i=\left(\prod_{j=1}^{m}a_{ij}\right)^{1/m}(i=1,2,\cdots,m) \qquad \text{（式 13－19）}$$

再对上式的计算结果进行归一化处理，得指标 i 的权重系数，即：

$$w_i=\frac{\bar{a}_i}{\sum_{i=1}^{m}\bar{a}_i}(i=1,2,\cdots,m) \qquad \text{（式 13－20）}$$

（3）对判断矩阵进行一致性检验。对于每一个判断矩阵计算最大特征根及对应特征向量，利用一致性指标、随机一致性指标和一致性比率做一致性检验。若检验通过，特征向量（归一化后）即为权重向量；若不通过，需重新构造判断矩阵。从理论上分析得到，如果A是完全一致的成对比较矩阵，应该有

$$a_{ij}a_{jk}=a_{ik}\ (1\leqslant i,\ j,\ k\leqslant m) \quad \text{（式 13-21）}$$

但实际上在构造判断矩阵时要求满足上述众多等式是不可能的。因此退而要求判断矩阵有一定的一致性，即可以允许判断矩阵存在一定程度的不一致性。

由分析可知，对完全一致的判断矩阵，其绝对值最大的特征值等于该矩阵的维数。对判断矩阵一致性的要求，转化为要求矩阵的绝对值最大的特征值和该矩阵的维数相差不大。

检验判断矩阵A一致性的步骤如下：

①求判断矩阵的最大特征根 λ_{max}。用判断矩阵A右乘列向量 W_i，得出各行（AW_i）值，再代入公式：

$$\lambda_{max}=\frac{1}{n}\sum_{i=1}^{m}\frac{(AW^T)_i}{w_i} \quad \text{（式 13-22）}$$

②计算衡量一个判断矩阵A（m>1阶方阵）不一致程度的指标CI，其公式为：

$$Cl=\frac{\lambda_{max}-m}{m-1} \quad \text{（式 13-23）}$$

③计算一致性比率CR。CR值为上述的的CI值与同阶平均随机一致性指标RI值之比。RI是这样得到的：对于固定的n，随机构造判断矩A，其中 a_{ij} 是从1，2，…，9，1/2，1/3，…，1/9中随机抽取的。这样的A是不一致的，取充分大的样本得到A的最大特征值的平均值，见表13-3。

表13-3 平均随机一致性检验标准值表

m	1	2	3	4	5	6	7	8	9	10	11	12	13	…
RI	0	0	0.52	0.90	1.12	1.24	1.32	1.41	1.45	1.49	1.52	1.54	1.56	…

按下面公式计算判断矩A的随机一致性比率CR：

$$CR=\frac{CI}{RI} \quad \text{（式 13-24）}$$

判断方法如下：当CR<0.1时，判断矩阵A具有满意的一致性，或其不一致程度是可以接受的；否则就调整判断矩阵A，直到达到满意的一致性为止。

（二）客观赋权方法

与主观赋权方法不同，客观赋权方法不需要专家先对各指标的权重作出评定，而是根据各指标的实际观测值进行统计分析，从分析中提取有用的信息确定各评价指标的权重。如可以根据指标在各个被评价对象中取值的变异程度大小来确定该指标在整个指标体系中的权重。如果一个指标对所有被评价对象来说取值相差不大，那么它对评价结果的影响也将很小，其重要性就相对下降，所赋予的权重应较小。

相反，如果某项指标对所有被评价对象而言，差距较大，对评价结果的影响也很大，其重要性就相对要高，所赋予的权重应较高。熵值法和变异系数法就是依据这种思想的两种客观赋权法。

1. 熵值法（entropy method） 熵是对不确定性的一种度量，可以用来衡量总体离散程度的大小。当系统有 n 种不同的状态，每种状态出现的概率为 p_i（$i=1$，2，…，n）时，该系统的熵定义为：

$$e=-\sum_{i=1}^{n}p_i\ln p_i \qquad （式 13-25）$$

当系统中这 n 种状态出现的概率相等时，即 $p_i=1/n$（$i=1$，2，…，n）时，熵值最大，$e=\ln n$；当系统只有一种状态时，$p_i=1$，此时，熵值最小，$e=0$。

根据熵值的计算公式可以判断各个指标的变异程度，变异程度大的，说明该指标对综合评价结果的影响较大，应赋予较大的权重，否则，所赋予的权重应较小。现假设有 m 个指标，n 个被评价对象，用熵值法确定权重的基本步骤如下：

（1）分别计算第 j 项指标的 n 个不同被评价对象的取值的比重：

$$p_{ij}=\frac{x_{ij}}{\sum_{i=1}^{n}x_{ij}}(i=1,2,\cdots,n;j=1,2,\cdots,m)\left(x_{ij}\geqslant 0,\sum_{i=1}^{n}x_{ij}>0\right) \qquad （式 13-26）$$

若某个指标有取值出现负数的情况，则应先进行非负化处理，可对每一个指标值加上一个大于最小负值绝对数的正数来进行指标值的平移，使每一个指标值都大于零。

（2）计算第 j 项指标的熵值。在实际应用时，可以对公 13-25 稍加改进来计算第 j 项指标的熵值：

$$e_j=-k\sum_{i=1}^{n}p_{ij}\ln p_{ij}(取\ k=1/\ln n,为常数)\ (j=1,2,\cdots,m) \qquad （式 13-27）$$

如果第 j 项指标下所有被评价对象的取值相等，那么各评价对象在第 j 项下取值的比重也相等，即 $p_{ij}=1/n$，此时，第 j 项指标的熵值最大，$e_j=k\ln n=1$；而当指标 j 下所有被评价对象的取值差异越大，相应的熵值就越小。

（3）计算差异性系数。差异性系数的公式为：

$$g_j=1-e_j\ (j=1,2,\cdots,m) \qquad （式 13-28）$$

对于第 j 项指标来说，如果各评价对象给出的指标值 x_{ij} 差异越大，熵值 e_j 就越小，则此时 g_j 的值就越大，可说明第 j 项指标对评价结果的影响就越大。

（4）确定指标权重。对计算出的各个指标的差异性系数进行归一化处理，得各指标权重系数：

$$w_j=\frac{g_j}{\sum_{j=1}^{m}g_j}(j=1,2,\cdots,m) \qquad （式 13-29）$$

归一化处理应满足 $\sum_{j=1}^{m} w_j = 1$，差异性系数 g_j越大，其权重系数 w_j也就越大。

2. 变异系数法（variation coefficient method） 变异系数法是以各个评价指标的变异系数作为计算指标权重的依据，从而确定指标权重的一种方法。变异系数是指标的标准差与均值之比，可以用来反映各指标值相对于均值的平均变化幅度，是衡量变异程度的主要指标。变异系数法确定指标权重的一般步骤如下：

（1）分别计算 n 个被评价对象对第 j 个指标取值的平均值和标准差：

$$\bar{x}_j = \frac{\sum_{i=1}^{n} x_{ij}}{n} \quad (i=1, 2, \cdots, n; j=1, 2, \cdots, m) \qquad \text{（式 13-30）}$$

$$\sigma_j = \sqrt{\frac{\sum_{i=1}^{n} (x_{ij} - \bar{x}_j)^2}{n}} \quad (i=1, 2, \cdots, n; j=1, 2, \cdots, m) \qquad \text{（式 13-31）}$$

（2）分别计算第 j 个指标的变异系数：

$$v_j = \frac{\sigma_j}{\bar{x}_j} \quad (j=1, 2, \cdots, m) \qquad \text{（式 13-32）}$$

（3）对各项指标的变异系数进行归一化处理，得出各指标的权重系数：

$$w_j = \frac{v_j}{\sum_{j=1}^{m} v_j} \quad (j=1, 2, \cdots, m) \qquad \text{（式 13-33）}$$

很明显，用变异系数法确定指标权重时，变异系数大的指标，所赋予的权重也就较大，对最终评价结果的影响也就越大。

二、评价结果的综合

在确定了综合评价各个指标的权重后，可选择一定的模型方法将处理后的可同度量的指标评价值进行综合汇总，以便作出评判。简言之，就是要构造综合评价模型

$$y_i = f(w, x_i) \quad (i=1, 2, \cdots, n) \qquad \text{（式 13-34）}$$

其中，y_i为第 i 个被评价对象的综合评价值，$w = (w_1, w_2, \cdots, w_m)'$ 为 m 个指标的权重向量，$x_i = (x_{i1}, x_{i2}, \cdots, x_{im})'$ $(i=1, 2, \cdots, n)$ 为第 i 个被评价对象 m 个指标经一致化及无量纲化处理后的评价值向量，可以根据综合后的 y_i 值大小，对被评价对象进行综合评价。可用于综合汇总的方法有很多，本书主要介绍比较常用的算术加权综合法和几何加权综合法。

（一）加权算术综合法

加权算术综合法（weighted arithmetic wynthesis method）也称加法模型，是对各指标评价值进行加权算术平均求综合评价值，即：

$$y_i = \frac{\sum_{j=1}^{m} w_j x_{ij}}{\sum_{j=1}^{m} w_j} \quad (i=1,2,\cdots,n;\ j=1,2,\cdots,m) \qquad (式 13-35)$$

式中，y_i为第 i 个被评价对象的综合评价值，x_{ij}为第 i 个被评价对象第 j 项指标经一致化和无量纲化处理后的指标评价值，w_j为第 j 项指标的权重，且满足 $0<w_j<1$，$\sum_{j=1}^{m} w_j = 1$。

加权算术综合法具有以下两个方面特点：

（1）只适用于各指标相互独立的情况。如果指标不独立，相互间有关联性，则会有评价信息的重复，加权的结果不能反映客观实际情况。

（2）评价指标间可以相互线性补偿。即如果某个被评价对象有一个指标的评价值足够大，而即使其它指标的评价值较小，也可能出现最终评价结果较为理想的情况，这可能导致所做的评价不能反映评价对象的均衡发展情况。

（二）加权几何综合法

加权几何综合法（weighted geometric wynthesis method）也称乘法模型，是对各指标评价值进行加权几何平均求综合评价值，即：

$$y_i = \sqrt[\sum_{j=1}^{m} w_j]{\prod_{j=1}^{m} x_{ij}^{w_j}} = \prod_{j=1}^{m} x_{ij}^{w_j} (i=1,2,\cdots,n;\ j=1,2,\cdots,m) \quad (式 13-36)$$

式中，y_i为第 i 个被评价对象的综合评价值，x_{ij}为第 i 个被评价对象第 j 项指标经一致化和无量纲化处理后的指标评价值，w_j为第 j 项指标的权重，且满足 $0<w_j<1$，$\sum_{j=1}^{m} w_j = 1$。

几何算术综合法具有以下几个方面特点：

（1）适用于各指标间有较强关联的评价分析。这一点由乘积运算的性质所决定，与加法模型刚好相反。

（2）对指标值的变动反映比加法模型更为敏感。若某个指标的评价值较小，接近于为 0，则无论其它指标的评价值大小，最终的评价结果都会较小，这一点更能体现被评价对象均衡发展的情况。

（3）x_i不能出现零或负值。

第五节　几种常用的综合评价方法

随着统计分析的深入开展，综合评价分析方法也有了越来越广泛的应用前景，如应用于地区医药产业发展水平比较，医药企业经济效益评价等。在这一节中，将简单的介绍几种常用的综合评价分析的方法，主要有模糊综合评价法、主成分分析法、数据包络分析法。

一、模糊综合评价法

（一）模糊综合评价的含义

我们可以将社会现象分为确定现象和不确定现象，而不确定现象包括了随机现象和模糊现象。所谓模糊现象是指现象处于一种“亦彼亦此”的中间过渡状态。如对医药工作人员服务质量的评价为“非常满意”、“很满意”和“基本满意”，而这三者之间的界限是很模糊的。模糊综合评价法就是基于模糊数学对模糊现象所作的一种综合评价方法。该综合评价法根据模糊数学的隶属度理论把定性评价转化为定量评价，即用模糊数学对受到多种因素制约的事物或对象做出一个总体的评价。它具有结果清晰，系统性强等的特点，能较好地解决模糊的、难以量化的问题，适合各种非确定性问题的解决。

（二）模糊综合评价中的几个概念

1. 论域 论域也称为基本集合。人们在研究某一个问题时，通常将研究对象限制在某一个特定的范围内，这一个特定的范围就是论域，记为U、V等。例如，要研究江苏省居民的药品年消费状况，论域U是江苏省的全部居民。

2. 元素 构成论域U的每一个单位 u_i，称为U的元素。例如，论域U是江苏省全部居民，那么，江苏省的每一位居民就是它的元素。

3. 子集 论域U中一部分元素组成的集合称为子集，通常用A、B、R等子母表示。A为U的子集，记为 $A \in U$；若U本身是论域U的最大子集，称U为全集；若A不含任何元素，则称A为空集。例如，以江苏省全部居民为论域U，那么，江苏省居民中药品年消费较多的人是论域U中的一个子集。

4. 模糊子集 假设A是论域U的一个子集，如果对于论域U的任一个元素 u_i 来说，要么在A中，要么不在A中，两者必居其一，则此时A为一普通子集；而如果有些元素 u_i 可能属于A，也可能不属于A，不能绝对的来判断，则此A为模糊子集。常用 $\tilde{A}$、$\tilde{B}$、$\tilde{C}$ 来表示。例如，江苏省南京市的居民为U的一个普通子集，而江苏省药品年消费较多的人为U的一个模糊子集。

5. 隶属度 论域U中的各个元素 u_i 和U的一个模糊子集 $\tilde{A}$ 有以下三种关系：一是属于 $\tilde{A}$，二是不属于 $\tilde{A}$，三是在一定程度上属于 $\tilde{A}$。当属于 $\tilde{A}$ 时，可记为1；不属于 $\tilde{A}$ 时，记为0；在一定程度上属于 $\tilde{A}$ 时，用0到1之间的一个数值表示。当属于 $\tilde{A}$ 的程度越强，所取的数值就越接近于1；当属于 $\tilde{A}$ 的程度越弱，所取的数值就越接近于0。像这样用以描述 u_i 对 $\tilde{A}$ 的隶属程度的数值叫作 u_i 对 $\tilde{A}$ 的隶属度，记作 $\mu_{\tilde{A}} \sim (u_i)$，$0 \leqslant \mu_{\tilde{A}}(u_i) \leqslant 1$。

6. 模糊矩阵 模糊综合评价是对被评价对象进行多指标多因素的综合分析，每一个指标的评价结果也会赋予多种评语。因此，每一个指标与任何一种评语之间都有一定的数量关系，这种数量关系即为模糊关系，可以用模糊矩阵来表示，记为 $\tilde{R}$。

当 U 和 V 都是有限集时，$U=\{u_1, u_2, \cdots, u_m\}$，$V=\{V_1, V_2, \cdots, V_n\}$，则 $U\times V$ 的模糊关系用矩阵 $\tilde{R}$ 表示。

$$\tilde{R}=\mu_{\tilde{R}}(u_i, v_j)=\begin{bmatrix} \mu_{\tilde{R}}(u_1, v_1) & \mu_{\tilde{R}}(u_1, v_2) & \cdots & \mu_{\tilde{R}}(u_1, v_n) \\ \mu_{\tilde{R}}(u_2, v_1) & \mu_{\tilde{R}}(u_2, v_2) & \cdots & \mu_{\tilde{R}}(u_2, v_n) \\ \vdots & \vdots & & \vdots \\ \mu_{\tilde{R}}(u_m, v_1) & \mu_{\tilde{R}}(u_m, v_2) & \cdots & \mu_{\tilde{R}}(u_m, v_n) \end{bmatrix} \quad \text{（式 13-37）}$$

$$=\begin{bmatrix} r_{11} & r_{12} & \cdots & r_{1n} \\ r_{21} & r_{22} & \cdots & r_{2n} \\ \vdots & \vdots & & \vdots \\ r_{m1} & r_{m2} & \cdots & r_{mn} \end{bmatrix}$$

其中，一般而言，$0\leqslant r_{ij}\leqslant 1$（$i=1, 2, \cdots, m$；$j=1, 2, \cdots, n$）。

（三）模糊综合评价的步骤

1. 建立评价因素论域　设定模糊综合评价的 m 个指标项目，这些项目构成了因素论域，论域 $U=\{u_1, u_2, \cdots, u_m\}$，$u_i$（$i=1, 2, \cdots, m$）表示各个指标项目。

2. 确定各个评价指标项目的权重　以 $\tilde{A}\ \{a_1, a_2, \cdots, a_m\}$（$0\leqslant a_i\leqslant 1$；$i=1, 2, \cdots, m$）作为权重，$\tilde{A}$ 亦为评判目标在论域 U 中的一个模糊子集，$\sum_{i=1}^{m} a_i=1$。

3. 确定评语等级论域　按照“非常好”、“很好”、“好”、“一般”、“差”等或相类似的词作为等级评价结论。这些评语等级的集合即构成了等级论域，记为 $V=\{V_1, V_2, \cdots, V_n\}$。论域中 v_j（$j=1, 2, \cdots, n$）表示评语的不同等级。

4. 对各指标项目进行评判　聘请一定数量的评议者对评价对象进行评议，并在所列的各评语等级中选择一个自己认为最为合适的等级，而后计算被评价对象各等级的得票数，再以各等级的得票数除以总票数，计算出得票频率，所得的频率即可看成被评价对象的评价项目在各个评语等级上的隶属度。

5. 建立模糊关系矩阵 $\tilde{\mathbf{R}}$　$\tilde{R}$ 是个 $m\times n$ 阶模糊矩阵，$\tilde{R}=U\times V$。

6. 综合评价结论　进行综合评价运算，得出综合评判结论 $\tilde{B}=\{b_1, b_2, \cdots, b_n\}$ 综合评判运算一般采用的运算模型是：$\tilde{B}=\tilde{A}\times\tilde{R}$。

7. 对综合评价的结果进行排序、比较分析　有两种方法可以选用：一是最大隶属度法，二是加权平均法。

（1）最大隶属度法是把各个评语等级中隶属度最大的那个评语等级作为最终的评语等级，若最终评语等级相同则进一步按隶属度排序。这种方法舍弃了评判对象属于其它评语等级的信息，而且当某评价对象隶属度最大的评语等级不止一个时，就难以确定最终评语。

（2）加权平均法是先对各评语等级赋值，赋值变量 V'_j（$j=1, 2, \cdots, n$）可选择与评语等级相关的指标，然后，以评判对象对各评语等级的隶属度 b_j 为权数，计算 V_j' 的加权算术平均数 $\overline{V}'$，$\overline{V}'$ 的计算公式如下：

$$\overline{V}' = \frac{\sum_{j=1}^{n} v'_j b_j}{\sum_{j=1}^{n} b_j} \quad \text{（式 13－38）}$$

$\overline{V}'$ 即为赋值变量的加权算术平均数。可根据此值进行评判结果的比较、排序。

二、主成分分析法

（一）主成分分析法简介

在实际问题的研究分析中，我们常常会遇到影响某问题的很多变量，这些变量都在不同程度上反映了该问题的信息且又有一定的相关性，所反映的信息有一定的重叠，因此我们希望从中综合出一些主要的指标，且这些指标所包含的信息量又很多。这时就可以采用主成分分析法来解决这一问题。

主成分分析（principal component analysis）又称主分量分析，是数学上降维处理的一种方法。它是将原来众多具有一定相关性的指标重新组合成一组新的相互无关的综合指标来代替原来指标的统计方法，这些新变量在反映问题的信息方面尽可能保持原有的信息，信息的大小通常用离差平方和或方差来衡量。

主成分分析的基础思想是将数据原来的 p 个指标作线性组合，作为新的综合指标（F_1，F_2，…，F_p）。其中 F_1 是“信息最多”的指标，即原指标所有线性组合中使 var（F_1）最大的组合对应的指标，称为第一主成分；F_2 为除 F_1 外信息最多的指标，即 cov（F_1，F_2）$=0$ 且 var（F_2）最大，称为第二主成分；依次类推。易知 F_1，F_2，…，F_p 互不相关且方差递减。实际处理中一般只选取前几个最大的主成分（总贡献率达到 85%），达到降维的目的。

（二）主成分分析法特点

主成分分析法是研究如何在最少信息丢失的前提下，将众多原有变量浓缩成少数几个因子，同时这些因子具有一定的命名解释性的一种分析方法。它具有以下几个方面的特点：

1. 主成分个数远少于原有变量的个数　原有变量综合成少数几个因子之后，因子将可以替代原有变量参与数据建模，这将大大减少分析过程中的计算工作量。

2. 主成分能够反映原有变量的绝大部分信息　因子并不是原有变量的简单取舍，而是原有变量重组后的结果，因此不会造成原有变量信息的大量丢失，并能够代表原有变量的绝大部分信息。

3. 主成分之间应该互不相关　通过主成分分析得出的新的综合指标（主成分）之间互不相关，因子参与数据建模能够有效地解决由于变量信息重叠、多重共线性等带来的诸多问题。

4. 主成分具有命名解释性　对于所提取出来的主成分可以根据它所代表的变量的性质进行命名。

（三）主成分分析法步骤

1. 对数据进行标准化　假设现有 n 个被评价对象，p 个评价指标，得到的原始资料的矩阵：

$$Y=\begin{bmatrix} y_{11} & y_{12} & \cdots & y_{1p} \\ y_{21} & y_{22} & \cdots & y_{2p} \\ \vdots & \vdots & & \vdots \\ y_{n1} & y_{n2} & \cdots & y_{np} \end{bmatrix} \quad （式 13-39）$$

根据数据的平均值和标准差对上式数据进行标准化处理，因为在实际应用中，往往存在指标的量纲不同，所以在计算之前须先消除量纲的影响，而后将原始数据标准化。对数据矩阵 Y 作标准化处理，即对每一个指标分量作标准化变换，变换公式为：

$$X_{ij}\frac{y_{ij}-\overline{y}_j}{S_j}\ (i=1,\ 2,\ \cdots,\ n;\ j=1,\ 2,\ \cdots,\ p) \quad （式 13-40）$$

其中，被评价对象样本每个指标的均值为：

$$\overline{y}_{\mathrm{j}}=\frac{1}{n}\sum_{k=1}^{n}y_{ki} \quad （式 13-41）$$

被评价对象样本每个指标的标准差为

$$S_i=\sqrt{\frac{1}{n-1}\sum_{k=1}^{n}(y_{ki}-\overline{y}_j)^2} \quad （式 13-42）$$

得标准化后的数据矩阵：

$$X=\begin{bmatrix} X_{11} & X_{12} & \cdots & X_{1p} \\ X_{21} & X_{22} & \cdots & X_{2p} \\ \vdots & \vdots & & \vdots \\ X_{n1} & X_{n2} & \cdots & X_{np} \end{bmatrix} \quad （式 13-43）$$

2. 计算相关矩阵　对于给定的 n 个被评价对象，求评价指标间的相关系数。在相关矩阵中的每一个元素由相应的相关系数所表示。

$$R=XX'=\begin{bmatrix} 1 & r_{12} & \cdots & r_{1p} \\ r_{21} & 1 & \cdots & r_{2p} \\ \vdots & \vdots & & \vdots \\ r_{p1} & r_{p2} & \cdots & 1 \end{bmatrix} \quad （式 13-44）$$

其中，

$$r_{ij}=\frac{1}{n-1}\sum_{k=1}^{n}x_{ki}x_{kj} \quad （式 13-45）$$

3. 求特征值和特征向量　由求得的相关矩阵为 R，求解特征方程：

$$|R-\lambda_{\mathrm{i}}|=0$$

通过求解特征方程，可得到 m 个特征值 λ_i（$i=1, 2, \cdots, m$），和对应于每一个特征值的特征向量：$a_i = (a_{i1}, a_{i2}, ..., a_{ip})$，（$i=1, 2, \cdots, m$）且满足 $\lambda_1 \geqslant \lambda_2 \geqslant \lambda_3 \geqslant \lambda_m \geqslant 0$。

4. 求主成分 根据求得的 m 个特征向量，m 个主要成分分别为：

$$\begin{cases} F_1 = a_{11}x_1 + a_{12}x_2 + \cdots + a_{1p}x_p \\ F_2 = a_{21}x_1 + a_{22}x_2 + \cdots + a_{2p}x_p \\ \quad\quad \cdots\cdots \\ F_m = a_{m1}x_1 + a_{m2}x_2 + \cdots a_{mp}x_p \end{cases} \quad \text{（式 13-46）}$$

上式就是主成分分析的模型，其通式为：

$$F_i = a_{i1}x_1 + a_{i2}x_2 + \cdots + a_{ip}x_p \ (i=1, 2, \cdots, m) \quad \text{（式 13-47）}$$

称 F_1 是第一主成份，F_2 是第二主成份，F_i 是第 i 主成份。主成分分析以较少的 m 个指标代替了原来的 p 个指标对系统进行分析，这给我们对系统的综合评价带来了很大的方便。

我们可以通过主成分贡献率这一指标来确定主成分的数量，通常称 $\frac{\lambda_1}{\sum_{k=1}^{p} \lambda_i}$ 为第一主成分的贡献率，若这个值越大，表明第 1 个主成分综合信息的能力越强。称 $\frac{\sum_{i=1}^{m} \lambda_i}{\sum_{i=1}^{p} \lambda_i}$ 为前 m 个主成分的累计贡献率，表明取前几个主成分基本包含了全部测量指标所具有信息的百分率。保留多少个主成分取决于保留部分的累积方差在方差总和中所占百分比（即累计贡献率），实践中，一般若 m 个主成分的累计贡献率超过 85%，便保留 m 个主成分，如果多留一个主成分，累积方差增加无几，便不再多留。

三、数据包络分析法

（一）数据包络分析简介

数据包络分析（data envelopment analysis），简称 DEA，由美国著名运筹学家 A. Charnes, W. W. Cooper, E. Rhodes 于 1978 年在“Measuring the efficiency of decision making units”一文中正式提出，是一种资源配置效率综合评价的方法。

数据包络分析主要用来评价多指标投入和多指标产出的多个同类型单位之间的相对有效性。各指标的量纲一般不相同，也可以是无量纲。数据包络分析是一种非参数的统计分析，依靠分析实际观测数据，使用数学规划模型，采用局部逼近的办法构造前沿生产函数模型来对生产单元进行相对有效性的评价。相较于参数方法，数据包络分析的显著优点是无需预设生产函数的具体形式，即无需设定生产函数的参数。

（二）数据包络分析模型

1. 决策单元的定义及要求 在数据包络分析方法中，具有多输入、多输出的待评价“部门”或“单位”称为“决策单元”（decision making units），简记 DMU。

作为 DEA 评价的决策单元，所有的决策单元必须具有同构性：①所有 DMU 必须执行相同的工作任务，并且有相似的目标；②所有 DMU 必须在相同的市场条件下运作；③用来显示所有 DMU 表现特性的投入与产出项必须相同，但投入与产出项的强度或幅度可不同。另外，一般来说，如果想获得理想准确的分析结果，DMU 的个数一般不能少于投入与产出项目总和的两倍。

2. 数据包络分析模型的构建 DEA 主要有 CRS－C^2R 模型和 VRS－BCC 改进模型两种评价方式。前者基于规模收益是常量（Constant Returns to Scale，CRS）的假定，评价 DMU 的技术有效性。C^2R 模型是一种理想的模型，适用于 DMU 最优规模运行的情况。后者基于规模收益可变（Variable Returns to Scale，VRS）的假定，评价 DMU 的技术有效性。与 C^2R 模型不同，BCC 模型可以避免技术有效性受规模有效性的影响。

DMU 间的相对有效性概念指加权意义下的产出投入比。根据各 DMU 的数据判断该 DMU 是否为 DEA 有效，本质上是判断该 DMU 是否位于可能集的“生产前沿面”上。

构建 DEA 模型的具体方法如下：

在 C^2R 模型中，设有 n 个决策单元 DMU_j（$1 \leqslant j \leqslant n$），每个 DMU 具有 m 种输入和 s 种输出，每个 DMU 有输入向量 $X=(X_1, X_2 \cdots\cdots X_m)^T$，输出向量 $Y=(Y_1, Y_2 \cdots\cdots Y_S)^T$，对于任意 DMU，有生产可能集为：

$$T=\left\{(X,Y)\,\middle|\,\sum_{j=1}^{n}\lambda_j X_j \leqslant X,\sum_{j=1}^{n}\lambda_j X_j \geqslant Y,\sum_{j=1}^{n}\lambda_j \geqslant 0,\ j=1,2,\cdots,n\right\}$$

（式 13－48）

即构造由 n 个 DMU 线性组合而成的假想 DMU j_0，该假象 DMU 的各项投入均低于任一决策单元 j 的各项投入，它的各项产出均不低于任一决策单元 j 的各项产出。可得如下 C^2R 模型：

$$\min\left[\theta-\varepsilon\left(s^- + s^+\right)\right]=V_D \qquad \text{（式 13－49）}$$

$$\text{s. t}\begin{cases}\sum_{j=1}^{n}\lambda_j x_{ij}+s^-=\theta x_{ij0},i=1,2,\cdots,m\\ \sum_{j=1}^{n}\lambda_j y_{rj}-s^+=y_{ij0},r=1,2,\cdots,s\\ \lambda_j \geqslant 0,j=1,2,\cdots,n\\ s^+,s^- \geqslant 0\end{cases} \qquad \text{（式 13－50）}$$

在上式中，m 和 s 分别表示输入和输出指标的个数；X_{ij} 和 Y_{rj} 表示第 j 个 DMU 的第 i 项输入和第 r 项输出；s^-，s^+ 分别为松弛变量；ε 为非阿基米德无穷小量，在计算中取正的无穷小，如 $\varepsilon=10^{-6}$。θ 表示决策单元 j_0 的有效值，即投入相对于产出的有效利用程度；λ_j 为 n 个 DMU 的组合系数。

当求解结果为 $\theta<1$，对应决策单元 DMU_j 非 DEA 有效；否则，对应决策单元 DMU_j 为 DEA 有效。

在 C^2R 模型的基础上，通过增加一个凸性假设：$\sum_{j=1}^{n}\lambda_j=1$，可得 BCC 模型，以此来判断 C^2R 模型下非 DEA 有效的 DMU 是否具有技术有效性。

$$\min\left[\sigma-\varepsilon\left(s^-+s^+\right)\right]=V_D \quad \text{（式 13-51）}$$

$$\begin{cases}\sum_{j=1}^{n}\lambda_j X_{ij}+s^-=\sigma x_{ij0}, i=1,2,\cdots,m\\ \sum_{j=1}^{n}\lambda_j Y_{rj}-s^+=y_{ij0}, r=1,2,\cdots,s\\ \sum_{j=1}^{n}\lambda_j=1,\lambda_j\geqslant 0, j=1,2,\cdots,n\\ s^+,s^-\geqslant 0\end{cases} \quad \text{（式 13-52）}$$

（1）若 $\sigma=1$，则 DMU 为弱技术有效。

（2）若 $\sigma=1$ 且 $s^-=0$，$s^+=0$ 时，则决策单元在有效前沿面上，其规模报酬不变，DMU 技术有效。

（3）若 $\sigma<1$，则 DMU 为非技术有效。

BCC 模型与 C^2R 模型相比，对数据点的包容更加紧密，由于 BCC 模型解释的效率是纯技术效率，因此预测值更接近于效率边界。

（三）DEA 有效性内涵

C^2R 模型的经济含义是，保持输出水平不降低，以其他 DMU 的实际投入产出水平为参照，则优化目标值 θ 揭示了被评价决策单元（DMU_j）的投入要素同比例减少所能达到的最低值。

当且仅当 $\theta=1$ 时，DMU_j 的至少一个投入要素已经是最低限，不能再进一步减少，如果所有投入要素都是最低限（$\theta=1$ 且第一个约束方程无松弛），则称 DMU_j 处于有效边界上；当 $\theta<1$ 时，意味着 DMU_j 的投入要素存在减少的余地，可作全面等比压缩，θ 越小余地越大。

C^2R 模型对 θ 的取值没有上限约束，隐含了 DMU 具有不变规模效益（CRS）的特性，用来衡量 DMU_j 的综合有效性，在得到 CRS 非有效的评价结果时，不能区分是规模非有效还是技术非有效。

BCC 模型用来测量 DMUj 的技术效率是否最佳，如果 $\sigma=1$ 且投入约束无松弛，表明 DMU_j 技术效率最佳，否则为 DMU_j 技术非有效。

利用 C^2R 模型和 BCC 模型的计算结果，可以计算出 DMU 的规模有效性，规模有效性值为 θ/σ。同时还可判别其规模效益，若 $\theta=\sigma$，该 DMU 为规模效益不变，此

时 DMU_j达到最大产出规模点；如果 $\theta \neq \sigma$，则 C^2R 模型下的 $\sum \lambda_j > 1$ 意味着规模效益递减（DRS），此时增加投入不可能带来更高比例的产出；$\sum \lambda_j < 1$ 意味着规模效益递增（IRS），此时增加投入将有更高比例的产出。显然，$\theta = 1$ 的 DMU 都具有规模效益不变的特点。

第六节　SPSS 软件简介

SPSS（Statistical Program for the Social Sciences）即社会科学统计程序，是统计产品与服务解决方案软件。SPSS 是世界上最早的统计分析软件，由美国斯坦福大学的三位研究生 Norman H. Nie、C. Hadiai（Tex）Hull 和 Dale H. Bent 于 1968 年成功研发，同时成立了 SPSS 公司。2009 年 7 月 28 日，IBM 公司宣布用 12 亿美元现金收购统计分析软件提供商 SPSS 公司。如今的 SPSS 已出至版本 20.0，而且更名为 IBM SPSS。该软件是公认的最优秀的统计分析软件包之一，也是当今世界上应用最为广泛的统计分析软件。

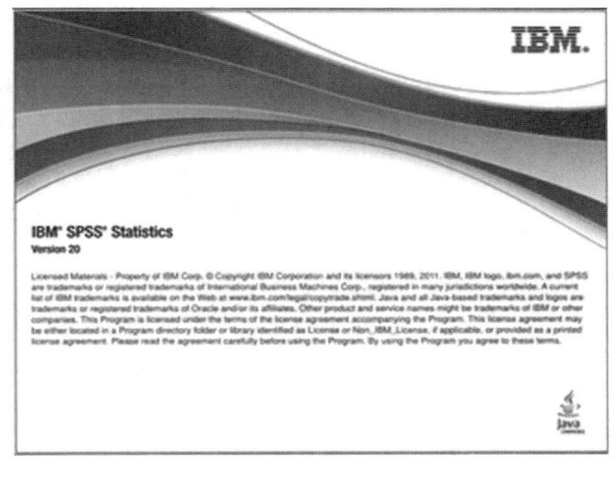

图 13－3　IBM SPSS20.0 界面

SPSS 是世界上最早采用图形菜单驱动界面的统计软件，它最突出的特点就是操作界面极为友好，输出结果美观漂亮。它将几乎所有的功能都以统一、规范的界面展现出来，使用 Windows 的窗口方式展示各种管理和分析数据方法的功能，对话框展示出各种功能选择项。用户只需掌握一定的 Windows 操作功能，粗通统计分析原理，就可以使用该软件为特定的科研工作服务。SPSS 采用类似 Excel 表格的方式输入与管理数据就，数据接口较为通用，能方便地从其他数据库中读入数据。其统计过程包括了常用的、较为成熟的统计过程，完全可以满足非统计专业人士的工作需要。

SPSS 的输出结果十分美观，存储时则是专用的 SPO 格式，可以转存为 HTML 格式和文本格式。对于熟悉老版本编程运行方式的用户，SPSS 还特别设计了语法生产窗口，用户只需要在菜单中选好各个选项，然后按“粘贴”按钮就可以自动生成标准的 SPSS 程序，极大地方便了中、高级用户。

SPSS 的基本功能包括数据管理、统计分析、图表分析、输出管理等等。SPSS 统计分析过程包括描述性统计、均值比较、一般线性模型、相关分析、回归分析、对数线性模型、聚类分析、数据简化、生存分析、时间序列分析、多重响应等几大类，

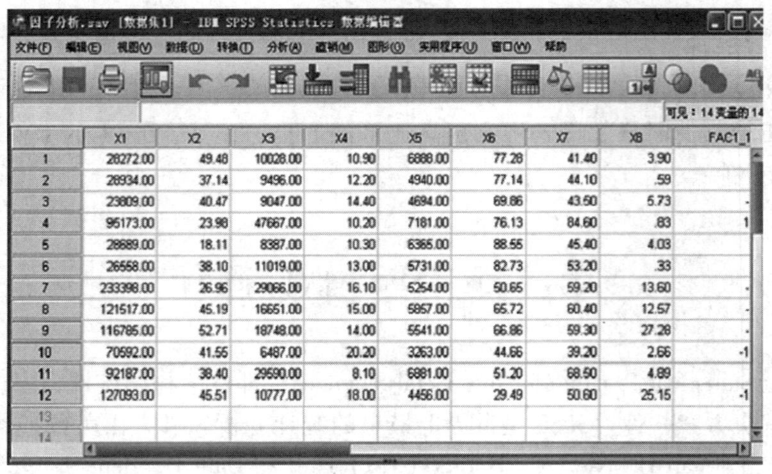

	X1	X2	X3	X4	X5	X6	X7	X8	FAC1_1
1	28272.00	49.48	10028.00	10.90	6888.00	77.28	41.40	3.90	
2	28934.00	37.14	9496.00	12.20	4940.00	77.14	44.10	.59	
3	23809.00	40.47	9047.00	14.40	4694.00	69.86	43.50	5.73	-
4	95173.00	23.98	47667.00	10.20	7181.00	76.13	84.60	.83	1
5	28689.00	18.11	8387.00	10.30	6365.00	88.55	45.40	4.03	
6	26558.00	38.10	11019.00	13.00	5731.00	82.73	53.20	.33	
7	233398.00	26.96	29066.00	16.10	5254.00	50.65	59.20	13.60	-
8	121517.00	45.19	16651.00	15.00	5857.00	65.72	60.40	12.57	-
9	116785.00	52.71	18748.00	14.00	5541.00	66.86	59.30	27.28	-
10	70592.00	41.56	6487.00	20.20	3263.00	44.66	39.20	2.66	-1
11	92187.00	38.40	29590.00	8.10	6881.00	51.20	68.50	4.89	
12	127093.00	45.51	10777.00	18.00	4456.00	29.49	50.60	25.15	-1
13									
14									

图 13-4　SPSS20.0 数据编辑器界面

每类中又分好几个统计过程，比如回归中又分线性回归分析、曲线估计、Logistic 回归、Probit 回归、加权估计、两阶段最小二乘法、非线性回归等多个统计过程，而且每个过程中又允许用户选择不同的方法及参数。SPSS 也有专门的绘图系统，可以根据数据绘制各种图形。

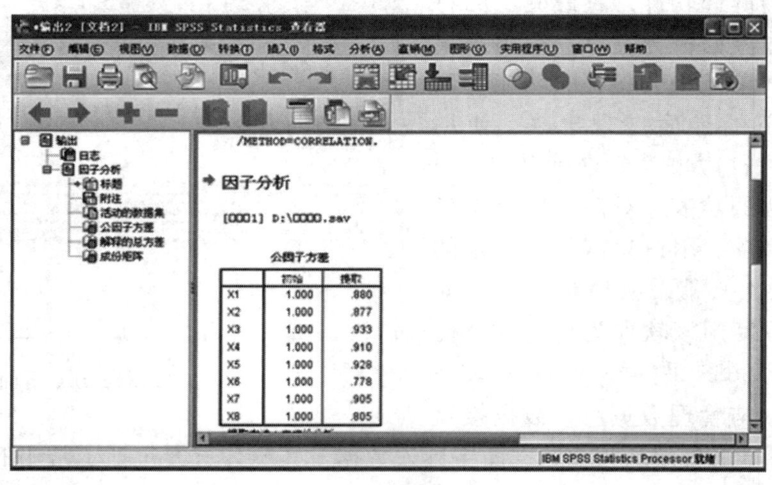

公因子方差

	初始	提取
X1	1.000	.880
X2	1.000	.877
X3	1.000	.933
X4	1.000	.910
X5	1.000	.928
X6	1.000	.778
X7	1.000	.905
X8	1.000	.805

图 13-5　SPSS20.0 结果报告

本章小结

中南医院的案例说明了综合评价分析在实际评价中更加全面和重要。本章对综合评价分析的概念、构成要素、特点和分析的一般步骤进行了简单说明；对综合评价中指标的选择、数据处理和指标赋值方法以及常用的综合评价方法进行了详细介绍；最后，简单对 SPSS 软件进行了介绍。

课后习题

一、名词解释

1. 综合评价分析 2. 指标体系 3. 专家意见法 4. 无量纲化处理过程 5. 主观赋权法 6. 客观赋权法 7. 变异系数法 8. 主成分分析法 9. 数据包络分析 10. 模糊综合评价法

二、选择题

1. 综合评价分析不具有（ ）

A. 综合性　　B. 可比性

C. 稳定性　　D. 整体性

2. 以下不属于主观赋权法的是（ ）

A. 德尔菲法　　B. 熵值法

C. 层次分析法　　D. 指标两两比较法

3. 变异系数法（ ）

A. 是一种人工赋权法

B. 是对不确定性的一种度量

C. 用来衡量总体离散程度的大小

D. 以各个评价指标的变异系数作为计算指标权重的依据

4. 根据层次分析法计算的一致性比率 CR，只有当其（ ），才能认为判断过程的一致性水平是可以接受的。

A. ≥10%　　B. ≥100%

C. ≤10%　　D. ≤5%

5. 进行归一化处理后，权数之和一定为（ ）

A. 0　　B. 1

C. 2　　D. －1

6. 常用的三类指标有（ ）

A. 适度指标、正指标、负指标

B. 适度指标、正指标、逆指标

C. 总体指标、正指标、负指标

D. 总体指标、正指标、负指标

13. 在医药企业的营运过程中，以下为正指标的是（ ）

A. 流动资金周转天数　　B. 费用开支

C. 原材料消耗　　D. 利润总额

8. 在利用变异系数法确定指标权重时（ ）

A. 变异系数越小的指标，所赋予的权重越大

B. 变异系数越大的指标，所赋予的权重越大

C. 指标变异系数的大小与所赋予的权重大小无关

D. 无法确定指标变异系数的大小与所赋予的权重大小是否有关

9. 下列有关主成分分析法的描述，哪个是错误的？（　）

A. 能够反映原有变量绝大部分信息

B. 是处理降维的一种方法

C. 各主成分之间互不相关

D. 主成分个数可以等于原有变量数

10. 下列有关数据包络分析法的描述，哪个是正确的？（　）

A. 主要有 CRS – CCR 模型和 VRS – BCC 改进模型两种评价方式

B. 各指标必须是量纲一致的

C. 用来评价多指标投入和多指标产出的不同类型单位之间的相对有效性

D. 需预设生产函数的具体形式

三、判断题

1. 综合评价是利用社会经济现象总体统计指标体系，采用特定的评价模型，对被评价对象多个方面数量表现进行高度的抽象与综合，转化为综合评价值，进而确定现象优劣水平、类型与次序（名次）的一种统计活动与统计方法。

2. 统计指标体系是各种相互联系的指标所构成的一个有机整体。

3. 只要采用了指标无量纲方法，最后的评价结果就不会产生误差。

4. 评价目标的层次可以分为总目标层、准目标层、统计指标层。

5. 加权几何综合法也称乘法模型。

6. 客观赋权方法与主观赋权方法不同，但在有些情况下仍需专家先对各指标的权重作出评定。

7. 检验 AHP 判断矩阵的一致性时，一致性比率越大，说明判断一致性程度越好。

8. 要求各个指标的计量范围、口径等须保持一致，这是指评价指标的独立性。

9. 通常作用的评价指标中，正指标的取值是越大越好，逆指标的取值是越小越好。

10. 熵值法是对不确定性的一种度量，可以用来衡量样本离散程度的大小。

四、问答题

1. 简述综合评价分析的构成要素有哪些？

2. 综合评价分析具有哪些特点？

3. 评价指标选择原则有哪些？

4. 试论述综合评价分析的一般步骤。

5. 请你谈谈如何进行“德尔菲”主观赋权法。

6. 主成分分析法有什么特点？

五、计算题

1. 试对下列矩阵进行归一化处理：

(1) $[0.3 \quad 0.3 \quad 0.2 \quad 0]$

(2 $[0.3 \quad 0.3 \quad 0.4] \cdot \begin{bmatrix} 0.460 & 0.340 & 0.090 & 0.110 \\ 0.389 & 0.405 & 0.092 & 0.115 \\ 0.434 & 0.358 & 0.057 & 0.151 \end{bmatrix}$

(3) $[0.15 \quad 0.2 \quad 0.3 \quad 0.25 \quad 0.1] \cdot \begin{bmatrix} 0.40 & 0.36 & 0.09 & 0.15 \\ 0.27 & 0.33 & 0.23 & 0.17 \\ 0.15 & 0.15 & 0.30 & 0.40 \\ 0.23 & 0.35 & 0.23 & 0.19 \\ 0.31 & 0.31 & 0.19 & 0.19 \end{bmatrix}$

2. 有甲、乙两个医药企业，代表性的经济指标情况如下：

指标	权数	不允 许值	满意值	甲公司	乙公司
资产收益率（%）	45	30	50	45	50
主营业务收入（亿元）	30	20	30	30	32
自有资金利润率（%）	25	10	20	25	20

试根据题意，利用功效系数法对功效系数 d_i 进行计算。

3. 某医药企业针对某一问题利用层次分析法进行分析时，有如下的 AHP 判断矩阵：

$$\begin{array}{c} \text{指标 A} \\ \text{指标 B} \\ \text{指标 C} \end{array} \begin{bmatrix} \text{指标 A} & \text{指标 B} & \text{指标 C} \\ 4 & & \\ 6 & 3 & \end{bmatrix}$$

试求：(1) 矩阵中空缺的数据；(2) 权重向量；(3) 各指标的权重系数。

4. 某医药企业从完成指标情况、服务态度、专业素养、出勤情况四个方面对甲、乙、丙 3 名销售经理进行工作考评。现组成了三人考评小组，对这三位销售经理进行投票，根据票数建立频数表，并得到了三个模糊矩阵，如下表所示。试用模糊综合评价法评判 3 名销售经理的考评成绩。

考评因素	甲			乙			丙		
	优良	一般	差	优良	一般	差	优良	一般	差
完成指标情况	3	0	0	2	1	0	2	1	0
服务态度	0	3	0	1	2	0	0	3	0
专业素养	1	2	0	2	1	0	1	2	0
出勤情况	1	2	0	1	2	0	2	1	0

第十四章 医药管理统计学在日常生活和学习中的实践与应用

第一节 医药管理统计学课程设计教学大纲

一、课程的性质、任务和目的

《医药管理统计学》课程是医药经济管理类专业的基础核心课程之一。本课程紧密结合经济、管理实践的需要，提供分析经济现象关系和数量规律的基本理论和方法。这些理论与方法已成为统计工作的得力助手、经济管理的有效工具。

本课程设计的目的，就是要把学生所学的医药管理统计学的基本理论、方法与Excel软件结合起来，应用于医药管理统计实践的数据搜集、整理和计算分析等研究中，从而提升学生运用软件工具整理医药管理数据资料、分析医药管理实际问题的能力，为以后的学习和工作打下坚实的基础。

二、课程设计基本内容和要求

（一）课程设计的内容

学生在分小组做课程设计时，可根据各小组对感兴趣的某些问题或现象来选题，并对该选题所涉及的统计分析方法展开进一步的学习与研究。

下面列出一些《医药管理统计学》课程设计的选题思路，供选题时参考，也可自己拟定课题。

1. 某现象的统计指标体系设计 根据教学中对统计指标概念的理解、对统计指标设计内容和设计原则的讲解，运用不同类型统计指标的作用，针对某一现象的特点，结合研究分析目的，尝试设计一个简单的统计指标体系，以描述和分析该现象总体的数量特征及规律。

2. 对某现象的调查 将所在学校的某个现实问题作为切题点，写出调查方案，进行一次抽样调查，抽取的样本容量不少于30个，将调查和搜集的数据进行分组整理，制成统计表和统计图，并结合实际情况，用文字作简要分析说明该现象的特征。如对学生食堂消费情况的调查、对网上购物情况的调查、对学生自习情况的调查等等。

3. 截面数据的计算与分析 通过搜集某现象的截面数据，运用分析软件，分析该现象点位、离散程度和分布状况等，完成对该现象的分析结果的探析。

4. 时间序列数据的计算与分析 搜集某现象若干年（至少 5 年）的数据资料，运用时间序列的因素分析方法，测定该现象的长期趋势变动、季节变动以及循环变动，并根据时间序列趋势变化，进行预测分析。

5. 指数的编制 搜集若干商品的报告期与基期价格或价格指数、销量或销售额变化、权数资料，计算与编制各种价格指数，及该现象的变动程度，并作简要的分析说明。

6. 对某现象的相关与回归分析 根据某两个或多个现象（变量）间的依存关系，计算相关系数，以反映现象之间的相关关系的量度。在此基础上，运用回归方程对这些现象的数量变动关系予以描述，并对回归方程进行评价与检验。

（二）课程设计要求

1. 深入社会，针对某一内容，进行调查研究，确定具体、明确的课题设计。

2. 围绕课题设计，选择和应用恰当的统计分析方法。

3. 围绕课题设计和统计方法的要求，有目的、有步骤地进行调查研究，获取统计资料，并加以整理。

4. 对所搜集与整理的资料，运用所选的统计方法加以数量分析，要求资料整理、计算与描述均通过计算机操作完成。

5. 每小组的课程设计报告，应该至少用到 3 种以上的统计分析方法。

6. 课程设计报告以书面形式完成，字数不少于 2000 字，要求同时提交调查问卷、调查数据等电子版的原始文件。

7. 报告要求图文并茂，分析方法运用得当，软件输出的结果有恰当的解释。

8. 课程设计以小组为单位，每组一般为 4 ~6 人。对于涉及范围较广、工作量较大的课题，如老师同意，可由更多人组成课题小组。

三、教学建议

在这里我们提供一种课题实践步骤的思路：

（1）确定课题，对设计思路提出初步的设想，拟定调查提纲和调查问卷

（2）到目标单位搜集资料或实施调查

（3）对获取的资料进行整理、分析，选用适宜的统计数量分析方法

（4）分析并撰写课程设计报告

在实践过程中，课程设计小组成员，应既发挥独立工作的能力，又注意团结、协作，调查分析时可分工或同时进行，并相互沟通，但上机操作与撰写

设计报告时，每个组员必须独立完成。资料的取得，应尽可能获得第一手实践资料；课题涉及到行业特定内容的，也可选用统计年鉴或统计报告中的数据资料。

第二节 医药管理统计学课程设计调查分析报告及评析

一、医药管理统计学课程设计调查分析报告参考范例1

调查题目：患者对基本药物制度的认知情况的调查

（一）统计调查方案设计

1. 调查的目的及意义 国家基本药物制度作为我国“新医改”四大组成部分之一，对于解决人民群众“看病贵，看病难”的问题至关重要。药品可及性（Drug access）代表人人有可承担价格的药品，能安全地、切实地获得适当、高质量以及文化上可接受的药品，并方便地获得合理使用药品相关信息的机会。基本药物的可及性是基本药物制度实施的最主要目的；同时，基本药物可及性水平也是衡量基本药物制度实施情况的一个标准。开展基本药物可及性情况的调查，不仅可以深入了解我国基本药物可及性水平，以及影响可及性水平的根本原因，而且能够为正确评价我国基本药物制度的实施情况提供依据，促进我国基本药物制度的有效落实。

随着我国医疗卫生体制改革的深入，国家基本药物制度得到了一定的发展，但基本药物的可及性仍然不容乐观。根据WHO的调查，我国基本药物的可及性还不到20%，而这种情况在较偏远的乡镇或农村表现得更加突出。因此，从患者的角度对基本药物可及性的情况进行调查，对于促进基本药物可及性的提高，完善我国基本药物制度具有重要的现实意义。

2. 调查方法 本研究采用整群抽样的方法，选取全国29个省市（除西藏、新疆两省不方便调研外），总共选取1500名患者作为样本。

3. 调查问卷

患者对基本药物制度的认知情况的调查表

尊敬的药品使用者：

您好！首先十分感谢您在百忙之中抽出宝贵的时间配合我们完成此份问卷调查。

为了切实掌握新医改背景下广大药品使用者对我国基本药物制度实施情况的了解，能对所存在的现状进行客观分析，并从患者的角度对基本药物制度的实施献计献策，我调查小组组特开展此次调研活动。此次调查采用无记名方式，调研数据仅用于统计分析，您所填写的一切信息将严格保密。

真诚地希望您能如实填写这份问卷！谢谢！

××大学基本药物可及性课题组

2012 年 1 月

（填写说明：①以下的问题如没有特殊说明，均为单项选择，需要用文字阐述的题目，请尽量详细表达，并将答案填写于问题后的横线处；②答案没有正确与否，请根据您的具体请况如实填写；③若有不清楚之处，请询问相关调查人员。）

一、基本信息

（1）您的年龄：________________

（2）您的性别：

A. 男　　B. 女

（3）您所处城市：

A. 直辖市　B. 省会城市　C. 地级市　D. 县及县级市

E. 乡镇　F. 农村　G. 其他：________________

（4）您的学历：

A. 博士及博士后　B. 硕士　C. 本科　D. 大专　E. 中专

F. 其他

（5）您的工作领域与药学领域的相关程度：

A. 属于药学领域　B. 密切相关

C. 相关，但关系不大　D. 毫不相关

（6）您是否需要课题报告：

A. 需要　B. 不需要

若需要，请填写：

姓名：________________

电子邮箱或通讯地址：____________________________

二、对基本药物制度的认知情况

（1）下列哪项对您的用药决策影响最大：

A. 药品价格　B. 药品是否可以报销以及报销的比率

C. 药品疗效　D. 药品生产商　E. 其它：________________

（2）医生的建议对您的用药决策的影响程度：

A. 起决定作用　B. 虽不起决定作用，但影响很大

C. 有影响，但不大　D. 没有影响

（3）您是否关注国家药品政策：

A. 高度关注　B. 经常关注　C. 偶尔关注　D. 不关注

如选择前三项，请回答：

（3.1）您主要通过哪些渠道了解国家药品政策：

A. 期刊杂志　B. 报纸　C. 政策文件　D. 学术讲座和会议

E. 电视广播　F. 网络　E. 其它：________________

（4）您是否听说过国家基本药物制度或者基本药物：

A. 听说过　B. 从未听说过

（如选择 A 请从下题继续回答，否则请从 17 题开始继续回答）

（5）您是从什么渠道获取有关基本药物的信息的：

A. 期刊杂志　B. 报纸　C. 政策文件　D. 学术讲座和会议

E. 电视广播　F. 网络　G. 从医生处听说　E. 其他________________

（6）您对国家基本药物制度的看法是：

A. 很好，人们受益很大　B. 比较好，人们受益一般

C. 一般，可有可无　D. 不好，根本不需要

（7）我国国家基本药物制度是何时开始实施的：

A. 1992 年　B. 1997 年　C. 1999 年　D. 不知道

（8）我国第一版国家基本药物目录是何时公布的：

A. 2000 年　B. 2002 年　C. 2004 年　D. 2009 年　E. 不知道

（9）我国国家基本药物目录几年修订一次：

A. 1 年　B. 2 年　C. 3 年　D. 4 年　E. 不知道

（10）您认为我国基本药物的特征是：

（10.1）A. 价格昂贵　B. 价格合理　C. 价格低廉

（10.2）A. 疗效显著　B. 疗效不显著

（10.3）A. 临床必需　B. 非临床必需

（10.4）A. 安全可靠　B. 安全性无保障

（11）在看病或购买药品时，您是否会主动向医生或药师询问基本药物的情况：

A. 会　B. 不会

（12）在您看病或购买药品时，医生或药师是否会主动向您宣传有关基本药物的情况：

A. 每次都宣传　B. 经常宣传　C. 偶尔宣传　D. 没宣传过

（13）对于医生给您开具的处方，您是否关心处方中是否含有基本药物或基本药物所占的比例？

A. 非常关心　B. 一般　C. 无所谓

（14）您在自主购买药品时对基本药物的偏好情况：

A. 偏好很大　B. 偏好一般　C. 无偏好

（15）您认为基本药物制度的实施给您带来的最大好处是：

A. 省钱　B. 安全有效　C. 可避免药物滥用　D. 方便可及

E. 其它________________

（16）您认为基本药物目录与医疗保险目录是否有关系：

A. 关系密切　B. 有点关系　C. 没关系　D. 不确定

（17）请您评价一下您所在地的基层医疗机构对基本药物的配备情况：

A. 配备良好　　B. 配备不够　　C. 没有配备

（18）您是否愿意了解或者进一步学习国家基本药物制度和基本药物的相关知识：

A. 愿意　　B. 无所谓　　C. 不愿意

为什么：________________

（19）根据对您的用药决策的影响程度，请您将下列因素由强到弱进行排序（如还有其它因素，请自己写出）

____________ > ____________ > ____________ > ____________ > ____________

其它：____________

A. 药品疗效　　B. 药品价格　　C. 自付费用比例

D. 疗效价格比　　E. 医生建议

（二）调查数据的收集

调查小组共发放1500份问卷，回收问卷1440份，回收率为96.0%，通过对数据的归集、整理和筛选工作，我们得到了最终收集的数据，在这里我们展示其中30份有效问卷的数据。（见表14－1）

表14－1　患者对基本药物制度的认知情况调查部分结果的录入数据

性别	年龄	所在地	学历	工作领域	是否听过基本药物制度	基本药物相关知识							对基本药物制度看法	是否关心处方含基本药物情况	自主购买药品对基本药物偏好	是否主动了解基本药物情况	影响患者用药决策的因素	建议对用药决策影响程度
						基本药物实行时间	首版基本目录公布时间	修改时间间隔	价格特征	疗效特征	是否临床必需	安全性特征						
1	6	1	4	2	2	1	5	3	3	2	1	2	3	3	3	1	2	1
1	1	2	2	1	2	4	2	1	3	2	1	2	1	3	2	1	2	1
1	4	2	2	2	1	3	5	1	2	2	1	2	3	1	1	2	4	3
2	3	2	2	1	2	3	2	3	1	2	2	2	3	2	3	2	2	3
1	2	1	2	2	2	4	3	3	2	1	1	1	2	2	2	1	1	3
2	4	1	3	2	2	2	1	2	3	1	1	2	2	2	1	2	3	2

续表

性别	年龄	所在地	学历	工作领域	是否听过基本药物制度	基本药物相关知识							对基本药物制度看法	是否关心处方含基本药物情况	自主购买药品对基本药物偏好	是否主动了解基本药物情况	影响患者用药决策的因素	建议对用药决策影响程度
						基本药物实行时间	首版基本目录公布时间	修改时间间隔	价格特征	疗效特征	是否临床必需	安全性特征						
2	6	2	2	2	1	1	1	2	3	2	1	2	2	3	2	2	1	2
1	3	1	2	2	2	4	3	1	3	1	1	1	1	3	2	2	1	3
1	5	2	4	2	1	4	3	5	2	2	2	1	3	2	1	2	1	1
1	5	2	1	2	1	1	3	3	1	2	2	2	3	3	3	2	3	1
1	2	1	4	1	1	1	4	1	3	1	1	2	3	3	3	1	3	3
2	1	2	3	1	1	2	2	3	3	2	1	2	1	2	1	1	2	3
2	5	2	3	2	1	2	2	1	3	2	2	2	2	1	1	1	1	2
1	5	1	1	1	1	1	2	1	3	1	2	2	2	3	3	1	2	1
1	6	2	4	2	1	2	1	1	1	1	1	2	3	2	1	1	1	3
1	6	1	4	1	2	2	5	2	1	2	1	2	2	3	2	2	1	1
1	6	1	1	2	1	3	4	1	3	1	1	2	3	3	1	1	3	2
2	2	1	1	2	1	4	2	3	2	1	2	2	3	2	1	2	4	1
1	5	1	4	2	2	4	3	5	2	2	2	1	3	2	2	2	3	2
2	2	1	4	2	1	3	5	5	3	1	2	2	1	1	1	2	1	1
1	6	2	2	2	2	1	2	3	3	2	1	2	3	3	3	1	2	1
1	1	2	2	1	2	4	5	1	3	2	1	2	1	3	2	1	2	3
1	4	2	2	2	1	3	2	1	2	2	1	2	3	1	1	2	4	3
2	3	1	2	1	2	3	3	3	1	2	2	2	3	2	3	2	2	3
1	2	1	3	2	2	4	1	3	2	1	1	1	2	2	2	1	1	2
2	4	2	2	2	2	2	1	2	3	1	1	2	2	2	1	2	3	2
2	6	1	2	2	1	1	3	2	3	2	1	2	2	3	2	2	1	3
1	3	2	4	2	2	4	3	1	3	1	1	1	1	3	2	2	1	1
1	2	2	3	2	2	3	1	3	3	2	1	2	1	3	2	1	2	2
…	…	…	…	…	…	…	…	…	…	…	…	…	…	…	…	…	…	…
1	5	2	1	2	1	4	3	5	2	2	2	1	3	2	1	2	1	1

（三）统计分析

1. 研究对象人口学特征　本研究对全国 28 个省市的患者进行随机调查，其中男性有 662 人（46%），女性有 778 人（54%）；所在地情况，城镇 1080 人（75%），农村 360 人（25%）；学历层次，博士及博士后 14 人（1%），硕士 86 人（6%），本科及大专 1052 人（73%），中专及以下 288 人（20%）；工作领域与药学相关的有 115 人（16%），毫不相关的 1210 人（84%）。（详见表 14－2）

表 14－2　研究对象人口学特征

项目		所占比例%（n 为人数）
性别	男	46%（n＝662）
	女	54%（n＝778）
年龄	20 岁以下	21%（n＝302）
	20－30 岁	18%（n＝259）
	30－40 岁	42%（n＝605）
	40－50 岁	9%（n＝230）
	50－60 岁	7%（n＝101）
	60 岁以上	3%（n＝43）
所在地	城镇	75%（n＝1080）
	农村	25%（n＝360）
学历	博士及博士后	1%（n＝14）
	硕士	6%（n＝86）
	本科及大专	73%（n＝1052）
	中专及以下	20%（n＝288）
工作领域	与药学相关	8%（n＝115）
	与药学不相关	92%（n＝1324）

2. 患者对基本药物制度的认知情况　被调查的 1440 名患者中，61% 的患者听说过基本药物及基本药物制度，还有 39% 的患者从未听说过基本药物或基本药物制度。对于基本药物相关知识，其中问题“国家基本药物制度开始实施的时间”的正确率仅为 11%，问题“第一版国家基本药物目录公布的时间”的正确率仅为 8%，问题“我国国家基本药物几年修订一次”的正确率只有 12%。而对于国家基本药物的价格、疗效、安全性、是否为临床必需等特征问题的回答，正确率分别为 44%、35%、32%、24%（详见表 14－3）。

从以上数据可以看出，广大患者对基本药物及其制度的认知度还有待提高。而对于听说过基本药物制度的患者，他们对基本药物的认知还停留在“仅仅是有所耳闻”的阶段，相当一部分患者并不知道基本药物及其制度的一些详细的信息。其次，患者在被问及基本药物的特征时，回答的正确率有所提高，但仍然不容乐观。

表 14－3　患者对基本药物的认知情况

项目		正确率%（n）
是否听说过基本药物及其制度	从未听说	39%（n＝562）
	听说过	61%（n＝878）
基本药物相关知识	国家基本药物制度开始实施的时间	11%（n＝970）
	第一版国家基本药物目录公布的时间	8%（n＝70）
	我国国家基本药物几年修订一次	12%（n＝105）
	基本药物的价格特征	44%（n＝386）
	基本药物的疗效特征	35%（n＝307）
	基本药物是否为临床必需	32%（n＝281）
	基本药物的安全性特征	24%（n＝211）

3. 患者对基本药物的态度　在听说过基本药物的 878 名患者中，79% 的患者认为国家基本药物制度好、患者受益很大；18% 的人认为一般、可有可无；只有 3% 的人认为国家基本药物不好，根本不需要。本部分问卷主要是调查患者对基本药物的态度和看法（结果见表 14－4）。本部分调查结果表明，患者认为基本药物将使他们受益，并且对基本药物有所偏好。究其原因，主要在于基本药物的经济性和疗效性。此外，大部分患者都认为自己所在地的基层医疗机构对基本药物的配备还不够 。

表 14－4　患者对基本药物制度的态度情况

项目		所占比例%（n 为人数）
对国家基本药物制度的看法	好，患者受益很大	18%（n＝158）
	一般，可有可无	79%（n＝694）
	不好，根本不需要	3%　（n＝26）
是否关心医生开具的处方中含有基本药物的情况	非常关心	27%（n＝237）
	一般	48%（n＝421）
	无所谓	25%（n＝220）
在自主购买药品时对基本药物的偏好	有很大偏好	32%（n＝281）
	偏好一般	50%（n＝439）
	无偏好	18%（n＝158）
看病或购买药品时，患者是否会主动向医生或药师询问基本药物的情况	会	53%（n＝763）
	不会	47%（n＝677）

4. 患者与基本药物相关的行为　对于听说过基本药物的 878 名患者，58% 的患者认为影响他们用药决策的主要因素是药品疗效，32% 的患者认为是药品价格，只有 7% 和 3% 的患者认为影响他们用药决策的主要因素分别为自付费用比和药品生产商。本部分主要是调查患者与基本药物相关的行为及其影响因素（结果见表 14－5）。

结果表明，大部分患者在进行用药决策时关心的是药品疗效和药品价格，而较少关心药品自付费用比，换句话说，患者关心的是自己实际支付了多少钱，而不是支付的费用占药品实际价格的比例；其次，由于药品知识的专业性，医生或药师的建议对患者的用药决策有很大的影响。因此，医生或药师对基本药物的态度和行为在很大程度上影响着患者对基本药物的可及性。

表 14－5　与基本药物相关的行为情况

项目		百分比%（n）
影响患者用药决策的因素	药品价格	32%（n＝461）
	药品自付费用比	7%（n＝101）
	药品疗效	58%（n＝835）
	药品生产商	3%（n＝43）
医生或药师的建议对患者用药决策的影响程度	起决定作用	40%（n＝576）
	虽不起决定作用，但有影响	53%（n＝763）
	没有影响	7%（n＝101）

5. 患者对基本药物的知识——态度相关性分析　从患者对基本药物制度的认知部分抽取 7 题，从患者对基本药物制度的态度部分抽取 4 题，就这些题对各份问卷进行打分。患者对基本药物制度的认知部分，回答正确得 1 分，总分为 7 分；患者对基本药物制度的态度部分，按态度的强弱程度分为三个等级，态度最强得 2 分，较弱得 1 分，最弱得 0 分，总分为 8 分。结果显示，不同的基本药物知识水平的患者对基本药物的态度有显著差异（结果见表 14－6）。这表明，患者对基本药物的认知情况与患者对基本药物的态度会相互影响，因此，改变认知与改变态度是相辅相成的。

表 14－6　患者基本药物知识——态度情况相关性分析

	a_1 知识得分	a_2 态度得分
卡方	47.034[a]	101.655[a]
P	.000	.000

6. 患者对于是否想进一步学习和了解基本药物制度相关知识的情况

该部分的有效问卷为 479 份，调查显示，68% 的患者表示愿意进一步了解或学习基本药物的相关知识，29% 的人表示无所谓，3% 的人表示没有学习基本药物及其制度的愿望。对于获取基本药物相关信息的渠道，32% 的患者希望通过电视广播获得，26% 的患者希望从网络上获取，而希望从期刊杂志和报纸上获取信息的分别占 13%、16%；另有 3% 和 4% 的患者分别想通过政策文件和学术讲座、会议来学习和了解基本药物的相关知识；最后，还有 6% 的患者认为可以从诸如课堂等其它途径获得基本药物的相关信息。

（四）调查的基本结论

根据调查对象的基本信息分析，调查覆盖面较广，普遍性较高。因此调查结果具有代表性，能够较客观地从患者的角度反映出基本药物可及性的情况。

早在1982年我国基本药物制度就开始实施，但人们对基本药物的认知却是在新医改之后。随着新医改的推进，基本药物制度逐渐深入民心，但基本药物的可及程度却没有得到显著提高。通过本次调查，我们可以明确认识到：公众对基本药物制度的认知程度有待提高；通过各种途径对公众加强基本药物的宣传，更要注重地是加强对医生和药师的宣传教育，进一步地扩大基本药物对公众的影响力，同时在宣传教育中，突出基本药物的经济性和疗效性，切实让患者感受基本药物的好处。除此之外，还需要保证基层医疗机构对基本药物的配备，提高基本药物的可及性。

（五）对调查工作的反思

本次针对患者进行的对基本药物制度的认知调查，刚开始在设计问卷时，针对这个理论还处在学习阶段，知识多为一知半解，依靠满腔热情完成调查问卷，在经过老师的点评后，又改变了原来错误的认识，重新设计出了符合现状的问卷，所以，对问题客观的思考是最重要的。下面是本研究小组对这次调查工作情况的反思。

第一，这次调查我们采取的是整群抽样，在全国29个省市中选取了1500名患者进行数据的搜集，为了保证问卷的真实性，小组花费了大量时间联系、搜集和整理这些第一手资料，并迅速地进行了分析。经过大样本的计算分析，我们的观点可以得到数据的进一步佐证。

第二，在调查分析中发现，患者最希望基本药物制度能给他们带来经济方面和疗效方面的好处，并且主观上认为基本药物目录与医疗保险报销目录存在一定的联系。但患者对基本药物的低知晓率和低认知度导致他们对基本药物存在一定的“误解”。由于患者对基本药物及其制度知之甚少，大多数患者在进行药品消费时会主动向医生或药师询问基本药物的情况，这说明对基本药物有所耳闻的患者有着强烈的意愿去了解基本药物。此外，几乎所有患者在进行用药决策时都会采纳医生或药师的建议，将近一半的患者甚至完全听信医生或药师。所以，医生或药师在基本药物的宣传教育及推广过程中责任重大。

第三，问卷设计是我们关注最多的环节，它有承上启下的作用。通过设计问卷，我们也得到了许多启发。开始研究之前，准备功课一定要做足，制订方针计划、确定方向、不盲目乱撞是我们学到的第一课。

第四，团队的力量是伟大的。我们在调查过程中很好地分工合作，工作有条有序地进行。在庞大而凌乱的调查数据面前，默契的配合加快了我们的进展速度，即使枯燥乏味的数据录入工作也变得简单有趣。

（六）医药管理统计学课程设计调查分析报告点评

本报告选择从患者角度进行药物可及性分析，调查患者对基本药物制度的认知情况，选题较为有新意，具有一定的现实意义。而且调查者本身对调查对象和选题较为熟悉，因此在获取数据、实施调查方面具有一定优势。

在问卷设计环节，正如前面所强调的，问卷的质量关系着以后调查工作的整理和最终的分析结果。整个问卷紧紧围绕基本药物这个话题，从患者的角度多方面地解析了对基本药物的认知程度，问卷问题具有一定的参考价值和现实意义，并且在数据统计时，较好地转化为数值型进行分析，给出的选项多为单选，问卷没有开放式问题。

调查者在进行实地调查时，有意识地针对全国各个省市进行了调研，具有广泛地普遍性，合理地运用了整群抽样的方法，采样的结果符合正态分布。

本次调查从患者对基本药物的认知、患者对基本药物的态度、患者与基本药物相关的行为、患者对基本药物的知识—态度相关性分析、患者进一步了解基本药物情况这五大方面详细地分析了患者对基本药物的认知情况，样本数据大，内容详实，但是本次调查在样本选取的过程中，针对全国29个省市采取整群抽样的方法，一定要确定某一个标准，抑或以各省人口比例，抑或按年龄分层抽样，在确定的样本容量中，选取合适的抽样样本，这样得出的数据和结论才更加具有真实性和说服力。

二、医药管理统计学课程设计调查分析报告参考范例2

调查题目：关于大学生投资股市倾向调查

（一）统计调查方案设计

1. 调查目的和意义　在整个社会，大学生这个群体占了很大的比重，在社会中起着重要作用。我们的调查目的在于研究大学生如何理财，对投资股市倾向如何。此次调查的意义在于让大学生们了解自己的理财规划，也为财务管理证券与投资及各类证券公司提供了第一手资料，提出我们的一些思考和建议。

2. 问卷设计思路　为研究关于大学生投资股市倾向调查，首先确定他们所在年级和理财方式，寻找他们是否存在依赖关系，以及投资股市意愿和年级比例是否有关联，探寻每月零花钱与投资额之间是否存在线性关系；调查大学生对股票投资方面知识的了解程度以及了解渠道和炒股目的。对于那些已购买股票的人，根据他们的购买情况，分析平均每次购买数量和持有股票只数，进行进一步的假设检验。

3. 研究理论和方法

（1）我们用参数估计，估计大学生的平均月支出；

（2）我们用线性回归研究大学生月零花钱是否是投资股市额的一个影响因素；

（3）我们用单边检验，进行假设检验，检验支出的组中值能否代替总体的平均值；

4. 调查方式方法

采用自填式方法进行简单随机抽样调查。

5. 调查时间

2012年3月2日至2012年3月12日。

6. 调查地点

中国××大学

7. 调查人员工作安排

略。

8. 调查问卷

关于大学生投资股市倾向调查问卷

(1) 进入大学后你选择的理财方式是什么？

A. 储蓄　B. 股票　C. 基金　D. 其他

(2) 你是否愿意将一部分钱投入股市？(若答“是”请跳至第4题)

A. 是　B. 否

(3) 什么是你不想进入股市的主要原因？(选A请继续答题，选择“其他”则调查到此结束)

A. 没有足够的资金　B. 担心风险太大

C. 学生应该好好学习　D. 其他

(4) 您每月的零花钱是多少？__________

(5) 您的每月支出是多少？__________

(6) 你能够承受的每股价格是多少？__________

(7) 每次购买的股票数量是多少？__________

(8) 你现在持有几只股票？__________

(9) 你愿意将多少钱投资于股市？__________

(10) 你对股票投资方面知识的了解程度如何？

A. 十分了解　B. 大概了解　C. 不太清楚

(11) 通过哪些渠道了解股票知识？

A. 网上　B. 家人、朋友谈论　C. 专业书籍

D. 讲座　E. 其他

(12) 是否买过股票？

A. 是　B. 否

(13) 你炒股的目的是什么？

A. 赚钱　B. 培养理财能力

C. 学习金融知识　D. 寻求刺激和好奇

(14) 你能承受的总资产亏损数额是多少？

A. 5%以下　B. 5%～10%　C. 10%～15%

D. 15%～20%　E. 20%以上

(15) 你选择购买一只股票的最主要依据是什么？

A. 宏观政策　B. 企业信息

C. 专家或家人、朋友推荐　D. 盲从

调查到此为止，感谢您的耐心作答。

（二）统计整理与汇总

本次调查对象为大学在校本科生，以经济学、财务管理等专业学生为主。发放问卷 100 份，经过审核、筛选得到有效问卷 66 份。

（三）统计分析

内容包括描述统计和推断统计分析。

1. 一元线性回归 在调查中发现，在愿意将一部分钱投资到股市中的学生当中，往往每月零花钱越多的学生，投资的数额也越大，所以我们感觉在每月的零花钱和投资额之间存在着某种相关关系，所以使用散点图进行预测，结果如图 14－1 所示。

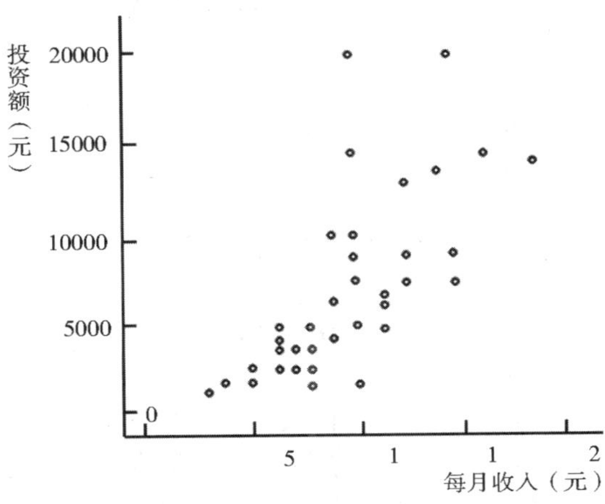

图 14－1 关于月收入与投资额的散点图

通过散点图可以发现收入与投资额之间有明显的线性相关关系，为了验证这个结论，我们利用一元线性回归分析对其进行检验。结果如表 14－7 至表 14－9 所示。

表 14－7 模型汇总

模型	R	R2	调整 R2	标准估计的误差
1	0.736	0.542	0.535	2862.792

注：预测变量为（常量）每月收入；因变量为愿意投资数额。

表 14－8 方差分析

模型	平方和	*df*	均方	*F*	Sig.
回归	6.210E8	1	6.210E8	75.769	0.000
残差	5.245E8	64	8195576.867		
总计	1.145E9	65			

注：预测变量为（常量）每月收入；因变量为愿意投资数额。

表 14－9 系数

模型	非标准化系数		标准系数	T	Sig.
	B	标准误差	试用版		
（常量）	－2791.465	1091.909	0.736	－2.557	0.013
每月收入	9.879	1.135		8.705	0.000

注：因变量为愿意投资数额。

相关系数为 0.736，所以可视为中度相关，对其进行相关系数的显著性检验：

$$H_0: \rho = 0$$

$$t = |r| \sqrt{\frac{n-2}{1-r^2}} = 8.7 > t_{\frac{\alpha}{2}}$$

所以拒绝原假设，表明总体的两个变量间存在线性关系。

得到的估计回归方程为 $Y = -2791.465 + 9.879X$，每增加1单位的收入，就会使投资额增加9.879个单位。对 β_1 进行线性关系检验：

$$H_0: \beta_1 = 0$$

两个变量之间的线性关系不显著。

计算：$F = 75.769$，Sig. $F = 0.000 < 0.05$，所以拒绝原假设，意味着两个变量关系显著。

另判定系数为0.542，即该模型对54.2%的数据有效，估计的标准误差为2862.792。

在回归模型 $Y = \beta_0 + \beta_1 x + \varepsilon$ 中，假定 ε 的期望值0、方差相等且服从正态分布的一个随机量。

2. 参数估计 在找到线性相关关系后，我们利用学生月支出的数据分析对总体进行参数估计，以求得大学生总体月支出的置信区间，置信度为95%，利用频数分析，输出结果如表14－10和表14－11所示。

表14－10 统计量

支出

N 有效	66
缺失	34
均值	757.58
中值	800.00
众数	800a
标准差	293.027
方差	85864.802
偏度	0.445
偏度的标准误	0.295
峰度	0.190
峰度的标准误	0.582
极小值	200
极大值	1500

表 14-11　支出

		频率	百分比	有效百分比	累积百分比
有效	200	2	2.0	3.0	3.0
	300	2	2.0	3.0	6.1
	400	4	4.0	6.1	12.1
	500	12	12.0	18.2	30.3
	600	6	6.0	9.1	39.4
	700	4	4.0	6.1	45.5
	800	15	15.0	22.7	68.2
	1000	15	15.0	22.7	90.9
	1100	1	1.0	1.5	92.4
	1200	2	2.0	3.0	95.5
	1500	3	3.0	4.5	100.0
	合计	66	66.0	100.0	
缺失	系统	34	34.0		
合　计	100	100.0			

因为有效样本个数为66，$N>30$，可以认为是大样本，选用Z统计量（见表14-12）。

边际误差 $E=Z_{\frac{\alpha}{2}}\frac{S}{N}=1.96\times\frac{293.027}{\sqrt{66}}=70.7$

表 14-12　支出的Z检验

		Statistic	Std. Error
支出	Mean	757.58	30.000
	95% Confidence Lower Bound	685.54	
	Interval for Mean Upper Bound	829.61	
	5% Trimmed Mean	746.63	
	Median	800.00	
	Variance	85864.802	
	Std. Deviation	293.027	30.000
	Mean	757.58	
	Minimum	200	
	Maximum	1500	
	Range	1300	
	Interquartile Range	500	0.295
	Sdewness	0.445	0.582
	Kurtosis	0.190	

所以在95%的置信水平下置信区间为（685.54，829.61）。

3. 假设检验　是否可以认为总体的平均支出水平组中值是800元？用假设检验来验证这个问题。即：

$$H_0: \mu = 0$$

$$Z = \frac{x - \mu_0}{\frac{\delta}{\sqrt{n}}} = \frac{757.58 - 800}{\frac{293.027}{\sqrt{66}}} = -1.17, \quad |z| \leqslant |z_{\alpha/2}|$$

所以接受原假设，即总体的平均支出水平与组中值800元没有显著差异，可以用组中值800元来代表总体的平均购买股票的支出水平。

（四）本次调查的基本结论及相关建议

1. 基本结论

（1）现今大学生对股票投资的意愿与年级没有较大关系，但是年级却与理财方式的选择有关。

（2）在愿意将一部分钱投资到股市中的学生当中，每月的零花钱和投资额之间存在着中度相关关系。

（3）建立并验证模型后，我们预计总体的平均购买股票的支出水平，其置信区间为（685.54，829.61）。

综上所述，现阶段大学生仍以储蓄作为主要的理财方式，在选择不愿意投资股市的人中，更多的人是担心股市本身的风险，这个比例达到了54%。但是年级与投资方式具有相关性，在选择股票投资的人数中，可以看出大二选择股票的人数最多，为13人，大一为9人，大三为6人。也许是因为大二时间相对充裕，而且学习的理论知识与股票有相关联系，对股市有了一定认识，所以占的数额比较大；而大三忙于实习或考研，没有足够的精力，所以占的数额最少；而大一还没有接触到相关理论但是又有投资意愿，所以人数居中。

2. 建议 从以上的调查分析中，我们发现现今大学生炒股，其投资额与自己的零花钱密切相关。在对炒股目的的调查中，大概有26%的同学选择了“赚钱”选项。大学生的主要任务是学习，进入股市的目的并不在于挣钱，而是要学习其中的金融知识。股市是十分错综复杂的，想要获得经济回报需要投入大量的时间、精力以及金钱。所以，建议各位想入市的大学生们，在大学期间可以不必投入太多精力和金钱，如果有足够资金，而又有学习股市中金融规律及知识的意愿，可以将资金投入股市，实际操盘。大学生的经济来源主要是父母，而每月800元的支出（假设检验的结果）对于大多数家庭来说是个不小的负担，建议大学生们根据家庭条件来选择是否投入股市。

另外，数据中显示，选择“对股市特别了解”的人数大概只占总数的6%，而选择愿意投资的人却占到了60%以上。这表明大部分的大学生们，投资股市是盲目的，所以建议大学生不要盲目炒股，应该从多种途径汲取炒股知识后，再进行投资。

（五）对本次调查工作的反思

本次调查工作经历了制作调查问卷、发放调查问卷、收集数据、整理数据、统计分析等过程。在调查中，我们运用统计学中的参数估计、假设检验、一元线性回归等知识分析了数据。并且通过实践，进一步掌握了统计学知识及其运用。通过大家的团结协作，我们顺利地完成了课程设计，使团队中每个成员都在合理的分工中贡献了自己的一份力量，并且学到了相应的知识，掌握了相关的技能。总之，大家在这次课程设计中收获很大，感谢指导老师对我们的耐心教导。

（六）医药管理统计学课程设计调查分析报告点评

本报告选择大学生投资股市倾向为调查目的，选题时应注意判断该调查为主观倾向调查还是实际投资行为调查，不同的调查目的有不同的实际意义，同时在设计问卷时也要注意主观测量和客观调查问卷的区别。

数据输入 SPSS 软件的过程基本正确。本调查的数据分析分别采用了一元线性回归、参数检验和假设检验等统计分析方法，对大学生投资的情况作出一定的分析，有一定实际意义，但缺乏事先对该选题的系统的设计和分析。部分分析还需要增大样本容量，才能得到可信的结论。

第三节　课程设计题目参考

1. 医药院校大学生就业调查研究报告
2. 关于影响中医药生存与发展问题的调查
3. 大学生对中医知识了解情况调查
4. 大学生对基本药物制度的看法调查
5. 大学生自我药疗情况的调查
6. 大学生合理用药情况的调查
7. 大学生身体健康状况调查报告
8. 对我校在校大学生人生规划情况的调查
9. 大学生对药价的看法调查
10. 我校大学生考证情况调查报告
11. 对我校大学生网络应用情况的调查
12. 对在校大学生就业预期的调查
13. 大学生中药利用情况调查
14. 对我校大学生对所学专业态度的调查
15. 我校大学生兼职情况调查报告
16. 大学生理财情况调查
17. 大学生自习情况调查报告
18. 关于大学生网络应用情况的调查
19. 关于我校学生课余时间安排合理性的调查
20. 大学生信用卡使用情况调查
21. 大学生假期生活安排调查
22. 对我校大学生入校前专业认知度的调查

23. 大学生消费与理财情况调查
24. 大学生网上购物情况调查
25. 关于大学生学习途径与学习效果的调查
26. 大学生手机消费情况调查
27. 对我校大学生运动状况的调查
28. 大学生品牌认知度调查
29. 我校学生在校就餐情况调查
30. 我校大学生消费行为调查
31. 我校大学生生活费去向情况调查
32. 恒瑞制药资产负债表分析报告
33. 三九药业主营业务利润分析
34. 扬子江药业集团财务数据分析

附　录

常用统计表

附表 1　随机数表

1	67	11	09	48	96	29	94	59	84	41	68	38	04	13	86	91	02	19	85	28
2	67	41	90	15	23	62	54	49	02	06	93	25	55	49	06	96	52	31	40	59
3	78	26	74	41	76	43	35	32	07	59	86	92	06	45	95	25	10	94	20	44
4	32	19	10	39	41	50	09	16	16	28	87	51	38	88	43	13	77	46	77	53
5	45	72	14	75	08	16	48	99	17	64	62	80	58	20	57	37	16	94	72	62
6	74	93	17	80	38	45	17	17	73	11	99	43	52	38	78	21	82	03	78	27
7	54	32	82	40	74	47	94	66	61	71	48	87	17	45	15	07	43	24	82	16
8	34	18	43	76	96	49	86	55	22	20	68	08	74	28	25	29	29	27	18	33
9	04	70	61	78	89	70	52	36	26	04	13	70	60	50	24	72	84	57	00	49
10	38	69	83	65	75	38	85	58	51	23	22	91	13	54	24	25	58	20	02	83
11	05	89	66	75	80	83	75	71	64	62	17	55	03	30	03	86	34	96	35	93
12	97	11	78	69	79	79	06	98	73	35	29	06	91	56	12	23	06	04	69	67
13	23	04	34	39	70	34	62	30	91	00	09	56	42	03	55	48	78	18	24	02
14	32	88	65	68	80	00	66	49	22	70	90	18	88	22	10	49	46	51	46	12
15	67	33	08	69	09	12	32	93	06	22	97	71	78	47	21	29	70	29	73	60
16	81	87	77	79	39	86	85	90	84	17	83	19	21	21	49	16	05	71	21	60
17	77	53	75	79	16	52	57	36	76	20	59	46	50	05	65	07	47	06	64	27
18	57	89	89	98	26	10	16	44	68	89	71	33	78	48	44	89	27	04	09	74
19	25	67	87	71	50	46	84	98	62	41	85	51	29	07	12	35	97	77	01	81
20	50	51	45	14	61	58	79	12	88	21	09	02	60	91	20	80	18	67	36	15
21	30	88	39	88	37	27	98	23	00	56	46	67	14	88	18	19	97	78	47	20
22	60	49	39	16	59	20	04	44	52	40	23	22	51	96	84	22	14	97	48	80

续表

23	36	46	19	52	10	42	83	86	78	87	30	00	39	04	30	38	06	92	41	51
24	45	71	08	61	71	33	00	87	82	21	35	63	46	07	03	56	48	94	36	04
25	69	63	12	03	07	91	34	05	04	22	51	94	90	91	10	22	41	50	50	56
26	41	82	06	87	49	22	16	24	06	16	20	02	31	13	03	92	86	49	69	69
27	09	85	92	32	12	06	34	60	72	04	08	76	61	95	04	84	93	00	84	05
28	57	71	05	35	47	59	65	38	38	41	57	91	61	96	87	63	24	45	17	72
29	82	06	47	67	53	22	36	49	68	86	87	04	18	80	68	96	57	53	88	83
30	17	95	30	06	64	99	33	80	27	84	65	47	78	11	01	86	61	05	05	28
31	70	55	98	92	19	44	85	86	65	73	69	73	75	41	78	51	05	57	36	33
32	97	93	30	87	84	49	28	29	77	84	31	09	35	59	41	39	71	46	53	57
33	31	55	49	69	17	12	22	20	41	50	45	36	52	13	46	20	70	52	30	57
34	30	92	80	82	37	16	01	46	81	22	48	80	55	77	99	11	30	14	65	29
35	98	05	49	50	04	94	71	31	12	49	85	82	82	67	17	38	22	86	15	93
36	00	86	28	06	39	03	29	04	84	41	20	34	01	97	53	50	90	12	94	67
37	74	76	84	09	68	33	73	25	97	71	65	34	72	55	62	50	50	59	01	93
38	63	84	36	95	80	28	36	19	26	50	72	55	80	54	55	68	58	94	96	50
39	48	12	30	00	88	05	86	29	37	09	18	85	07	95	37	06	78	96	82	89
40	20	60	42	30	95	71	77	03	14	88	81	15	91	58	38	07	15	17	37	15
41	13	21	96	10	43	46	00	95	62	09	45	43	87	60	08	00	12	35	35	06
42	12	84	54	72	32	75	88	47	75	20	21	27	73	48	33	69	10	13	77	36
43	57	38	76	05	12	35	29	61	10	48	02	65	25	40	61	54	13	54	59	37
44	25	18	75	82	11	89	13	90	53	66	56	26	38	39	04	79	76	22	82	53
45	10	88	94	70	76	54	45	07	71	24	53	48	10	01	51	99	93	52	12	68
46	78	44	49	86	29	82	12	44	11	54	32	54	68	28	52	27	75	44	22	50
47	99	33	67	75	56	16	90	53	40	48	15	12	01	10	79	58	73	53	35	90
48	38	51	64	06	53	30	50	06	84	55	91	70	48	46	52	37	46	83	58	78
49	45	96	10	96	24	02	17	29	31	14	10	86	37	20	92	79	72	32	84	57
50	75	40	42	25	66	34	22	05	61	93	56	61	62	02	55	31	56	20	99	07
51	44	34	50	25	64	98	77	00	43	82	56	81	92	95	38	82	70	01	39	72
52	37	20	32	93	09	52	68	41	07	06	57	67	92	47	73	43	27	00	10	46
53	59	95	93	91	01	41	50	86	55	84	98	50	51	63	45	43	12	37	17	27
54	94	04	52	59	11	73	72	76	56	97	85	58	25	28	05	94	53	22	40	67
55	66	51	33	08	85	47	17	83	06	64	88	17	88	47	12	25	60	03	42	65
56	36	34	31	20	29	64	09	10	43	42	07	09	01	63	70	14	43	84	33	40
57	09	92	63	10	33	91	02	01	83	43	80	55	70	41	47	35	55	44	64	59
58	28	02	42	96	81	30	91	36	68	33	82	15	64	34	22	04	53	40	60	62
59	79	71	66	94	03	40	26	94	55	80	68	64	71	89	29	59	40	59	20	91

续表

60	68	95	13	68	61	68	13	12	71	95	67	57	52	34	34	89	38	91	84	62
61	58	17	80	37	20	22	39	70	13	39	40	97	24	62	13	67	15	02	02	77
62	37	40	55	69	70	64	41	89	55	25	92	31	76	49	63	85	66	14	09	95
63	28	44	48	78	89	31	73	29	50	70	37	28	79	90	69	46	18	78	33	39
64	73	87	07	23	79	29	91	98	00	80	92	17	01	30	26	68	00	83	04	67
65	01	31	76	04	71	41	30	01	59	14	45	52	05	25	00	75	25	59	25	86
66	02	37	91	15	81	96	91	49	47	80	85	31	27	48	30	81	69	66	45	38
67	75	89	09	37	98	27	71	78	43	92	90	24	68	78	00	16	08	43	80	96
68	30	69	59	11	86	28	89	13	08	08	78	14	90	52	84	18	94	98	45	75
69	51	21	78	40	48	85	82	09	65	58	75	92	87	15	25	37	89	55	35	89
70	21	20	96	73	07	73	10	46	61	14	58	89	80	16	82	12	94	31	70	07
71	02	47	24	60	70	97	41	96	61	60	30	67	37	89	40	03	00	94	70	95
72	95	25	35	42	41	25	34	74	60	36	80	24	35	39	38	00	22	86	98	85
73	98	85	01	42	72	94	81	74	11	66	50	01	19	97	49	18	01	04	91	88
74	02	25	46	36	85	82	55	23	49	62	73	69	66	58	47	58	30	76	02	15
75	69	25	29	29	91	93	31	65	43	92	58	07	25	64	11	54	65	69	55	16
76	43	51	01	71	74	66	61	32	20	08	37	55	43	16	41	01	71	11	44	88
77	29	30	05	54	29	50	54	87	35	45	69	69	94	67	89	66	25	38	13	36
78	88	11	54	97	33	76	53	86	04	11	89	27	09	43	29	68	96	11	35	44
79	92	31	68	87	08	91	20	81	02	67	67	79	20	65	33	16	09	38	27	76
80	52	20	37	47	96	98	53	49	23	16	60	88	42	67	46	52	80	29	63	41
81	63	68	81	12	65	75	77	46	01	77	95	85	25	74	82	19	68	58	77	93
82	09	81	14	75	10	96	99	15	70	03	27	87	54	98	82	82	86	97	42	37
83	32	07	65	74	58	46	20	14	11	66	23	50	94	03	57	60	14	86	96	68
84	04	63	48	98	66	52	21	59	05	61	08	22	10	19	97	17	37	51	39	54
85	90	67	52	22	52	08	51	60	01	06	78	01	80	38	30	61	75	32	66	60
86	89	70	79	73	60	28	74	41	55	89	33	34	34	54	07	82	71	03	62	76
87	46	25	32	28	38	05	50	46	69	77	58	52	33	69	35	58	01	67	12	23
88	14	43	01	84	47	35	32	59	90	29	59	26	85	23	10	25	64	15	00	15
89	65	05	31	62	40	57	40	22	44	63	46	69	27	78	11	09	92	21	74	41
90	62	97	72	57	04	93	34	35	93	07	65	71	71	59	58	95	85	64	32	44
91	00	33	26	81	26	44	20	62	66	76	78	19	59	72	83	31	11	16	35	63
92	49	11	59	58	02	78	37	49	68	94	34	54	71	70	43	67	02	80	76	81
93	99	52	66	19	26	77	18	44	65	73	64	53	82	34	41	24	91	05	89	87
94	68	41	27	52	08	82	25	80	19	55	55	88	62	25	25	28	97	40	16	13
95	27	85	13	74	19	88	99	02	23	56	17	24	39	27	71	01	27	32	01	20
96	63	73	88	02	45	78	51	38	06	90	14	95	29	65	07	53	03	80	28	92
97	46	18	83	17	24	16	15	29	73	10	42	54	47	08	76	79	32	38	73	94
98	48	31	02	47	67	53	54	23	98	83	61	26	69	52	41	20	05	31	63	70
99	22	90	24	75	75	39	70	50	88	22	61	91	73	34	66	15	98	59	23	12
100	57	78	79	46	23	82	16	50	08	13	67	00	90	82	06	04	92	31	95	91

附表2　二项分布表

$$P(X \leqslant x) = \sum_{k=0}^{x} \frac{n!}{k!(n-k)!} p^{k}(1-p)^{n-k}$$

n	k	P									
		0.05	0.10	0.15	0.20	0.25	0.30	0.35	0.40	0.45	0.50
2	0	0.9025	0.8100	0.7225	0.6400	0.5625	0.4900	0.4225	0.3600	0.3625	0.2500
	1	0.9975	0.9900	0.9775	0.9600	0.9375	0.9100	0.8775	0.8400	0.7975	0.7500
	2	1.0000	1.0000	1.0000	1.0000	1.0000	1.0000	1.0000	1.0000	1.0000	1.0000
3	0	0.8574	0.7290	0.6141	0.5120	0.4219	0.3430	0.2746	0.2160	0.1664	0.1250
	1	0.9928	0.9720	0.9392	0.8960	0.8438	0.7840	0.7182	0.6480	0.5748	0.5000
	2	0.9999	0.9990	0.9966	0.9920	0.9844	0.9730	0.9571	0.9360	0.9089	0.8750
	3	1.0000	1.0000	1.0000	1.0000	1.0000	1.0000	1.0000	1.0000	1.0000	1.0000
4	0	0.8145	0.6561	0.5220	0.4096	0.3164	0.2401	0.1785	0.1296	0.0915	0.0625
	1	0.9860	0.9477	0.8905	0.8192	0.7383	0.6517	0.5630	0.4752	0.3910	0.3125
	2	0.9995	0.9963	0.9880	0.9728	0.9492	0.9163	0.8735	0.8208	0.7585	0.6875
	3	1.0000	0.9999	0.9995	0.9984	0.9961	0.9919	0.9850	0.9744	0.9590	0.9375
	4	1.0000	1.0000	1.0000	1.0000	1.0000	1.0000	1.0000	1.0000	1.0000	1.0000
5	0	0.7738	0.5905	0.4437	0.3277	0.2373	0.1681	0.1160	0.0778	0.0503	0.0312
	1	0.9774	0.9185	0.8352	0.7373	0.6328	0.5282	0.4284	0.3370	0.2562	0.1875
	2	0.9988	0.9914	0.9734	0.9421	0.8965	0.8369	0.7648	0.6826	0.5931	0.5000
	3	1.0000	0.9995	0.9978	0.9933	0.9844	0.9692	0.9460	0.9130	0.8688	0.8125
	4	1.0000	1.0000	0.9999	0.9997	0.9990	0.9976	0.9947	0.9898	0.9815	0.9688
	5	1.0000	1.0000	1.0000	1.0000	1.0000	1.0000	1.0000	1.0000	1.0000	1.0000
6	0	0.7351	0.5314	0.3771	0.2621	0.1780	0.1176	0.0754	0.0476	0.0227	0.0156
	1	0.9672	0.8857	0.7765	0.6553	0.5339	0.4202	0.3191	0.1222	0.1636	0.1094
	2	0.9978	0.9842	0.9527	0.9011	0.8306	07443	0.6471	0.5443	0.4415	0.3438
	3	0.9999	0.9982	0.9941	0.9830	0.9624	0.9295	0.8826	0.8208	0.7447	0.6562
	4	1.0000	0.9999	0.9996	0.9984	0.9954	0.9891	0.9777	0.9590	0.9308	0.8906
	5	1.0000	1.0000	1.0000	0.9999	0.9998	0.9993	0.9982	0.9959	0.9917	0.9844
	6	1.0000	1.0000	1.0000	1.0000	1.0000	1.0000	1.0000	1.0000	1.0000	1.0000
7	0	0.6983	0.4783	0.3206	0.2097	0.1335	0.0824	0.0490	0.0280	0.0152	0.0078
	1	0.9556	0.8503	0.7166	0.5767	0.4449	0.3294	0.2338	0.1586	0.1024	0.0625
	2	0.9962	0.9743	0.9262	0.8520	0.7564	0.6471	0.5323	0.4199	0.3164	0.2266
	3	0.998	0.9973	0.9879	0.9967	0.9294	0.8740	0.8002	0.7102	0.6083	0.5000

n	k	P									
		0.05	0.10	0.15	0.20	0.25	0.30	0.35	0.40	0.45	0.50
	4	1.0000	0.9998	0.9988	0.9953	0.9871	0.9712	0.9444	0.9037	0.8471	0.7734
	5	1.0000	1.0000	0.9999	0.9996	0.9987	0.9962	0.9910	0.9812	0.9643	0.9375
	6	1.0000	1.0000	1.0000	1.0000	0.9999	0.9998	0.9994	0.9984	0.9963	0.9922
	7	1.0000	1.0000	1.0000	1.0000	1.0000	1.0000	1.0000	1.0000	1.0000	1.0000
8	0	0.6634	0.4305	0.2725	0.1678	0.1001	0.0576	0.0319	0.0168	0.0084	0.0039
	1	0.9428	0.8131	0.6572	0.5033	0.3671	0.2553	0.1691	0.1064	0.0632	0.0352
	2	0.9942	0.9619	0.8948	0.7969	0.6785	0.5518	0.4278	0.3154	0.2201	0.1445
	3	0.9996	0.9950	0.9786	0.9437	0.8862	0.8059	0.7064	0.5941	0.4770	0.3633
	4	1.0000	0.9996	0.9971	0.9869	0.9727	0.9420	0.8939	0.8263	0.7396	0.6367
	5	1.0000	1.0000	0.9998	0.9988	0.9958	0.9887	0.9747	0.9502	0.9115	0.8555
	6	1.0000	1.0000	1.0000	0.9999	0.9996	0.9987	0.9964	0.9915	0.9819	0.9648
	7	1.0000	1.0000	1.0000	1.0000	1.0000	0.9999	0.9998	0.9993	0.9983	0.9961
	8	1.0000	1.0000	1.0000	1.0000	1.0000	1.0000	1.0000	1.0000	1.0000	1.0000
9	0	0.6302	0.3874	0.2316	0.1342	0.0751	0.0404	0.0207	0.0101	0.0046	0.0020
	1	0.9288	0.7748	0.5995	0.4362	0.3003	0.1960	0.1211	0.0705	0.0385	0.0195
	2	0.9916	0.9470	0.8591	0.7382	0.6007	0.4628	0.3373	0.2318	0.1495	0.0898
	3	0.9994	0.9917	0.9661	0.9144	0.8343	0.7297	0.6089	0.4826	0.3614	0.2593
	4	1.0000	0.9991	0.9944	0.9804	0.9511	0.9012	0.8283	0.7334	0.6214	0.5000
	5	1.0000	0.9999	0.9994	0.9969	0.9900	0.9947	0.9467	0.9006	0.8342	0.7461
	6	1.0000	1.0000	1.0000	0.9997	0.9987	0.9957	0.9888	0.9750	0.9502	0.9102
	7	1.0000	1.0000	1.0000	1.0000	0.9999	0.9996	0.9986	0.9962	0.9909	0.9805
	8	1.0000	1.0000	1.0000	1.0000	1.0000	1.0000	0.9999	0.9997	0.9992	0.9980
	9	1.0000	1.0000	1.0000	1.0000	1.0000	1.0000	1.0000	1.0000	1.0000	1.0000
10	0	0.5987	0.3487	0.1969	0.1074	0.0563	0.0282	0.0135	0.0060	0.0025	0.0010
	1	0.9139	0.7361	0.5443	0.3758	0.2440	0.1493	0.0860	0.0464	0.0233	0.0107
	2	0.9885	0.9298	0.8202	0.6778	0.5256	0.3828	0.2616	0.1673	0.0996	0.0547
	3	0.9990	0.9872	0.9500	0.8791	0.7759	0.6496	0.5138	0.3823	0.2660	0.1719
	4	0.9999	0.9984	0.9901	0.9672	0.9219	0.8497	0.7515	0.6331	0.5044	0.3770
	5	1.0000	0.9999	0.9986	0.9936	0.9803	0.9527	0.9051	0.8338	0.7384	0.6230
	6	1.0000	1.0000	0.9999	0.9991	0.9965	0.9894	0.9740	0.9452	0.8980	0.8281
	7	1.000	1.0000	1.0000	0.9999	0.9996	0.9984	0.9952	0.9877	0.9726	0.9453
	8	1.0000	1.0000	1.0000	1.0000	1.0000	0.9999	0.9995	0.9983	0.9955	0.9893
	9	1.0000	1.0000	1.0000	1.0000	1.0000	1.0000	1.0000	0.9999	0.9997	0.9990
	10	1.0000	1.0000	1.0000	1.0000	1.0000	1.0000	1.0000	1.0000	1.0000	1.0000

续表

n	k	P									
		0. 05	0. 10	0. 15	0. 20	0. 25	0. 30	0. 35	0. 40	0. 45	0. 50
11	0	0. 5688	0. 3138	0. 1673	0. 0859	0. 0422	0. 0198	0. 0088	0. 0036	0. 0014	0. 0005
	1	0. 8981	0. 6974	0. 4922	0. 3221	0. 1971	0. 1130	0. 0606	0. 0302	0. 0139	0. 0059
	2	0. 9848	0. 9104	0. 7788	0. 6174	0. 4552	0. 3127	0. 2001	0. 1189	0. 0652	0. 0327
	3	0. 9984	0. 9815	0. 9306	0. 8389	0. 7133	0. 5696	0. 4256	0. 2963	0. 1911	0. 1133
	4	0. 9999	0. 9972	0. 9841	0. 9496	0. 8854	0. 7897	0. 6683	0. 5328	0. 3971	0. 2744
	5	1. 0000	0. 9997	0. 9973	0. 9883	0. 9657	0. 9218	0. 8513	0. 7535	0. 6331	0. 5000
	6	1. 0000	1. 0000	0. 9997	0. 9980	0. 9924	0. 9784	0. 9499	0. 9006	0. 8262	0. 7256
	7	1. 0000	1. 0000	1. 0000	0. 9998	0. 9988	0. 9957	0. 9878	0. 9707	0. 9390	0. 8876
	8	1. 0000	1. 0000	1. 0000	1. 0000	0. 9999	0. 9994	0. 9980	0. 9941	0. 9852	0. 9673
	9	1. 0000	1. 0000	1. 0000	1. 0000	1. 0000	1. 0000	0. 9998	0. 9993	0. 9978	0. 9941
	10	1. 0000	1. 0000	1. 0000	1. 0000	1. 0000	1. 0000	1. 0000	1. 0000	0. 9998	0. 9995
	11	1. 0000	1. 0000	1. 0000	1. 0000	1. 0000	1. 0000	1. 0000	1. 0000	1. 0000	1. 0000
12	0	0. 544	0. 2824	0. 1422	0. 0687	0. 0317	0. 0138	0. 0057	0. 0022	0. 0008	0. 0002
	1	0. 8816	0. 6590	0. 4435	0. 2749	0. 1584	0. 0850	0. 0424	0. 0196	0. 0083	0. 0032
	2	0. 9804	0. 8891	0. 7358	0. 5583	0. 3907	0. 2528	0. 1513	0. 0834	0. 0421	0. 0193
	3	0. 9978	0. 9744	0. 9078	0. 7946	0. 6488	0. 4925	0. 3467	0. 2253	0. 1345	0. 0730
	4	0. 9998	0. 9957	0. 9761	0. 9274	0. 8424	0. 7237	0. 583	0. 4382	0. 3044	0. 1938
	5	1. 0000	0. 9995	0. 9954	0. 9806	0. 9456	0. 8822	0. 7873	0. 6653	0. 5269	0. 3872
	6	1. 0000	0. 9999	0. 9993	0. 9961	0. 9857	0. 9614	0. 9154	0. 8418	0. 7393	0. 6128
	7	1. 0000	1. 0000	0. 9999	0. 9994	. 9972	0. 9905	0. 9745	0. 9427	0. 8883	0. 8062
	8	1. 0000	1. 0000	1. 0000	0. 9999	0. 9996	0. 9983	0. 9944	0. 9847	0. 9644	0. 9270
	9	1. 0000	1. 0000	1. 0000	1. 0000	1. 0000	0. 9998	0. 9992	0. 9972	0. 9921	0. 9807
	10	1. 0000	1. 0000	1. 0000	1. 0000	1. 0000	1. 0000	0. 9999	0. 9997	0. 9989	0. 9968
	11	1. 0000	1. 0000	1. 0000	1. 0000	1. 0000	1. 0000	1. 0000	1. 0000	0. 9999	0. 9998
	12	1. 0000	1. 0000	1. 0000	1. 0000	1. 0000	1. 0000	1. 0000	1. 0000	1. 0000	1. 0000
13	0	0. 5133	0. 2542	0. 1209	0. 0550	0. 0238	0. 0097	0. 0037	0. 0013	0. 0004	0. 0001
	1	0. 8648	0. 6213	0. 3983	0. 2336	0. 1267	0. 0637	0. 0296	0. 0126	0. 0094	0. 0017
	2	0. 9755	0. 8661	0. 6920	0. 5017	0. 3326	0. 2025	0. 1132	0. 0579	0. 0269	0. 0122
	3	0. 9969	0. 9658	0. 8820	0. 7473	0. 5843	0. 4206	0. 2783	0. 1686	0. 0929	0. 0461
	4	0. 9997	0. 9935	0. 9658	0. 9009	0. 7940	0. 6543	0. 5005	0. 3530	0. 2279	0. 1334
	5	1. 0000	0. 9991	0. 9924	0. 9700	0. 9198	0. 8346	0. 7159	0. 5744	0. 4268	0. 2905
	6	1. 0000	0. 9999	0. 9987	0. 9930	0. 9757	0. 9376	0. 8705	0. 7712	0. 6437	0. 5000
	7	1. 0000	1. 0000	0. 9998	0. 9988	0. 9944	0. 9818	0. 9238	0. 9023	0. 8212	0. 8212
	8	1. 0000	1. 0000	1. 0000	0. 9998	0. 9990	0. 9960	0. 9874	0. 9679	0. 9302	0. 8666

续表

n	k	P									
		0.05	0.10	0.15	0.20	0.25	0.30	0.35	0.40	0.45	0.50
	9	1.0000	1.0000	1.0000	1.0000	0.9999	0.9993	0.9975	0.9922	0.9797	0.9539
	10	1.0000	1.0000	1.0000	1.0000	1.0000	0.9999	0.9997	0.9987	0.9959	0.9888
	11	1.0000	1.0000	1.0000	1.0000	1.0000	1.0000	1.0000	0.9999	0.9995	0.9983
	12	1.0000	1.0000	1.0000	1.0000	1.0000	1.0000	1.0000	1.0000	1.0000	0.9999
	13	1.0000	1.0000	1.0000	1.0000	1.0000	1.0000	1.0000	1.0000	1.0000	1.0000
14	0	0.4877	0.2288	0.1028	0.0440	0.0178	0.0068	0.0024	0.0008	0.0002	0.0001
	1	0.8470	0.5846	0.3567	0.1917	0.1010	0.0475	0.0205	0.0081	0.0029	0.0009
	2	0.9699	0.8416	0.6479	0.4481	0.2811	0.1608	0.0839	0.0398	0.0170	0.0065
	3	0.9968	0.9559	0.8535	0.6982	0.5213	0.3552	0.2205	0.1243	0.0632	0.0287
	4	0.9996	0.9908	0.953	0.8702	0.7415	0.5842	0.4227	0.2493	0.1672	0.0898
	5	1.0000	0.9985	0.9885	0.9561	0.8883	0.7805	0.6405	0.4859	0.3373	0.2120
	6	1.0000	0.9998	0.9978	0.9884	0.9617	0.9067	0.8164	0.6925	0.5461	0.3953
	7	1.0000	1.0000	0.9997	0.9976	0.9897	0.9685	0.9247	0.8499	0.7414	0.6047
	8	1.0000	1.0000	1.0000	0.9996	0.9978	0.9917	0.9757	0.9417	0.8811	0.7880
	9	1.0000	1.0000	1.0000	1.0000	0.9997	0.9983	0.9940	0.9825	0.9547	0.9102
	10	1.0000	1.0000	1.0000	1.0000	1.0000	0.9998	0.9989	0.9961	0.9886	0.9713
	11	1.0000	1.0000	1.0000	1.0000	1.0000	1.0000	0.9999	0.9994	0.9978	0.9935
	12	1.0000	1.0000	1.0000	1.0000	1.0000	1.0000	1.0000	0.9999	0.9997	0.9991
	13	1.0000	1.0000	1.0000	1.0000	1.0000	1.0000	1.0000	1.0000	1.0000	0.9999
	14	1.0000	1.0000	1.0000	1.0000	1.0000	1.0000	1.0000	1.0000	1.0000	1.0000
15	0	0.4633	0.2059	0.0874	0.0352	0.0134	0.0047	0.0016	0.0005	0.0001	0.0000
	1	0.8290	0.5490	0.3186	0.1671	0.0802	0.0353	0.0142	0.0052	0.0012	0.0001
	2	0.9638	0.8159	0.6042	0.3980	0.2361	0.1268	0.0617	0.0271	0.0107	0.0037
	3	0.9945	0.9444	0.8227	0.6482	0.4613	0.2969	0.1727	0.0905	0.0424	0.0176
	4	0.9994	0.9873	0.9383	0.8358	0.6865	0.5155	0.3519	0.2173	0.1204	0.0592
	5	0.9999	0.9978	0.9832	0.9389	0.8516	0.7216	0.5643	0.4032	0.2608	0.1509
	6	1.0000	0.9997	0.9964	0.9819	0.9434	0.8689	0.7548	0.6098	0.4522	0.3036
	7	1.0000	1.0000	0.9994	0.9958	0.9827	0.9500	0.8868	0.7869	0.6535	0.5000
	8	1.0000	1.0000	0.9999	0.9992	0.9958	0.9848	0.9578	0.9050	0.8182	0.6964
	9	1.0000	1.0000	1.0000	0.9999	0.9992	0.9963	0.9876	0.9662	0.9231	0.8491
	10	1.0000	1.0000	1.0000	1.0000	0.9999	0.9993	0.9972	0.9907	0.9745	0.9408
	11	1.0000	1.0000	1.0000	1.0000	1.0000	0.9999	0.9995	0.9981	0.9937	0.9824
	12	1.0000	1.0000	1.0000	1.0000	1.0000	1.0000	0.9999	0.9997	0.9989	0.9963
	13	1.0000	1.0000	1.0000	1.0000	1.0000	1.0000	1.0000	1.0000	0.9999	0.9995
	14	1.0000	1.0000	1.0000	1.0000	1.0000	1.0000	1.0000	1.0000	1.0000	1.0000
	15	1.0000	1.0000	1.0000	1.0000	1.0000	1.0000	1.0000	1.0000	1.0000	1.0000

附表3 泊松分布表

$$P(X=m)=\frac{\lambda^m}{m!}e^{-\lambda}$$

m \ λ	0.1	0.2	0.3	0.4	0.5	0.6	0.7	0.8
0	0.904837	0.818731	0.740818	0.670320	0.606531	0.548812	0.496585	0.449329
1	0.090484	0.163746	0.222245	0.268128	0.303265	0.329287	0.347610	0.359463
2	0.004524	0.016375	0.033337	0.053626	0.075816	0.098786	0.121663	0.143785
3	0.000151	0.001092	0.003334	0.007150	0.012636	0.019757	0.028388	0.038343
4	0.000004	0.000055	0.000250	0.000715	0.001580	0.002964	0.004968	0.007669
5		0.000002	0.000015	0.000057	0.000158	0.000356	0.000696	0.001227
6			0.000001	0.000004	0.000013	0.000036	0.000081	0.000164
7					0.000001	0.000003	0.000008	0.000019
8							0.000001	0.000002
9								

m \ λ	0.9	1.0	1.5	2.0	2.5	3.0	3.5	4.0
0	0.406570	0.367879	0.223130	0.135335	0.082085	0.049787	0.030197	0.018316
1	0.365913	0.367879	0.334695	0.270671	0.205212	0.149361	0.105691	0.073263
2	0.164661	0.183940	0.251021	0.270671	0.256516	0.224042	0.184959	0.146525
3	0.049398	0.061313	0.125511	0.180447	0.213763	0.224042	0.215785	0.195367
4	0.011115	0.015328	0.047067	0.090224	0.133602	0.168031	0.188812	0.195367
5	0.002001	0.003066	0.014120	0.036089	0.066801	0.100819	0.132169	0.156293
6	0.000300	0.000511	0.003530	0.012030	0.027834	0.050409	0.077098	0.104196
7	0.000039	0.000073	0.000756	0.003437	0.009941	0.021604	0.038549	0.059540
8	0.000004	0.000009	0.000142	0.000859	0.003106	0.008102	0.016865	0.029770
9		0.000001	0.000024	0.000191	0.000863	0.002701	0.006559	0.013231
10			0.000004	0.000038	0.000216	0.000810	0.002296	0.005292
11				0.000007	0.000049	0.000221	0.000730	0.001925
12				0.000001	0.000010	0.000055	0.000213	0.000642
13					0.000002	0.000013	0.000057	0.000197
14						0.000003	0.000014	0.000056
15						0.000001	0.000003	0.000015
16							0.000001	0.000004
17								0.000001

续表

m \ λ	4.5	5.0	5.5	6.0	6.5	7.0	7.5	8.0
0	0.011109	0.006738	0.004087	0.002479	0.001503	0.000912	0.000553	0.000335
1	0.049990	0.033690	0.022477	0.014873	0.009772	0.006383	0.004148	0.002684
2	0.112479	0.084224	0.061812	0.044618	0.031760	0.022341	0.015555	0.010735
3	0.168718	0.140374	0.113323	0.089235	0.068814	0.052129	0.038889	0.028626
4	0.189808	0.175467	0.155819	0.133853	0.111822	0.091226	0.072916	0.057252
5	0.170827	0.175467	0.171401	0.160623	0.145369	0.127717	0.109375	0.091604
6	0.128120	0.146223	0.157117	0.160623	0.157483	0.149003	0.136718	0.122138
7	0.082363	0.104445	0.123449	0.137677	0.146234	0.149003	0.146484	0.139587
8	0.046329	0.065278	0.084871	0.103258	0.118815	0.130377	0.137329	0.139587
9	0.023165	0.036266	0.051866	0.068838	0.085811	0.101405	0.114440	0.124077
10	0.010424	0.018133	0.028526	0.041303	0.055777	0.070983	0.085830	0.099262
11	0.004264	0.008242	0.014263	0.022529	0.032959	0.045171	0.058521	0.072190
12	0.001599	0.003434	0.006537	0.011264	0.017853	0.026350	0.036575	0.048127
13	0.000554	0.001321	0.002766	0.005199	0.008926	0.014188	0.021101	0.029616
14	0.000178	0.000472	0.001087	0.002228	0.004144	0.007094	0.011304	0.016924
15	0.000053	0.000157	0.000398	0.000891	0.001796	0.003311	0.005652	0.009026
16	0.000015	0.000049	0.000137	0.000334	0.000730	0.001448	0.002649	0.004513
17	0.000004	0.000014	0.000044	0.000118	0.000279	0.000596	0.001169	0.002124
18	0.000001	0.000004	0.000014	0.000039	0.000101	0.000232	0.000487	0.000944
19		0.000001	0.000004	0.000012	0.000034	0.000085	0.000192	0.000397
20			0.000001	0.000004	0.000011	0.000030	0.000072	0.000159
21				0.000001	0.000003	0.000010	0.000026	0.000061
22					0.000001	0.000003	0.000009	0.000022
23						0.000001	0.000003	0.000008
24							0.000001	0.000003
25								0.000001

m \ λ	8.5	9.0	9.5	10	12	15	18	20
0	0.000203	0.000123	0.000075	0.000045	0.000006	0.000000	0.000000	0.000000
1	0.001729	0.001111	0.000711	0.000454	0.000074	0.000005	0.000000	0.000000
2	0.007350	0.004998	0.003378	0.002270	0.000442	0.000034	0.000002	0.000000
3	0.020826	0.014994	0.010696	0.007567	0.001770	0.000172	0.000015	0.000003
4	0.044255	0.033737	0.025403	0.018917	0.005309	0.000645	0.000067	0.000014
5	0.075233	0.060727	0.048266	0.037833	0.012741	0.001936	0.000240	0.000055
6	0.106581	0.091090	0.076421	0.063055	0.025481	0.004839	0.000719	0.000183
7	0.129419	0.117116	0.103714	0.090079	0.043682	0.010370	0.001850	0.000523

续表

8	0.137508	0.131756	0.123160	0.112599	0.065523	0.019444	0.004163	0.001309
9	0.129869	0.131756	0.130003	0.125110	0.087364	0.032407	0.008325	0.002908
10	0.110388	0.118580	0.123502	0.125110	0.104837	0.048611	0.014985	0.005816
11	0.085300	0.097020	0.106661	0.113736	0.114368	0.066287	0.024521	0.010575
12	0.060421	0.072765	0.084440	0.094780	0.114368	0.082859	0.036782	0.017625
13	0.039506	0.050376	0.061706	0.072908	0.105570	0.095607	0.050929	0.027116
14	0.023986	0.032384	0.041872	0.052077	0.090489	0.102436	0.065480	0.038737
15	0.013592	0.019431	0.026519	0.034718	0.072391	0.102436	0.078576	0.051649
16	0.007221	0.010930	0.015746	0.021699	0.054293	0.096034	0.088397	0.064561
17	0.003610	0.005786	0.008799	0.012764	0.038325	0.084736	0.093597	0.075954
18	0.001705	0.002893	0.004644	0.007091	0.025550	0.070613	0.093597	0.084394
19	0.000763	0.001370	0.002322	0.003732	0.016137	0.055747	0.088671	0.088835
20	0.000324	0.000617	0.001103	0.001866	0.009682	0.041810	0.079804	0.088835
21	0.000131	0.000264	0.000499	0.000889	0.005533	0.029865	0.068403	0.084605
22	0.000051	0.000108	0.000215	0.000404	0.003018	0.020362	0.055966	0.076914
23	0.000019	0.000042	0.000089	0.000176	0.001574	0.013280	0.043800	0.066881
24	0.000007	0.000016	0.000035	0.000073	0.000787	0.008300	0.032850	0.055735
25	0.000002	0.000006	0.000013	0.000029	0.000378	0.004980	0.023652	0.044588
26	0.000001	0.000002	0.000005	0.000011	0.000174	0.002873	0.016374	0.034298
27		0.000001	0.000002	0.000004	0.000078	0.001596	0.010916	0.025406
28			0.000001	0.000001	0.000033	0.000855	0.007018	0.018147
29				0.000001	0.000014	0.000442	0.004356	0.012515
30					0.000005	0.000221	0.002613	0.008344
31					0.000002	0.000107	0.001517	0.005383
32					0.000001	0.000050	0.000854	0.003364
33						0.000023	0.000466	0.002039
34						0.000010	0.000246	0.001199
35						0.000004	0.000127	0.000685
36						0.000002	0.000063	0.000381
37						0.000001	0.000031	0.000206
38							0.000015	0.000108
39							0.000007	0.000056

附表 4　标准正态分布函数表

z	0. 00000	0. 01000	0. 02000	0. 03000	0. 04000	0. 05000	0. 06000	0. 07000	0. 08000	0. 09000
0. 00	0. 00000	0. 00399	0. 00798	0. 01197	0. 01595	0. 01994	0. 02392	0. 02790	0. 03188	0. 03586
0. 10	0. 03983	0. 04380	0. 04776	0. 05172	0. 05567	0. 05962	0. 06356	0. 06749	0. 07142	0. 07535
0. 20	0. 07926	0. 08317	0. 08706	0. 09095	0. 09483	0. 09871	0. 10257	0. 10642	0. 11026	0. 11409
0. 30	0. 11791	0. 12172	0. 12552	0. 12930	0. 13307	0. 13683	0. 14058	0. 14431	0. 14803	0. 15173
0. 40	0. 15542	0. 15910	0. 16276	0. 16640	0. 17003	0. 17364	0. 17724	0. 18082	0. 18439	0. 18793
0. 50	0. 19146	0. 19497	0. 19847	0. 20194	0. 20540	0. 20884	0. 21226	0. 21566	0. 21904	0. 22240
0. 60	0. 22575	0. 22907	0. 23237	0. 23565	0. 23891	0. 24215	0. 24537	0. 24857	0. 25175	0. 25490
0. 70	0. 25804	0. 26115	0. 26424	0. 26730	0. 27035	0. 27337	0. 27637	0. 27935	0. 28230	0. 28524
0. 80	0. 28814	0. 29103	0. 29389	0. 29673	0. 29955	0. 30234	0. 30511	0. 30785	0. 31057	0. 31327
0. 90	0. 31594	0. 31859	0. 32121	0. 32381	0. 32639	0. 32894	0. 33147	0. 33398	0. 33646	0. 33891
1. 00	0. 34134	0. 34375	0. 34614	0. 34849	0. 35083	0. 35314	0. 35543	0. 35769	0. 35993	0. 36214
1. 10	0. 36433	0. 36650	0. 36864	0. 37076	0. 37286	0. 37493	0. 37698	0. 37900	0. 38100	0. 38298
1. 20	0. 38493	0. 38686	0. 38877	0. 39065	0. 39251	0. 39435	0. 39617	0. 39796	0. 39973	0. 40147
1. 30	0. 40320	0. 40490	0. 40658	0. 40824	0. 40988	0. 41149	0. 41309	0. 41466	0. 41621	0. 41774
1. 40	0. 41924	0. 42073	0. 42220	0. 42364	0. 42507	0. 42647	0. 42785	0. 42922	0. 43056	0. 43189
1. 50	0. 43319	0. 43448	0. 43574	0. 43699	0. 43822	0. 43943	0. 44062	0. 44179	0. 44295	0. 44408
1. 60	0. 44520	0. 44630	0. 44738	0. 44845	0. 44950	0. 45053	0. 45154	0. 45254	0. 45352	0. 45449
1. 70	0. 45543	0. 45637	0. 45728	0. 45818	0. 45907	0. 45994	0. 46080	0. 46164	0. 46246	0. 46327
1. 80	0. 46407	0. 46485	0. 46562	0. 46638	0. 46712	0. 46784	0. 46856	0. 46926	0. 46995	0. 47062
1. 90	0. 47128	0. 47193	0. 47257	0. 47320	0. 47381	0. 47441	0. 47500	0. 47558	0. 47615	0. 47670
2. 00	0. 47725	0. 47778	0. 47831	0. 47882	0. 47932	0. 47982	0. 48030	0. 48077	0. 48124	0. 48169
2. 10	0. 48214	0. 48257	0. 48300	0. 48341	0. 48382	0. 48422	0. 48461	0. 48500	0. 48537	0. 48574
2. 20	0. 48610	0. 48645	0. 48679	0. 48713	0. 48745	0. 48778	0. 48809	0. 48840	0. 48870	0. 48899
2. 30	0. 48928	0. 48956	0. 48983	0. 49010	0. 49036	0. 49061	0. 49086	0. 49111	0. 49134	0. 49158
2. 40	0. 49180	0. 49202	0. 49224	0. 49245	0. 49266	0. 49286	0. 49305	0. 49324	0. 49343	0. 49361
2. 50	0. 49379	0. 49396	0. 49413	0. 49430	0. 49446	0. 49461	0. 49477	0. 49492	0. 49506	0. 49520
2. 60	0. 49534	0. 49547	0. 49560	0. 49573	0. 49585	0. 49598	0. 49609	0. 49621	0. 49632	0. 49643
2. 70	0. 49653	0. 49664	0. 49674	0. 49683	0. 49693	0. 49702	0. 49711	0. 49720	0. 49728	0. 49736
2. 80	0. 49744	0. 49752	0. 49760	0. 49767	0. 49774	0. 49781	0. 49788	0. 49795	0. 49801	0. 49807
2. 90	0. 49813	0. 49819	0. 49825	0. 49831	0. 49836	0. 49841	0. 49846	0. 49851	0. 49856	0. 49861
3. 00	0. 49865	0. 49869	0. 49874	0. 49878	0. 49882	0. 49886	0. 49889	0. 49893	0. 49896	0. 49900
3. 10	0. 49903	0. 49906	0. 49910	0. 49913	0. 49916	0. 49918	0. 49921	0. 49924	0. 49926	0. 49929

续表

z	0. 00000	0. 01000	0. 02000	0. 03000	0. 04000	0. 05000	0. 06000	0. 07000	0. 08000	0. 09000
3. 20	0. 49931	0. 49934	0. 49936	0. 49938	0. 49940	0. 49942	0. 49944	0. 49946	0. 49948	0. 49950
3. 30	0. 49952	0. 49953	0. 49955	0. 49957	0. 49958	0. 49960	0. 49961	0. 49962	0. 49964	0. 49965
3. 40	0. 49966	0. 49968	0. 49969	0. 49970	0. 49971	0. 49972	0. 49973	0. 49974	0. 49975	0. 49976
3. 50	0. 49977	0. 49978	0. 49978	0. 49979	0. 49980	0. 49981	0. 49981	0. 49982	0. 49983	0. 49983
3. 60	0. 49984	0. 49985	0. 49985	0. 49986	0. 49986	0. 49987	0. 49987	0. 49988	0. 49988	0. 49989
3. 70	0. 49989	0. 49990	0. 49990	0. 49990	0. 49991	0. 49991	0. 49992	0. 49992	0. 49992	0. 49992
3. 80	0. 49993	0. 49993	0. 49993	0. 49994	0. 49994	0. 49994	0. 49994	0. 49995	0. 49995	0. 49995
3. 90	0. 49995	0. 49995	0. 49996	0. 49996	0. 49996	0. 49996	0. 49996	0. 49996	0. 49997	0. 49997
4. 00	0. 49997	0. 49997	0. 49997	0. 49997	0. 49997	0. 49997	0. 49998	0. 49998	0. 49998	0. 49998

附表 5　t 分布临界值表

自由度	α = 0. 1	α = 0. 05	α = 0. 025	α = 0. 01	α = 0. 005	α = 0. 001	α = 0. 0005
1	3. 078	6. 314	12. 706	31. 821	63. 657	318. 309	636. 619
2	1. 886	2. 920	4. 303	6. 965	9. 925	22. 327	31. 599
3	1. 638	2. 353	3. 182	4. 541	5. 841	10. 215	12. 924
4	1. 533	2. 132	2. 776	3. 747	4. 604	7. 173	8. 610
5	1. 476	2. 015	2. 571	3. 365	4. 032	5. 893	6. 869
6	1. 440	1. 943	2. 447	3. 143	3. 707	5. 208	5. 959
7	1. 415	1. 895	2. 365	2. 998	3. 499	4. 785	5. 408
8	1. 397	1. 860	2. 306	2. 896	3. 355	4. 501	5. 041
9	1. 383	1. 833	2. 262	2. 821	3. 250	4. 297	4. 781
10	1. 372	1. 812	2. 228	2. 764	3. 169	4. 144	4. 587
11	1. 363	1. 796	2. 201	2. 718	3. 106	4. 025	4. 437
12	1. 356	1. 782	2. 179	2. 681	3. 055	3. 930	4. 318
13	1. 350	1. 771	2. 160	2. 650	3. 012	3. 852	4. 221
14	1. 345	1. 761	2. 145	2. 624	2. 977	3. 787	4. 140
15	1. 341	1. 753	2. 131	2. 602	2. 947	3. 733	4. 073
16	1. 337	1. 746	2. 120	2. 583	2. 921	3. 686	4. 015
17	1. 333	1. 740	2. 110	2. 567	2. 898	3. 646	3. 965
18	1. 330	1. 734	2. 101	2. 552	2. 878	3. 610	3. 922
19	1. 328	1. 729	2. 093	2. 539	2. 861	3. 579	3. 883
20	1. 325	1. 725	2. 086	2. 528	2. 845	3. 552	3. 850
21	1. 323	1. 721	2. 080	2. 518	2. 831	3. 527	3. 819
22	1. 321	1. 717	2. 074	2. 508	2. 819	3. 505	3. 792
23	1. 319	1. 714	2. 069	2. 500	2. 807	3. 485	3. 768
24	1. 318	1. 711	2. 064	2. 492	2. 797	3. 467	3. 745
25	1. 316	1. 708	2. 060	2. 485	2. 787	3. 450	3. 725
26	1. 315	1. 706	2. 056	2. 479	2. 779	3. 435	3. 707
27	1. 314	1. 703	2. 052	2. 473	2. 771	3. 421	3. 690
28	1. 313	1. 701	2. 048	2. 467	2. 763	3. 408	3. 674
29	1. 311	1. 699	2. 045	2. 462	2. 756	3. 396	3. 659
30	1. 310	1. 697	2. 042	2. 457	2. 750	3. 385	3. 646
31	1. 309	1. 696	2. 040	2. 453	2. 744	3. 375	3. 633
32	1. 309	1. 694	2. 037	2. 449	2. 738	3. 365	3. 622

续表

自由度	α =0. 1	α =0. 05	α =0. 025	α =0. 01	α =0. 005	α =0. 001	α =0. 0005
33	1. 308	1. 692	2. 035	2. 445	2. 733	3. 356	3. 611
34	1. 307	1. 691	2. 032	2. 441	2. 728	3. 348	3. 601
35	1. 306	1. 690	2. 030	2. 438	2. 724	3. 340	3. 591
36	1. 306	1. 688	2. 028	2. 434	2. 719	3. 333	3. 582
37	1. 305	1. 687	2. 026	2. 431	2. 715	3. 326	3. 574
38	1. 304	1. 686	2. 024	2. 429	2. 712	3. 319	3. 566
39	1. 304	1. 685	2. 023	2. 426	2. 708	3. 313	3. 558
40	1. 303	1. 684	2. 021	2. 423	2. 704	3. 307	3. 551
41	1. 303	1. 683	2. 020	2. 421	2. 701	3. 301	3. 544
42	1. 302	1. 682	2. 018	2. 418	2. 698	3. 296	3. 538
43	1. 302	1. 681	2. 017	2. 416	2. 695	3. 291	3. 532
44	1. 301	1. 680	2. 015	2. 414	2. 692	3. 286	3. 526
45	1. 301	1. 679	2. 014	2. 412	2. 690	3. 281	3. 520
46	1. 300	1. 679	2. 013	2. 410	2. 687	3. 277	3. 515
47	1. 300	1. 678	2. 012	2. 408	2. 685	3. 273	3. 510
48	1. 299	1. 677	2. 011	2. 407	2. 682	3. 269	3. 505
49	1. 299	1. 677	2. 010	2. 405	2. 680	3. 265	3. 500
50	1. 299	1. 676	2. 009	2. 403	2. 678	3. 261	3. 496
51	1. 298	1. 675	2. 008	2. 402	2. 676	3. 258	3. 492
52	1. 298	1. 675	2. 007	2. 400	2. 674	3. 255	3. 488
53	1. 298	1. 674	2. 006	2. 399	2. 672	3. 251	3. 484
54	1. 297	1. 674	2. 005	2. 397	2. 670	3. 248	3. 480
55	1. 297	1. 673	2. 004	2. 396	2. 668	3. 245	3. 476
56	1. 297	1. 673	2. 003	2. 395	2. 667	3. 242	3. 473
57	1. 297	1. 672	2. 002	2. 394	2. 665	3. 239	3. 470
58	1. 296	1. 672	2. 002	2. 392	2. 663	3. 237	3. 466
59	1. 296	1. 671	2. 001	2. 391	2. 662	3. 234	3. 463
60	1. 296	1. 671	2. 000	2. 390	2. 660	3. 232	3. 460
61	1. 296	1. 670	2. 000	2. 389	2. 659	3. 229	3. 457
62	1. 295	1. 670	1. 999	2. 388	2. 657	3. 227	3. 454
63	1. 295	1. 669	1. 998	2. 387	2. 656	3. 225	3. 452
64	1. 295	1. 669	1. 998	2. 386	2. 655	3. 223	3. 449
65	1. 295	1. 669	1. 997	2. 385	2. 654	3. 220	3. 447
66	1. 295	1. 668	1. 997	2. 384	2. 652	3. 218	3. 444
67	1. 294	1. 668	1. 996	2. 383	2. 651	3. 216	3. 442

续表

自由度	α=0.1	α=0.05	α=0.025	α=0.01	α=0.005	α=0.001	α=0.0005
68	1.294	1.668	1.995	2.382	2.650	3.214	3.439
69	1.294	1.667	1.995	2.382	2.649	3.213	3.437
70	1.294	1.667	1.994	2.381	2.648	3.211	3.435
71	1.294	1.667	1.994	2.380	2.647	3.209	3.433
72	1.293	1.666	1.993	2.379	2.646	3.207	3.431
73	1.293	1.666	1.993	2.379	2.645	3.206	3.429
74	1.293	1.666	1.993	2.378	2.644	3.204	3.427
75	1.293	1.665	1.992	2.377	2.643	3.202	3.425
76	1.293	1.665	1.992	2.376	2.642	3.201	3.423
77	1.293	1.665	1.991	2.376	2.641	3.199	3.421
78	1.292	1.665	1.991	2.375	2.640	3.198	3.420
79	1.292	1.664	1.990	2.374	2.640	3.197	3.418
80	1.292	1.664	1.990	2.374	2.639	3.195	3.416
81	1.292	1.664	1.990	2.373	2.638	3.194	3.415
82	1.292	1.664	1.989	2.373	2.637	3.193	3.413
83	1.292	1.663	1.989	2.372	2.636	3.191	3.412
84	1.292	1.663	1.989	2.372	2.636	3.190	3.410
85	1.292	1.663	1.988	2.371	2.635	3.189	3.409
86	1.291	1.663	1.988	2.370	2.634	3.188	3.407
87	1.291	1.663	1.988	2.370	2.634	3.187	3.406
88	1.291	1.662	1.987	2.369	2.633	3.185	3.405
89	1.291	1.662	1.987	2.369	2.632	3.184	3.403
90	1.291	1.662	1.987	2.368	2.632	3.183	3.402
91	1.291	1.662	1.986	2.368	2.631	3.182	3.401
92	1.291	1.662	1.986	2.368	2.630	3.181	3.399
93	1.291	1.661	1.986	2.367	2.630	3.180	3.398
94	1.291	1.661	1.986	2.367	2.629	3.179	3.397
95	1.291	1.661	1.985	2.366	2.629	3.178	3.396
96	1.290	1.661	1.985	2.366	2.628	3.177	3.395
97	1.290	1.661	1.985	2.365	2.627	3.176	3.394
98	1.290	1.661	1.984	2.365	2.627	3.175	3.393
99	1.290	1.660	1.984	2.365	2.626	3.175	3.392
100	1.290	1.660	1.984	2.364	2.626	3.174	3.390
120	1.289	1.658	1.980	2.358	2.617	3.160	3.373
∞	1.282	1.645	1.960	2.326	2.576	3.090	3.291

附表6　卡方分布表

自由度	α = 0.995	α = 0.99	α = 0.975	α = 0.95	α = 0.9
1	0.0000393	0.0001571	0.0009821	0.0039321	0.0157908
2	0.010	0.020	0.051	0.103	0.211
3	0.072	0.115	0.216	0.352	0.584
4	0.207	0.297	0.484	0.711	1.064
5	0.412	0.554	0.831	1.145	1.610
6	0.676	0.872	1.237	1.635	2.204
7	0.989	1.239	1.690	2.167	2.833
8	1.344	1.646	2.180	2.733	3.490
9	1.735	2.088	2.700	3.325	4.168
10	2.156	2.558	3.247	3.940	4.865
11	2.603	3.053	3.816	4.575	5.578
12	3.074	3.571	4.404	5.226	6.304
13	3.565	4.107	5.009	5.892	7.042
14	4.075	4.660	5.629	6.571	7.790
15	4.601	5.229	6.262	7.261	8.547
16	5.142	5.812	6.908	7.962	9.312
17	5.697	6.408	7.564	8.672	10.085
18	6.265	7.015	8.231	9.390	10.865
19	6.844	7.633	8.907	10.117	11.651
20	7.434	8.260	9.591	10.851	12.443
21	8.034	8.897	10.283	11.591	13.240
22	8.643	9.542	10.982	12.338	14.041
23	9.260	10.196	11.689	13.091	14.848
24	9.886	10.856	12.401	13.848	15.659
25	10.520	11.524	13.120	14.611	16.473
26	11.160	12.198	13.844	15.379	17.292
27	11.808	12.879	14.573	16.151	18.114
28	12.461	13.565	15.308	16.928	18.939
29	13.121	14.256	16.047	17.708	19.768
30	13.787	14.953	16.791	18.493	20.599
40	20.707	22.164	24.433	26.509	29.051
50	27.991	29.707	32.357	34.764	37.689

自由度	α =0. 995	α =0. 99	α =0. 975	α =0. 95	α =0. 9
60	35. 534	37. 485	40. 482	43. 188	46. 459
70	43. 275	45. 442	48. 758	51. 739	55. 329
80	51. 172	53. 540	57. 153	60. 391	64. 278
90	59. 196	61. 754	65. 647	69. 126	73. 291
100	67. 328	70. 065	74. 222	77. 929	82. 358
150	109. 142	112. 668	117. 985	122. 692	128. 275
200	152. 241	156. 432	162. 728	168. 279	174. 835
300	240. 663	245. 972	253. 912	260. 878	269. 068
400	330. 903	337. 155	346. 482	354. 641	364. 207
500	422. 303	429. 388	439. 936	449. 147	459. 926

自由度	α =0. 1	α =0. 05	α =0. 025	α =0. 01	α =0. 005
1	2. 706	3. 841	5. 024	6. 635	7. 879
2	4. 605	5. 991	7. 378	9. 210	10. 597
3	6. 251	7. 815	9. 348	11. 345	12. 838
4	7. 779	9. 488	11. 143	13. 277	14. 860
5	9. 236	11. 070	12. 833	15. 086	16. 750
6	10. 645	12. 592	14. 449	16. 812	18. 548
7	12. 017	14. 067	16. 013	18. 475	20. 278
8	13. 362	15. 507	17. 535	20. 090	21. 955
9	14. 684	16. 919	19. 023	21. 666	23. 589
10	15. 987	18. 307	20. 483	23. 209	25. 188
11	17. 275	19. 675	21. 920	24. 725	26. 757
12	18. 549	21. 026	23. 337	26. 217	28. 300
13	19. 812	22. 362	24. 736	27. 688	29. 819
14	21. 064	23. 685	26. 119	29. 141	31. 319
15	22. 307	24. 996	27. 488	30. 578	32. 801
16	23. 542	26. 296	28. 845	32. 000	34. 267
17	24. 769	27. 587	30. 191	33. 409	35. 718
18	25. 989	28. 869	31. 526	34. 805	37. 156
19	27. 204	30. 144	32. 852	36. 191	38. 582
20	28. 412	31. 410	34. 170	37. 566	39. 997
21	29. 615	32. 671	35. 479	38. 932	41. 401
22	30. 813	33. 924	36. 781	40. 289	42. 796
23	32. 007	35. 172	38. 076	41. 638	44. 181
24	33. 196	36. 415	39. 364	42. 980	45. 559

续表

自由度	α=0.995	α=0.99	α=0.975	α=0.95	α=0.9
25	34.382	37.652	40.646	44.314	46.928
26	35.563	38.885	41.923	45.642	48.290
27	36.741	40.113	43.195	46.963	49.645
28	37.916	41.337	44.461	48.278	50.993
29	39.087	42.557	45.722	49.588	52.336
30	40.256	43.773	46.979	50.892	53.672
40	51.805	55.758	59.342	63.691	66.766
50	63.167	67.505	71.420	76.154	79.490
60	74.397	79.082	83.298	88.379	91.952
70	85.527	90.531	95.023	100.425	104.215
80	96.578	101.879	106.629	112.329	116.321
90	107.565	113.145	118.136	124.116	128.299
100	118.498	124.342	129.561	135.807	140.169
150	172.581	179.581	185.800	193.208	198.360
200	226.021	233.994	241.058	249.445	255.264
300	331.789	341.395	349.874	359.906	366.844
400	436.649	447.632	457.305	468.724	476.606
500	540.930	553.127	563.852	576.493	585.207

附表 7　F 分布表

$\alpha = 0.10$

$n_2 \backslash n_1$	1	2	3	4	5	6	7	8	9	10	12	15	20	24	30	40	60	120	∞
1	39.86	49.50	53.59	55.83	57.24	58.20	58.91	59.44	59.86	60.19	60.71	61.22	61.74	62.00	62.26	62.53	62.79	63.06	63.33
2	8.53	9.00	9.16	9.24	9.29	9.33	9.35	9.37	9.38	9.39	9.41	9.42	9.44	9.45	9.46	9.47	9.47	9.48	9.49
3	5.54	5.46	5.39	5.34	5.31	5.28	5.27	5.25	5.24	5.23	5.22	5.20	5.18	5.18	5.17	5.16	5.15	5.14	5.13
4	4.54	4.32	4.19	4.11	4.05	4.01	3.98	3.95	3.94	3.92	3.90	3.87	3.84	3.83	3.82	3.80	3.79	3.78	3.76
5	4.06	3.78	3.62	3.52	3.45	3.40	3.37	3.34	3.32	3.30	3.27	3.24	3.21	3.19	3.17	3.16	3.14	3.12	3.10
6	3.78	3.46	3.29	3.18	3.11	3.05	3.01	2.98	2.96	2.94	2.90	2.87	2.84	2.82	2.80	2.78	2.76	2.74	2.72
7	3.59	3.26	3.07	2.96	2.88	2.83	2.78	2.75	2.72	2.70	2.67	2.63	2.59	2.58	2.56	2.54	2.51	2.49	2.47
8	3.46	3.11	2.92	2.81	2.73	2.67	2.62	2.59	2.56	2.54	2.50	2.46	2.42	2.40	2.38	2.36	2.34	2.32	2.29
9	3.36	3.01	2.81	2.69	2.61	2.55	2.51	2.47	2.44	2.42	2.38	2.34	2.30	2.28	2.25	2.23	2.21	2.18	2.16
10	3.29	2.92	2.73	2.61	2.52	2.46	2.41	2.38	2.35	2.32	2.28	2.24	2.20	2.18	2.16	2.13	2.11	2.08	2.06
11	3.23	2.86	2.66	2.54	2.45	2.39	2.34	2.30	2.27	2.25	2.21	2.17	2.12	2.10	2.08	2.05	2.03	2.00	1.97
12	3.18	2.81	2.61	2.48	2.39	2.33	2.28	2.24	2.21	2.19	2.15	2.10	2.06	2.04	2.01	1.99	1.96	1.93	1.90
13	3.14	2.76	2.56	2.43	2.35	2.28	2.23	2.20	2.16	2.14	2.10	2.05	2.01	1.98	1.96	1.93	1.90	1.88	1.85
14	3.10	2.73	2.52	2.39	2.31	2.24	2.19	2.15	2.12	2.10	2.05	2.01	1.96	1.94	1.91	1.89	1.86	1.83	1.80
15	3.07	2.70	2.49	2.36	2.27	2.21	2.16	2.12	2.09	2.06	2.02	1.97	1.92	1.90	1.87	1.85	1.82	1.79	1.76
16	3.05	2.67	2.46	2.33	2.24	2.18	2.13	2.09	2.06	2.03	1.99	1.94	1.89	1.87	1.84	1.81	1.78	1.75	1.72
17	3.03	2.64	2.44	2.31	2.22	2.15	2.10	2.06	2.03	2.00	1.96	1.91	1.86	1.84	1.81	1.78	1.75	1.72	1.69
18	3.01	2.62	2.42	2.29	2.20	2.13	2.08	2.04	2.00	1.98	1.93	1.89	1.84	1.81	1.78	1.75	1.72	1.69	1.66
19	2.99	2.61	2.40	2.27	2.18	2.11	2.06	2.02	1.98	1.96	1.91	1.86	1.81	1.79	1.76	1.73	1.70	1.67	1.63
20	2.97	2.59	2.38	2.25	2.16	2.09	2.04	2.00	1.96	1.94	1.89	1.84	1.79	1.77	1.74	1.71	1.68	1.64	1.61
21	2.96	2.57	2.36	2.23	2.14	2.08	2.02	1.98	1.95	1.92	1.87	1.83	1.78	1.75	1.72	1.69	1.66	1.62	1.59
22	2.95	2.56	2.35	2.22	2.13	2.06	2.01	1.97	1.93	1.90	1.86	1.81	1.76	1.73	1.70	1.67	1.64	1.60	1.57
23	2.94	2.55	2.34	2.21	2.11	1.05	1.99	1.95	1.92	1.89	1.84	1.80	1.74	1.72	1.69	1.66	1.62	1.59	1.55
24	2.93	2.54	2.33	2.19	2.10	2.04	1.98	1.94	1.91	1.88	1.83	1.78	1.73	1.70	1.67	1.64	1.61	1.57	1.53
25	2.92	2.53	2.32	2.18	2.09	2.02	1.97	1.93	1.89	1.87	1.82	1.77	1.72	1.69	1.66	1.63	1.59	1.56	1.52
26	2.91	2.52	2.31	2.17	2.08	2.01	1.96	1.92	1.88	1.86	1.81	1.76	1.71	1.68	1.65	1.61	1.58	1.54	1.50
27	2.90	2.51	2.30	2.17	2.07	2.00	1.95	1.91	1.87	1.85	1.80	1.75	1.70	1.67	1.64	1.60	1.57	1.53	1.49
28	2.89	2.50	2.29	2.16	2.06	2.00	1.94	1.90	1.87	1.84	1.79	1.74	1.69	1.66	1.63	1.59	1.56	1.52	1.48
29	2.89	2.50	2.28	2.15	2.06	1.99	1.93	1.89	1.86	1.83	1.78	1.73	1.68	1.65	1.62	1.58	1.55	1.51	1.47
30	2.88	2.49	2.28	2.14	2.05	1.98	1.93	1.88	1.85	1.82	1.77	1.72	1.67	1.64	1.61	1.57	1.54	1.50	1.46
40	2.84	2.44	2.23	2.09	2.00	1.93	1.87	1.83	1.79	1.76	1.71	1.66	1.61	1.57	1.54	1.51	1.47	1.42	1.38
60	2.79	2.39	2.18	2.04	1.95	1.87	1.82	1.77	1.74	1.71	1.66	1.60	1.54	1.51	1.48	1.44	1.40	1.35	1.29
120	2.75	2.35	2.13	1.99	1.90	1.82	1.77	1.72	1.68	1.65	1.60	1.55	1.48	1.45	1.41	1.37	1.32	1.26	1.19
∞	2.71	2.30	2.08	1.94	1.85	1.77	1.72	1.67	1.63	1.60	1.55	1.49	1.42	1.38	1.34	1.30	1.24	1.17	1.00

$\alpha = 0.05$

n_2 \ n_1	1	2	3	4	5	6	7	8	9	10	12	15	20	24	30	40	60	120	∞
1	161.4	199.5	215.7	224.6	230.2	234.0	236.8	238.9	240.5	241.9	243.9	245.9	248.0	249.1	250.1	251.1	252.2	253.3	254.3
2	18.51	19.00	19.16	19.25	19.30	19.33	19.35	19.37	19.38	19.40	19.41	19.43	19.45	19.45	19.46	19.47	19.48	19.49	19.50
3	10.13	9.55	9.28	9.12	9.01	8.94	8.89	8.85	8.81	8.79	8.74	8.70	8.66	8.64	8.62	8.59	8.57	8.55	8.53
4	7.71	6.94	6.59	6.39	6.26	6.16	6.09	6.04	6.00	5.96	5.91	5.86	5.80	5.77	5.75	5.72	5.69	5.66	5.63
5	6.61	5.79	5.41	5.19	5.05	4.95	4.88	4.82	4.77	4.74	4.68	4.62	4.56	4.53	4.50	4.46	4.43	4.40	4.36
6	5.99	5.14	4.76	4.53	4.39	4.28	4.21	4.15	4.10	4.06	4.00	3.94	3.87	3.84	3.81	3.77	3.74	3.70	3.67
7	5.59	4.74	4.35	4.12	3.97	3.87	3.79	3.73	3.68	3.64	3.57	3.51	3.44	3.41	3.38	3.34	3.30	3.27	3.23
8	5.32	4.46	4.07	3.84	3.69	3.58	3.50	3.44	3.39	3.35	3.28	3.22	3.15	3.12	3.08	3.04	3.01	2.97	2.93
9	5.12	4.26	3.86	3.63	3.48	3.37	3.29	3.23	3.18	3.14	3.07	3.01	2.94	2.90	2.86	2.83	2.79	2.75	2.71
10	4.96	4.10	3.71	3.48	3.33	3.22	3.14	3.07	3.02	2.98	2.91	2.85	2.77	2.74	2.70	2.66	2.62	2.58	2.54
11	4.84	3.98	3.59	3.36	3.20	3.09	3.01	2.95	2.90	2.85	2.79	2.72	2.65	2.61	2.57	2.53	2.49	2.45	2.40
12	4.75	3.89	3.49	3.26	3.11	3.00	2.91	2.85	2.80	2.75	2.69	2.62	2.54	2.51	2.47	2.43	2.38	2.34	2.30
13	4.67	3.81	3.41	3.18	3.03	2.92	2.83	2.77	2.71	2.67	2.60	2.53	2.46	2.42	2.38	2.34	2.30	2.25	2.21
14	4.60	3.74	3.34	3.11	2.96	2.85	2.76	2.70	2.65	2.60	2.53	2.46	2.39	2.35	2.31	2.27	2.22	2.18	2.13
15	4.54	3.68	3.29	3.06	2.90	2.79	2.71	2.64	2.59	2.54	2.48	2.40	2.33	2.29	2.25	2.20	2.16	2.11	2.07
16	4.49	3.63	3.24	3.01	2.85	2.74	2.66	2.59	2.54	2.49	2.42	2.35	2.28	2.24	2.19	2.15	2.11	2.06	2.01
17	4.45	3.59	3.20	2.96	2.81	2.70	2.61	2.55	2.49	2.45	2.38	2.31	2.23	2.19	2.15	2.10	2.06	2.01	1.96
18	4.41	3.55	3.16	2.93	2.77	2.66	2.58	2.51	2.46	2.41	2.34	2.27	2.19	2.15	2.11	2.06	2.02	1.97	1.92
19	4.38	3.52	3.13	2.90	2.74	2.63	2.54	2.48	2.42	2.38	2.31	2.23	2.16	2.11	2.07	2.03	1.98	1.93	1.88
20	4.35	3.49	3.10	2.87	2.71	2.60	2.51	2.45	2.39	2.35	2.28	2.20	2.12	2.08	2.04	1.99	1.95	1.90	1.84
21	4.32	3.47	3.07	2.84	2.68	2.57	2.49	2.42	2.37	2.32	2.25	2.18	2.10	2.05	2.01	1.96	1.92	1.87	1.81
22	4.30	3.44	3.05	2.82	2.66	2.55	2.46	2.40	2.34	2.30	2.23	2.15	2.07	2.03	1.98	1.94	1.89	1.84	1.78
23	4.28	3.42	3.03	2.80	2.64	2.53	2.44	2.37	2.32	2.27	2.20	2.13	2.05	2.01	1.96	1.91	1.86	1.81	1.76
24	4.26	3.40	3.01	2.78	2.62	2.51	2.42	2.36	2.30	2.25	2.18	2.11	2.03	1.98	1.94	1.89	1.84	1.79	1.73
25	4.24	3.39	2.99	2.76	2.60	2.49	2.40	2.34	2.28	2.24	2.16	2.09	2.01	1.96	1.92	1.87	1.82	1.77	1.71
26	4.23	3.37	2.98	2.74	2.59	2.47	2.39	2.32	2.27	2.22	2.15	2.07	1.99	1.95	1.90	1.85	1.80	1.75	1.69
27	4.21	3.35	2.96	2.73	2.57	2.46	2.37	2.31	2.25	2.20	2.13	2.06	1.97	1.93	1.88	1.84	1.79	1.73	1.67
28	4.20	3.34	2.95	2.71	2.56	2.45	2.36	2.29	2.24	2.19	2.12	2.04	1.96	1.91	1.87	1.82	1.77	1.71	1.65
29	4.18	3.33	2.93	2.70	2.55	2.43	2.35	2.28	2.22	2.18	2.10	2.03	1.94	1.90	1.85	1.81	1.75	1.70	1.64
30	4.17	3.32	2.92	2.69	2.53	2.42	2.33	2.27	2.21	2.16	2.09	2.01	1.93	1.89	1.84	1.79	1.74	1.68	1.62
40	4.08	3.23	2.84	2.61	2.45	2.34	2.25	2.18	2.12	2.08	2.00	1.92	1.84	1.79	1.74	1.69	1.64	1.58	1.51
60	4.00	3.15	2.76	2.53	2.37	2.25	2.17	2.10	2.04	1.99	1.92	1.84	1.75	1.70	1.65	1.59	1.53	1.47	1.39
120	3.92	3.07	2.68	2.45	2.29	2.17	2.09	2.02	1.96	1.91	1.83	1.75	1.66	1.61	1.55	1.50	1.43	1.35	1.25
∞	3.84	3.00	2.60	2.37	2.21	2.10	2.01	1.94	1.88	1.83	1.75	1.67	1.57	1.52	1.46	1.39	1.32	1.22	1.00